4. Auflage 2014
Verlag Via Nova
Alte Landstraße 12
D-36100 Petersberg
Telefon (06 61) 6 29 73
Fax (06 61) 9 67 95 60
E-Mail: info@verlag-vianova.de
Internet:
www.verlag-vianova.de

Gestaltung:
Lorenzo Conti, CH-3000 Bern
Satz und Lithos:
typo-service kliem,
D-97647 Neustädtles
Druck und Verarbeitung:
Appel & Klinger, 96277 Schneckenlohe

ISBN 978-3-928632-16-4

Widmung

Unsere Forschungsarbeiten sind den Neugeborenen gewidmet. Sie verkörpern die Zukunft der Menschheit.

Inhaltsverzeichnis

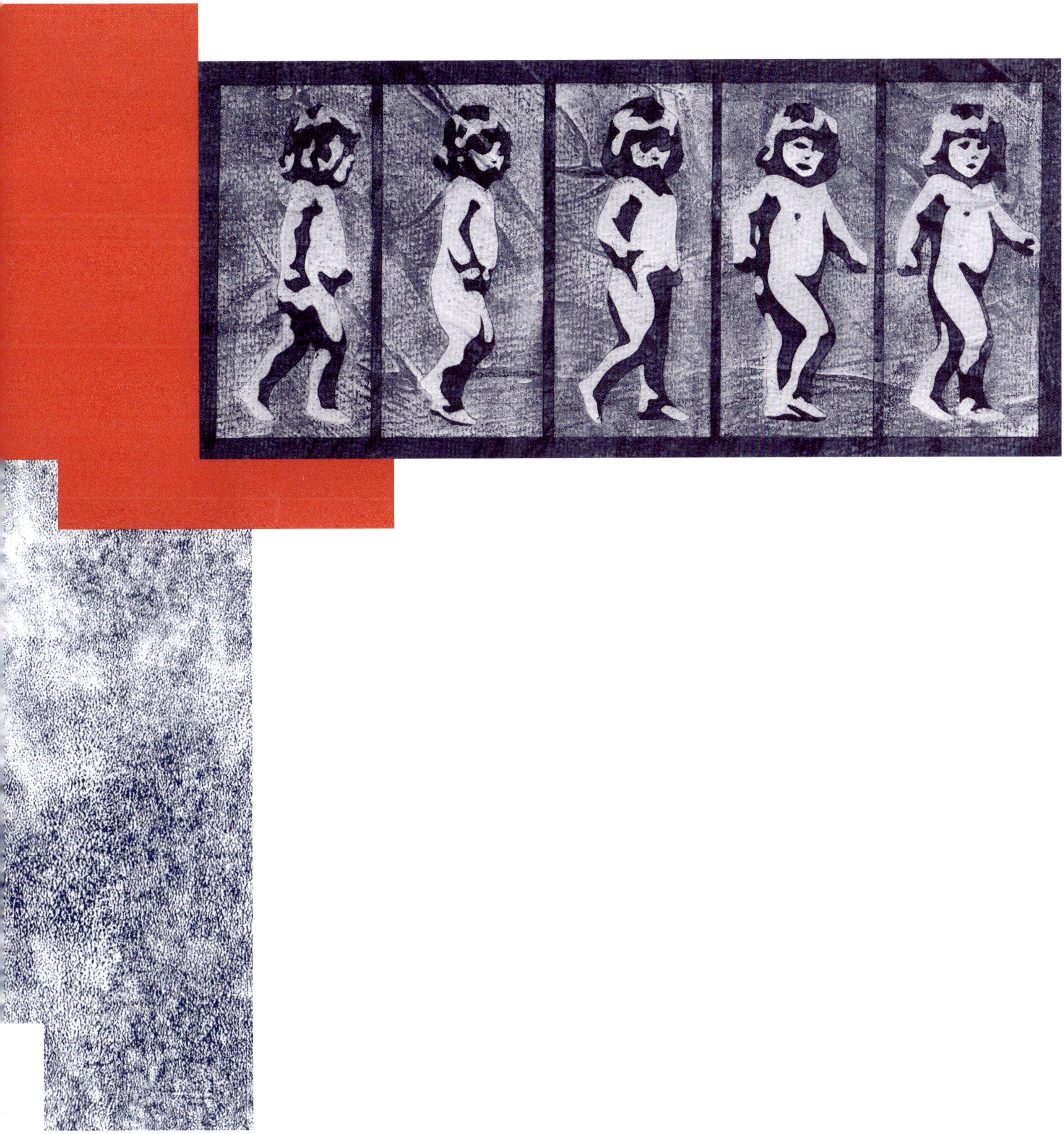

Vorwort

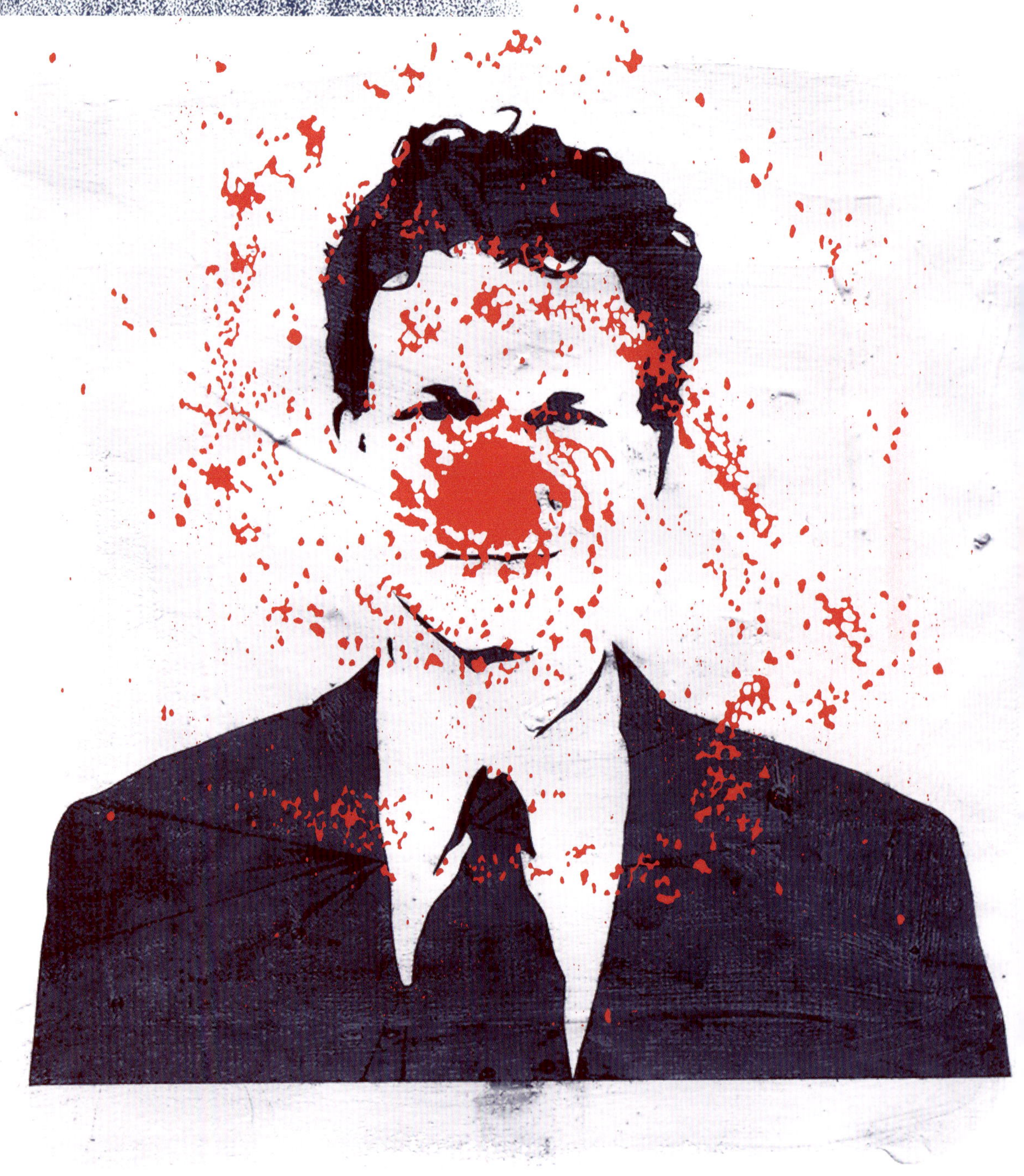

Als kleiner Knirps schon spürte ich den Herzenswunsch in mir, Arzt zu werden. Wissenschaft und Heilkunst – das zentrale Thema meines Lebens. Da gab es aber noch eine ganz andere Seite in mir, die nicht zu übersehen war. Ich war – und bin es heute noch – ein „Kind der Bewegung". Ich konnte nicht stillsitzen, war immer in Bewegung, unterwegs auf Entdeckungsreisen.

„Familiendoktor" wollte ich werden, als ich 1976 mit dem Medizinstudium in Basel begann. Zur gleichen Zeit entschloß ich mich Aikido zu praktizieren. Zehn Stunden pro Woche und mehr übte ich mich in dieser japanischen Bewegungs- und Friedenskunst. In dieser Zeit lernte ich meinen Körper von zwei verschiedenen Seiten kennen: Durch das sezierende Vergrößerungsglas des Anatomieunterrichtes sowie durch die intensive Selbsterfahrung im Aikido. In dieser Zeit wurde ich erstmals mit Rückenschmerzen konfrontiert. Erträglich, aber dennoch sehr hinderlich. Ich suchte Rat bei meinen Aikido- und Anatomielehrern. Die Ratschläge waren gutgemeint, aber sie ermöglichten keine Veränderung. Der Kopf verstand nicht, der Rücken schmerzte weiter.

Damals entschloß ich mich, das Schicksal meines Rückens in die eigenen Hände zu nehmen. Antworten auf die in mir brennenden Fragen zu finden: Warum wird das Rückgrat im Verlaufe eines Lebens immer krummer? Warum soll die Basis der Wirbelsäule auf einer schiefen Ebene stehen? Wie lassen sich die Zusammenhänge zwischen Anatomie und Bewegung verstehen? Und wie für die Praxis nutzbar machen?

Yolande Deswarte, Physiotherapeutin aus Paris, gab meinem Suchen Orientierung und Richtung. Von ihr lernte ich das Einmaleins menschlicher Bewegungskoordination. Aus dieser Begegnung entstand eine tiefe Freundschaft. Wir begannen das Phänomen menschlicher Bewegungskoordination gemeinsam zu erforschen. Wir waren einem Geheimnis auf der Spur: Nach welchen Konstruktionsprinzipien haben Natur und Evolution den menschlichen Körper gebaut? Eine interdisziplinäre Forschungsgruppe wurde 1982 ins Leben gerufen.

Ausgangspunkt und heute noch Prüfstein unserer Ideen ist die funktionelle Anatomie. Die Arbeit glich dem Zusammensetzen eines gigantischen Puzzles. Die Schwierigkeiten lagen darin, daß alle Körperstrukturen plastisch formbar bleiben und nur zusammen eine dreidimensionale Dynamik ergeben.

In der Fülle von analytischem Detailwissen ließen sich Verbindungen und Zusammenhänge erkennen. Und diese verdichteten sich zu übergeordneten Prinzipien.

Die Gesetze von Raum und Zeit wirken überall und immer im physikalischen Universum. Also prägen sie auch die Gestaltung des menschlichen Körpers. Und dies sowohl während der Zeitspanne eines Lebens wie auch im evolutionsgeschichtlichen Sinne. Diese neue Perspektive – menschliche Bewegungskoordination als ein Stück universaler Raum-Zeit-Koordination – baut eine Brücke zu vielen anderen naturwissenschaftlichen Disziplinen. Im Kleinen gewonnene Erkenntnisse können jetzt am großen Maßstab überprüft werden. Auf unserer Suche nach natürlichen Bewegungsabläufen waren wir einen großen Schritt weiter gekommen.

Dann kam der erste große Durchbruch: Selbst komplexe Bewegungsabläufe lassen sich durch relativ einfache Symmetriegesetze ausdrücken. Dadurch wird erstmals die „Geometrie menschlicher Bewegung“ faßbar. Das Auge kann geschult, die Wahrnehmung verfeinert werden.

Die bahnbrechenden Arbeiten von Buckminster Fuller (Synergetics) und Charles Spezzano (Psychology of Vision) haben mich in den folgenden Jahren inspiriert. Ich bin diesen beiden Menschen zu großem Dank verpflichtet.

Eines Morgens, während meiner morgendlichen Visite auf der Neugeborenenstation der Universitätsklinik Bern, folgte ein zweiter Durchbruch. Ich war gerade dabei, ein kleines, frischgeborenes Lebensbündel zu untersuchen, als mir die Erkenntnis dämmerte: In den archaischen Bewegungsprogrammen der Neugeborenen steckt die ganze Weisheit der Evolution. Neugeborene haben eine umfassende Beweglichkeit in ihrem Körper – Voraussetzung für gut koordinierte Bewegungsabläufe. Die Art und Weise, wie sich beispielsweise die kleinen Fingerchen im Greifreflex schließen, ist charakterisiert durch Effizienz und Ökonomie – möglichst wenig Aufwand für optimale Wirkung.

Jener Morgen war eine Offenbarung. Ich begann die Bewegungskoordination Neugeborener nicht nur unter dem Aspekt der neurologischen Reife, sondern auch unter dem Gesichtspunkt der biomechanischen Koordination zu begreifen. Die Reflex- und Spontanbewegungen Neugeborener illustrieren bereits ihr zukünftiges Potential. Natürliche Bewegungen bleiben oft bis ins Kindesalter erhalten. Grund weshalb wir Erwachsene viel von Kindern lernen können.

Das war die Geburtsstunde der „Spiraldynamik“ – ein anatomisch begründetes Konzept menschlicher Bewegungskoordination. Von bestehenden Konzepten unterscheidet es sich durch konsequente Dreidimensionalität, durch Dynamik, Systematik und natürliche Einfachheit. Das Begreifen der menschlichen Anatomie als ein Stück „universaler Architektur“ legte es nahe, mit denselben Prinzipien in der Praxis zu arbeiten.

Die Wiederentdeckung des Selbstverständlichen hatte unerwartete Folgen, für mein persönliches wie berufliches Leben. Ein erster Einführungskurs im Jahre 1988, angeregt durch das Physiotherapeuten-Team der Uniklinik, löste eine Lawine aus. Wenige Monate danach mußte ich eine Grundsatzentscheidung treffen. Ich entschied mich mit meinem Herzen und gab die geplante Spitalkarriere als Kinderarzt auf, um mich voll und ganz dieser neuen Aufgabe zuzuwenden: Haltungs- und Bewegungskoordination des modernen Menschen, speziell des Kindes.

Was meine neu geschulten Augen erlebten, ließ mir immer wieder die Haare zu Berge stehen. Ob Kinderballett, Judo oder Skiunterricht... angeborenes, sicht- und spürbar vorhandenes Potential wird zum Teil mit System ruiniert. Nicht aus Böswilligkeit, sondern aus Unkenntnis. Gut gemeinte Ratschläge schaden oft mehr als sie nützen und können sehr reale negative Auswirkungen zeitigen.

Kinder sind geborene Experten natürlicher Bewegung. Als Erwachsene haben wir diese Gaben weitgehend verloren. Wir können aber die Fähigkeit entwickeln zu unterscheiden, was koordiniert ist und was nicht. Dadurch wandelt sich wohlgemeinte Förderung in konkretes und sinnvolles Anleiten, dort wo es wirklich gebraucht wird.

Kindern, denen die angeborenen Fähigkeiten erhalten bleiben, fällt es leichter, Vertrauen in ihren Körper und ihre Seele zu entfalten. Die Chancen wachsen, daß sie als aufrechte, zentrierte und liebevolle Menschen durchs Leben gehen werden.

Einführung

1

Bewegungskunst
Gleichgewicht, Rhythmus, Inspiration

Bewegungswissenschaft
Anatomie und Technik

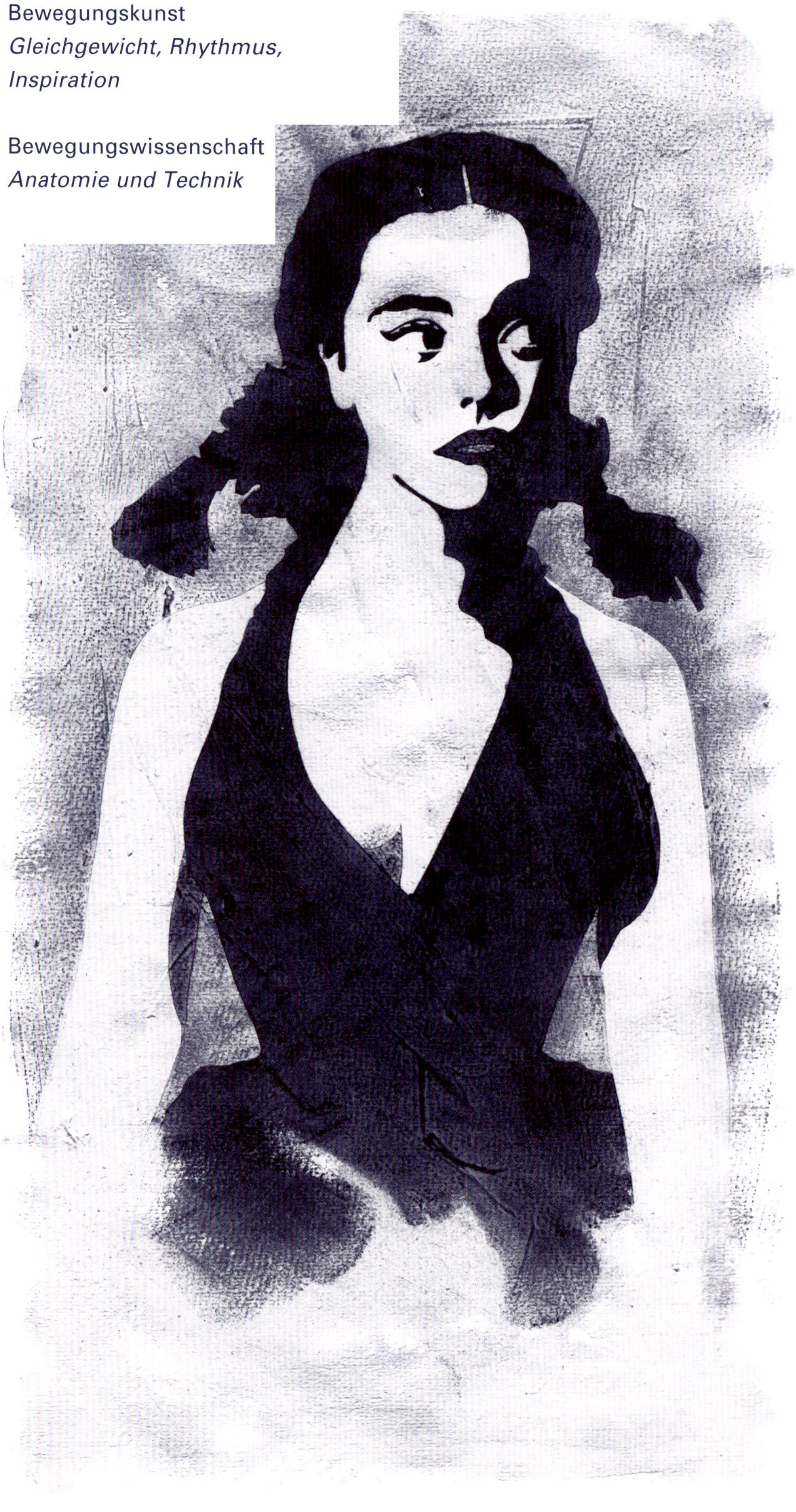

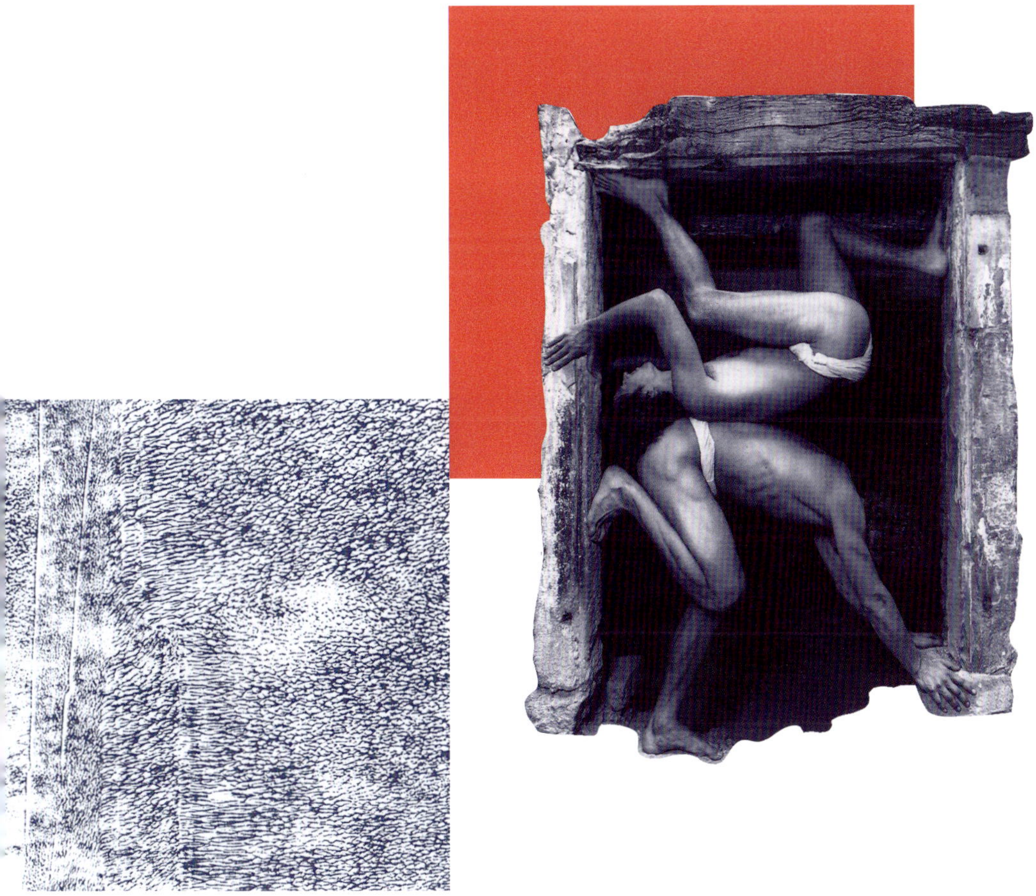

1.1 Bewegungslos: Koordinationskünstler des Bewegungstheaters Zwio Thia (Salzburg) in Aktion. Leben ohne Bewegung ist undenkbar. Ob Bewegung als Wandlung oder als Zustand erlebt wird, hängt vom gewählten Bezugsrahmen ab.

Bewegungskunst
Gleichgewicht, Rhythmus, Inspiration

Leben ist Bewegung – Bewegen und Bewegtwerden. Leben ohne Bewegung ist undenkbar. Während Sie diese Zeile lesen, folgen Ihre Augen einer bestimmten Buchstabenkette. Beim Betrachten des Bildes ‚Bewegungslos' werden Empfindungen ausgelöst und Assoziationen geweckt – Gedanken und Gefühle geraten in Bewegung. Eine unbewegte Fotografie und eine bewegungslose Reihe von Buchstaben vermögen unser Inneres in Bewegung zu versetzen. Bewegung ist Leben.

Sie sitzen vermeintlich ruhig da und schnuppern in diesem Buch, und doch ist Ihr ganzer Körper in Bewegung. Das feine Zusammenspiel der Muskulatur sorgt für Ihr *Gleichgewicht* im Sitzen. Den Nervenbahnen entlang wandern ununterbrochen elektrische Impulse auf und ab, auf und ab. Der Blutstrom zirkuliert in allen Innenräumen Ihres Körpers. Mit jedem Atemzug strömt Luft ein und aus, ein und aus. In den Lungenbläschen – mit einer gesamten Oberfläche von immerhin der Größe eines Fußballfeldes – wird unentwegt Gas ausgetauscht.

Bewegung ist Leben. Alles im menschlichen Körper ist in ständiger Bewegung, im Wachen und im Schlafen. Die inneren Organe sorgen für Ernährung, Ausscheidung. Sie halten den Stoffwechsel im Gleichgewicht. Zellen des Immunsystems fahnden pausenlos nach Eindringlingen oder körpereigenen Entgleisungen. Das Knochenmark produziert stetig neue Blutkörperchen – von den roten jede Sekunde einige Millionen! Alle diese Bewegungen verlaufen beim gesunden Menschen im vollkommenen Gleichgewicht. Jede Entgleisung kann eine akute Bedrohung für das Leben darstellen – egal, ob sie in der Wärmeregulation, im Blutzuckerspiegel oder im Mineralstoffwechsel stattfindet. Jeder abrupte Halt dieser Bewegung kann bedrohliche Konsequenzen haben – eine Enzymblockade, ein Darmverschluß oder eine Verengung der Blutgefäße.

Leben ist Bewegung. Bewegung bedeutet immer dynamisches Gleichgewicht.

Auch unbelebte Materie ist bewegt. Alle chemischen Prozesse basieren auf Austauschbewegungen und Gleichgewichtsprozessen. Selbst Atome sind nichts anderes als sich bewegende Elementarteilchen, die (zum Beispiel) als Elektronen um den Atomkern kreisen. Scheinbar solide Gegenstände wie dieses Buch, das Sie gerade in den Händen halten, oder der Stuhl, auf dem Sie sitzen, bestehen aus vibrierenden und sich bewegenden Molekülen.

Aber nicht nur im Mikrokosmos ist alles Bewegung, ist Bewegung alles, Analoges gilt auch für den Makrokosmos. Die Erde dreht sich um sich selbst und kreist – mit hoher Geschwindigkeit sich durchs Weltall bewegend – auf einer definierten Umlaufbahn um die Sonne. Sterne werden geboren und verglühen. Neue Galaxien entstehen durch Zusammenlagerung von Gaswolken *(Gravitationskollaps).* Das ganze Universum, entstanden aus einem gigantischen Urknall, dehnt sich immer weiter aus. Und wir orakeln über das Ende des Universums: Wird es sich zu einer Art Leichenstarre verflüchtigen oder wieder in sich zusammenstürzen?

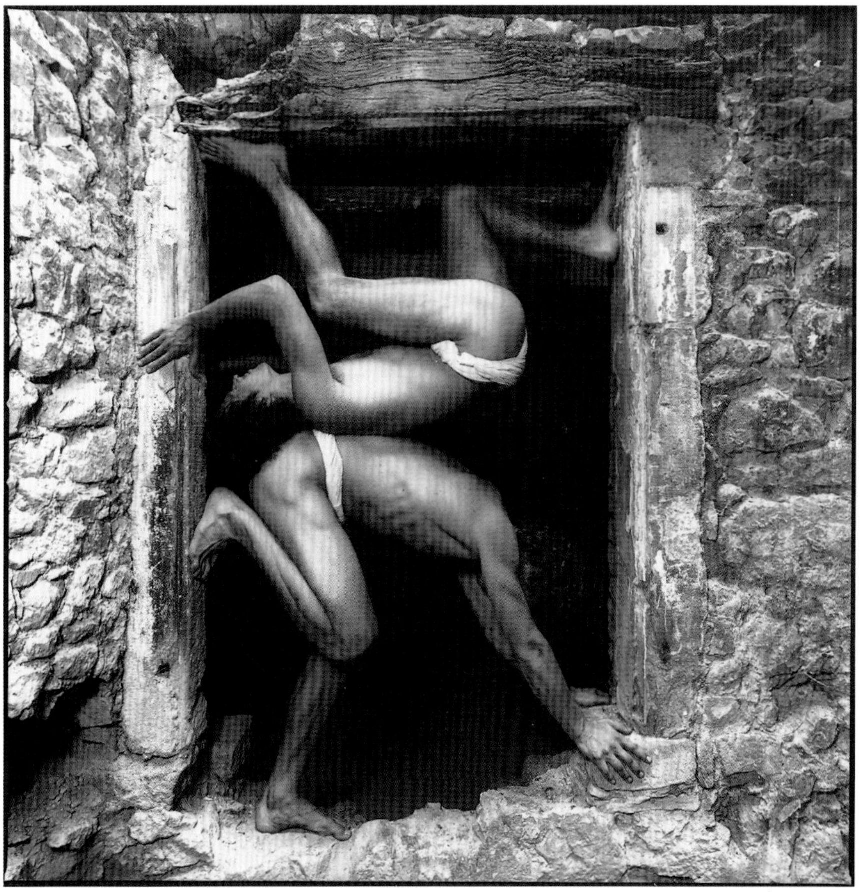

1.1

1.2 Equilibristik: Die Gleichgewichtskünstler Dmitri und Alexander Charkov aus Estland demonstrieren die Hohe Kunst des dynamischen Gleichgewichts – räumliche Dimension menschlicher Bewegungskoordination.

Mit Sicherheit wissen wir eigentlich nur, daß alle Naturkonstanten Formeln eines kosmischen Gleichgewichts sind, angefangen bei der Expansionsgeschwindigkeit des Universums und der Schwerkraft. Besäße nur eine dieser Naturkonstanten einen geringfügig anderen Wert, würde das Universum wahrscheinlich nicht mehr existieren, zumindest nicht in einer Form, die Entstehung von Leben ermöglicht.

Das ganze Universum ist in ständiger Bewegung, und die Entstehung von Leben verlangt ein dynamisches Gleichgewicht dieser kosmischen Prozesse.

Dieses dynamische Gleichgewicht ist auch für die menschliche Bewegungskoordination Voraussetzung. Der Körper ist das Instrument, auf dem Bewegung orchestriert wird. Dreidimensionale Balance im eigenen Körper ist dem Musizieren auf einem gut gestimmten Instrument vergleichbar. Strukturelles Ungleichgewicht oder Balanceverlust hingegen entsprechen dem Musizieren auf einem verstimmten Instrument.

Gleichgewicht ist räumliche Bewegungskoordination, *Rhythmus* ist Bewegungsgestaltung in der Zeit. Rhythmus erweckt Bewegung zum Leben und wird deshalb oft als „Persönlichkeit der Bewegung“ aufgefaßt. Rhythmus ist ansteckend und beginnt im Körper selbständig zu pulsieren.

In diesem Augenblick pulsieren „unendlich“ viele Rhythmen in Ihrem Körper.

Bei jedem Gedanken werden Nervenimpulse abgefeuert, sie bestehen aus rhythmischen Signalen mit sehr hohen Frequenzen im Bereich von Millisekunden. Das Herz in Ruhe schlägt etwa im Sekundentakt. Im Minutenbereich liegt die Kontraktionsfrequenz der glatten Muskulatur, beispielsweise der Blutgefäße oder der Darmwand. Die meisten Hormone werden in Abständen von einer bis mehreren Stunden ausgeschüttet. Die Temperaturregulation ist mit dem Wach-Schlaf-Rhythmus gekoppelt und besitzt eine Periodizität von etwa 24 Stunden. Der weibliche Menstruationszyklus dauert etwa einen Monat, eine Schwangerschaft neun Monate. Unsere Gemütsverfassung wird durch jahreszeitliche Schwankungen beeinflußt. Einige dieser Rhythmen stehen im offensichtlichen Einklang mit den planetaren Rhythmen unserer Erde, beispielsweise tages- und jahreszeitlich bedingte Rhythmen oder mondabhängige Zyklen.

Dynamisches Gleichgewicht und lebendiger Rhythmus sind universale Bewegungsphänomene. Ob nukleare Zerfallsraten im atomaren Bereich oder Geburts- und Zerfallsraten von Sternen – alle Bewegungsphänomene besitzen ihren Eigenrhythmus.

Leben ist Bewegung, und Bewegung ist Rhythmus. Leben ohne Rhythmus ist undenkbar. Gute menschliche Bewegungskoordination setzt deshalb ein gutes Rhythmusgefühl voraus. Der Verlust des Rhythmus’ während eines Bewegungsablaufes entspricht, um bei der Musik zu bleiben, dem falschen oder verpaßten Einsatz während eines Konzertes.

Dieses Buch handelt von der natürlichen Kunst, dynamisches Gleichgewicht und Rhythmus in der Bewegung zu verkörpern.

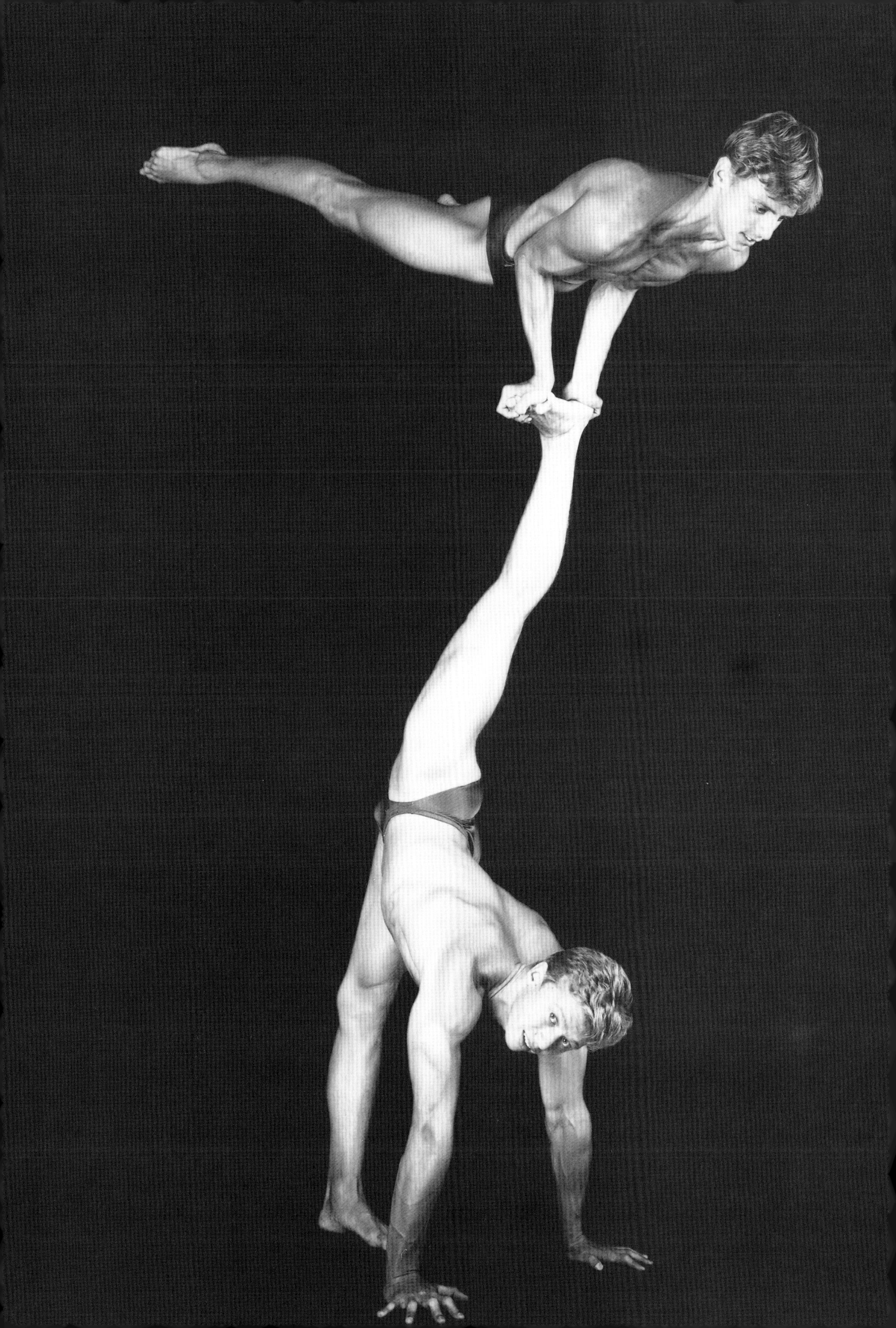

1.3 Rhythmik: Die spanische Flamencotänzerin Elvira Andrés pulsiert im Rhythmus – zeitliche Dimension menschlicher Bewegungskoordination.

1.4 Inspiration: Im Aikido ist der Übende auf der Suche nach Ursprung und Einheit aller Bewegung; hier Gérard Blaize (Paris). Die Übung Kokyu-ho beruht auf der Kraft des Atems: Zunächst freies Atmen während der Bewegung, dann ein Gefühl als ob Luft durch den Körper fließt und schließlich das Erleben von Inspiration.

Jede Bewegungskunst kann nach innen führen, wenn wir es wollen. Wenn wir eine bestimmte Technik meistern, stimmt die räumlich-zeitliche Koordination. Wir befinden uns während der Bewegung in einem dynamischen Gleichgewicht und lassen uns vom Rhythmus der Bewegung tragen und führen. Die Kunst besteht darin, im richtigen Moment am richtigen Ort zu sein. Das geht nicht ohne *Inspiration* – den bewegten Einfall aus dem Moment, ohne Absicht, reines Sein, geboren aus Bewegung und Rhythmus. Inspiration ist ein Geschenk, ist die Erkenntnis: Daß der richtige Ort hier und der richtige Moment jetzt da ist.

Bewegungswissenschaft *Anatomie und Technik*

Bewegungskoordination – das Schlüsselwort. Bewegung und Koordination.

Bewegung ist eine Verlagerung des Schwerpunktes, sei es des ganzen Körpers oder eines seiner Teile. Beim Gehen beispielsweise wird Schritt für Schritt der Schwerpunkt nach vorne verlagert, während sich die Beine abwechslungsweise vor und zurück bewegen. Die Definition der Bewegung als Verlagerung von Schwerpunkten ist wissenschaftlich exakt und in der Praxis der Gleichgewichtsschulung sehr nützlich. Aus diesem Blickwinkel können auch unscheinbare Bewegungen, wie die Gewichtsverlagerung von einem Fuß auf den anderen, gebührend berücksichtigt werden.

Koordination ist das optimal abgestimmte Zusammenspiel aller psychoneurologischen und biophysikalischen Leistungen während und nach einer Bewegung. Auf die Musik übertragen ist Koordination einem Orchester vergleichbar. Jedes Instrument muß gestimmt sein, um am richtigen Ort und im richtigen Moment einsatzbereit zu sein. Es ist die Aufgabe des Dirigenten, die Klänge aller Instrumente zu einer Symphonie zusammenzufügen. Im Falle der Bewegungskoordination bedeutet dies, daß alle Knochen, Bänder und Muskeln unter der Regie des Gehirns zu einem optimalen Bewegungsablauf zusammenfinden.

Die modernen Bewegungswissenschaften liefern uns eine Vielzahl brillanter Analysemöglichkeiten, um die Qualität menschlicher Bewegungskoordination zu untersuchen. Zwei Kategorien sind relevant: die Erforschung aller psychischen und neuromuskulären Faktoren *(Analyse der Bewegungssteuerung)* und die Untersuchung aller Bewegungsmerkmale *(Analyse der Bewegungsstruktur)*. Die Steuerungsvorgänge im Gehirn entziehen sich weitgehend der direkten Wahrnehmung. Ihre Erforschung im wissenschaftlichen Sinne steckt deshalb erst in den Anfängen. Die Untersuchung der Bewegungsmerkmale hingegen ist den menschlichen Sinnen, dem Kameraauge und vielen Meßinstrumenten zugänglich. Der Löwenanteil bewegungsanalytischer Methoden konzentriert sich daher auf die direkt wahrnehmbaren Merkmale der Bewegung. Dies mag einseitig erscheinen, ist es aber in Wirklichkeit nicht. Im Gehirn werden Bewegungsgestalten entworfen. Steuerung und Ausführung sind durch unzählige Rückkopplungsmechanismen *(Feedbacks)* und Wechselwirkungen miteinander verbunden. Bewegungskoordination bedingt Koordination auf allen Ebenen, vom Bewegungsentwurf auf psycho-

1.4

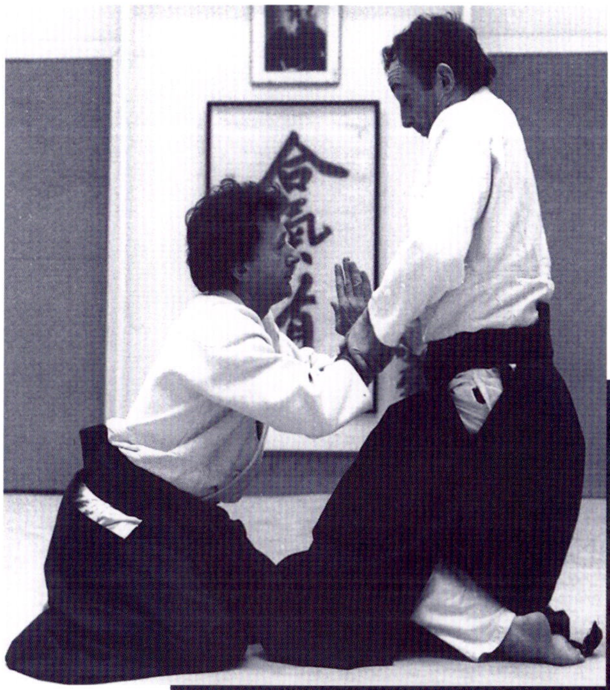

1.3

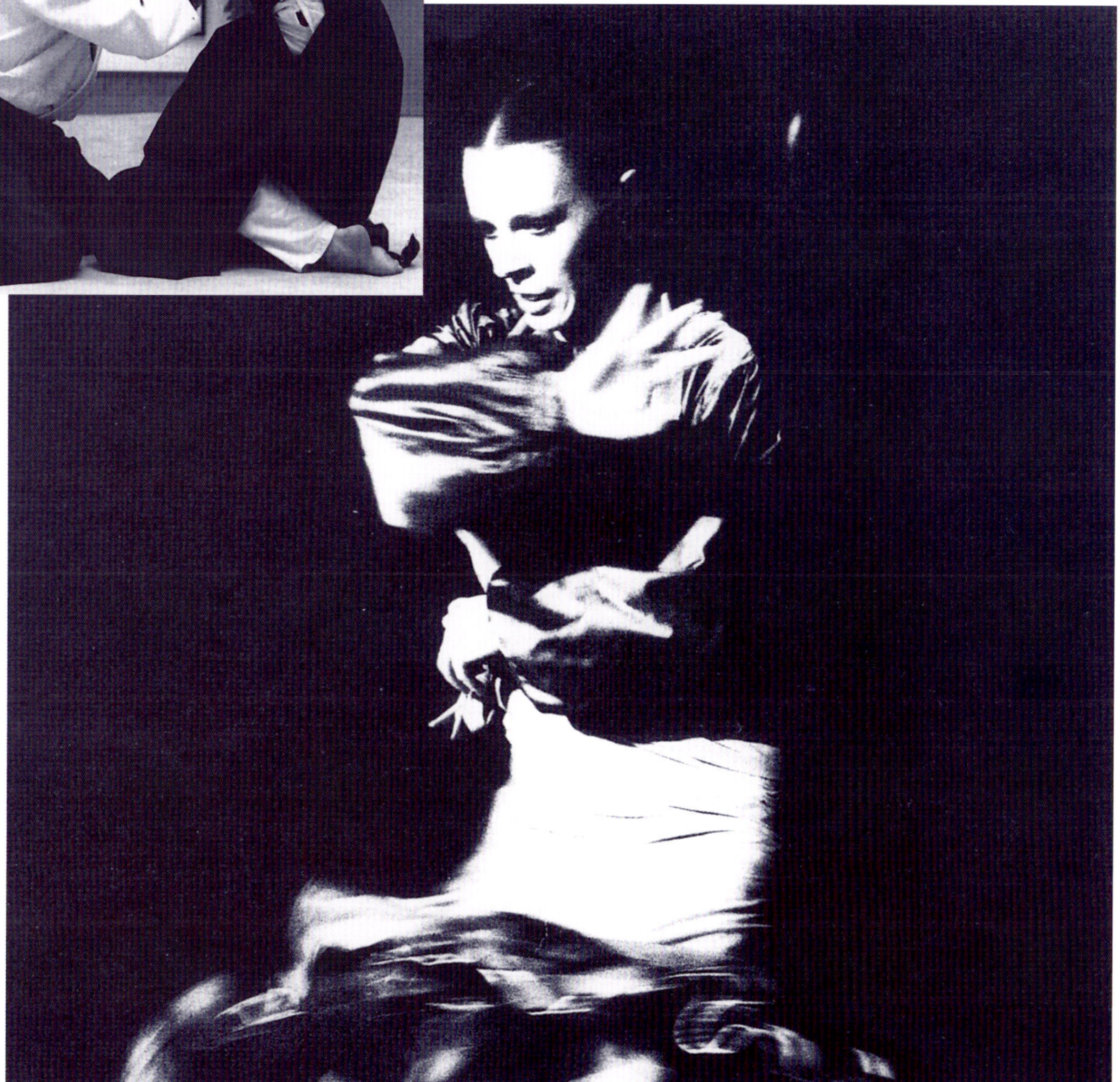

1.5 Systematischer Koordinationsverlust: Sergej Bubka, der erfolgreichste Stabhochspringer aller Zeiten, auf mißlungenem Sprung (a). Im Vergleich dazu ein neugeborenes Baby mit schwerem Hirnschaden infolge Sauerstoffmangels während der Geburt (b). Der systematische Koordinationsverlust kommt in beiden Fällen durch ein ähnliches Haltungsmuster zum Ausdruck.

1.6 Anatomiesehen und Techniksehen: Beim Skifahren (a) wirken extreme Schlag- und Druckkräfte auf die Beine. Beim Stabhochsprung (b) sind vor allem Zugkräfte auf die Arme wirksam. Trotz entgegengesetzter Beanspruchung organisiert sich der Körper nach den gleichen Prinzipien.

neurologischer Stufe bis zur präzisen Ausführung aus biomechanischer Sicht.

Bewegungsmerkmale sind entweder für den Menschen unmittelbar wahrnehmbar oder durch Instrumente meßbar.

Instrumente sind imstande, quantitative Bewegungsmerkmale zu registrieren, und zwar mit unübertrefflicher Genauigkeit und Zuverlässigkeit. Als klassische und einfachste Beispiele gelten alle Präzisionsmessungen von Raum und Zeit, also die Länge eines Weitsprunges oder die Zeit eines Sprinters.

Einen zweiten Grundpfeiler stellt die Messung der wirksamen Kräfte dar. Druckplatten etwa, welche die Bodenreaktionskräfte bei einem Absprung aufzeichnen. Die dritte, in diesem Zusammenhang spannendste Möglichkeit instrumentaler Bewegungsanalyse, stellen die kinematografischen Untersuchungsmethoden dar: Durch fortlaufende Aufzeichnung der Bewegung mittels Video- oder Infrarotkameras kann eine Vielzahl von Informationen gemessen werden. Gelenkstellungen und deren Veränderungen können in Form von Zahlentabellen, Grafiken oder bewegten Bildern ausgewertet werden.

Im Vergleich zur quantitativen Analyse durch Instrumente ist die menschliche Wahrnehmung fähig, qualitative Merkmale eines Bewegungsablaufes zu erfassen. Bewegungsharmonie und Rhythmus, Bewegungsumfang und Gleichgewicht sind direkt wahrnehmbare Charakteristika der Bewegungskoordination. Solche einfachen Beobachtungsverfahren sind überall und ohne aufwendige Infrastruktur möglich. Sie gelten deshalb als wertvollste Analyseverfahren für die Praxis. Das geschulte Auge sieht sofort, ob etwas stimmt oder nicht, ob bei einem Sprung der richtige Moment und der richtige Absprungswinkel getroffen oder verpaßt wurden.

Im Fachjargon wird das *Techniksehen* genannt. Gemeint ist die Fähigkeit, raumzeitliche Qualitäten eines Bewegungsablaufes intuitiv zu erfassen. Für die sinnvolle Anwendung des Techniksehens ist eine grundsätzliche Klärung der Beziehung zwischen Bewegungstechnik und Anatomie nötig. Die Koordination eines Bewegungsablaufes wird primär durch die Anatomie und erst sekundär durch die Technik bestimmt.

Die Anatomie bestimmt die Technik. Nicht umgekehrt!

Jedes Techniktraining zielt deshalb darauf ab, einen bestimmten Bewegungsablauf den anatomischen Gegebenheiten optimal anzupassen. Ein solches Ziel setzt Vertrautheit mit den Grundprinzipien menschlicher Bewegungskoordination voraus.

Das menschliche Auge ist auch imstande, die Art und Weise zu erkennen, wie sich der Körper während eines Bewegungsablaufes organisiert. Weil die anatomischen Prinzipien der Bewegungskoordination eine logische Systematik aufweisen und visuell relativ leicht wahrnehmbar sind, kann Techniksehen durch *Anatomiesehen* ergänzt und bereichert werden. Das entsprechende Know-how ist für die Praxis von unschätzbarem Wert. Auch davon handelt dieses Buch.

Bewegungswissenschaft ist, was Wissen über Bewegung schafft.

Die Bewegungsfunktionen des menschlichen Körpers mit seinen Knochen, Gelenken, Bändern und

Muskeln sind Eckpfeiler angewandter Bewegungswissenschaft. Funktionelle Anatomie bedeutet weit mehr als ein breit gefächertes anatomisches Detailwissen. Es bedeutet ein zusammenhängendes Verständnis für den menschlichen Körper als eine dreidimensionale, dynamische Einheit.

Die wissenschaftliche Erforschung menschlicher Bewegungskoordination und deren Folgen für Gesundheit, Training und Therapie gehört zu den wichtigen Forschungsgebieten unserer Zeit.

Die modernen Bewegungswissenschaften offerieren sehr viel Wissen über die Arbeitsweise der Muskulatur, über Ernährung und Stoffwechsel, über Trainingsmethoden von Kraft, Ausdauer und Geschwindigkeit. Fast täglich werden neue Zusammenhänge erkannt und in der Praxis ausprobiert. Nie war das Interesse an den Bewegungsfunktionen im Inneren des menschlichen Körpers größer. Mit großem technischen und apparativen Aufwand werden interdisziplinäre Untersuchungen am sich bewegenden Menschen *(human movement science, MotoPädagogik)* durchgeführt. Immer mehr Menschen beschäftigen sich aus beruflichem oder – naheliegend – persönlichem Interesse mit menschlicher Bewegungskoordination.

Diese Forschung zeigt ein grundsätzliches Problem auf:

Verschiedene Disziplinen gehen von ganz unterschiedlichen Annahmen aus, experimentieren mit entgegengesetzten Perspektiven und gelangen entsprechend zu konträren Folgerungen. Drei Beispiele: Im klassischen Ballett wird davon ausgegangen, die Füße seien in natürlicher Haltung auswärts gedreht. Durch das Training wird diese natürliche Auswärtsdrehung zu einem korrekten, im Kniegelenk unverdrehten „en dehors“ perfektioniert. Als Grundlage für effiziente und ökonomische Vorwärtsbewegung in Sprint- und Laufdisziplinen hingegen gilt die Formel: Füße einigermaßen parallel zueinander und nach vorne gerichtet. In den asiatischen Kampfkünsten wiederum sind die Füße leicht einwärts orientiert; das soll die Standfestigkeit erhöhen und die Fokussierung auf das Gegenüber erleichtern.

Alle drei Perspektiven aus Ballett, Sport und Kampfkunst haben ihre Richtigkeit – im spezifischen Kontext. Die Vertreter der drei Perspektiven neigen aber dazu, ihre Erfahrungen auf andere Situationen zu übertragen. Weil die Fußstellung gleichsam die Basis des ganzen Körpers darstellt, führt dies zu sehr unterschiedlichen Schlußfolgerungen und Standpunkten. Solche Kontroversen treten jedoch selten zutage, weil sich klassische Tänzer und Karatekas leider selten zum Erfahrungsaustausch zusammenfinden. Und so ist spartenübergreifende Forschung heutzutage immer noch eine Seltenheit.

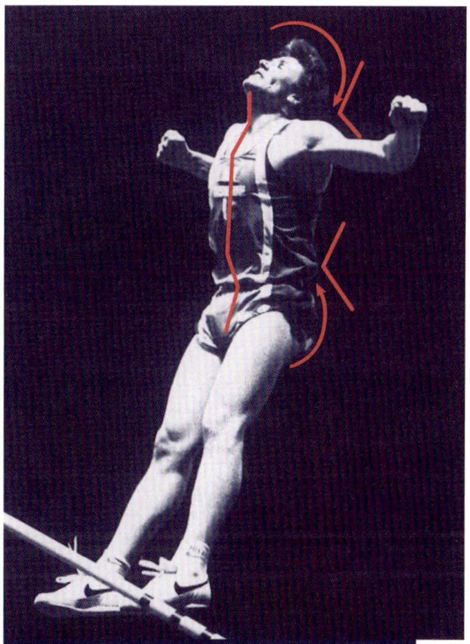

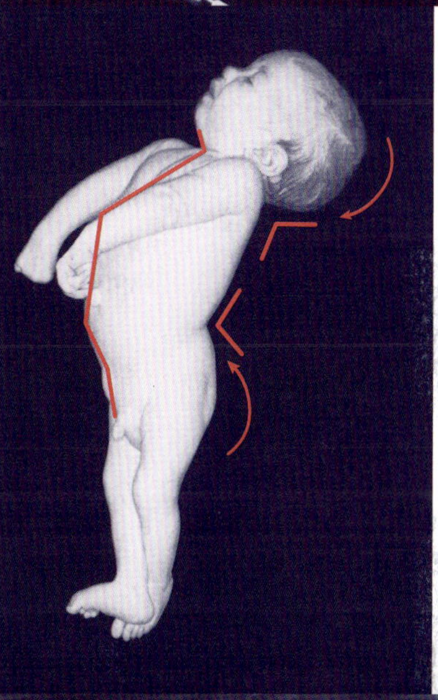

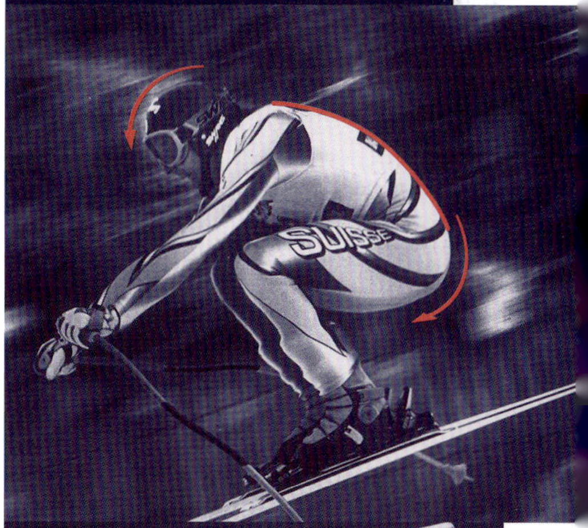

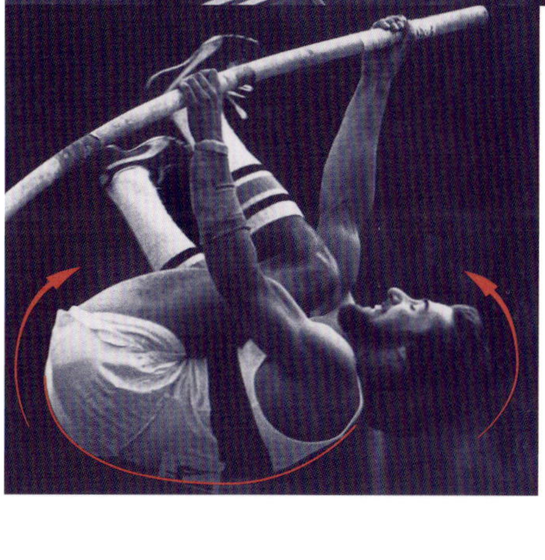

1.5a
1.5b
1.6a
1.6b

1.7 Spiralige Verschraubung des Stammes: Sie verleiht dem Arm maximale Wurf- und Schlagkraft, perfekt demonstriert vom Handballer Stefan Lanker. Eine langgestreckte Wirbelsäule und breit aufgespannte Schultern verleihen dem Stamm maximale Belastungsstabilität.

1.8 Aufrichtung und Zentriertheit: Die zweijährige Gabriela kann's noch selbstverständlich (a), Eusébio da Silva, einer der größten Fußballer aller Zeiten, hat es nicht verlernt (b).

Die Frage nach der natürlich „richtigen" Fußstellung kann auch gar nicht aus dem spezifischen Kontext einer einzelnen Bewegungskunst beantwortet werden. Diese Antwort liegt in der Anatomie, in der während Jahrmillionen entwickelten Bauweise des aufrechtgehenden Menschen. Die darin wirksamen Struktur- und Bewegungsprinzipien erschließen das Geheimnis Bewegung.

Die koordinierte Ausführung einer Bewegung setzt auch die präzise Wahrnehmung des eigenen Körpers voraus. Es kommt darauf an, bewußt oder auch unbewußt wahrzunehmen, wie sich der Körper bewegt.

Handball: Ein wunderbares Beispiel, um das koordinierte Zusammenspiel im Körper zu illustrieren. Ist der Körper in Koordination, kommt es zur spiraligen Verschraubung des sogenannten Stammes: Zwischen den beiden Polen Kopf und Becken wird der Stamm wie eine spiralige Feder aufgezogen. Brustkorb, Schultergürtel und Arme sind in diese globale Bewegung integriert. Im Moment des Ballwurfes löst sich die Verschraubung explosionsartig, der Stamm schnellt wie eine losgelassene Feder in die Mittelstellung zurück und über diese hinaus. Bei Bedarf kann die Wurfkraft durch blitzartige Verschraubung des Stammes zur Gegenseite noch wesentlich verstärkt werden. Durch diese Verschraubung-Entschraubung entstehen im Schultergürtel erhebliche Beschleunigungskräfte, die nun via Schultergelenk wirkungsvoll auf den Arm (Hebelarm) übertragen werden können. Die so entstehende Bewegungskraft wird durch die Muskulatur der Schultern, des Wurfarmes und der Hand weiter verstärkt. Dieser kraftvolle Bewegungsfluß vermittelt der Wurf- oder Schlagbewegung wuchtige Effizienz und spielerisch-lockere Leichtigkeit.

Fehlt hingegen die spiralige Verschraubung des Stammes, kann die Bewegung nicht mehr vom Zentrum nach außen fließen. Der Bewegungsimpuls muß in den Schultern neu generiert werden. Und just das führt häufig zu Reißbewegungen des Armes und somit zu Verletzungsgefahr .

Kinder sind geborene Bewegungsexperten. Vom strampelnden Säuglingsalter über das quicklebendige Kleinkind bis hin zum Jugendlichen – sie sind ständig in Bewegung und halten damit die Erwachsenen auf Trab. Kaum geboren, beginnen Babys wild mit den Armen und Beinen zu strampeln. Diese Spontanbewegungen werden durch genetische Programme gesteuert, Bewegungsprogramme, in denen der neueste Informationsstand einer Jahrmillionen dauernden Entwicklungsgeschichte des Menschen zum aufrecht gehenden Zweibeiner gespeichert ist.

Solche vererbten Bewegungsprogramme ermöglichen vielen Tieren unmittelbar nach der Geburt die selbständige Fortbewegung. Bekanntes Beispiel hierfür sind Huftiere: Das Junge trottet schon ein paar Stunden nach der Geburt selbständig neben dem Muttertier her.

Das menschliche Neugeborene ist, im Vergleich zu den klassischen Nestflüchtern auf Hufen, ein ausgesprochener Nesthocker. Es braucht über Monate umfassende Fürsorge, bis es eigenständig sein kann. Dennoch ist weder die Bedeutung noch die Qualität des genetischen Bewegungsprogramms beim Menschen zu unterschätzen. Selbst das wilde Strampeln der Säuglinge stellt eine wichtige Vorbereitungsübung für das spätere Gehen und Laufen dar. Von den ersten Strampelbewegungen an beginnt das Baby zu lernen. Und mit jedem Strampeln lernt es hinzu, bis es innerhalb eines Jahres auf seinen zwei Füßen steht und geht. Kinder lernen mit atemberaubender Geschwindigkeit und mit angeborener Natürlichkeit – auch die Koordination der Bewegung.

1.7

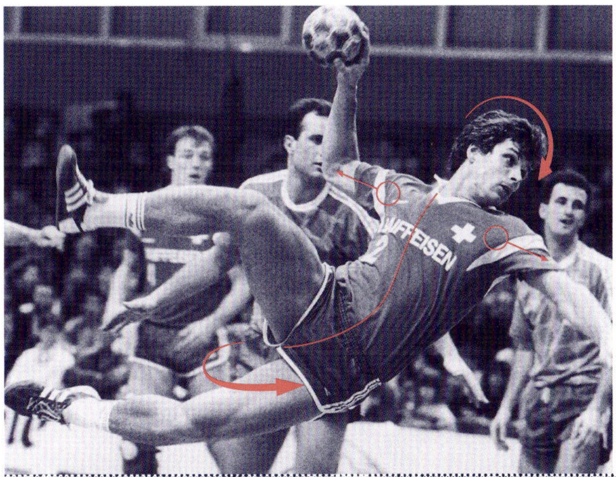

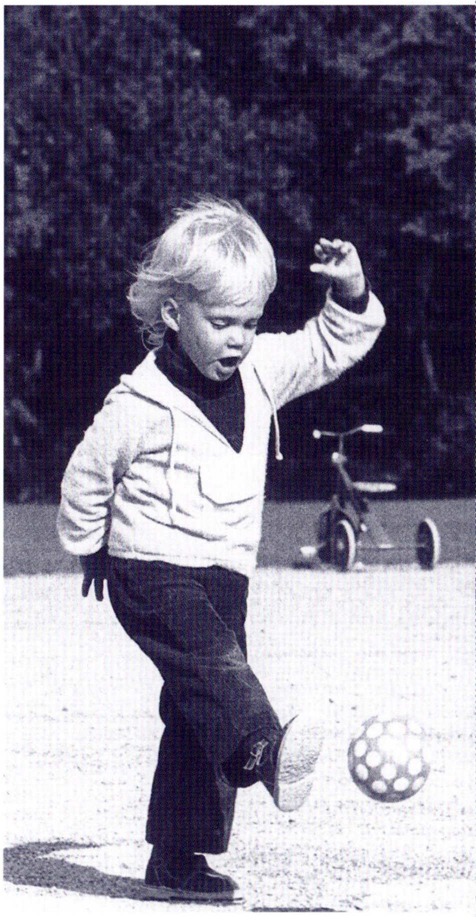

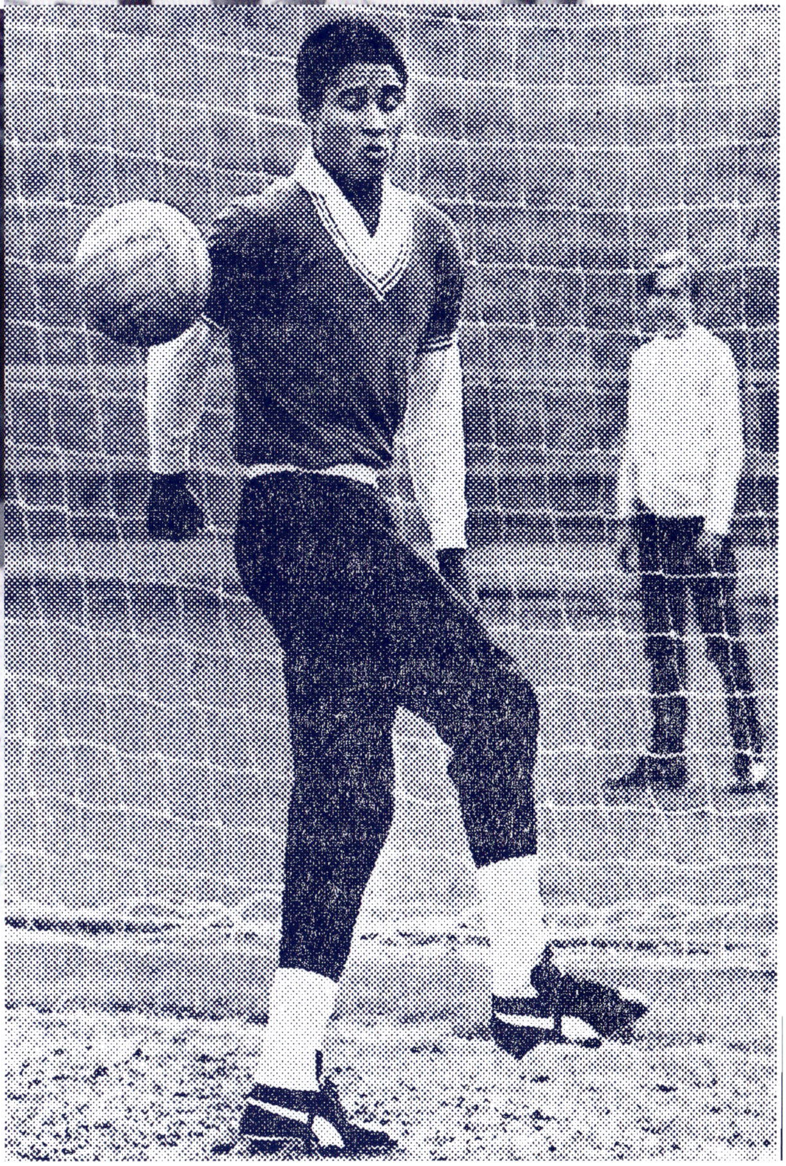

1.8a, b

1.9 Unbewußte Meister natürlicher Bewegung: Eine junge Leichtathletin mit beachtlichem Hürdenstil (a). Gail Devers, welche sich anschließend im Hürdensprint sicher durchzusetzen weiß (b). Die Ballabnahme des jungen Tennisspielers (c) zeigt, wie sich der bewegliche Körper des Kindes locker nach oben streckt. Im Vergleich dazu der wuchtige Anschlag des Tennis-As Steffi Graf (d–g).

1.10 Rollschuhlaufen: Kinder haben einen offenen und beweglichen Körper (a). Erwachsene verkörpern die Vorteile einer kraftvollen Struktur, verspannen sich aber oft in der Bewegung und werden dadurch unbeweglich (b).

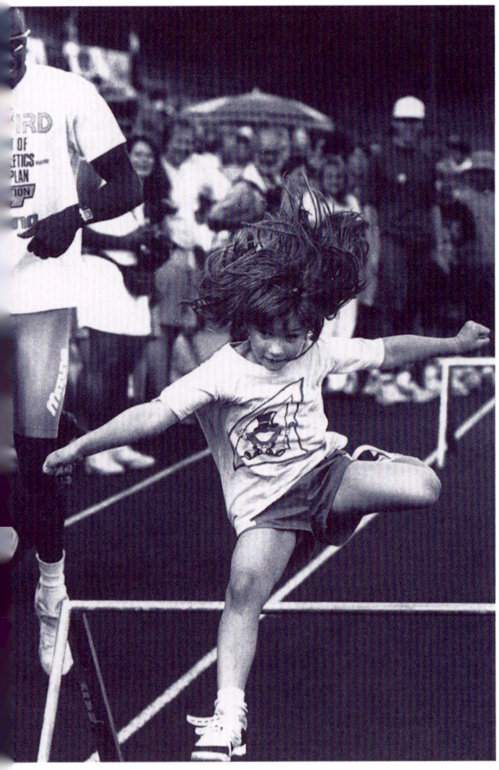

1.9a

Die relative Nähe der entwicklungsgeschichtlichen Programme sowie eine angeborene umfassende Beweglichkeit ermöglichen dem kindlichen Körper eine natürlich gute Haltungs- und Bewegungskoordination. Auch sind sämtliche psychoemotionellen Einflüsse erst seit relativ kurzer Zeit wirksam und haben noch keinen strukturellen Niederschlag im Körper. Kinder sind deshalb geborene „Bewegungsexperten“, von denen wir Erwachsenen sehr viel lernen können – vorausgesetzt, wir sind gewillt, Erziehung als wechselseitigen Lernprozeß zu verstehen.

Ins Auge sticht die Lockerheit des Kindes während der Bewegung; es ist locker, und es bleibt locker auch in schnellen, dynamischen Abläufen. Zwar fehlt Kindern die kraftvolle Struktur des erwachsenen Körpers, aber Kinder wissen instinktiv, während der Bewegung entspannt zu bleiben. Erwachsene laufen Gefahr, sich im Bewegungstraining zu verspannen und dabei immer unbeweglicher zu werden. Schwierigkeiten beim Bewegungsablauf werden häufig durch vermehrten Kraftaufwand und größere Willensanstrengung kompensiert. Ein Kind hingegen, mit seiner noch bescheidenen Muskelkraft, sucht beim Auftreten von Schwierigkeiten einen einfacheren und damit ökonomischeren Weg.

Wagen wir den Weg zurück, lernen wir von Babys und Kindern die Geheimnisse natürlicher Bewegungskoordination, umfassende Beweglichkeit, dreidimensionales Gleichgewicht im Körper und Ökonomie der Bewegung. Erobern wir das Wie zurück: Wie ein Neugeborenes seine Hand kräftig, aber ohne sichtbare Anstrengung um einen Finger schließt. Wie sich ein Kleinkind bückt, um einen Gegenstand vom Boden aufzuheben. Wie Kinder laufen, springen, Treppen steigen oder einen neuen, spezifischen Bewegungsablauf einfach instinktiv richtig machen.

1.9c

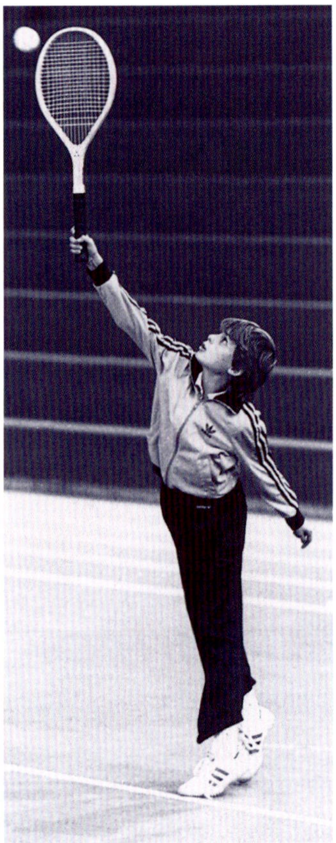

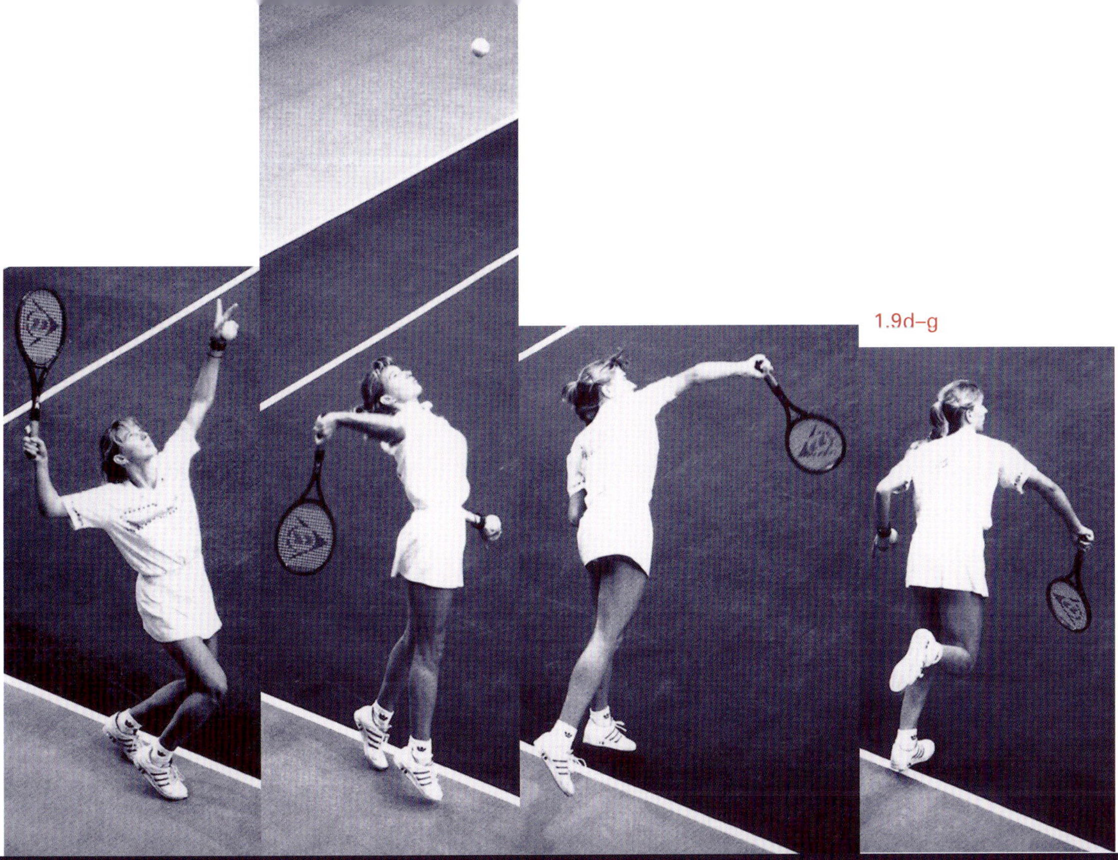

1.9d–g

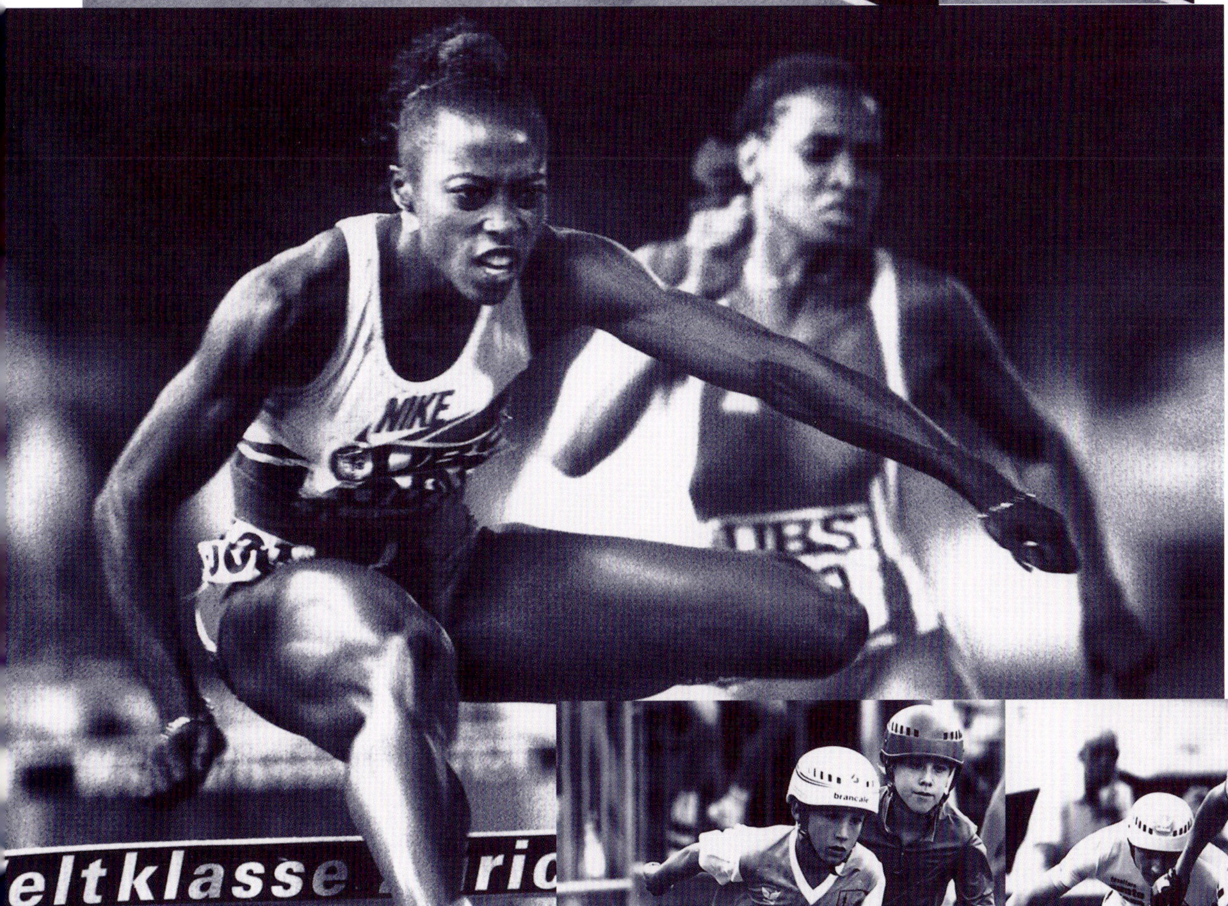

1.9b

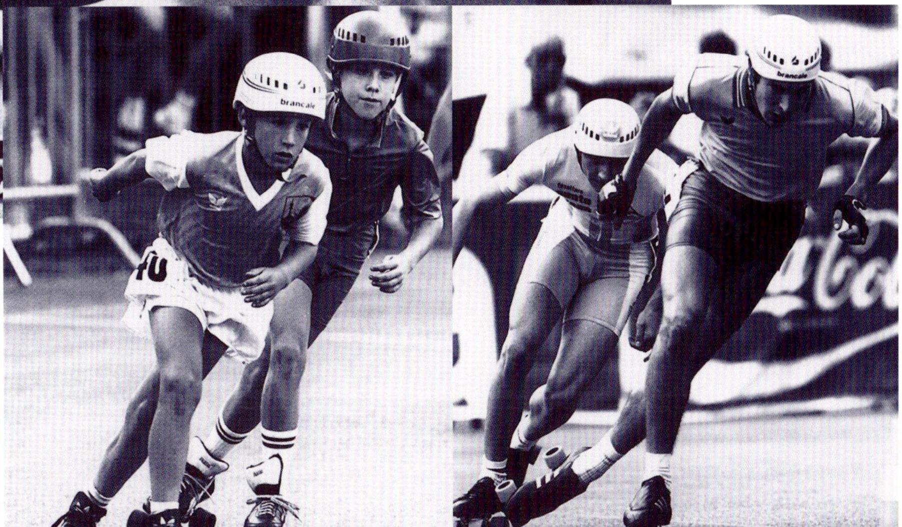

1.10a, b

1.11 Entdeckungsreise durch den Körper: die Kunst zu wissen, was – wo – wann – warum in welche Richtung dreht, eine spannende Entdeckungsreise durch den eigenen Körper. Ekke und Esther demonstrieren einfache Drehbewegungen (a, b) bis hin zu komplexen Spiral- und Wellenbewegungen (c).

1.12 Leistungseffizienz: Anatomische Koordination ist entscheidend für Gleichgewicht und Gesundheit. Vergleichen Sie eine verletzungsgefährdende Verdrehung des Knies (a). mit einem gut koordinierten Bein (b).

1.13 Startsprung ins Olympiabecken: Ein gerader Rücken (a) erlaubt ein stromlinienförmiges und rückenschonendes Eintauchen ins Wasser. Die starken Unterschiede (b) sind Ausdruck individuell unterschiedlicher Haltungs- und Bewegungsgewohnheiten.

Um auf einem Instrument gut musizieren zu können, müssen zwei Voraussetzungen erfüllt sein: Erstens müssen wir willens und in Stimmung sein, Musik zu machen, zweitens muß das Instrument, auf dem wir spielen möchten, gestimmt sein, sonst liefert es uns nur Mißklänge. Das gilt auch für die Bewegung. Erstens müssen wir in einer Verfassung sein, in der wir uns mit unserem Körper verbunden fühlen und die Motivation haben, mit dem Körper zu arbeiten. Zweitens muß das Körperinstrument gestimmt sein.

Koordination ist das Zusammentreffen einer hochmotivierten Psyche *(Steuerung)* mit einem gesunden, ausbalancierten Körper *(Struktur)*. Bewegungskoordination entsteht durch den Einklang einer inspirierten Stimmung und eines gut gestimmten Körpers.

In der Praxis hat es sich als nützlich erwiesen, sozusagen an beiden Enden anzufangen. Motivationstraining, Entscheidungsstrategien, körperliches Selbstwertgefühl und Selbstvertrauen sind auf der einen Seite wichtig, auf der anderen, der körperlichen Ebene, ist die Kombination von präziser dreidimensionaler Wahrnehmung und exakter Bewegungsausführung nützlich: Was wir bewußt wahrgenommen haben, können wir üben und anwenden. Ist der Körper gut gestimmt, und hat er gute Gewohnheiten, so lernt er dabei selbständig. Ist er jedoch nicht optimal koordiniert, verfestigen sich schlechte Gewohnheiten durch häufige Wiederholung. Ohne Schulung der Wahrnehmung wiederholen wir lediglich eingeschliffene Muster.

Angewandte Bewegungswissenschaft vermittelt motivierten Menschen das notwendige Wissen, wie sie ihr Körperinstrument stimmen können. Wie eine Gitarre während eines Konzertes mehrmals nachgestimmt werden muß, so muß auch der menschliche Körper während der Bewegung immer wieder feingestimmt werden. Haltungs- und Bewegungskoordination stellen einen langfristigen Lernprozeß dar, dessen Prüfstein unsere Alltagsgewohnheiten sind. Den angewandten Bewegungswissenschaften obliegt damit die Aufgabe, praxisbezogenes Know-how zu vermitteln, das Instrument Körper im Alltag, im Training und in Therapien exakt zu stimmen.

Das Stimmen eines jeden Instrumentes folgt Gesetzmäßigkeiten. Durch mechanische Manipulation am Instrument kann die Tonhöhe so lange verändert werden, bis sie dem gewünschten reinen Ton entspricht. Bei Saiteninstrumenten muß jede Saite einzeln gestimmt werden, und gleichzeitig müssen alle Saiten aufeinander abgestimmt werden. Ob ein Instrument richtig gestimmt ist oder nicht, nehmen wir mit unserem Gehörsinn wahr.

1.11a–c

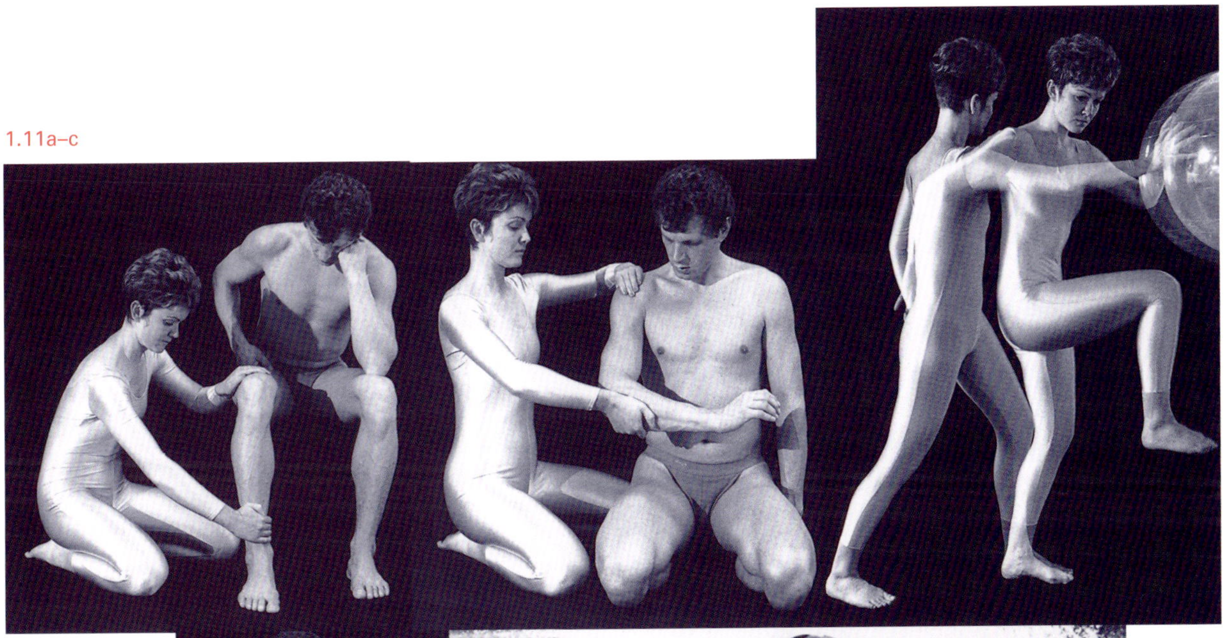

1.12a

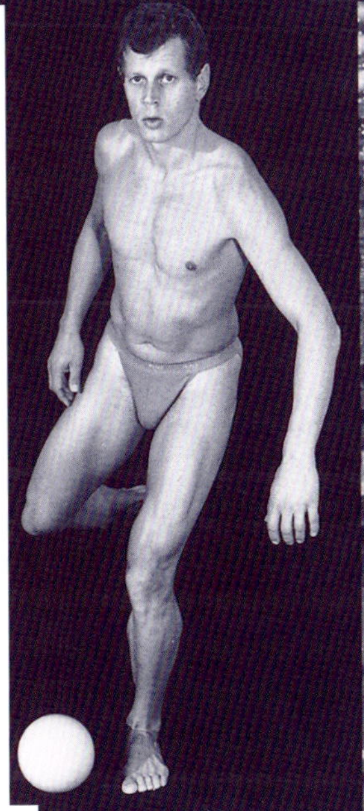

1.12b

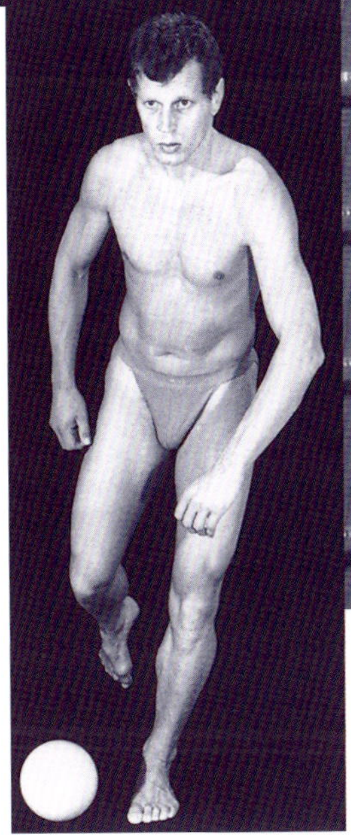

1.13a

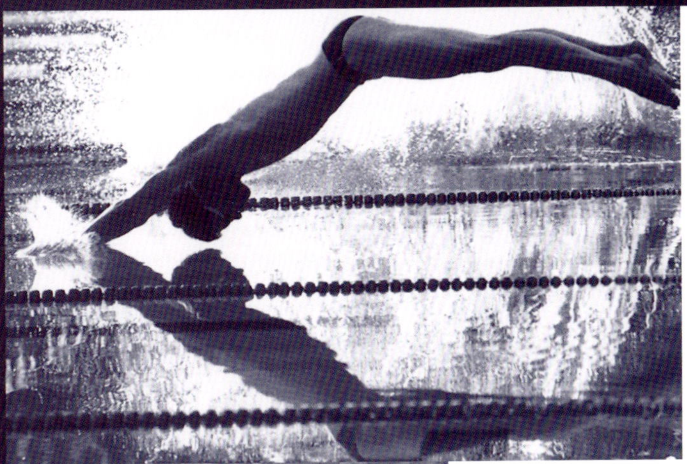

1.13b

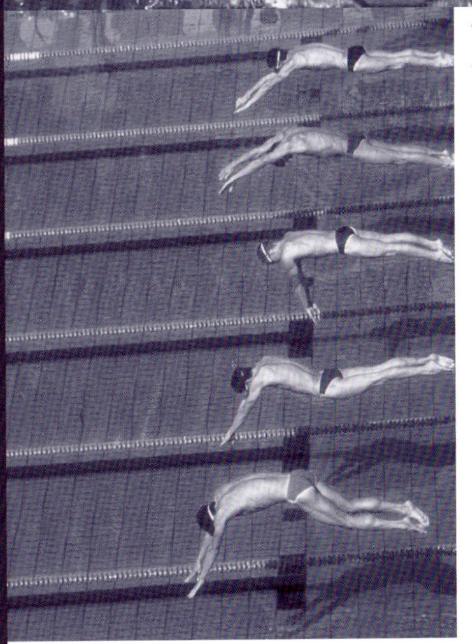

1.14 Bewegungskoordination ist lernbar. Passives Sitzen stellt eine extreme Belastung dar: Der Rundrücken (a) ist Gift für die Wirbelsäule. „Brust raus" (b) ist besser, aber weit entfernt von ideal. Aufrichtung und Zentrierung (c) sind die Grundlagen des koordinierten und aktiven Sitzens (d).

1.15 Die Macht der Gewohnheit: Der alltägliche Handschlag zur Begrüßung prägt die koordinativen Fähigkeiten des Schultergelenks. Entweder bewegt sich die Schulter mit der Hand nach vorne (a) oder es findet in der Schulter eine dreidimensionale Gegenbewegung nach hinten-unten-außen statt (b).

Beim Körper haben wir gleich mehrere Möglichkeiten zu erfahren, wie gut er gestimmt ist. Visuell: Die Augen nehmen wahr, ob die Proportionen ausgeglichen, die Dynamik fließend und der Ausdruck authentisch ist. Kinästhetisch: Das Bewegungsgefühl gibt sozusagen Rückmeldung von innen via Nerven. Auditiv: Wir können in den Körper hineinhorchen, um mehr über die Resonanzräume zu erfahren; das ist besonders fruchtbar bei Atmung und Stimmarbeit. Diese drei Zugänge stellen je eine Erfahrungswelt für sich dar. Sich gegenseitig ergänzend, helfen sie, blinde Flekken im Körperbewußtsein aufzuspüren und zu beleben.

Wie das Stimmen eines Instruments folgt auch die Haltungs- und Bewegungskoordination Gesetzmäßigkeiten. Jeder Teil des Körpers muß im richtigen Moment am richtigen Ort sein, und alle Teile müssen aufeinander abgestimmt sein. Ein vorgeschobener Kopf, hochgezogene Schultern, ein Rundrücken oder ein starkes Hohlkreuz erschweren einen koordinierten Bewegungsablauf oder machen ihn gar unmöglich.

Wie beim Stimmen eines Instrumentes bedarf es spezifischer *biomechanischer* Veränderungen, um den Körper in ein dreidimensionales Gleichgewicht zu bringen. Eine treffende Bezeichnung für diesen Lernprozeß ist das Wort Strukturwandel. Der Weg vom Status quo zum wirklich gut gestimmten Körper führt über einen immer subtiler werdenden Strukturwandel. Die Verkörperung von mehr Effizienz, Oekonomie und Ästhetik in der Bewegung verlangt eine persönliche und tiefgreifende Auseinandersetzung mit den eigenen

Strukturen und Grenzen. Diese Arbeit an der eigenen Struktur ist ebenso zentral wie schwierig. Eine der Hauptschwierigkeiten besteht darin, sich im Inneren des eigenen Körpers zurechtzufinden.

Was gehört wohin?

Was dreht in welche Richtung?

Wie verhalten und bewegen sich die verschiedenen Körperteile zueinander?

Wie lassen sich alle Elemente zu einer dynamischen Einheit zusammenbringen?

Oder, wissenschaftlich ausgedrückt: Wie lassen sich Winkelstellungen, Hebelarme, Beschleunigungskräfte und Schwerpunktsverlagerungen während eines Bewegungsablaufes optimieren? Wer die beim Stimmen des Körpers geltenden Gesetzmäßigkeiten kennt, kann sie in der Praxis anwenden.

1.14a, b

1.14c, d

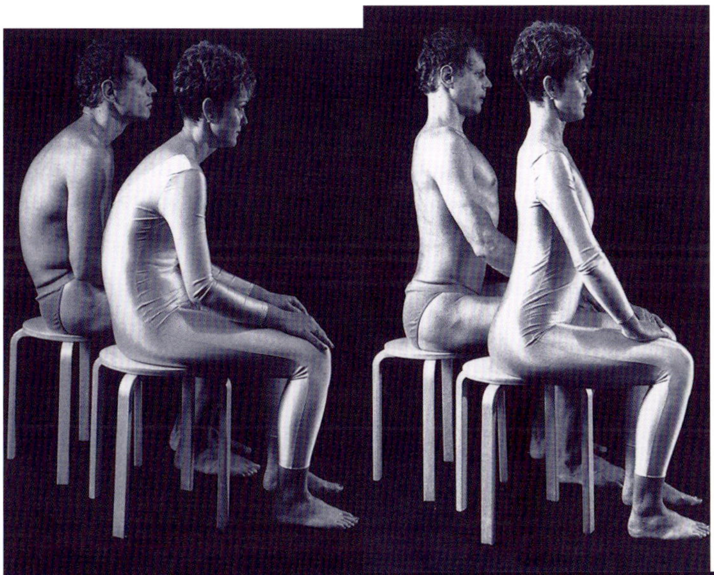

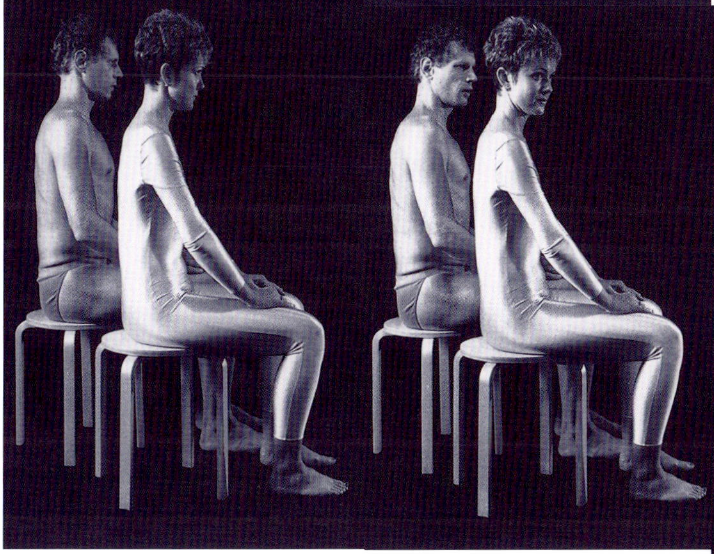

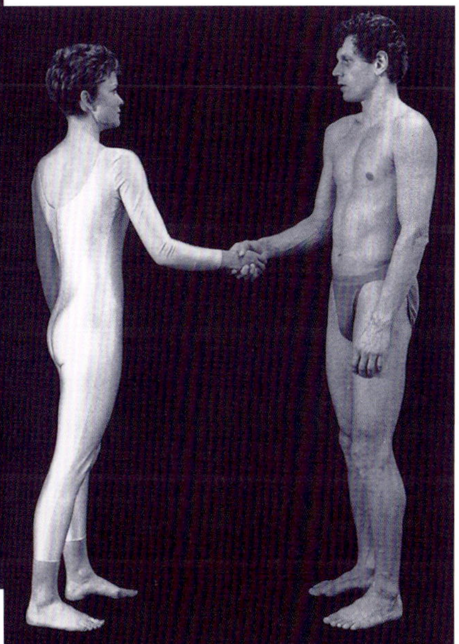

1.15a

1.15b

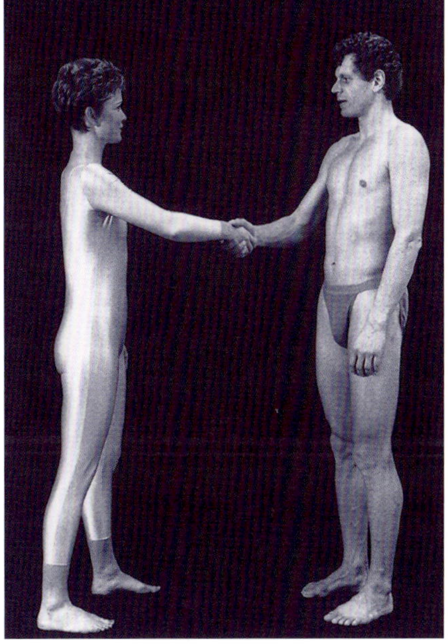

1.16 Bewegungskoordination im Training: Das geschulte Auge nimmt raumzeitliche Bewegungsabläufe (Techniksehen) und Abläufe im Innern des Körpers (Anatomiesehen) differenziert wahr. Im Leistungssport entscheidet die Qualität der Bewegungskoordination über Leistung und Wohlbefinden. Schweizer Meisterin Regula Zürcher-Scalabrin, hier ein Beispiel vorbildlicher Bewegungskoordination.

1.17 Bewegungskoordination in der Therapie: Die Füße einer sechzigjährigen Frau mit ausgeprägtem Hallux valgus (a) beidseits. Ohne Operation, durch das Wiedererlernen des koordinierten Gebrauchs der eigenen Füße, gelang es ihr, diese innerhalb eines Jahres umzugestalten (b).

Zusammenfassung

Leben ist Bewegung, und Bewegung folgt bestimmten Koordinationsprinzipien: den Naturgesetzen von Raum, Zeit und Bewußtsein. Räumliche Koordination zeigt sich als dynamisches Gleichgewicht, zeitliche Koordination äußert sich als pulsierender Rhythmus. Koordination von Bewußtsein wird in ihrer höchsten Form als Inspiration erlebt. Bewegungskunst ist demzufolge Ausdruck von Gleichgewicht, Rhythmusgefühl und Inspiration.

Bewegungswissenschaft hingegen ist ein Weg, Anatomie und Technik von Bewegungsabläufen besser zu verstehen. Der apparativen Bewegungsanalyse werden die besonderen Fähigkeiten der menschlichen Wahrnehmung gegenüber gestellt. Einen Bewegungsablauf zu beobachten *(Techniksehen)*, genügt nicht mehr. Um Effizienz, Sicherheit und Ökonomie einer Bewegung beurteilen zu können, ist es notwendig zu erkennen, wie sich der Mensch während einer Bewegung organisiert *(Anatomiesehen)*.

Die angeborenen koordinativen Fähigkeiten von Kindern dienen als Vergleich und als Vorbilder. Ein vertieftes Verständnis für die Belange kindlicher Haltungs- und Bewegungskoordination ermöglicht es Erwachsenen, von Kindern Neues zu lernen und Verlorenes wiederzuentdecken.

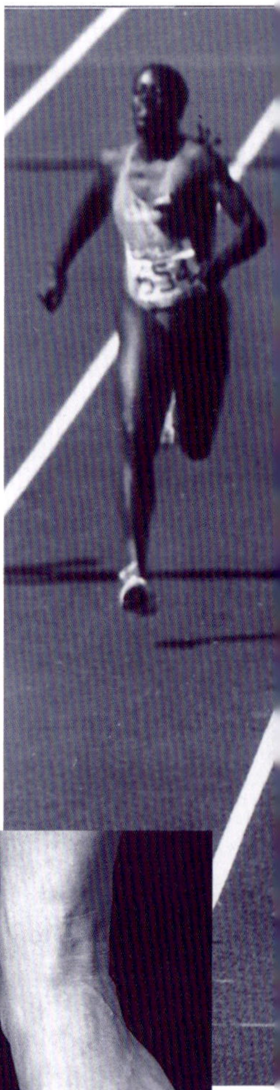

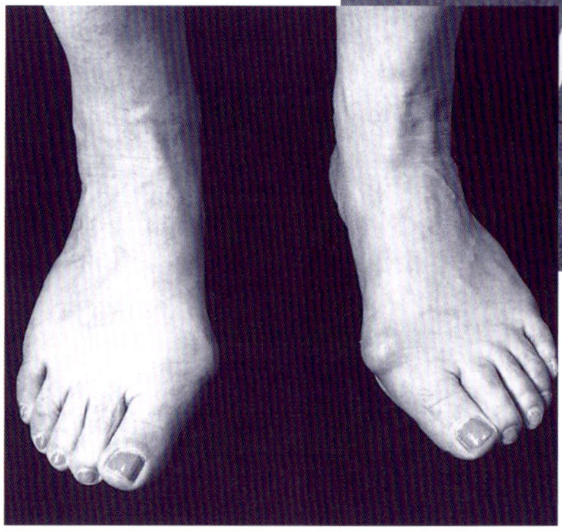

1.17a

1.16

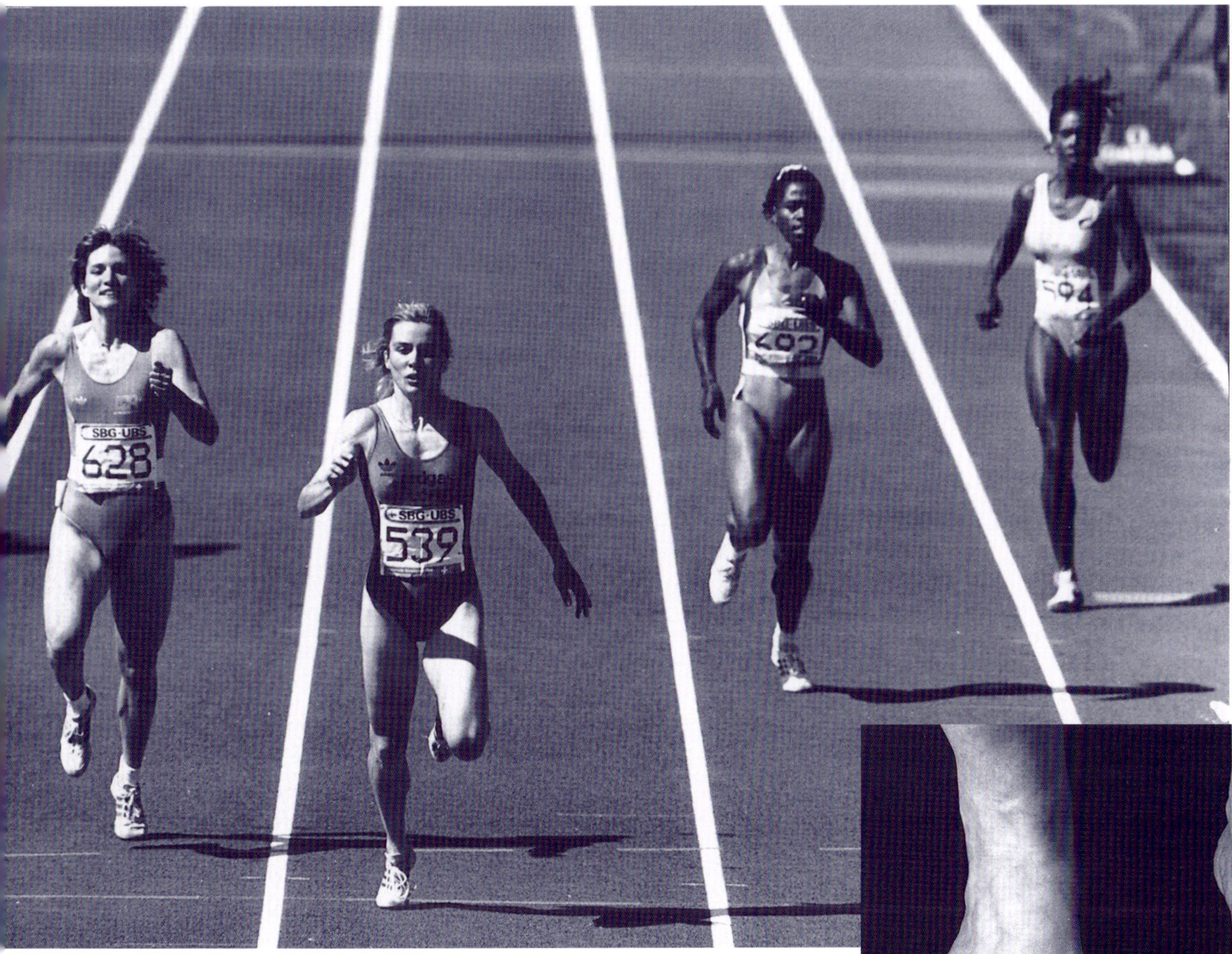

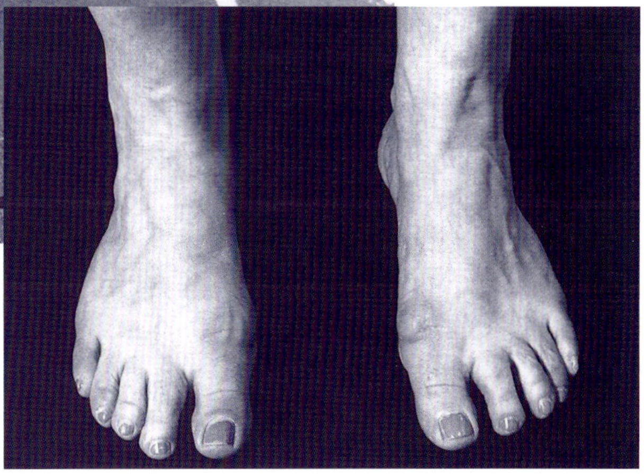

1.17b

Blickdiagnose
Anatomie der Bewegung

2

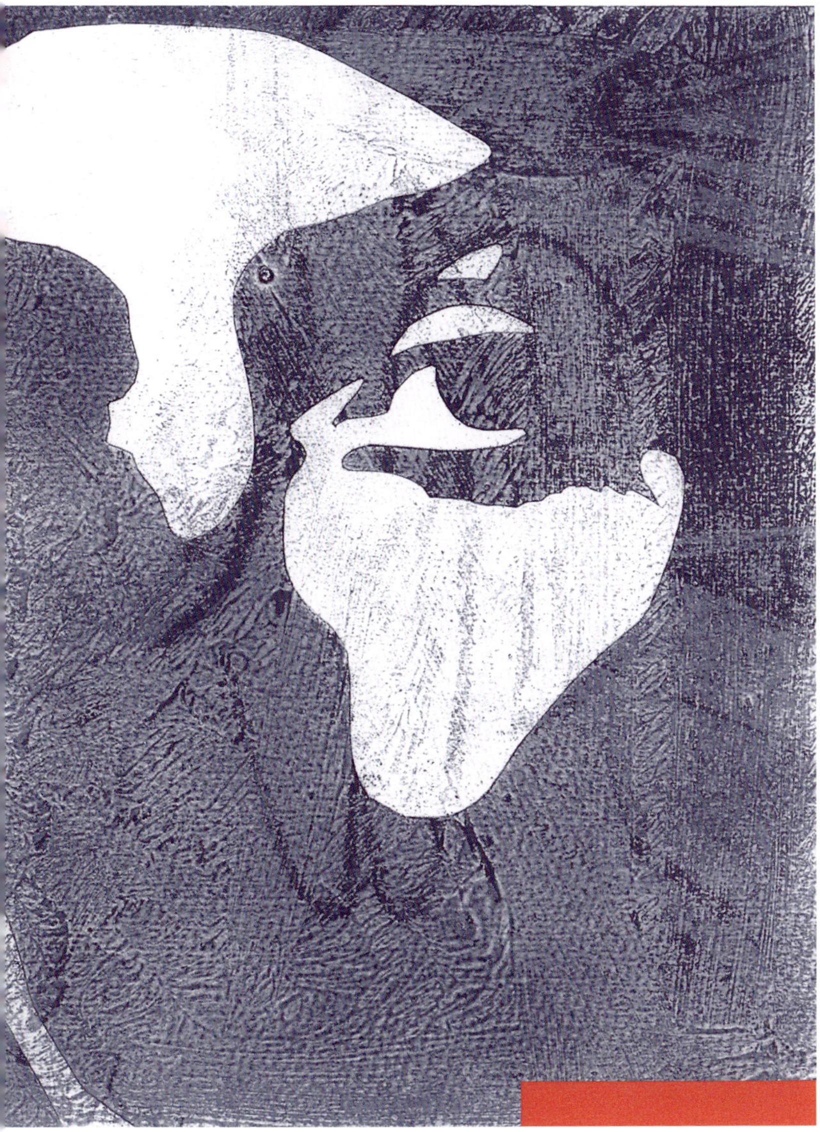

2.1 Das Einmaleins der Bewegungskoordination: Die Wirbelsäule ist aufgerichtet und steht unter Zugspannung, Arme und Beine drehen funktionell. Der Junge unten (b) wirkt kraftvoll, locker, dynamisch und ästhetisch – kurzum: wohlkoordiniert. Zum Vergleich (a) ein Moment systematischer Unkoordiniertheit.

Blickdiagnose

Anatomie der Bewegung

Sie selbst gestalten, einem Bildhauer vergleichbar, Ihren eigenen Körper. Nur verwenden Sie Bewegung und Bewußtsein anstelle von Hammer und Meißel. Der Körper wird durch Haltungs- und Bewegungsgewohnheiten plastisch geformt und nachhaltig geprägt, im positiven wie im negativen Sinne. Der Körper ist Ihr persönliches Kunstwerk, an dessen Gestaltung und Vollendung Sie – bewußt oder unbewußt – ein Leben lang arbeiten.

Es geht dabei um viel mehr als um die Veränderung ungünstiger Haltungs- und Bewegungsmuster. Bewegungskoordination ist die Grundlage für Dynamik, Beweglichkeit, Sprungkraft, Effizienz, Ökonomie, Ausdruckskraft und Schönheit. Außerdem beugt Koordination auch wirksam Unfällen vor. Koordination ist Wohlbefinden, ist funktionelle Integrität, ist charismatische Ausstrahlung. Haltungs- und Bewegungskoordination sind Ausdruck der Gesamtpersönlichkeit. Im umgekehrten Sinne wirken körperliche Erfahrungen positiv oder negativ auf die Persönlichkeitsentfaltung.

Das Auge muß zuerst geschärft werden, damit es die Unterschiede ausmachen kann, damit es sinnvoll und folgerichtig interpretieren kann. Ziel ist das sichere und rasche Erkennen individueller Stärken und Schwächen, damit diese frühzeitig erfaßt und kompetent angegangen werden können. Dies ermöglicht es Ihnen als Trainer oder Therapeut, als Lehrer, Vater oder Mutter, gezielt Hilfe zur Selbsthilfe anzubieten. Stärken können bewußt gefördert und gefordert werden. Haltungsschwächen können spielerisch sanft aber nachdrücklich in gesunde Bahnen geleitet werden.

Das geschulte Auge kann eine spiralige Verschraubung dreidimensional erkennen und verfolgen. Die spiralige Verschraubung ist ein fundamentales Bewegungs- und Strukturprinzip der Natur. Eine spiralige Verschraubung entsteht, einfach ausgedrückt, durch gegensinnige Rotation zweier Pole. Wenn wir ein Handtuch auswringen, drehen wir mit unseren Händen die beiden Enden in entgegengesetzte Richtung. Dadurch entsteht eine spiralige Verschraubung des Handtuches. Wenn die Schraubenspirale ein grundlegendes Strukturelement auch des menschlichen Bewegungsapparates darstellt, so ist es von Interesse zu wissen, was in welche Richtung dreht. Dadurch entsteht ein wesentliches und gut sichtbares Kriterium, um zu unterscheiden, was koordiniert und was unkoordiniert ist.

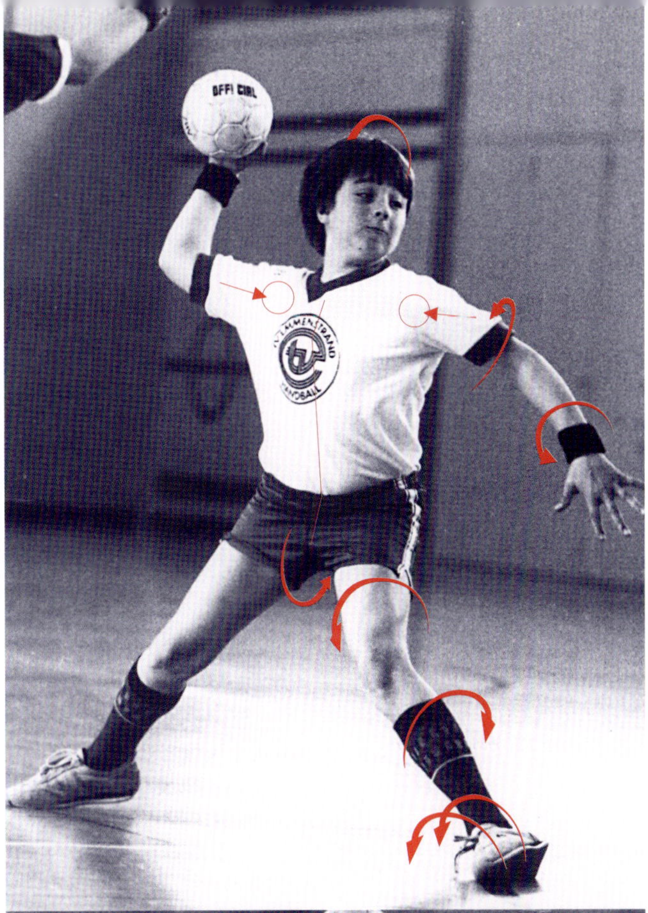

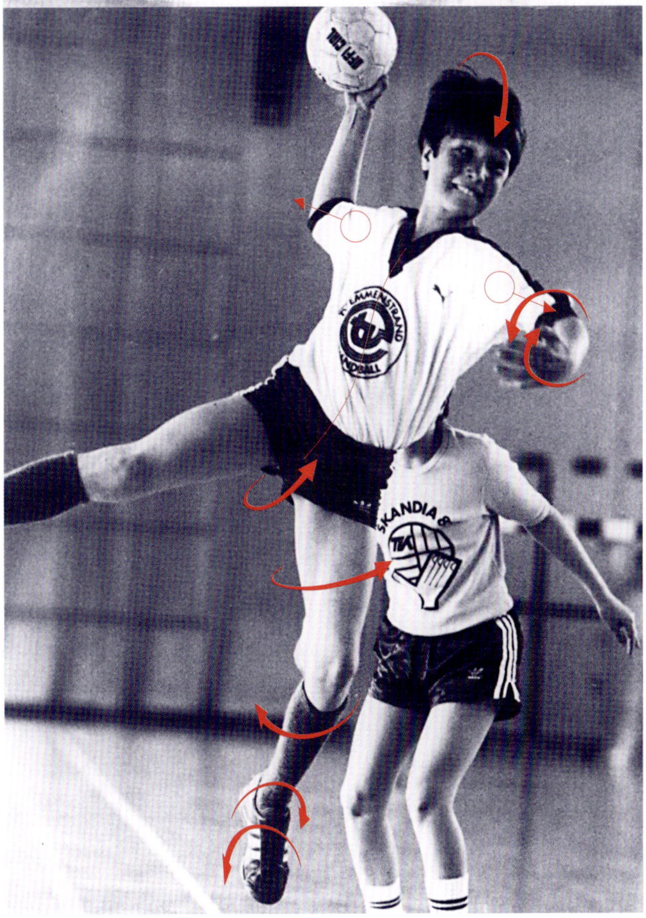

2.1a

2.1b

2.2 Wirbelsäule unter Zugspannung: Eine aufrechte Kopfhaltung ist unabdingbar für eine achsengerechte Belastung der Wirbelsäule, speziell bei allen verschraubenden Bewegungen. Unkoordiniert (a) im Vergleich zu koordiniert (b).

2.3 Bewegung und Gegenbewegung: Während sich die Hand nach vorne bewegt um einen Gegenstand zu greifen, findet in der Schulter eine dreidimensionale Gegenbewegung statt (b). Unkoordinierte Version zum Vergleich (a). Perfekte Plazierung der Schulter bei spiralig verschraubter Wirbelsäule, demonstriert von Boris Becker (c).

Das eigentliche Problem besteht darin, daß wir in unserem eigenen Körper das Gefühl für entgegengesetzte Bewegungsrichtung mehr oder weniger verloren haben. Beim Ausstrecken der Hand nach vorne bewegt sich häufig der ganze Schultergürtel mit nach vorne, die Schulter selbst wird oft noch zusätzlich hochgezogen. Nicht selten wird dabei auch gleich noch der Kopf mit nach vorne geschoben. Die Schultern werden dadurch schmal, unstabil und nicht gerade ausdrucksschön. Der Kopf wirkt aufgesetzt und in den Nacken gezogen.

Findet jedoch beim Ausstrecken der Hand eine gleichseitige Bewegungstendenz der Schulter nach hinten und zur Seite statt, werden die Schultern breiter, formschön und gewinnen an Belastungsstabilität. Der geübte Windsurfer lehnt sich, wenn er Mast und Segel aus dem Wasser ziehen und aufrichten möchte, entspannt zurück. Er hievt das Segel durch geschickten Einsatz seines Körpergewichts elegant aus dem Wasser. Seine Schultern rutschen dabei nicht nach vorne-oben. Der Anfänger hingegen bekundet Mühe. Seine Aufmerksamkeit ist nach vorne orientiert, der Blick angestrengt auf das schwer mit Wasser gefüllte Segel gerichtet. Der Oberkörper ist meist nach vorne geneigt, die Schultern sind nach vorne-oben gerutscht. In dieser ungünstigen und deshalb verkrampften Stellung versucht der Anfänger das Unmögliche möglich zu machen: das schwere Segel aus dem Wasser zu zerren, ohne mit der Nase darauf zu landen.

Bewegung und Gegenbewegung: Nicht nur auf dem Surfbrett, sondern vor allem auch im Alltag. Wenn das Leben schwer auf unseren Schultern lastet und uns zu Boden zu drücken trachtet, verkörpern wir dies durch eine Haltung, in der alles nach unten gezogen wird: hängende Schultern, Haltungskollaps in der Wirbelsäule, gedrückte Stimmung. Dabei geht das Gefühl für das Aufgerichtetsein verloren, obschon uns gerade das körperliche Aufgerichtet-Bleiben in schwierigen Lebenssituationen erstaunlich viel Kraft und Zuversicht vermitteln kann.

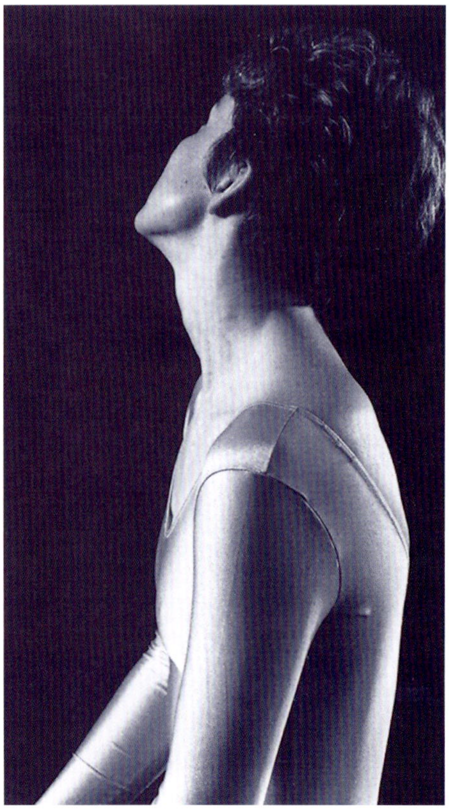

2.2a

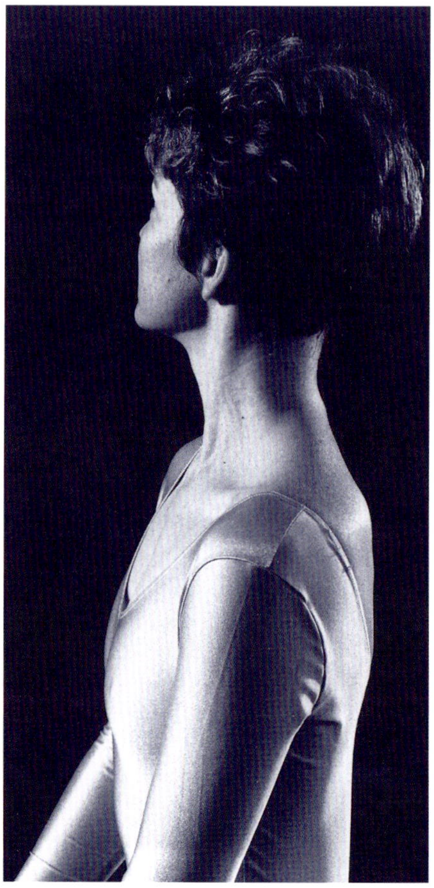

2.2b

2.3c

2.3a

2.3b

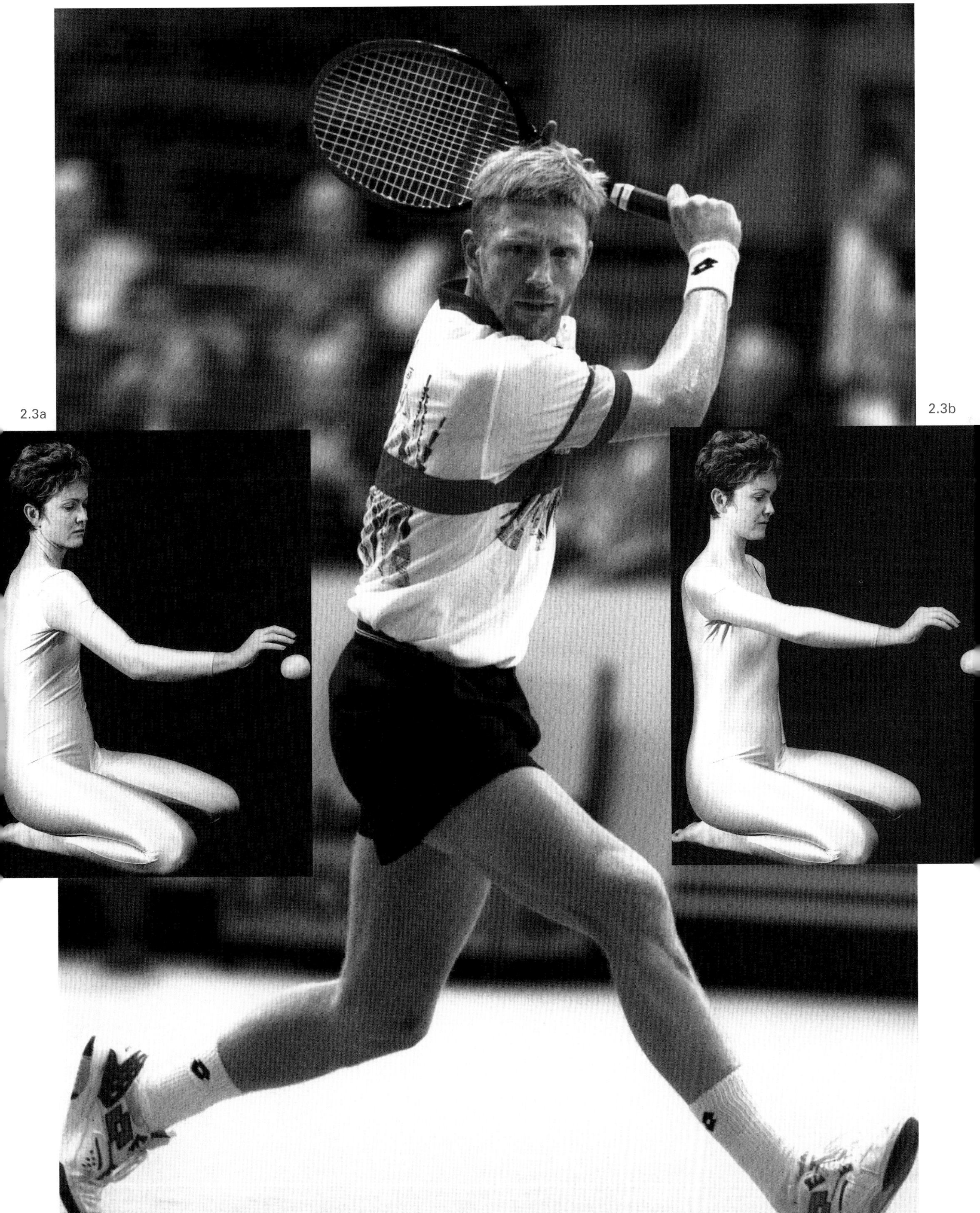

2.4 Außenbelastung der Ferse: Das Einknicken der Ferse (a) steht am Anfang der verhängnisvollen Kette Knick-Senk-Spreizfüße und X-Beine (b). Koordination bedeutet gerade Belastung der Ferse (c). Die Auswirkungen zeigen sich im Sport, beispielsweise im Fahrstil auf den Skiern (d).

2.5 Koordination des Vorfußes: Spreizfuß mit Krallenzehen (a). Dieser Vorfuß kann seine Stoßdämpferfunktion nicht mehr wahrnehmen. Entsprechend starke Schockwellen belasten beim Gehen und Laufen Knie und unteren Rücken. Der Wiederaufbau des Vorfuß-Quergewölbes (b) erfordert eine spezifische Muskelarbeit des Fußballens (c).

Bewegung und Gegenbewegung der Füße: Knicke ich ein, lastet das ganze Körpergewicht auf der Innenkante. Knick-Senkfüße und eine äußerst ungünstige Verdrehung im Kniegelenk sind damit meist schon programmiert. Drehe ich den Fuß aus, auf die Außenkante, leistet das einem Mißtritt *(Suppinationstrauma)* mit Bandverletzung des Sprunggelenkes Vorschub.

In beiden Fällen fehlt dem Fuß die jeweilige Gegenbewegung. Die Ferse gehört tendenziell außenbelastet, während die Großzehe auf der Innenseite einen stabilen und guten Kontakt mit dem Boden braucht. Erst diese gegensinnige Rotation von Vor- und Rückfuß garantiert dem Fuß als ganzes Belastungsstabilität und optimale Anpassungsfähigkeit auf unebenem Boden.

Noch einmal: Bewegung in eine Richtung bedingt Gegenbewegung in die andere Richtung. Mit dem Einknicken des Fußes kommt es fast zwangsläufig zu einem Einknicken des Knies und zu einer Einwärtsdrehung des Oberschenkels im Hüftgelenk. Dabei geht eine weitere, wiederum entscheidende entgegengesetzte Dreh- und Gegendrehbewegung verloren. Koordinierterweise, und dies gilt speziell für das verletzungsgefährdete gebeugte Knie, ist der Oberschenkel tendenziell nach außen, und der Unterschenkel nach innen rotiert. Resultat dieser entgegengesetzten Drehrichtungen ist ein unverdrehtes und von innen stabilisiertes Kniegelenk. Die Kreuzbänder im Innern des Kniegelenkes sind derart angeordnet, daß sie sich bei außenrotiertem Oberschenkel und innenrotiertem Unterschenkel umeinander wickeln und so das Knie von innen stabilisieren. Die Kniescheibe bleibt dabei schön gerade nach vorne gerichtet. Eine Umkehr dieser Drehrichtungen, also Knickfuß, leichte X-Beinstellung und innenrotierter Oberschenkel, ist ein potentielle Katastrophe für den Meniscus der Innenseite. Dieser ist mit dem Seitenband verwachsen und deshalb besonders verletzungsgefährdet. Eine Verdrehung des gebeugten Kniegelenkes führt zu enormen Streßbelastungen des inneren Seitenbandes, und dies zerrt am Meniscus. Abhilfe verschafft eine exakte Ausrichtung des Kniegelenkes über den Fuß nach vorne sowie eine muskuläre Stabilisierung der Rotationsrichtungen – im Sinne einer Außenrotation des Oberschenkels und einer Innenrotation des Unterschenkels.

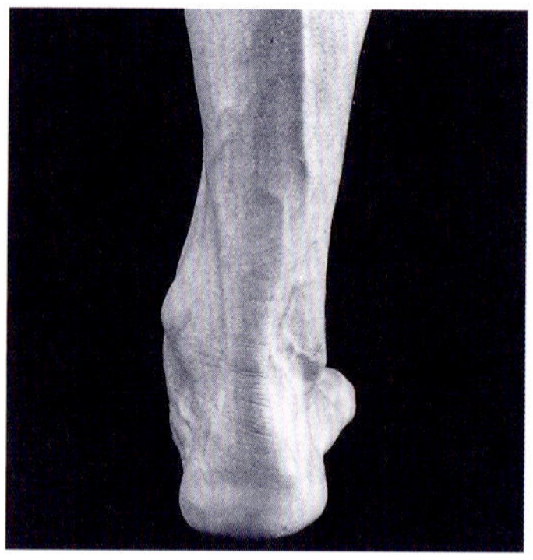

2.4a

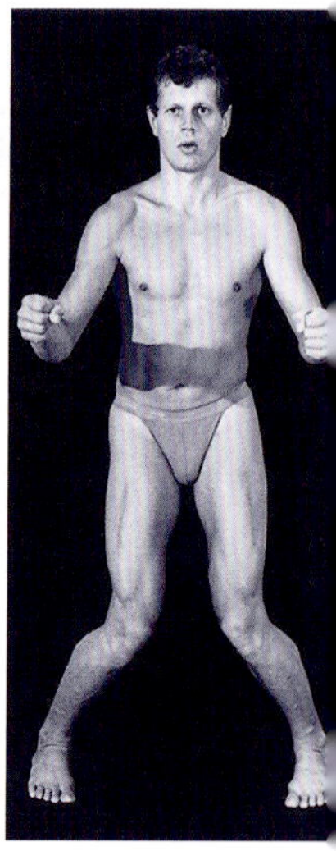

2.4b

2.5a

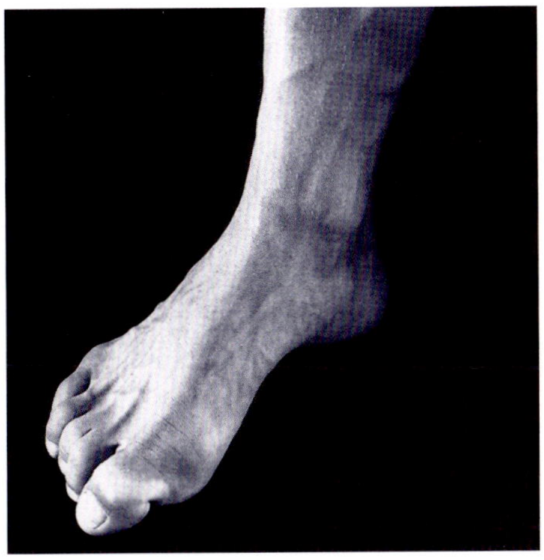

2.5b

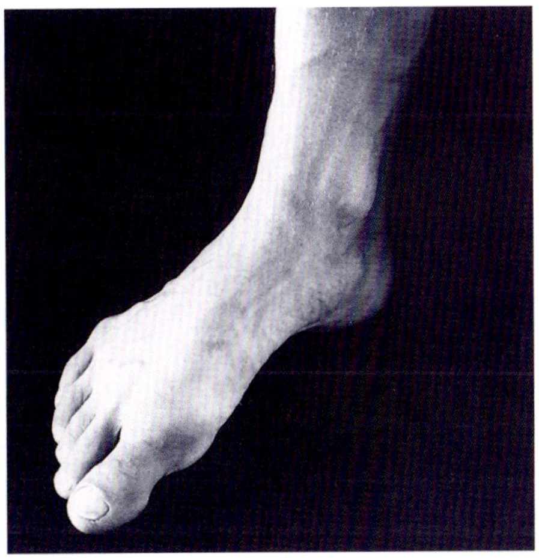

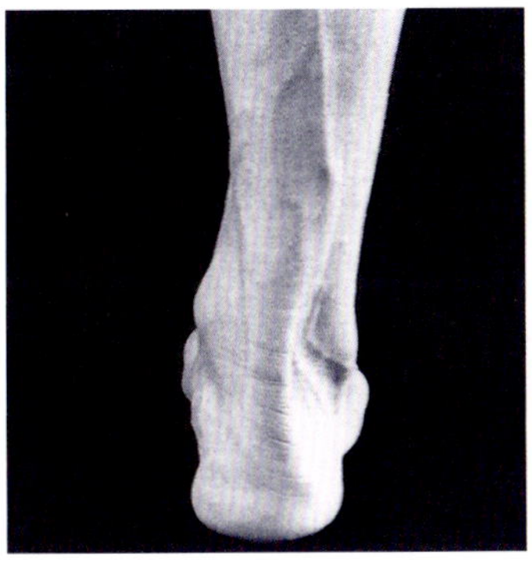

2.4c

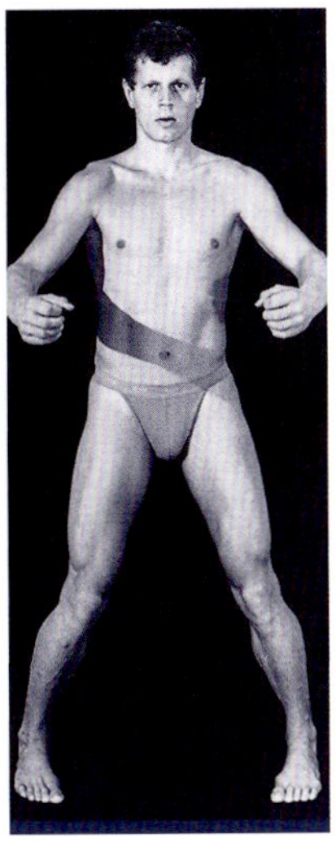

2.4d

2.5c

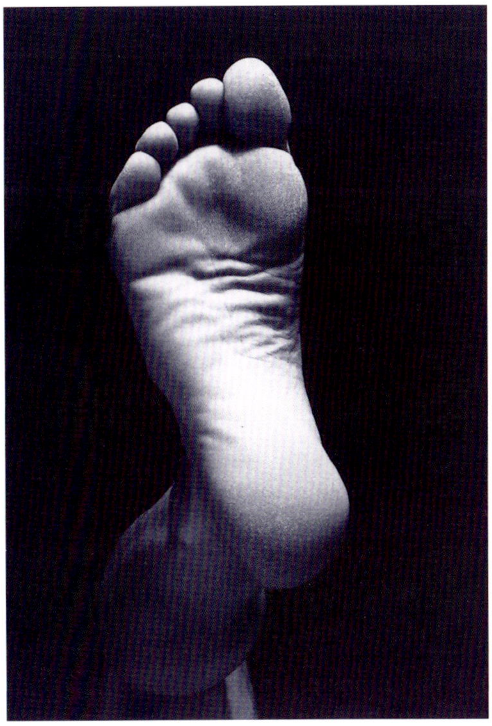

2.6a

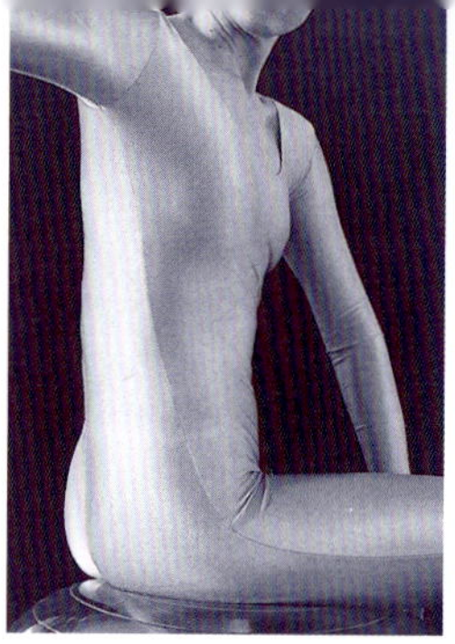

2.6b

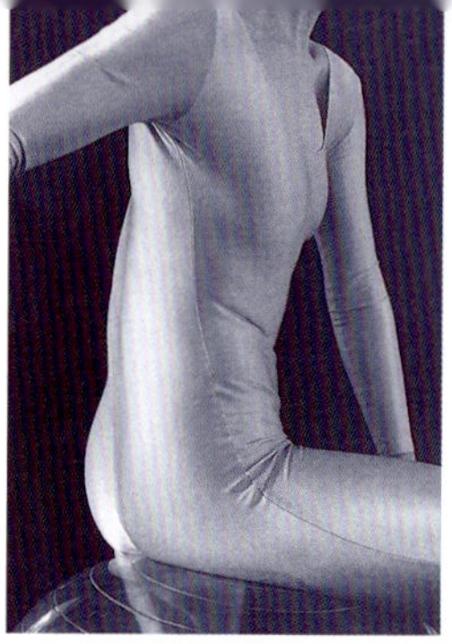

2.6 Zwei Möglichkeiten der spiraligen Verschraubung: Auf Bild (a) drehen Kopf und Oberkörper nach rechts, das Becken bleibt stabil. Auf Bild (b) dreht sich zusätzlich das Becken aktiv dagegen, es verschraubt sich nach links. Ein geschultes Auge erkennt dies an den Falten im Trikot.

2.7 Harmonische Bewegungen der Wirbelsäule: Sie bedingen eine umfassende, dreidimensionale Beweglichkeit zwischen allen Wirbelsäulenabschnitten. Unbeweglichkeiten sind als Unregelmäßigkeit der nach vorne gebeugten Wirbelsäule erkennbar, hier als Eindellung im unteren Rücken (a). Zum Vergleich die koordinierte Version (b).

2.8 Aufrichtung mit der Schwerkraft: Die spiralige Verschraubung der aufgerichteten Wirbelsäule verlängert den Nacken nach oben (a). Zum Vergleich eine unkoordinierte Version mit kollabiertem Rundrücken und verkürztem und verdrehtem Nacken (b).

2.9 Blickdiagnose: Die Wirbelsäule steht unter Zugspannung, die Schultern breit auseinander. Jackie Joyner demonstriert perfekte Koordination im Weitsprung.

Bewegung bedingt Gegenbewegung: Spiralige Verschraubung bedingt – wie beim Auswringen eines Handtuches – entgegengesetzte Drehbewegung zweier Pole. Dieses Prinzip zieht sich wie ein roter Faden durch die Koordination menschlicher Haltung und Bewegung. Dieses Prinzip finden wir bei der koordinierten Belastung unserer Beine und Füße, beim gestreckten und gebeugten Gebrauch der Arme, aber auch bei Drehbewegungen der Wirbelsäule wieder. Das geschulte Auge erkennt sofort, ob Verschraubung und Gegenschraubung vorhanden sind oder eben nicht.

Machen Sie die Probe aufs Exempel: Beobachten Sie bei Ihrem nächsten Restaurantbesuch, wie unterschiedlich Menschen reagieren, wenn sie sitzenderweise von hinten angesprochen werden und sich umdrehen möchten. Ein junger Mensch, dessen Wirbelsäule noch über eine gute Beweglichkeit verfügt, wird Kopf und Brustkorb wenden, um nach hinten schauen zu können. Das Becken bleibt dabei nach vorne gerichtet. Bewegung und Gegenbewegung! Die Drehbewegung verteilt sich in diesem Falle auf die ganze Wirbelsäule. Ein älterer Mensch hingegen wird zunächst den Stuhl etwas nach hinten rücken, damit er seinen ganzen Körper, das heißt Kopf, Brustkorb, Becken – nötigenfalls auch Beine und Füße – *en bloc* drehen kann. In diesem Falle ändert der Körper als ganzer seine Orientierung, ohne daß eine spiralige Verschraubung der Wirbelsäule stattfindet. Die Ursache dafür liegt in der Regel in der verlorengegangenen Beweglichkeit der Wirbelsäule. Durch Nichtgebrauch des noch vorhandenen Drehvermögens nimmt die Unbeweglichkeit weiter zu, was unseren Bewegungsspielraum künftig noch weiter einschränkt – ein Teufelskreis.

Die klassischen Yogaübungen (*asanas*) sind dafür konzipiert, den Körper geschmeidig und in guter Form zu halten. Eine dieser klassischen *Asana* ist der „Drehsitz". Auf dem Boden sitzend – das eine Bein angewinkelt, das andere Bein aufgestellt – wird das Becken stabilisiert. Beginnend mit dem Kopf findet nun eine Drehbewegung der ganzen Wirbelsäule statt. Die Wirbelsäule bleibt dabei kerzengerade und aufgerichtet. Das Becken wird dabei aktiv verschraubt, und zwar in die der Kopfdrehung entgegegegesetzte Richtung. Dies ermöglicht eine optimale Drehung der Wirbelsäule im Drehsitz. Wird hingegen das Becken in die gleiche Richtung wie der Kopf mitgedreht, so verliert diese Übung einen großen Teil ihres ursprünglichen Sinnes.

Noch ein Beispiel für die aktive Verschraubung der Wirbelsäule: Sprinten, Joggen, Treppensteigen, Crawl-Schwimmen. Natürliche Fortbewegungsarten nutzen die spiralige Verschraubung der Wirbelsäule. Wie ein hin und her schwingendes Pendel verschraubt sich der Rumpf abwechslungsweise nach links und nach rechts. Zwei schräg verlaufende Muskelsysteme sorgen für automatische Koordination und optimale Ökonomie während der Fortbewegung – erkennbar etwa am automatischen, lockeren Mitschwingen der Arme.

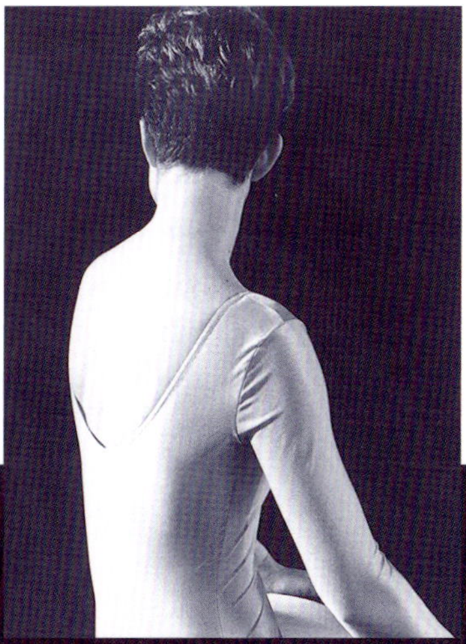

2.8a

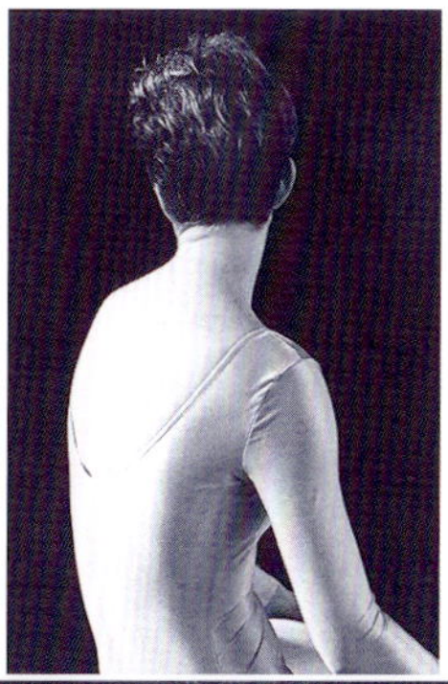

2.8b

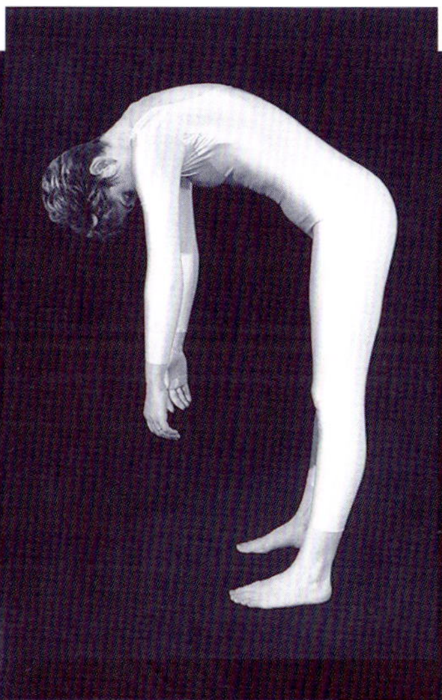

2.7a

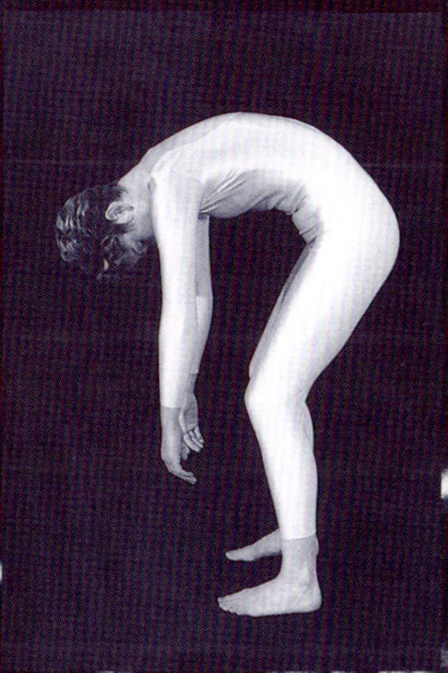

2.7b

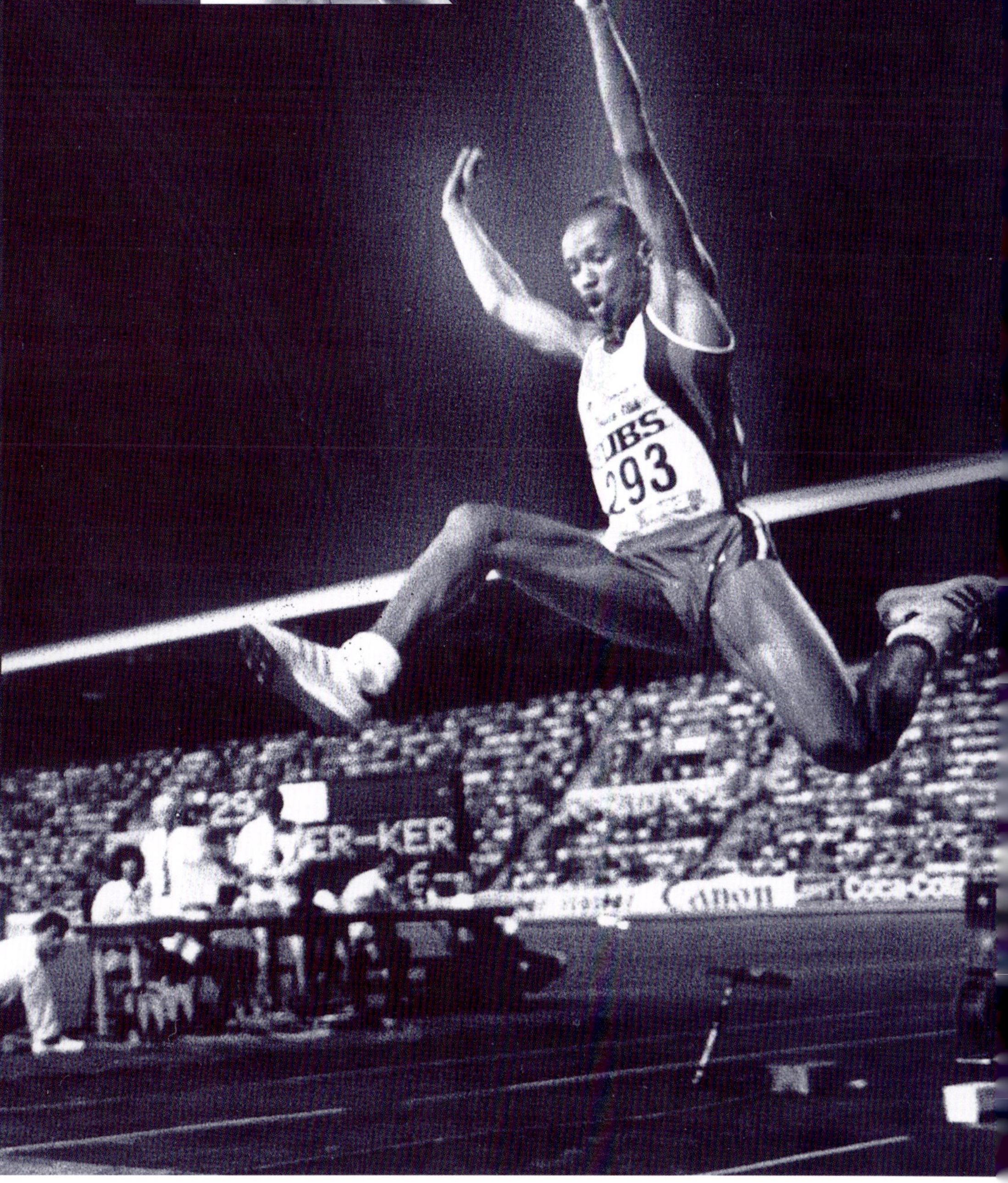

2.9

2.10 Beugung der Wirbelsäule nach hinten: Der berühmt-berüchtigte Doppelknick der Wirbelsäule im Lenden- und Halswirbelsäulenbereich (a). Für eine umfassend bewegliche Wirbelsäule ist die gleichmäßige Rückwärtsbeugung kein Problem, nicht einmal in dieser Yogaübung für Fortgeschrittene (b).

Für die Koordination des Rumpfes sei noch ein zweites, zentrales Element erwähnt: Die Wirbelsäule sollte beim aufrechten Stehen und Gehen möglichst gleichmäßig *(axial)* belastet werden und sich dabei in die Länge dehnen. Langgestreckt ist das Gegenteil von unnötig komprimiert. Um diese Zugspannung auf die Wirbelsäule zu erhalten, ist es entscheidend, wie die beiden Pole Kopf und Becken sich organisieren. Koordinierterweise bleiben beide, der untere Rücken und der Nacken, möglichst langgestreckt. Dies ermöglicht es der Wirbelsäule, ihre natürliche Länge zu entfalten. Die Ausrichtung von Kopf und Becken ist vom Auge leicht erkennbar und liefert für die Qualität der Haltungs- und Bewegungskoordination wertvolle Hinweise.

Konkret bedeutet dies: Achten Sie darauf, ob die Wirbelsäule gestreckt-geschwungen oder geknickt-gestaucht ist. Mit etwas Übung läßt sich dies ohne weiteres durch leichte Bekleidung hindurch erkennen. Horizontale Faltenbildung des T-Shirts im Lendenwirbelsäulenbereich ist hochgradig verdächtig und weist auf eine unnötige Verkürzung und Stauchung in diesem Bereich hin. Im Profil betrachtet gilt: Ein geknickter Verlauf der Wirbelsäule weist auf ein sehr ungünstiges Bewegungsmuster hin. Der berühmt berüchtigte Doppelknick im Hals- und Lendenwirbelsäulenbereich schmerzt beim Zuschauen und signalisiert treffsicher erhöhte Verletzungsgefahr und chronische Überlastungsschäden.

Koordinierterweise verteilt sich die Bewegung immer möglichst gleichmäßig auf die ganze Wirbelsäule. Die aufgerichtete Wirbelsäule zeigt einen harmonisch geschwungenen Verlauf. Unter Belastung, etwa beim Tragen eines Wasserkruges auf dem Kopf, wird sich die Wirbelsäule möglichst in die Länge strecken *(axiale Ausrichtung)*. Nacken und unterer Rücken bleiben lang. Die Wirbelsäule bleibt zwischen ihren beiden Polen Kopf und Becken in voller Länge aufgespannt, um unschöne Verkürzungen und empfindliche Stauchungen unter Belastung zu vermeiden.

Analoges gilt für die nach vorne eingerollte bzw. nach hinten überstreckte Wirbelsäule. Koordinierterweise bildet die Wirbelsäule einen harmonischen Bogen. Nach vorne eingerollt kann die Wirbelsäule verschiedene Unregelmäßigkeiten aufweisen: Eindellung im Lendenwirbelsäulenbereich, stark prominenter Rundrücken oder verkürzter Nacken weisen auf Unbeweglichkeit der entsprechenden Wirbelsäulenabschnitte hin. Nach hinten gebeugt mag die Wirbelsäule im Hals- und Lendenbereich geknickt erscheinen. Ein unbeweglicher Rundrücken mit eingefallener Brust wird dabei schonungslos demaskiert. Er stört das harmonische Bewegungsbild der gleichmäßig nach hinten gebeugter Wirbelsäule.

All diese verschiedenen optisch leicht wahrnehmbaren Unregelmäßigkeiten signalisieren eine verminderte Beweglichkeit einzelner Wirbelsäulenabschnitte. Andere Abschnitte entwickeln dann zur Kompensation oftmals eine entsprechende Überbeweglichkeit. Das Nebeneinander von Unter- und Überbeweglichkeit birgt erhebliche Verletzungsgefahren in sich. Es ist Wurzel und Grundübel vieler chronischer Rückenschäden.

Sie kennen jetzt das blickdiagnostische Einmaleins menschlicher Hal-

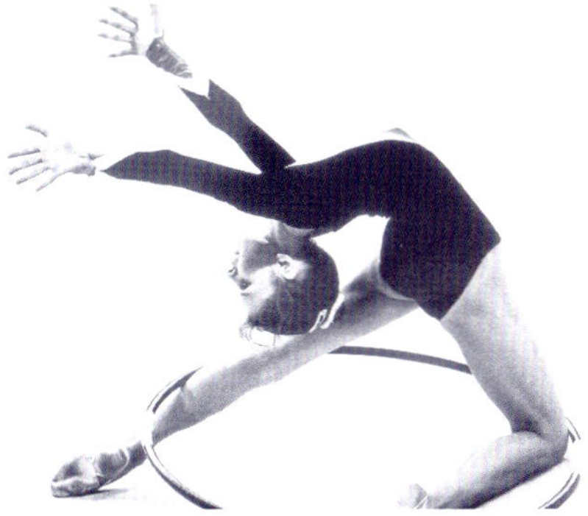

2.10a

2.10b

tungs- und Bewegungskoordination: Die Wirbelsäule steht immer unter „Zugspannung", das heißt, sie zeigt einen harmonischen Linienverlauf: C-förmig, wenn sie nach vorne eingerollt oder hinten gebeugt ist, gestreckt-geschwungen oder kerzengerade, wenn sie aufgerichtet ist, S-förmig bei der spiraligen Verschraubung. Dies gibt der Wirbelsäule ihre natürliche Länge und Aufrichtung und ermöglicht Wohlbefinden, Belastungsstabilität, dreidimensionale Beweglichkeit sowie Ausstrahlungskraft.

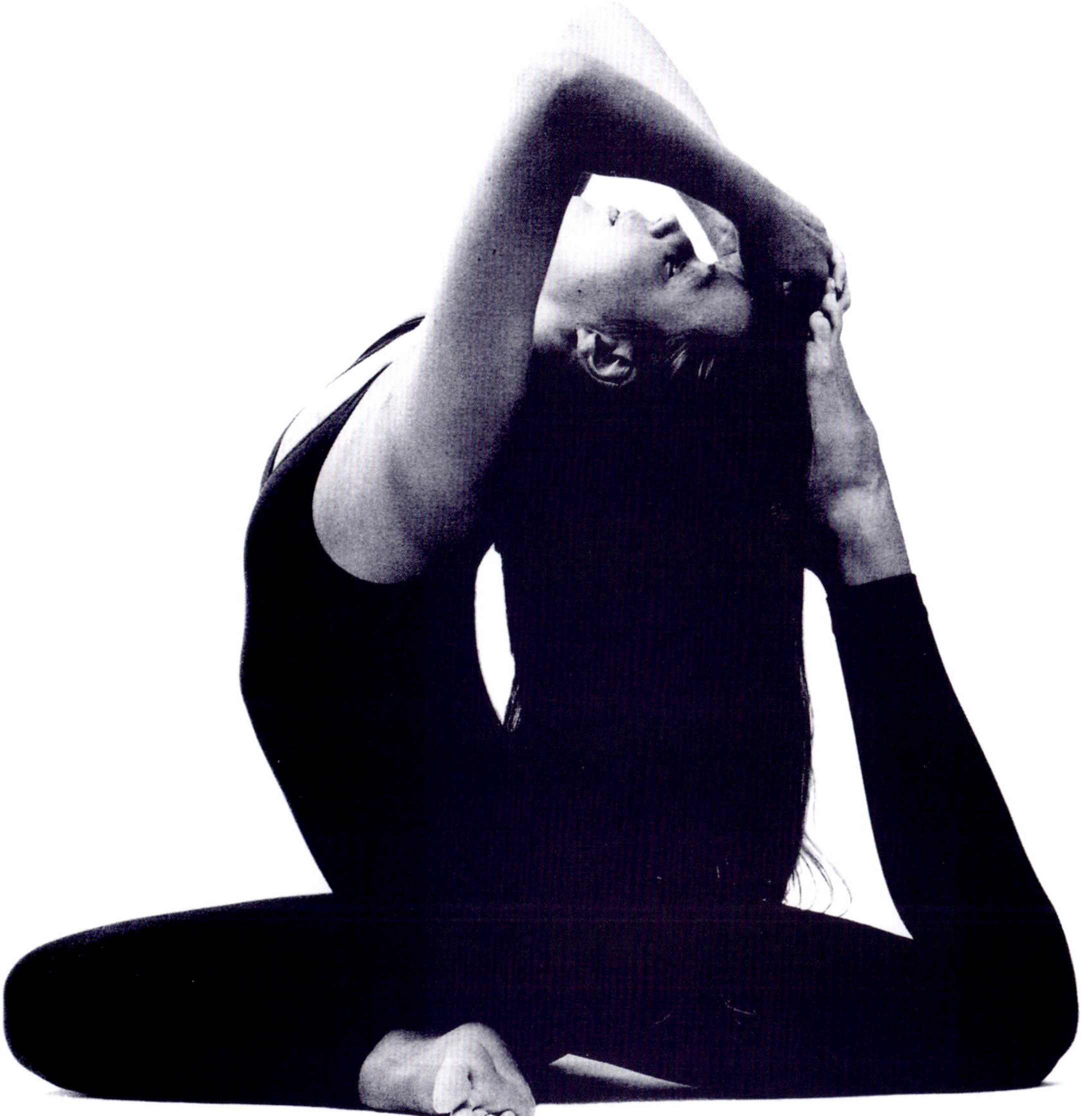

2.11 Der dreidimensional richtige Gebrauch der Schultern: Speziell beim Muskeltraining von entscheidender Bedeutung. Unkoordinierte Version an den Ringen (a), im Vergleich dazu perfekt koordinierte Schultern des Equilibristen Dmitri Charkov (b).

2.12 Bewegungskoordination: Das Einknicken des Fußes bedeutet eine verletzungsgefährdende Verdrehung im Kniegelenk (a). Im Vergleich dazu ein Beispiel perfekter Koordination (b). Die Ferse wird gerade belastet, während das Großzehengrundgelenk stabilen Bodenkontakt hat.

Die Schultern geben dem Oberkörper seine natürliche Breite. Sie sind weder vorne hochgezogen, noch sind die beiden Schulterblätter hinten zusammengezogen. Die Schultern ruhen entspannt auf dem Brustkorb. Von der Seite betrachtet, befinden sie sich in der Mitte zwischen Brustbein und Wirbelsäule. Die Schultern sitzen dem Brustkorb locker an seiner breitesten Stelle auf und organisieren den Oberkörper in seiner Breite, indem sie auseinanderstreben.

Während für die Haltungs- und Bewegungskoordination des Rumpfes das Aufgespanntsein in Länge und Breite fundamental ist, so sind für die Bewegungsqualität der Arme und Beine die Rotationskomponenten von entscheidender Bedeutung. Wir finden dabei ein grundlegendes Ordnungsmuster, grundlegend, weil es durch die Anatomie der Knochen, Bänder und Muskeln vorgegeben ist: Großzehe mit gutem Bodenkontakt *(Pronation des Vorfußes)*, Außenbelastung der Ferse *(Supination des Rückfußes)*, Innenrotation des Unterschenkels, Außenrotation des Oberschenkels. Während die Füße bei der Fortbewegung nur eine grundlegende Orientierung kennen, nämlich nach unten zum Boden, kennen die Hände zwei grundsätzliche Richtungen. Die eine zum Körper hin, etwa beim Greifen, Essen oder Trinken – die andere vom Körper weg. Als Beispiele seien Wurf-, Stoß- und Schlagbewegungen erwähnt. Die Drehkomponenten zwischen Ober- und Vorderarm sind entsprechend reversibel. Für den gebeugten Arm finden wir eine Innenrotation des Oberarmes und eine Außenrotation *(Supination)* des Vorderarmes. Für den gestreckten Arm verhält es sich genau umgekehrt. Dies können wir besonders gut bei Kunstturnern beobachten, die während kraftfoller Schwungakrobatik ihr ganzes Körpergewicht auf die Arme abstützen.

Als letztes blickdiagnostisches Kriterium für die Haltungs- und Bewegungskoordination sind Hände und Vorfüße zu erwähnen. Sie stellen das körperferne Ende der Arme und Beine dar. Für Stoßdämpfung, Bewegungsökonomie und Sprungkraft beim Laufen kommt dem Vorfuß eine zentrale Rolle zu. Ein gut aufgebautes Quergewölbe des Vorfußes wirkt als ein äußerst effizienter Stoßdämpfer – Schritt für Schritt. Leider ist das Vorfußquergewölbe sehr häufig abgeflacht *(Spreizfuß)*, wenn nicht gar stempelkissenartig nach unten durchgedrückt *(inverses Vorfußgewölbe)*. Statt auf einem federnden Stoßdämpfer laufen wir dann praktisch direkt auf den Knochen. Mit jedem Schritt hämmern wir unsere Mittelfußknöchelchen auf den harten Boden. Schmerzhafte Druckstellen in der Fußballenmitte und Krallenzehen sind die unausweichlichen Folgen. Dauerhafte Abhilfe schafft nur ein möglichst frühzeitiger muskulärer Wiederaufbau des Vorfuß-Quergewölbes.

Die koordinierte Hand erkennen wir an ihrer runden Gestalt. Kugelhand wie Tellerhand weisen gleichermaßen eine harmonische Wölbung auf. Speziell auf den Daumen ist zu achten. In einer entspannten Grundhaltung soll er leicht abgespreizt und gegen den kleinen Finger hin gerichtet sein. Diese Opposition zwischen Daumen und Kleinfinger bildet die funktionelle Grundlage für das Greifen ebenso wie für das Loslassen.

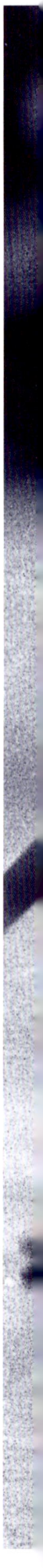

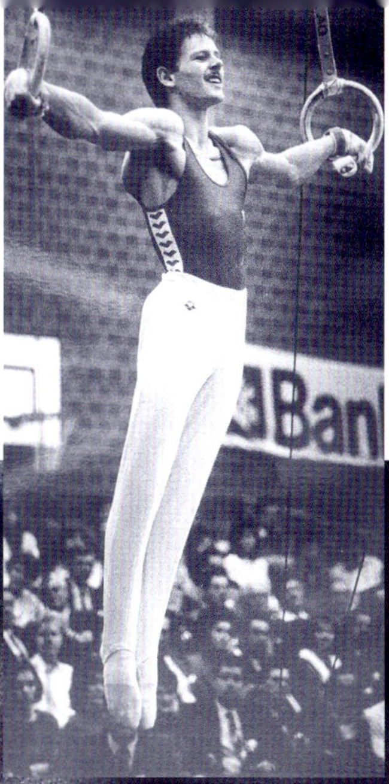

2.11a

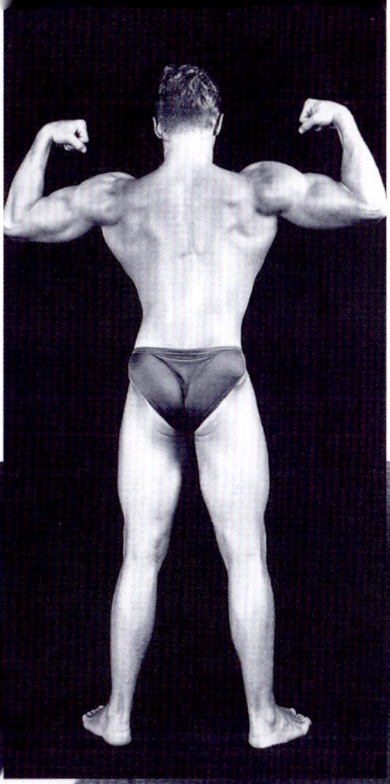

2.11b

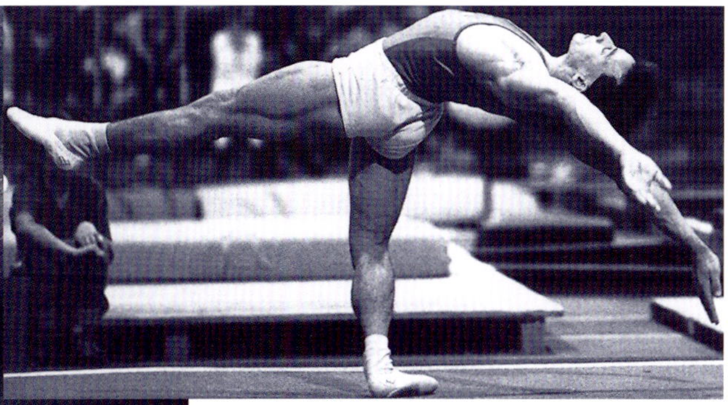

2.12a

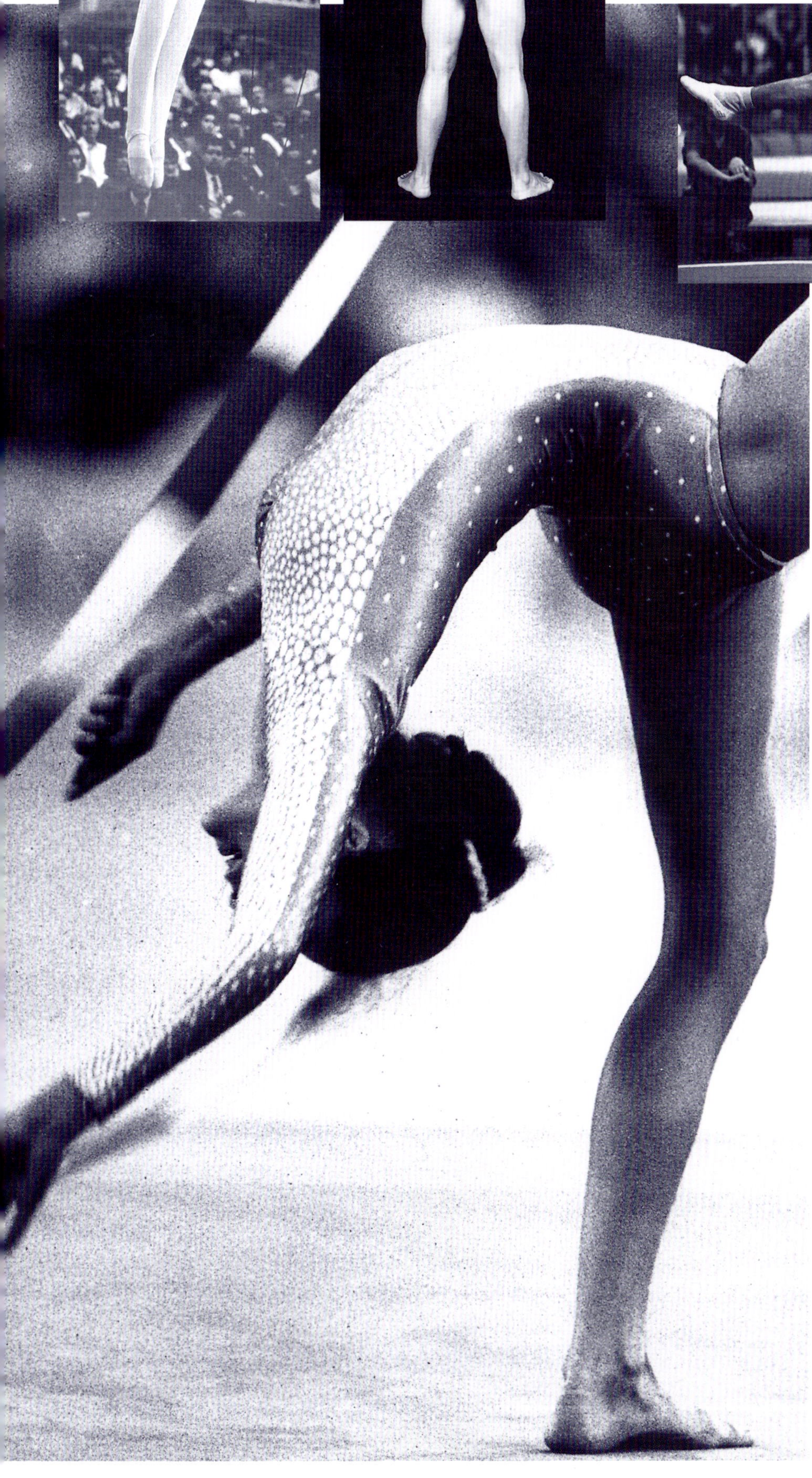

2.12b

2.13 Perfekte Dynamik, perfekte Schwungtechnik: Die Russin Swetlana Boginskaja am Schwebebalken (a), Weltmeister Vitali Scherbo (b).

Zusammenfassend haben wir zwei wichtige Kriterien für die blickdiagnostische Unterscheidung zwischen koordinierten und unkoordinierten Bewegungsmustern: die achsengerechte Belastung der Wirbelsäule sowie die Drehkomponenten der Arme und Beine während Beuge- und Streckbewegungen. Die Drehrichtungen basieren auf der spiraligen Verschraubung als einem grundlegenden Strukturprinzip der menschlichen Anatomie und weisen dabei folgendes Ordnungsmuster auf:

2.13a

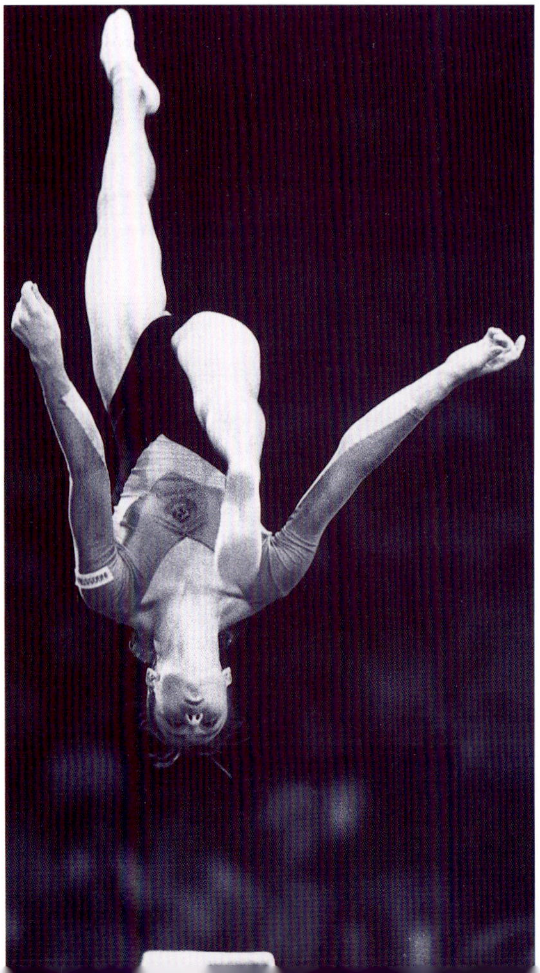

Rumpf:
- Spiralige Verschraubung abwechslungsweise nach links und nach rechts.

Fuß:
- Ferse tendenziell außenbelastet *(Supination Rückfuß).*
- Großzehe mit gutem Bodenkontakt *(Pronation Vorfuß).*

Vorfuß:
- Der Vorfuß bildet ein sichtbares Quergewölbe, welches erst unter Belastung flachgedrückt wird.

Bein:
- Oberschenkel außenrotiert.
- Unterschenkel innenrotiert. Diese Drehrichtungen sind nicht bzw. nur äußerst minimal umkehrbar *(z. B. zwangsläufige Schlußrotation im Kniegelenk).*
- Die Kniescheibe des unverdrehten Kniegelenkes zeigt gerade nach vorne, nicht nach innen.

Arm gebeugt:
- Innenrotation des Oberarmes.
- ‚Außendrehung' des Vorderarmes *(Supination).*

Arm gestreckt:
- Außenrotation des Oberarmes.
- ‚Innendrehung' des Vorderarmes *(Pronation).*

Hand:
- Harmonische Wölbung, von der Kugelhand bis zur Tellerhand.

Zusammenfassung

Das Einmaleins menschlicher Haltungs- und Bewegungskoordination besteht aus blickdiagnostischen Fähigkeiten einerseits und praktischen Umsetzungen andererseits. Die Blickdiagnose dient dem Erkennen, was koordiniert und was nicht koordiniert ist. Dies ermöglicht ein rasches und zielsicheres Beurteilen individueller Stärken und Schwächen, damit diese frühzeitig erkannt und sinnvoll angegangen werden können.

Das zur Blickdiagnose notwendige anatomische Know-how ist für das geschulte Auge sichtbar und kann auf zwei Punkte gebracht werden. Erstens: Die richtige, achsengerechte Belastung der Wirbelsäule wird durch eine aufgerichtete Kopf- und Beckenhaltung ermöglicht *(Zugspannung)*. Zweitens: die achsengerechte Belastung der Arme und Beine verlangt besondere Berücksichtigung der Drehrichtungen von Ober- und Unterschenkel, von Vor- und Rückfuß sowie Ober- und Vorderarm. Diese Rotationskomponenten sind anatomisch begründet.

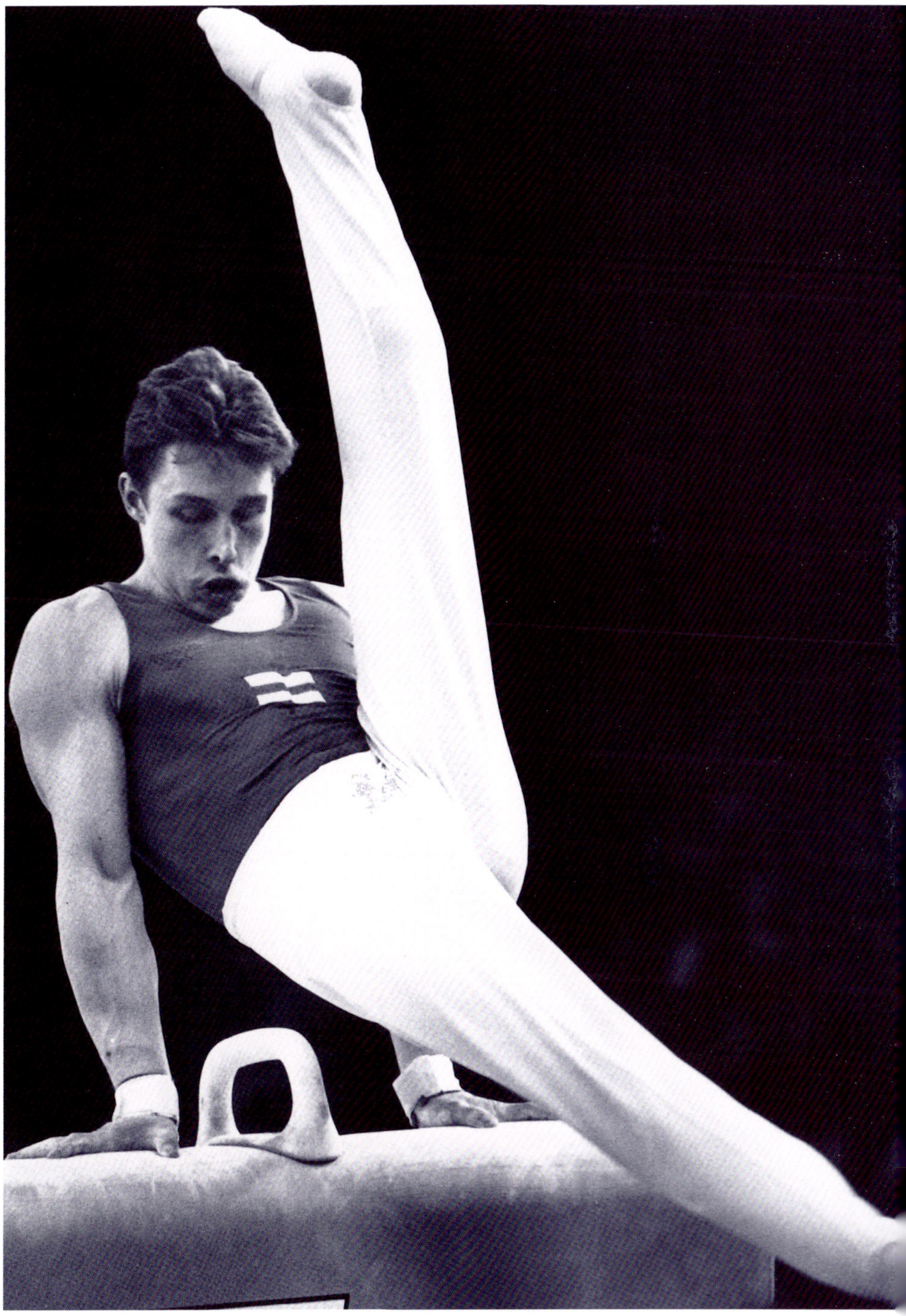

2.13b

3

Alltag als Übung

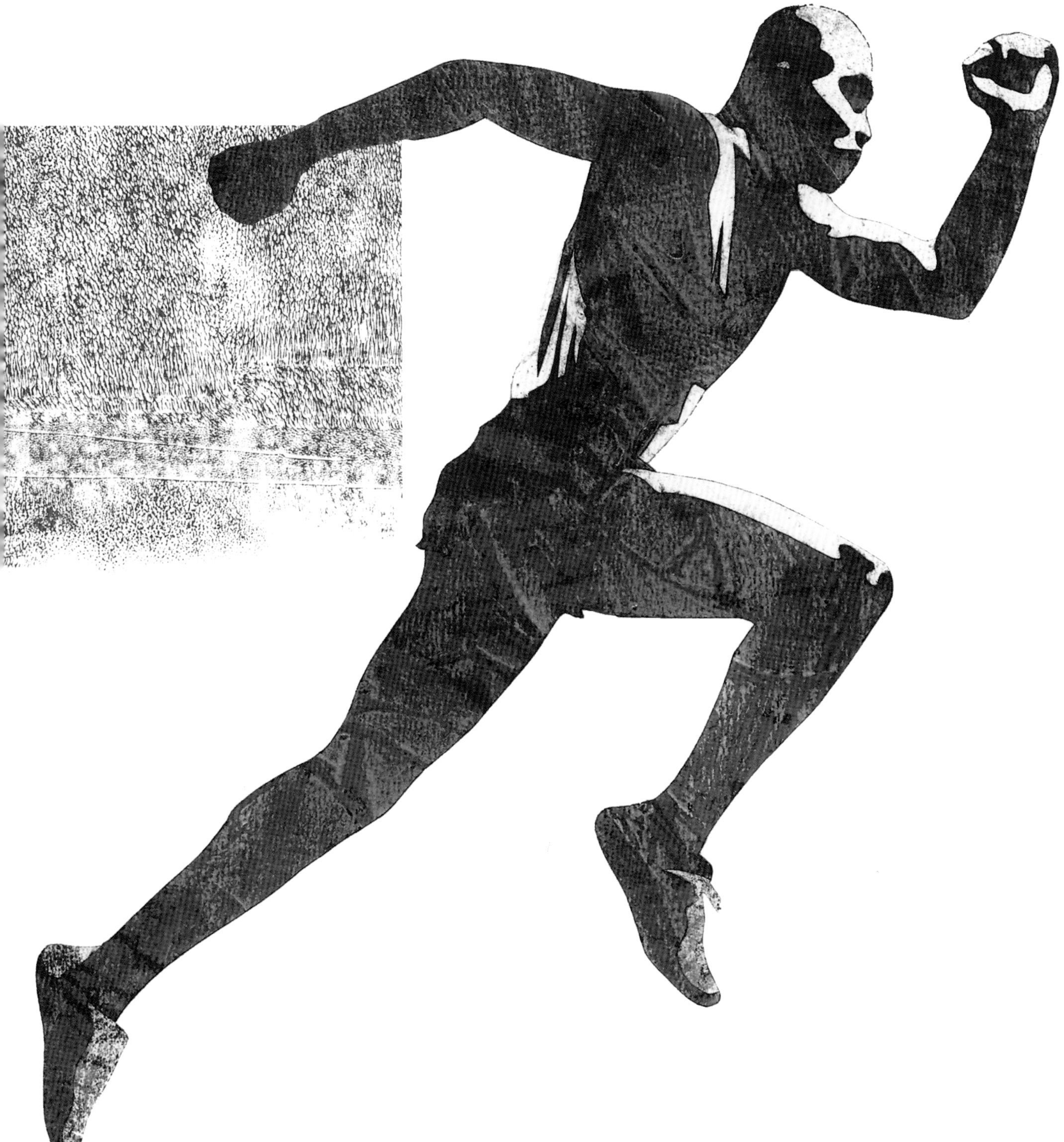

3.1 Übung: Die Entfaltung des Körperbewußtseins ist ein individueller Lernprozeß in vier Stufen: Am Anfang steht die Wahrnehmung blinder Flecken. Es folgt eine Entscheidung. Dann die lange Strecke des Übens. Schließlich nähern wir uns der Perfektion. Die Gleichgewichtskünstler Dmitri und Alexander Charkov.

Körperbewußtsein
Lernen in vier Stufen

Angenommen, Sie machen zweimal täglich 20 Minuten eine bestimmte Übung X zur Verbesserung des Problems Y. Gleichzeitig praktizieren Sie aus lauter Gewohnheit im Alltag das genaue Gegenteil von X. Was dabei herauskommt, ist nicht schwer zu erraten: Es bleibt wahrscheinlich alles beim alten Y. Entscheidend für Veränderung und Entfaltung des menschlichen Körperbewußtseins ist die Integration in alltägliche Bewegungsabläufe wie Warten, Treppensteigen, Aufräumen. Dies gilt speziell auch für Therapie und Training. Bestimmte Lerninhalte können im Alltag verankert werden, die praktische Umsetzung wird dadurch erleichtert.

Japan, das Land der aufgehenden Sonne: Hier kennt der Alltag noch viele Wege innerer Meisterschaft. „Gewöhnliche" Verrichtungen wie die zeremonielle Zubereitung von Tee, das Arrangieren eines Blumenstraußes *(Ikebana)* oder das Malen japanischer Schriftzeichen *(Kalligraphie)* sind Rituale geblieben, eben Instrumente zur persönlichen Entfaltung und Entwicklung. Jede Handreichung eine Art Gebet. Jede Tätigkeit eine Form der Meditation. Hinter dieser Tradition Japans steht die Grundhaltung eines Volkes, das sich den Alltag zur Übung gemacht hat. Welch ein Unterschied, ob alltägliches Tun achtlos und mit Gleichgültigkeit verrichtet wird oder die Gelegenheit wahrgenommen wird, daraus neues Bewußtsein zu schöpfen. Entscheidend dabei ist das Wie! Das Was rückt in den Hintergrund. – Ob ich im Garten arbeite oder autofahre, ob ich sitze, stehe oder gehe, ob ich einen Purzelbaum mache oder einen

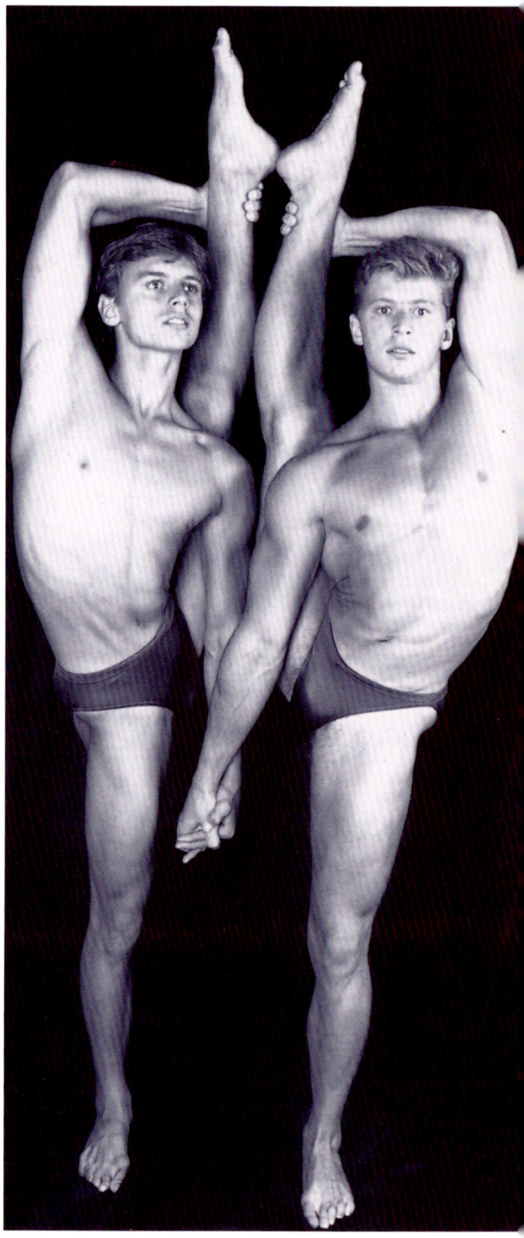

3.1

runden Stein über die glatte Eisfläche schiebe – in jeder Bewegung steckt eine Übung, steckt die Kunst, Bewußtheit im Alltag zu verkörpern.

Der Ausdruck Körperbewußtsein bezeichnet jenen Erfahrungsbereich, in welchem sich Körperlichkeit und Bewußtsein miteinander verbinden. Körperbewußtsein zeigt sich in der Fähigkeit, Bewegungen in verschiedenen Nuancen und Schattierungen differenziert und kreativ wahrzunehmen und auszuführen. Reife des Körperbewußtseins liegt im Vermögen und im Vergnügen, sich seines Körpers als Wahrnehmungs- und Ausdrucksinstrumentes bewußt zu sein. Die Entfaltung des Körperbewußtseins ist ein Lernvorgang in vier Stufen.

Unbewußt – unbewußt: „Ich weiß noch nicht, daß ich nicht weiß." Potentiale und neue Möglichkeiten liegen noch außerhalb meines Wahrnehmungs- und Vorstellungsbereiches, ich scheine mir ihrer in keiner Weise bewußt zu sein. Es gibt im Leben eines jeden Menschen Bereiche, von deren Existenz er (noch) nichts ahnt. Sie bedeuten für jeden Menschen etwas anderes, etwas Persönliches. Die Frage erhebt sich: Wo liegen diese Bereiche und wie finde ich Zugang dazu? Ich kann mir konkret folgende Fragen stellen: Was ist meiner Aufmerksamkeit entgangen? Woran habe ich nicht gedacht? Welche Gefühlsregung in meinem Inneren blieb mir verborgen? Welche anderen Entscheidungsmöglichkeiten stehen mir offen? Oder, allgemeiner formuliert: Weshalb merke ich nicht, daß ich etwas nicht merke?

Bewußt – unbewußt: „Ich weiß, daß ich nicht weiß." Dieser Schritt ist den meisten Menschen vertraut. Ich bin mir einer Fülle von Fähigkeiten, Wünschen und Zielen bewußt, die ich gerne erreichen möchte, ohne mich jedoch wirklich dafür zu engagieren. Auf dieser Entwicklungsstufe des Körperbewußtseins tritt typischerweise eine plötzliche Lust auf, etwas zu verändern, etwas Neues zu beginnen, meinen Körper zu bewegen und anders mit ihm umzugehen. Ich spüre dies deutlich in mir, lasse es aber bei der Idee bewenden. Oder ich schaffe mir die Qual der Wahl und weiß nicht, wofür ich mich entscheiden soll. Oder, allgemeiner formuliert: Weshalb kann ich mich nicht aufraffen, obschon ich möchte?

Bewußt – bewußt: „Ich weiß, daß ich weiß". Diese Stufe steht im Zeichen der Erfahrung, des Lernens und der Anwendung. Ich bin mir meiner Enfaltungsmöglichkeiten bewußt und habe mich dafür entschieden. Ich wage mich in Neuland. Zunächst auf unsicheren Beinen stehend, lerne ich Neues kennen und probiere ein anderes Verhalten aus. Diese Stufe umfaßt Lernen und Üben im eigentlichen Sinne, beispielsweise in Form von täglichem Training, Ausbildungs- und Studiengängen, Kursen oder autodidaktischen Methoden. Lehrkräfte können dabei Anregungen von außen vermitteln. Persönliche Erfahrung und eigene Erkenntnis dürfen aber nicht zu kurz kommen, weil sonst das Gefühl der Fremdbestimmung und „Überschulung" entstehen kann. Die Eigeninitiative wird dann zuwenig gefördert und gefordert. Praktische Hilfe bietet hier die volle Wahrnehmung der Eigenverantwortlichkeit und deren praktische Umsetzung: Ich lebe und lerne durch eigene Erfahrung.

Unbewußt – bewußt: „Ich weiß nicht mehr, daß ich weiß". Durch Wiederholung wird ein hoher Grad an Selbstverständlichkeit erreicht. Im menschlichen Nervensystem gibt es bestimmte Zentren *(extrapyramidales System)*, welche automatisierte Bewegungsabläufe koordinieren. Durch Routiniertheit entsteht Perfektion oder Gewohnheit. Perfektion und Gewöhnung liegen gefährlich nahe beieinander. Übung bringt Vertrauen mit sich, andererseits keimen in der Wiederholung bereits Entwicklungsstillstand und langsame Erstarrung. Abweichungen von der Routine werden dann nicht selten als unwillkommene Störung empfunden. In Wirklichkeit aber erfordern sie flexibles Verhalten und fördern den kreativen Umgang mit dem Unerwarteten. Störungen stellen Chancen dar, die Macht der Gewohnheit erneut aufzulösen und das persönliche Vertrauen in das Unbekannte zu vertiefen: Ich öffne mich dem, was ich (noch) nicht weiß.

Diese vier Stufen der Entfaltung des Körperbewußtseins – Wahrnehmung, Entscheidung, Erfahrung und Kunst stellen einen in Spiralen verlaufenden Prozeß dar, ein nach oben und in die Tiefe wachsendes Erleben und Verstehen. Dabei verändern sich die einzelnen Stufen allmählich in ihrer Qualität: Wahrnehmung wächst zum intuitiven Erkennen, Entscheidungen gewinnen an Integrität, Selbsterfahrung weitet sich zur Selbstverwirklichung, Routiniertheit verdichtet sich zur Meisterschaft.

Grenzerfahrung
Auf zu neuen Horizonten

Als gesunde Säuglinge haben wir umfassende Beweglichkeit und damit strukturelles Gleichgewicht unbewußt verkörpert. Durch Schwerkraft, psychoemotionelle Belastungen sowie durch die Macht körperlicher Gewohnheiten verlieren wir es leider mehr oder weniger. Die Erhaltung bzw. Wiederherstellung des Gleichgewichts ist deshalb von entscheidender Bedeutung. Der Erfolg aller Bemühungen und darauf gerichteten Methoden hängt davon ab, ob eine dauerhafte Änderung der Haltungs- und Bewegungsmuster und eine Änderung des Körperbewußtseins im Alltag erreicht werden kann. Passive Maßnahmen und Behandlungen sind dazu nur begrenzt geeignet. Typischerweise zeigt sich deren Bedingtheit durch ein positives Erlebnis während der Behandlung und ein wacheres Körpergefühl unmittelbar danach. Der Effekt hält jedoch in der Regel nur während einiger Tage, bestenfalls einiger Wochen an. Dann ist meistens alles wieder beim alten.

Deshalb ist es von Vorteil, passive Behandlungsmethoden mit kompetenter Anleitung zur aktiven Arbeit an sich selbst zu verbinden. Dazu bedarf es der Motivation als Grundvoraussetzung. Sie wiederum liegt im Bereich der Eigenverantwortung jedes einzelnen. In zweiter Linie bedarf es der Information. Aufgabe jeder Bewegungsschulung ist es deshalb, innere Bilder, unverwechselbare Wahrnehmungen sowie ein vertieftes Verständnis für die Bewegungsfunktionen des Körpers im Alltag zu vermitteln. Dies liegt im Verantwortungsbereich des Trainers oder des Therapeuten. Hier steckt denn auch schon die Hauptschwierigkeit. Wie können klare Körperbilder und -gefühle so vermittelt werden, daß sie im Alltag selbständig wiedergefunden werden können, auch wenn der unmittelbare Trainings-, Erlebnis- oder Therapieeffekt nachgelassen hat? Mit Hilfe von Referenzpunkten ist es möglich, sich zu orientieren, um den Weg vom gewohnten zum neuen Körperbild selbständig zu finden. Das Ziel einer dauerhaften Veränderung wird erreichbar, wenn das Neue und Ungewohnte zum festen Bestandteil unserer alltäglichen Bewegungsgewohnheiten geworden ist.

Entfaltung des Körperbewußtseins bedeutet Veränderung – Veränderung des Bewußtseins und Transformation des Körpers. Das Bewußtsein verändert sich naturgemäß leichter als körperliche Strukturen. Eine Erkenntnis kann das Bewußtsein augenblicklich und dauerhaft verändern. Meistens braucht es erheblich mehr Zeit, bis eine Erkenntnis im alltäglichen Leben vollumfänglich verkörpert ist, bis körperliche Strukturen sich dem neuen Bewußtsein angepaßt haben. Ein solcher Strukturwandel wird als Grenzerfahrung erlebt. Ich sehe meine Haltungsgewohnheiten und Reaktionsmuster in neuem Licht und beginne, Grundsätzliches zu hinterfragen. Ich gelange an meine Grenzen und begegne meiner immer vorhandenen, aber manchmal uneingestandenen, Sehnsucht, beengende Grenzen zu weiten. Während solcher Wandlungsprozesse kann ich unerwartet heftig Bekanntschaft mit (noch) bestehenden Grenzstrukturen machen: Wilde Träume, starker Bewegungsdrang, ungewohnte körperliche Empfindungen, Angstzustände und seltsame Erinnerungen begleiten die Veränderung. Verspannungen und Schmerzen, aber auch Trägheit oder mangelndes Feingefühl können in diesem Grenzbereich plötzlich ins Bewußtsein treten. Jeder Mensch erlebt den eigenen Strukturwandel auf seine persönliche Art und Weise. Beim Umgang mit den Grenzen des eigenen Körperbewustseins lassen sich drei Grundmuster erkennen. Sie kommen selten einzeln, häufiger jedoch in Kombination vor.

Ich nehme meine Grenze nicht richtig wahr, ich ignoriere sie. Dieses Verhalten erlaubt mir, mich auf sicherem Boden zu wähnen, ohne mich auf Neuland wagen zu müssen. Eine Verzögerung des Entfaltungsprozesses ist die Folge, Sicherheit und Gewohnheit auf Kosten von Dynamik und Entwicklung. Körperlich gesprochen beginnen sich die Muskeln zu verkürzen und zu verhärten, die Beweglichkeit nimmt ab.

Ich versuche meine Grenzen zu sprengen, am liebsten gleich jetzt und um jeden Preis – und, wenn es nicht anders geht, mit dem Brecheisen. Diese Gefahr läuft besonders, wer intensiv und unermüdlich auf der Suche ist und plötzlich entdeckt, daß der bisher eingeschlagene Weg nicht mehr der richtige ist und in eine Sackgasse geführt hat. Eine schmerzhafte Erfahrung, deren tieferer Nutzen nicht unmittelbar erkennbar ist. Umlernen ist erfahrungsgemäß schwieriger als Neulernen, die verlorene Zeit scheint unwiderruflich verloren. Erst später werde ich entdecken, daß – wer Fehler aus eigener Erfahrung kennt – anderen Menschen in entscheidenden Momenten authentische Anregungen vermitteln kann.

Während die erste Verhaltensweise einer eher passiv abwartenden bis zögernden Grundhaltung entspringt, zeugt die zweite von einer überaktiven und überstürzten Einstellung. Die dritte Möglichkeit vereint die Vorteile der passiven und der aktiven Grundhaltung: Ich erkenne und akzeptiere meine gegenwärtige Grenze und bin bereit, mich zu öffnen und zu verändern. Dies bedeutet Mut und Liebe – Mut zu Neuem und Liebe zu sich selbst. Ein anderes Wort für Liebe zu sich selbst ist in diesem Zusammenhang Geduld mit sich selbst. Geduldiger Umgang mit den eigenen Strukturen und Grenzen ist überaus wünschenswert und langfristig erfolgreich. Bei Partner- und Gruppenübungen vervielfacht sich der Gewinn, da Bereitschaft und Verständnis mir selbst gegenüber auch meinen Partnern zugute kommen – und umgekehrt.

Blitz-Übungen erfordern keinen vermehrten Zeitaufwand, es sind Augenblicke, die das Körperbewußtsein erhellen. Gleichzeitig sind es echte Übungen: wirksam, sichtbare und spürbare Veränderungen bringend. Ein Ding der Unmöglichkeit? Keinesfalls. Der Alltag ist der Prüfstein aller Übungen, ein konstanter Spiegel unseres Körperbewußtseins. Was wir im Alltag verkörpern, ist uns selbstverständlich geworden. Deshalb gehören Übungen, die Neues bewußt in den Alltag integrieren, zu den effizientesten Formen des Übens. Im Alltag sind wir meistens beschäftigt, unsere Aufmerksamkeit ist auf irgend etwas gerichtet. Oftmals können oder wollen wir keine Extrazeit aufwenden, um Übungen zu machen. Deshalb ist die Integration der Übung in das, was wir ohnehin schon tun, naheliegend. Dies braucht null Zeitaufwand, lediglich die Bereitschaft, Neues wahrzunehmen und auszuprobieren:

Auf der *ersten Stufe* „Wahrnehmung“ geht es darum, blinde Flecken des Körperbewußtseins zu entdecken. Wenn ich mich auf einen Stuhl setze und mich selbst wahrnehme, was passiert dann? Kann ich gleichzeitig denken, fühlen und körperlich empfinden? Oder bin ich so weit in meine Gedanken versunken, daß ich Gefühlsregungen und Körperimpulse wahrzunehmen vergessen habe? Wenn wir von Körperwahrnehmung sprechen, welchen Teil Ihres Körpers nehmen Sie zuerst wahr: die Füße, den Nacken, den Rücken oder das Bekken? Was löst das Wort „Bewegungsgefühl“ in Ihnen aus: Emotionen, Bewegungsdrang, Ideen, Konzepte, Bilder...

Wir verfügen über drei Hauptkanäle der Wahrnehmung: *visuell, auditiv* und *kinästhetisch. Visuell* bedeutet sowohl mit den Augen beobachten wie auch innere Bilder entstehen lassen. *Auditiv* bedeutet mit offenen Ohren zu hören, nach innen zu horchen, Selbstgespräche führen, unausgesprochene Gedanken vernehmen... Der Begriff *kinästhetisch* umfaßt die ganze Palette körperlicher und emotioneller Empfindungen. Ich gebe Ihnen jetzt ein Stichwort, zum Beispiel „Ferien“, und Sie nehmen wahr, welche Assoziationen beim Stichwort „Ferien“ in Ihnen zum Leben erweckt werden. Was sind „Ferien“ für Sie? Erinnerungen, innere Bilder, Visionen, unausgesprochene Worte oder Ausdruck eines bestimmten Lebensgefühls. Typischerweise ist bei jedem Menschen einer dieser drei Wahrnehmungskanäle dominant, obschon alle drei ihre unbestreitbaren Vorzüge haben und sich gegenseitig ergänzen. Deshalb also unser lebendiges Interesse, möglichst alle drei Wahrnehmungskanäle zu erschließen, speziell wenn es darum geht, blinde Flecken der Wahrnehmung aufzuspüren, direkt anzusprechen und durch unser Bewußtsein zu erhellen.

Was bedeutet nun „Körperwahrnehmung“ für Sie, was assoziieren Sie zum Stichwort „Bewegungsgefühl“: erklärende Worte, körperliche Empfindungen oder Bilder? Entstehen einzelne Bilder wie bei einer Tonbildschau, oder läuft gar ein Film vor Ihrem inneren Auge ab? Schwarzweiß oder farbig, mit oder ohne Vertonung?

Zur Identifikation blinder Flecken des Körperbewußtseins lohnt es sich, immer alle drei Wahrnehmungskanäle zu überprüfen: was entgeht meiner Aufmerksamkeit *(visuell)*, was verstehe ich nicht *(autidiv)*, und was kann ich nicht spüren *(kinästhetisch)*?

Auf *der zweiten Stufe* „Entscheidung“ geht es darum, unsere Einsichten und Erkenntnisse in die Tat umzusetzen. Dies wird erst möglich, wenn genügend Motivation vorhanden ist. Es gibt zwei Arten der Motivation, die sich als „positive“ bzw. als „negative“ Motivation beschreiben lassen. „Negative“ Motivation bedeutet, daß ein Mißstand Ursache unseres Wunsches nach Veränderung ist. Wir sind nicht zufrieden mit unserem Aussehen *(visuell)*, machen uns Sorgen um unsere Gesundheit *(auditiv)* und fühlen uns nicht mehr wohl in unserer Haut *(kinästhetisch)*. „Positive“ Motivation bedeutet, daß wir uns aus innerem Antrieb, aus Überzeugung und Begeisterung für eine Person oder eine Idee einsetzen. „Negative“ Motivation versucht Abhilfe zu schaffen, „positive“ Motivation wird durch die Sehnsucht nach Vollendung inspiriert.

Solange unsere Motivation noch darauf ausgerichtet ist, Negatives abzuschaffen oder zu vermeiden, gilt es diesen Zustand als eine notwendige und wichtige Stufe anzuerkennen. Ein bißchen Disziplin und Selbstüberwindung kann in dieser Phase nichts schaden. Fühlen wir uns überhaupt nicht motiviert, etwas an unseren körperlichen Gewohnheiten zu ändern, dann ist es ganz einfach noch zu früh. Was wir in diesem Moment machen können, ist, offen zu bleiben für die Signale des Körpers. Verspannungen, Unwohlsein und Schmerzen nicht einfach übergehen, sondern achtsam und sensibel zur Kenntnis zu nehmen.

Setzt die Sehnsucht, das eigene Körper-Bewußt-Sein zu entdecken, erst einmal ein, dann kommt der Stein von alleine ins Rollen. Jede Entdeckung wirft neue Fragen auf, bringt neue Herausforderungen und Möglichkeiten mit sich.

Auf der *dritten Stufe* des praktischen Übens gibt es ein paar nützliche Integrationshilfen für den Alltag. Ein Beispiel: Jedesmal, wenn ich nach vorne schaue, rutscht der ganze Kopf mit nach vorne, etwa beim Autofahren; die Nase klebt an der Windschutzscheibe. Essen und Trinken gehören ebenfalls zu den berühmten Provokateuren einer unkoordinierten Kopfhaltung. Der Kopf wird nach vorne geschoben, damit der Mund den Lekkerbissen packen kann. Einfacher wäre es, Gabel oder Löffel ein bißchen weiter zu bewegen. Beim Trinken wird in der Regel der Kopf anstatt des Glases gekippt. Schauen Sie das nächste Mal einem Kleinkind zu, wie es erhobenen Hauptes den Becher an die Lippen führt, den Kopf ganz leicht zurückneigt und dann mit einer lockeren Handbewegung das Glas kippt, um zu trinken. Der Nacken bleibt dabei lang und offen – ein Phänomen, das beim Erwachsenen zunehmend selten zu beobachten ist.

Essen und Trinken eignen sich deshalb vorzüglich als Lern- und Übungsfeld: Wenn das nächste Mal ein leckerer Bissen ruhig auf Ihrer Gabel und direkt vor Ihren Augen seines Schicksals harrt – dann bewegen Sie einmal die Hand anstelle des Kopfes. Und Sie werden staunen: Es geht auch so, sogar viel einfacher. Natürlich können und wollen wir ja nicht bei jedem Bissen an unsere Kopfhaltung denken, ansonsten uns der Bissen womöglich noch im Halse stecken bliebe. Aber der erste und letzte Bissen einer jeden Mahlzeit, das braucht lediglich eine Sekunde Aufmerksamkeit. Geringer Aufwand, großer Nutzen. Wir beginnen bewußt eine alte Gewohnheit durch ein neues Bewegungsgefühl zu ersetzen, wir lernen um. Mit der Zeit automatisiert sich diese Änderung zur neuen Gewohnheit. Der Kopf sucht sich „von alleine" eine neue und angenehmere Haltung, nicht nur beim ersten und letzten Bissen, sondern auch zwischendurch, beim Autofahren, beim Lautreden, beim Trinken oder beim Zähneputzen.

So gehen wir vor: Das Einüben eines neuen Haltungsmusters wird bewußt mit einer spezifischen, alltäglichen Tätigkeit gekoppelt. Kopfhaltung und Zähneputzen, Schulterbewegung nach hinten beim Ausstrecken der Hand zur Begrüßung, Außenbelastung der Fersen auf der untersten Treppenstufe zu Hause oder beim sich Erheben vom Bürosessel, offener Nacken während des Kopfwendens nach links beim Autofahren etc. Wir nennen dieses Vorgehen „Verankerung im Alltag". Dabei müssen sowohl das zu übende Muster wie auch die daran gekoppelte Alltagsaktivität spezifisch definiert werden. Also nicht „Gute Haltung beim Gehen", sondern „Zugspannung der Wirbelsäule beim Übertreten dieser Türschwelle". Sie werden staunend feststellen: alte Gewohnheiten lassen sich relativ rasch und einfach in neue, angenehmere und ökonomischere Bewegungsmuster umschulen.

Die *vierte Übungsstufe* bedeutet Bewegungskunst. Der Körper wird belastbar, geschmeidig und sensibel. Neue Bewegungsmuster können rasch erlernt werden und integrieren sich praktisch von selbst in den Alltag. Koordination erfolgt praktisch von selbst, ohne besonderes Zutun, ohne spezielle Übung. Auf dieser Stufe eröffnet der Alltag neue Möglichkeiten der Entfaltung des Körper-Bewußt-Seins. Durch Aufmerksamkeit und Feingefühl, durch Authentizität und Ausdruckskraft erlernen wir die Kunst, „Bewußt in unserem Körper zu sein“, den Körper bewußt zu gestalten, ihn als wertvolles Instrument einzusetzen. Dabei geht es weniger um punktuelle Übungen, sondern vielmehr um unsere alltägliche Grundhaltung: Lebendigkeit durch Spontaneität, Zentriertheit durch Gleichgewicht, Belastbarkeit durch Regenerationskraft, Evolution durch natürliche Kreativität...

Das nachfolgende Übungsprogramm bezieht sich auf alltägliche Aktivitäten wie Sitzen, Stehen, Gehen oder Liegen. Jeder dieser Tätigkeiten wird ein ganz bestimmter Teil des Körpers zugeordnet, beispielsweise Koordination der Füße beim Stehen, Beweglichkeitstraining der Wirbelsäule beim Sitzen oder Belastungsstabilität beim Tragen von Lasten. In acht Grundübungen kann – entsprechend dem eigenen Entwicklungsstand – zwischen vier verschiedenen Schwierigkeitsgraden gewählt werden. Es handelt sich jeweils immer um dieselbe Übung, die Akzente jedoch sind, je nach Entwicklungsstufe, unterschiedlich.

Seien Sie sich selber gegenüber ehrlich, wenn es darum geht, die geeignete Stufe festzulegen.

Die Evolution des Körperbewußtseins in der Reihenfolge:

1. Wahrnehmung
2. Entscheidung
3. Übung
4. Kunst

3.2 Dynamik des Sitzens: Passives Sitzen, immer in der gleichen Position, belastet die Wirbelsäule enorm. Am schlimmsten ist der Haltungskollaps mit totalem Rundrücken (a). Aktives Sitzen bedeutet Positionswechsel und Bewegung (b–d). Ruhe ist Dynamik im Gleichgewicht.

Übung 1
Aktives Sitzen

Jeder Mensch hat Verspannungen in seinem Körper, speziell beim Sitzen. Die Wahrnehmung körpereigener Verspannungen ist zunächst eine Frage der Bereitschaft und der Ehrlichkeit, sich einzugestehen, daß etwas nicht stimmt. Verspannungen und Schmerzen sind ein wertvolles Signal unseres Körpers. Er möchte uns auf etwas hinweisen, das ansonsten unserer Aufmerksamkeit entgeht. Nicht selten existieren unbewußte Widerstände, die uns daran hindern, körperlichen Alarmsymptomen Beachtung zu schenken. Die Antwort auf das Warum ist einfach: Wir müßten einiges und unter Umständen vieles in unserem Leben ändern. Fehlt die Bereitschaft dazu, weichen wir unbewußt auch entsprechenden Wegweisern aus.

Wahrnehmung

So. Und wie sitzen Sie jetzt eigentlich auf Ihrem Stuhl? Vornübergeneigt oder angelehnt? Wie reagiert Ihr Körper auf längeres Sitzen? Wo bauen sich muskuläre Verspannungen auf? Welche Positionen bringen Entlastung? Wie wirkt sich Leistungsstreß auf Ihr Wohlbefinden im Sitzen aus? Und wie wirkt sich emotionaler Konfliktstreß aus? Wie lange können Sie gerade und aufrecht ohne Lehne sitzen? Wie verhält sich Ihr Rücken im Schneider- oder im Fersensitz? Welche Vor- und Nachteile bringt eine zusammengesackte Sitzhaltung mit sich? Erleben Sie aufrechtes Sitzen öfter als anstrengend und unökonomisch? Wie stark ausgeprägt sind Ihre Wirbelsäulenkrümmungen, wenn Sie „normal" dasitzen – und welche Form hat Ihre Wirbelsäule jetzt, in diesem Augenblick? Wie sitzen Sie im Bürosessel, wie zu Hause im Sofa und

3.1a–d

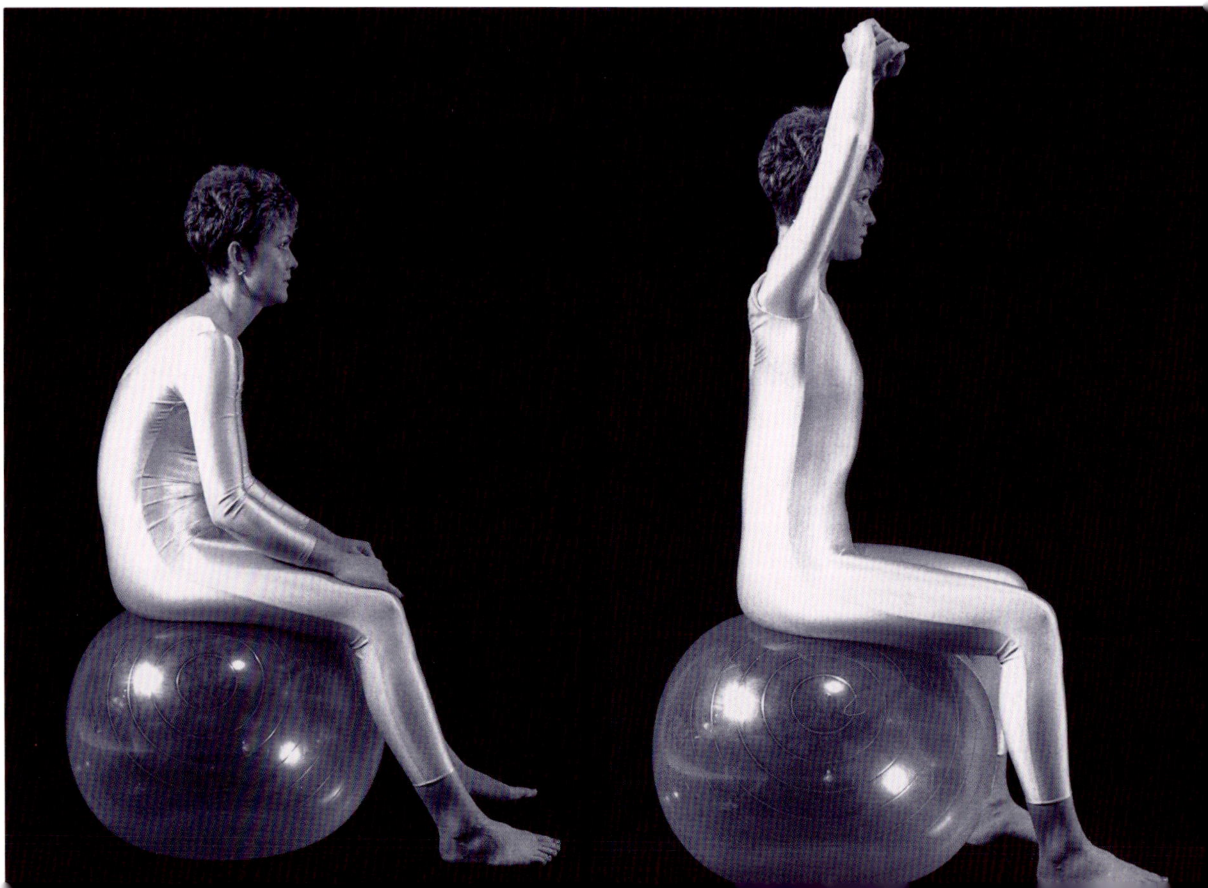

wie in der Eisenbahn oder im Auto? Nach welchen Kriterien entscheiden Sie sich zwischen Stühlen vergleichbarer Preisklasse? Welche Grundtypen des Sitzens können Sie bei anderen oder bei sich identifizieren? Wie sitzen Kleinkinder am Boden und wie auf Stühlen?

Fragen über Fragen! Fragen als Anregungen, die eigene Haltung im Sitzen wahrzunehmen und zu differenzieren.

Entscheidung

„Ich erkenne, daß Sitzen eine enorme Belastung für die Wirbelsäule, insbesondere für die Bandscheiben, darstellt. Ich entscheide mich jetzt für ein aktives und dynamisches Sitzen."

Das Schlimmste am Sitzen ist das Immer-Gleich-Sitzen in einer ungünstigen Position. Die ungünstigste Position, die es gibt, ist der kollabierte Rundrücken – schleichendes Gift für die Bandscheiben. Ihre Entscheidung, etwas dagegen zu tun, ist eine mehrschichtige. Der wichtigste Punkt des aktiven Sitzens sei gleich vorweggenommen: Mehr Bewegung und mehr Abwechslung beim Sitzen! Zwischendurch aufstehen und ein paar Schritte gehen. Ihrer Fantasie sind dabei keine Grenzen gesetzt. Eine Sprossenwand im Büro, ein improvisiertes Stehpult oder ein knallfarbener Sitzball für Telefongespräche. Fitneß im Büro ist heute „in", Büromuffel mit zuviel Sitzleder sind heutzutage „out".

Aktives Sitzen bedeutet auf den Punkt gebracht: auch während des Sitzens aktiv zu bleiben. Verharren Sie nicht wie eine zur Salzsäule erstarrte Figur in Ihrem Sessel, sondern bewegen Sie sich während des Sitzens. Zwischendurch ein wenig hin- und herschaukeln, auf- und abwippen, sich nach links und nach rechts drehen

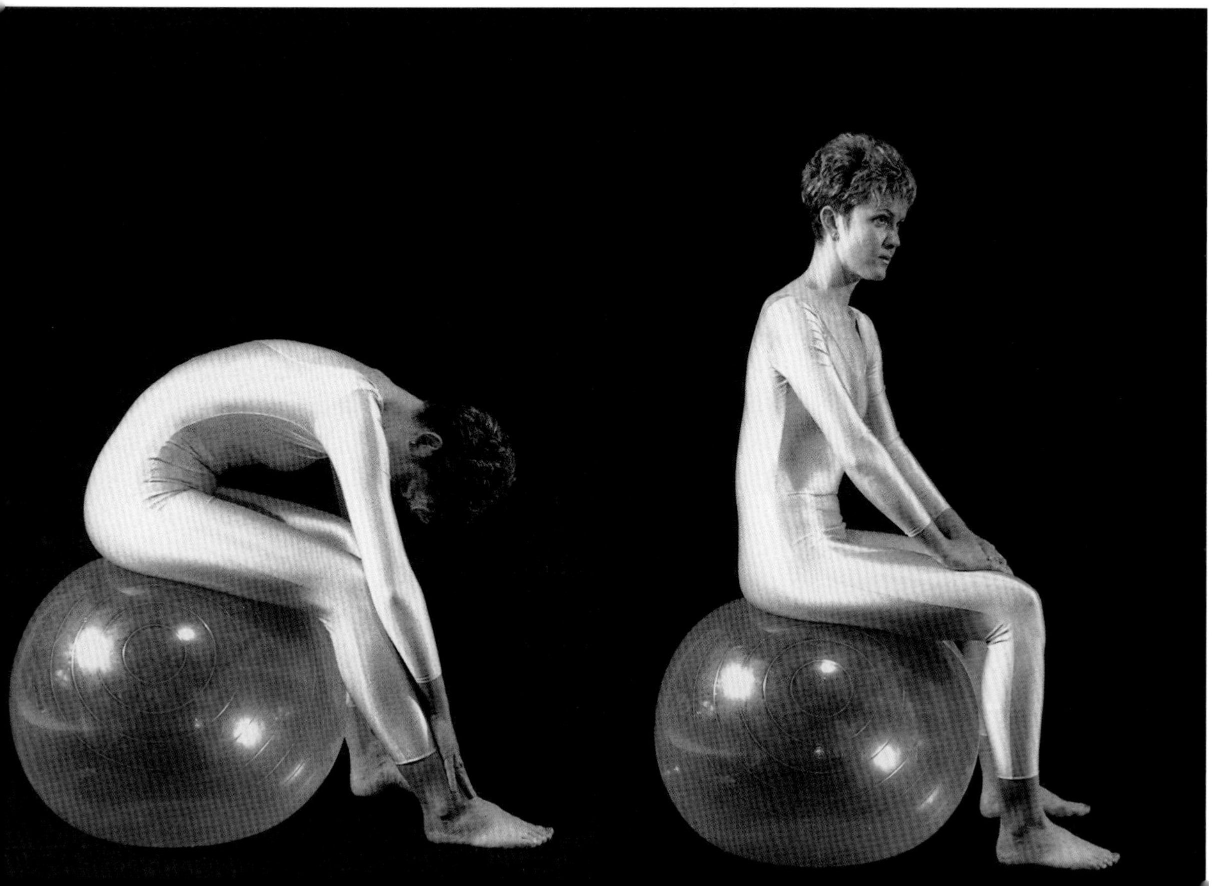

oder einen Fuß auf einen Hocker stellen. Es gibt tausend Möglichkeiten – finden Sie heraus, was Ihnen guttut und Spaß macht. Falls Ihnen je die Fantasie ausgehen sollte, lassen Sie sich von Kindern neu inspirieren. So ein Zappelphilipp kann Sie beim aktiven Sitzen zu neuem Variantenreichtum inspirieren. Wichtig: Finden Sie den Mut, Ihre Entscheidung umzusetzen, egal, was andere denken oder sagen – schließlich geht es ja um Ihre Wirbelsäule.

Übung

Die bisherigen Maßnahmen waren unspezifischer Natur. Sie lassen sich unter dem Motto „Weniger sitzen und mehr Bewegung beim Sitzen" zusammenfassen. Jetzt – in der eigentlichen Übungsphase – geht es um die Frage: Wie soll ich eigentlich sitzen? Was bedeutet aufgerichtetes Sitzen? Inwiefern stellt aktives Sitzen eine Chance dar, mich mit der Schwerkraft aufzurichten, anstatt mich von ihr zu Boden ziehen zu lassen?

Lümmeln Sie sich gern in Fauteuils und Kuschelsofas? Naja. Oder sind Sie Anhänger jener keilförmigen Kissen, die das Hohlkreuz so wunderbar zur Geltung bringen? Ebenfalls naja, aber vergleichsweise vorbildlich – verglichen mit der Horrorhaltung an und für sich, dem kollabierten Rundrükken. Und gleich noch einmal: Der in sich zusammengesackte Rundrücken ist das Schlimmste, was Sie Ihrer Wirbelsäule antun können!

Beim Rundrücken werden die Bandscheiben extrem einseitig und unphysiologisch belastet. Der starke Kompressionsdruck auf die vorderen Bandscheibenabschnitte drückt den weichen Bandscheibenkern nach hinten. Genau hier verlassen die Rückenmarksnerven die Wirbelsäule. Und genau hier fällt die Bandscheibe raus, drückt auf den Nerv, und Sie haben den klassischen Hexenschuß!

Was wunder, führen doch ganze Armeen von Ärzten und Physiotherapeuten Kreuzzüge für gesünderes Sitzen. Keilkissen und Spezialstühle sollen helfen, die natürliche Schwingung der Wirbelsäule beim Sitzen zu erhalten. Das nach vorne gekippte Becken soll die Hohlkreuzhaltung verstärken, wodurch garantiert werde, daß die Lendenwirbelsäule nach vorne gebeugt verlaufe *(Lordose)* und nicht etwa nach hinten durchgebeugt werde *(Kyphose)*.

Mit dem Propagieren von Keilkissen und Hohlkreuzhaltung beim Sitzen haben sich – leider, leider – auch zwei gravierende Mißverständnisse weiter verbreitet.

Erstens: Das Ausmaß der Hohlkreuzhaltung wird übertrieben. Mit breitgestellten Beinen und Hängen im Hohlkreuz ist es nicht getan. Eine gesunde, das heißt, eine vollbewegliche Wirbelsäule nimmt beim Sitzen eine leichte Hohlkreuzhaltung ein, nicht eine extreme.

Zweitens: Die Lendenwirbellordose soll bis zum mittleren Brustwirbelbereich langgezogen und hochgeschwungen sein. Und was sieht das geschulte Auge bei neun von zehn Keilkissensitzern? Eine kurze, gestauchte Lendenlordose.

Zur Vorbeugung oder Entlastung von Kreuzschmerzen bei gestauchter Lendenlordose: Die Lendenwirbelsäule wird am stärksten beansprucht und muß zwischendurch gezielt entlastet werden. Einfach und wirksam ist es, sich mit aufgestellten Füßen in Rükkenlage kurz hinzulegen und zu entspannen. Aber wer hat schon eine Couch im Büro, und wer kann es sich heute noch leisten, sich während der Arbeitszeit flachzustrecken? Hier also die Alternative für Sesselkleber *(homo sedens)*: Sie sitzen vor einem Tisch und neigen Ihren Oberkörper vornüber. Stützen Sie sich mit beiden Vorderarmen auf der Tischplatte kräftig ab, bis das Eigengewicht Ihres Oberkörpers stabil auf den Vorderarmen ruht und nicht mehr ausschließlich auf der Wirbelsäule. Dadurch wird die Lendenwirbelsäule wirksam und gezielt entlastet. Das Gewicht des Beckens zieht die Lendenwirbelsäule nach unten in die Länge. Durch Höhenverstellung Ihres Bürostuhls können Sie diese Zugwirkung nach unten variieren. Genießen Sie das wohltuende Gefühl! Bleiben Sie in dieser Position während fünf bis zehn Sekunden, und wiederholen Sie diese Übung mehrmals täglich.

Beim aktiven und dynamischen Sitzen geht es darum, die eigene Wirbelsäule kennenzulernen. Welche Abschnitte der Wirbelsäule können sich in welche Richtung bewegen? Wo ist die Beweglichkeit eingeschränkt? Ist die Beweglichkeit nach links oder nach rechts gleichermaßen entwickelt? Wie sieht es an den Übergängen von Hals- zu Brustwirbelsäule aus? Wie beweglich ist Ihr Brustkorb? All diese Fragen wollen von Ihnen durch persönliche Erfahrung beantwortet werden. Daran führt kein Weg vorbei. Die Gleichung lautet: Nichtgebrauch führt zu Unbeweglichkeit oder, wie schon die alten Griechen wußten: Wer rastet, rostet. Dies gilt nicht nur für den Menschen als Ganzes, sondern auch für jeden einzelnen Muskel und jedes Gelenk. Da unsere Bewegungsmuster Gewohnheiten sind, führt nur eine differenzierte Wahrnehmung zu einer Änderung der Gewohnheiten und dadurch zum Wiedererlangen verlorengeglaubter Beweglichkeit.

Dynamisches Sitzen als Übung ist eine dreidimensionale Wahrnehmungsschulung der eigenen Wirbelsäule. Informieren Sie sich. Besuchen Sie beispielsweise einen Rückenschulkurs. Klären Sie offene Fragen mit Ihrem Arzt, Therapeuten oder Trainer. Geben Sie sich nicht mit Pauschalerklärungen und Kochrezepten zufrieden. Eine gute Erklärung ist nachvollziehbar und nutzbringend.

Und es gibt sie doch: die ideale Sitzhaltung! Diese Idealhaltung erlaubt der Wirbelsäule den gestreckt-geschwungenen Verlauf. Diese aufrechte Haltung setzt allerdings Beweglichkeit aller einzelnen Wirbelsegmente voraus – ein seltener Fall!

Die perfekte Wirbelsäule, dreidimensional mobil, findet die ideale Haltung von selbst. Die dreidimensionale Mobilität können Sie ihr wiedergeben – indem Sie Flexibilität und Rückgrat zulassen.

Aufrichtung und Streckung der Wirbelsäule werden durch eine koordinierte Haltung von Kopf und Bekken erreicht (vgl. Abb. 15.1). Dabei soll der untere Rücken nach unten und der Nacken nach oben verlängert werden. Um aufrecht zu sitzen, müssen Sie sich auf Ihre Sitzhöcker verlassen – zwei knorrige Knochen, die an der Basis des Gesäßmuskels deutlich zu spüren sind – wenn Sie voll darauf sitzen! Kippen Sie „hinter" diese Sitzbeine auf das Steißbein, so kippt auch das ganze Becken mit. Folge: Totalkollaps der Haltung samt Rundrükken. Und umgekehrt: Kippt das Bekken nach „vorne", so sitzen wir auf dem Schambeinast anstatt auf dem Sitzbein – ein verstärktes Hohlkreuz ist die Folge.

Aufrechte Sitzhaltung bedeutet nun weder Rundrücken noch Hohlkreuz, sondern eben Rückgrat. Je aufgerichteter die Wirbelsäule, desto länger wird sie. Dieser Längenzuwachs ist in köstlichen Zentimetern meßbar.

Die Kunst

Der Durchschnittsmensch im Sitzen überläßt sich der Schwerkraft: Langsam, aber sicher, zieht sie ihn runter. Der Mutige nimmt tapfer den Kampf gegen sie auf. Beide Strategien haben kaum Aussicht auf Erfolg. Die Schwerkraft gewinnt immer.

Doch halt! Es gibt einen Ausweg, einen einzigen: Verbünden Sie sich mit ihr, wagen Sie die Aufrichtung nicht „entgegen", sondern „mit" der Schwerkraft. Die Erdanziehung nach unten als Chance zur körperlichen Aufrichtung nach oben.

Noch einmal und als Versprechen: Die Schwerkraft stellt eine klare, wenn auch unsichtbare Leitlinie dar, mit deren Hilfe Sie sich aufrichten und nach oben wachsen können.

Aufrecht sitzend entfaltet der sitzende Mensch seinen Oberkörper zur vollen Größe. In Entspanntheit aufgerichtet sein, bedingt Beweglichkeit und bedeutet Lebendigkeit. „Ich sitze in meinem inneren und äußeren Gleichgewicht, zentriert in meiner eigenen Mitte. Wenn ich mich bei der Arbeit auf eine Person oder auf eine Sache konzentriere, richtet sich meine Aufmerksamkeit nach außen. Gleichzeitig habe ich die Möglichkeit, mit einem Teil meines Bewußtseins bei mir zu bleiben – ein Nebeneinander der Aufmerksamkeit nach innen und nach außen. Dies ermöglicht mir, auch im Sitzen Gleichgewicht und Aufrichtung zu verkörpern."

3.3 Kopfhaltung: Beim Aufstehen und Sichsetzen zeigt es sich, ob der Nacken gestaucht und verkürzt wird (a, b) oder ob er durch Zugspannung lang und offen bleibt (c, d).

Übung 2
Aufstehen – Hinsetzen

Im Nacken gibt es eine außerordentliche Anzahl sensibler Nervenendigungen, welche Aktivität und Spannungszustand der Nackenmuskulatur messen. Diese Information wird an das Gehirn weitergeleitet. Sie ist wesentlich für die motorische Steuerung des ganzen Körpers. „Kopf führt, Körper folgt", so lautet ein wichtiges Steuerungsprinzip der menschlichen Bewegung. Wenn wir etwas Spannendes erblicken oder akustisch wahrnehmen, richten wir unsere Aufmerksamkeit, also unseren Blick darauf. Die Orientierung des Kopfes ist richtungsweisend für die nachfolgenden Bewegungen des ganzen Körpers. Das Einstellen der Kopfhaltung erfolgt in der Halswirbelsäule. Ein offener Nacken erlaubt rasche und freie Bewegungen des Kopfes. Eine verkrampfte und verkürzte Nackenmuskulatur schränkt diese fundamentale Beweglichkeit erheblich ein. Der Kopf kippt dabei nach hinten. Dies hat Konsequenzen: Die Blickachsen der Augen müssen neu eingestellt werden. Das Gleichgewichtsorgan im Innenohr, bestehend aus horizontalen und vertikalen Bogengängen, wird mitgekippt. Die Koordination der Innen- und Außenwelt stimmen nicht mehr überein.

Wahrnehmung

Die Kopfhaltung beeinflußt aber auch unmittelbar das Wohlbefinden und die persönliche Ausstrahlung. Ein verkürzter Nacken führt zu Stauchung und vermehrter Abnützung der Halswirbelsäule. Die Tendenz zu Doppelkinn und Faltenbildung der Gesichtshaut wird verstärkt, der Gesichtsausdruck wird flach, die Stimme häufig näselnd. Und „Spannungskopfschmerzen" heißen eben so, weil Verspannungen der kurzen Nackenmuskulatur maßgeblich an ihrer Entstehung beteiligt sind.

Kurz: Dem offenen und entspannten Nacken kommt eine zentrale Bedeutung im Leben zu. Statt die Nakkenwirbel bei jedem Hinsetzen und Aufstehen so tüchtig zu stauchen, können Sie von jetzt an – ab sofort! – die Momente des sich Erhebens und des sich Niederlassens vorzüglich nutzen, das Offenbleiben des Nackens bewußt wahrzunehmen. Kippt der Kopf beim Aufstehen automatisch nach hinten oder behält der Nacken seine natürliche Länge?

Selbstverständlich hat der Nacken die Bewegungsmöglichkeit, sich nach hinten zu beugen – ebenso wie er sich nach vorne oder zur Seite beugen kann. Wunderbare Fähigkeiten. Ein Problem entsteht erst, wenn der Nakken chronisch in eine verkürzte Haltung gezwungen wird. Chronisch bedeutet, daß ein Muster vorliegt: *Gewohnheit*. Gewohnheiten schleichen sich unbewußt ein. Sie erhalten sich selbst am Leben. Sie haben außerdem die fatale Tendenz, im Laufe der Zeit zuzunehmen.

3.3a, b

3.3c, d

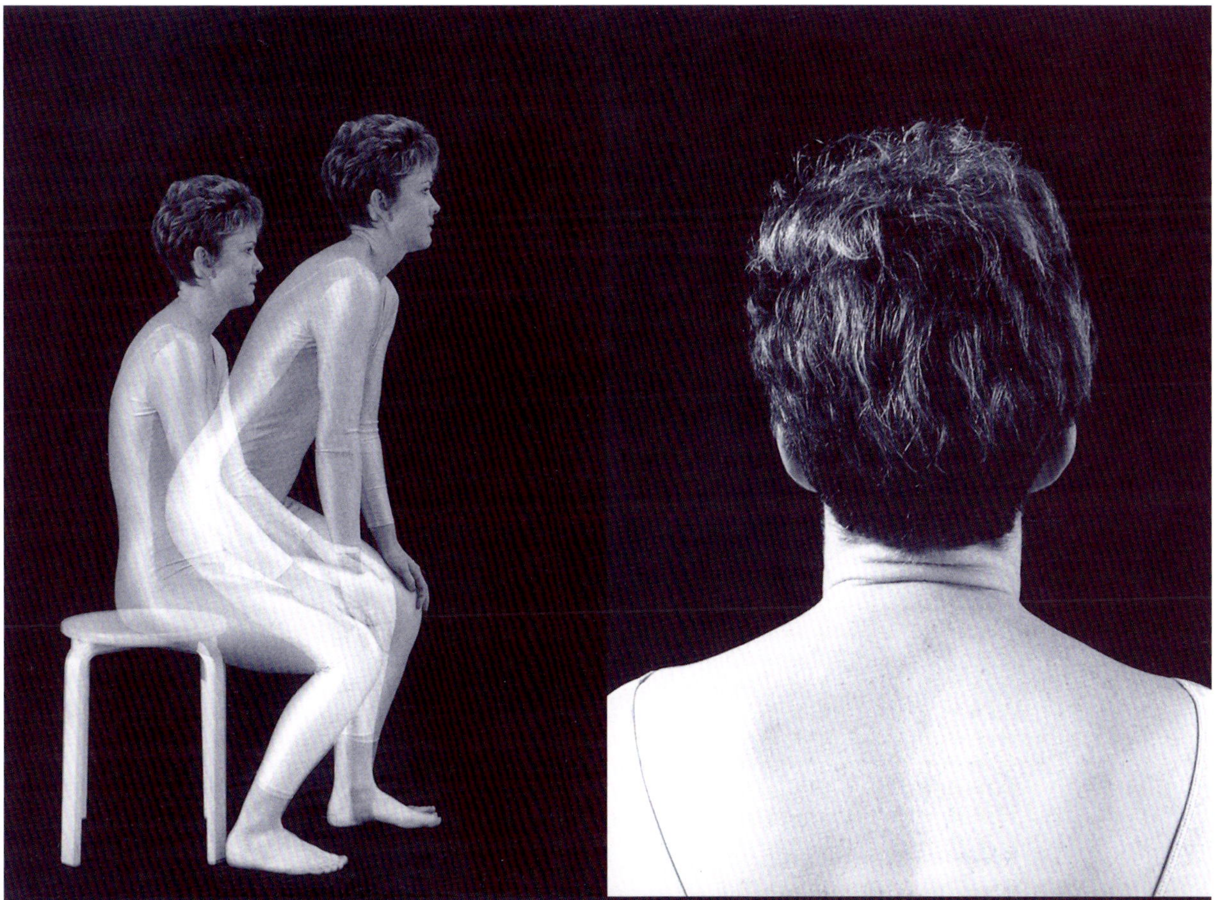

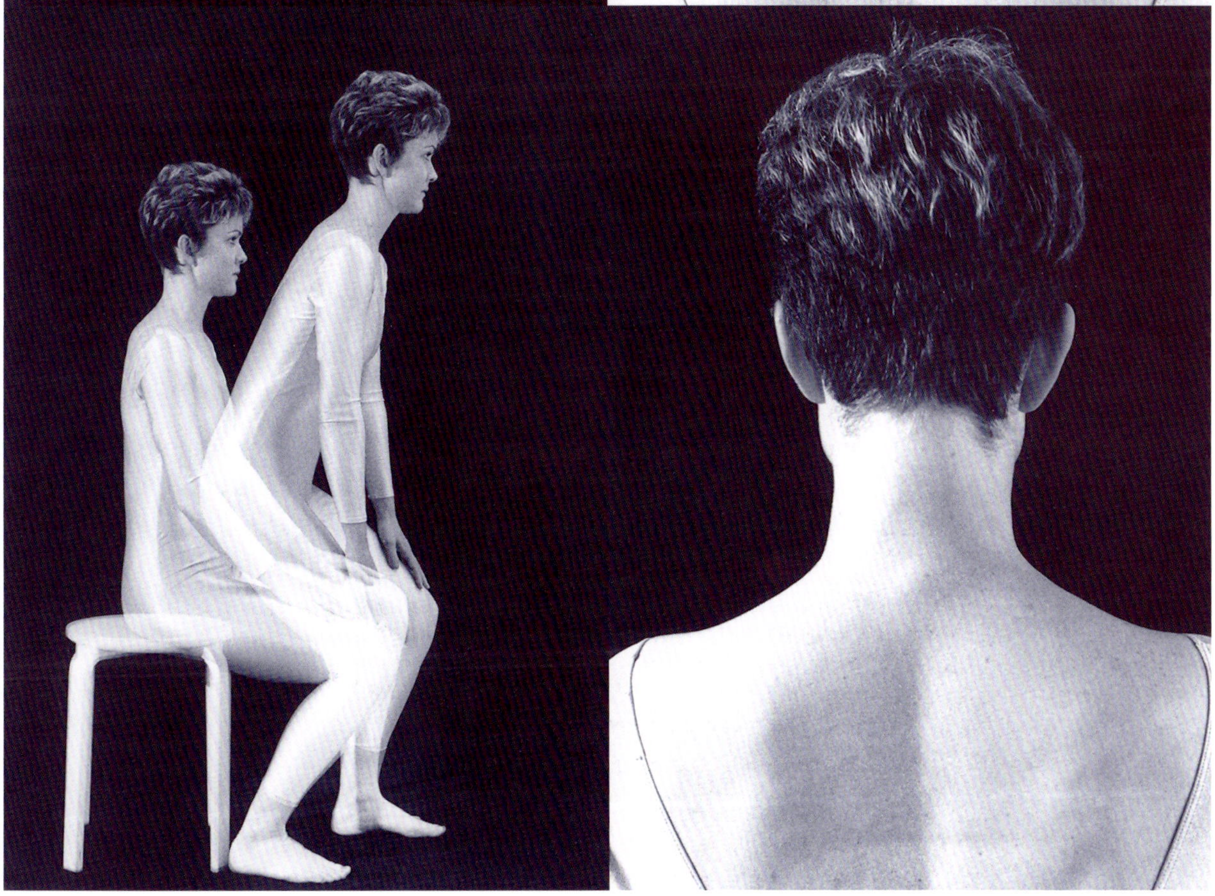

Es gibt nur ein Mittel gegen dieses schleichende Gift: Unsere Aufmerksamkeit! Durch Bewußtheit können wir solche Bewegungsmuster erkennen und verändern.

Eine gute Gelegenheit, Ihren Gewohnheiten auf die Schliche zu kommen: Essen und Trinken. Beobachten Sie sich, was passiert just in jenem Moment, in dem Ihre Lippen das Glas und den Leckerbissen berühren. Bewegen Sie den Kopf nach vorne – verkürzen und stauchen also den Nakken? Oder bleibt der Nacken lang und angenehm offen?

Weitere schöne Übungsfelder zur Selbsbeobachtung sind Autofahren, Zähneputzen oder das Heben der Arme nach oben – alles Situationen, die mit langem, offenen Nacken viel mehr Lebensfreude zulassen. Abgesehen vom Stauchstreß: Das Gesicht beim geknickten Nacken wirkt ausdruckslos, und die Stimme tönt gepreßt.

Entscheidung

„Ich erkenne, daß die Halswirbelsäule durch eine chronisch verkürzte Nakkenmuskulatur malträtiert wird. Die kleinen Gelenke, die Bandscheiben, Rückenmarksnerven und Wirbelkörperschlagadern werden mehr oder weniger gequetscht. Sogar das Rükkenmark wird nicht mehr so gut durchblutet. Ich anerkenne die Vorteile eines lockeren, beweglichen und freien Nackens für Haltung, Ausdruck, Wohlbefinden und Belastbarkeit. Mein Kopf ruht erhaben wie eine Kugel auf einer beweglichen Säule."

Um diese Entscheidung im Alltag umzusetzen, benötigen Sie ein bißchen Geduld mit sich selbst. Körperliche Gewohnheiten ändern sich selten von einem Tag auf den anderen. Die Halswirbelsäule ist speziell empfindlich. Ein Wandel dieser körperlichen Struktur braucht behutsame Disziplin und – Zeit.

Übung

Bevor Sie aufstehen, richten Sie sich im Sitzen auf. Sitzen Sie für einen Augenblick aufrecht auf dem Stuhl, und halten Sie einen kleinen Moment inne. Wunderbar. Es geht jetzt nicht darum, etwas Bestimmtes zu tun. Es geht darum, etwas Gewohntes nicht zu tun.

Das ist gar nicht so einfach. Es fällt uns in der Regel leichter, etwas zu tun, als etwas nicht zu tun.

Loslassen ist der Schlüssel zur entspannten Nacken- und Halsmuskulatur. Loslassen, damit der Ruhetonus der tiefen Halsmuskeln den Kopf aufrichten darf. Also bitte nicht das Kinn auf die Brust pressen! Sondern zuerst die Nackenmuskulatur entspannen, dann die Halsmuskulatur tonisieren, ganz nach dem „Türprinzip": Zuerst die Türe öffnen, und dann hindurchgehen – nicht umgekehrt. Oder, mehr wissenschaftlich ausgedrückt: Zuerst die Hemmung der Gegenspieler *(Inhibition der Antagonisten)*, dann die Aktivierung der *Agonisten*.

Bevor Sie aufstehen, richten Sie sich also in Ihrem Stuhl auf. Der Nacken bleibt entspannt und in die Länge gedehnt; der Blick senkt sich nicht, das Kinn preßt sich nicht auf die Brust. Die Füße organisieren sich zweckmäßig, das Körpergewicht verlagert sich nach vorne. Jetzt ohne Kraftanstrengung in einer lockeren, schwungvollen Bewegung aufstehen. Der Nacken bleibt dabei entspannt und offen.

Bewährte Möglichkeit, dieses neue Muster in den Alltag zu integrieren, sind nicht nur das Aufstehen vom Bürosessel, sondern auch das Aussteigen aus dem Auto, das sich Erheben von der WC-Schüssel oder das Aufheben eines Gegenstandes vom Boden. Essen, Trinken und Zähneputzen gehören, wie bereits erwähnt, zu den echten Prüfsteinen unserer Gewohnheit.

Die Kunst

Vom aufrechten Sitzen ins aufrechte Stehen oder umgekehrt. Ein alltäglicher Positionswechsel, jedesmal eine neue Perspektive, eine neue Orientierung im Raum. Der Schwung kommt durch die Schwerkraft, durch die Verlagerung des eigenen Schwerpunktes. Der muskuläre Impuls erfolgt im Bekkenboden. Derart stellt es uns praktisch von alleine auf.

Der frei bewegliche Nacken hat aber noch eine viel tiefere Dimension. Hals und Nacken verbinden den Kopf mit dem Brustkorb, verbinden Kopf und Herz, Denken und Fühlen. Luft- und Speiseröhre, die großen Blutgefäße und selbst der Kehlkopf sind ja nichts anderes als Transportwege im Innern und Kommunikationsorgane nach außen. Der Hals besteht praktisch nur aus Verbindungswegen. Eine ausgeglichene und aufrechte Kopfhaltung und ein frei beweglicher Nacken symbolisieren deshalb offene Kommunikation, harmonisches Zusammenspiel zwischen Kopf und Herz, flexible Gesinnung und flexibles Verhalten.

Besteht hingegen ein strukturelles Ungleichgewicht, ist der Nacken verkürzt und der Kopf nach vorne geschoben, so werden die Verbindungswege zwischen Kopf und Herz verbogen. Dies ist sowohl wörtlich als auch im übertragenen Sinne gültig. Wird die Luftröhre geknickt, entstehen beim Reden Turbulenzen im Luftstrom – ein verräterisches Timbre für das geschulte Ohr! Meist braucht es nicht allzuviel, bis es dem Eigner die Sprache ganz verschlägt.

Ein vom übrigen Körper getrennt oder aufgesetzt wirkender Kopf weist auf eine entsprechende Trennung von Denken und Körperlichkeit hin. In diesem Licht betrachtet, spiegeln Kopfhaltung und Nacken viel mehr als nur Gewohnheiten. Eine koordinierte Kopfhaltung symbolisiert Aufrichtung, Verhaltensflexibilität sowie Harmonie von Denken und Fühlen.

3.4 Hüftgelenksbeweglichkeit: Aufrechtes und zentriertes Stehen bedingt gute Beweglichkeit beider Hüftgelenke. Sie sind die Angelpunkte des aufgerichteten Menschen, in persönlicher und in evolutionsgeschichtlicher Perspektive. Unkoordinierte Haltungen im Stehen sind: Bauch raus (a), Brust raus (b) oder der Rundrükken (c). Stromlinienförmige Aufrichtung im Stehen (d).

Übung 3

Stromlinienförmiges Stehen

Aufrechter Stand und aufrechter Gang machen den Menschen bekanntlich ja erst zum Menschen! Stehen – eine Selbstverständlichkeit? Die Antwort lautet JA, wenn wir davon ausgehen, daß der Mensch auf seinen zwei Füßen stehen kann.

Die Antwort lautet NEIN, wenn wir wirklich aufrechtes Stehen meinen. Aufrechter Stand bedeutet Stehen ohne Knick- und ohne Senkfüße, ohne X- oder O-Beine und ohne Beugung der Hüftgelenke. Letzteres ist von zentraler Bedeutung. Die Hüftgelenke sind der „Angelpunkt der Aufrichtung“. Dies gilt für jeden Menschen persönlich wie auch für die Menschheit in evolutionsgeschichtlicher Perspektive.

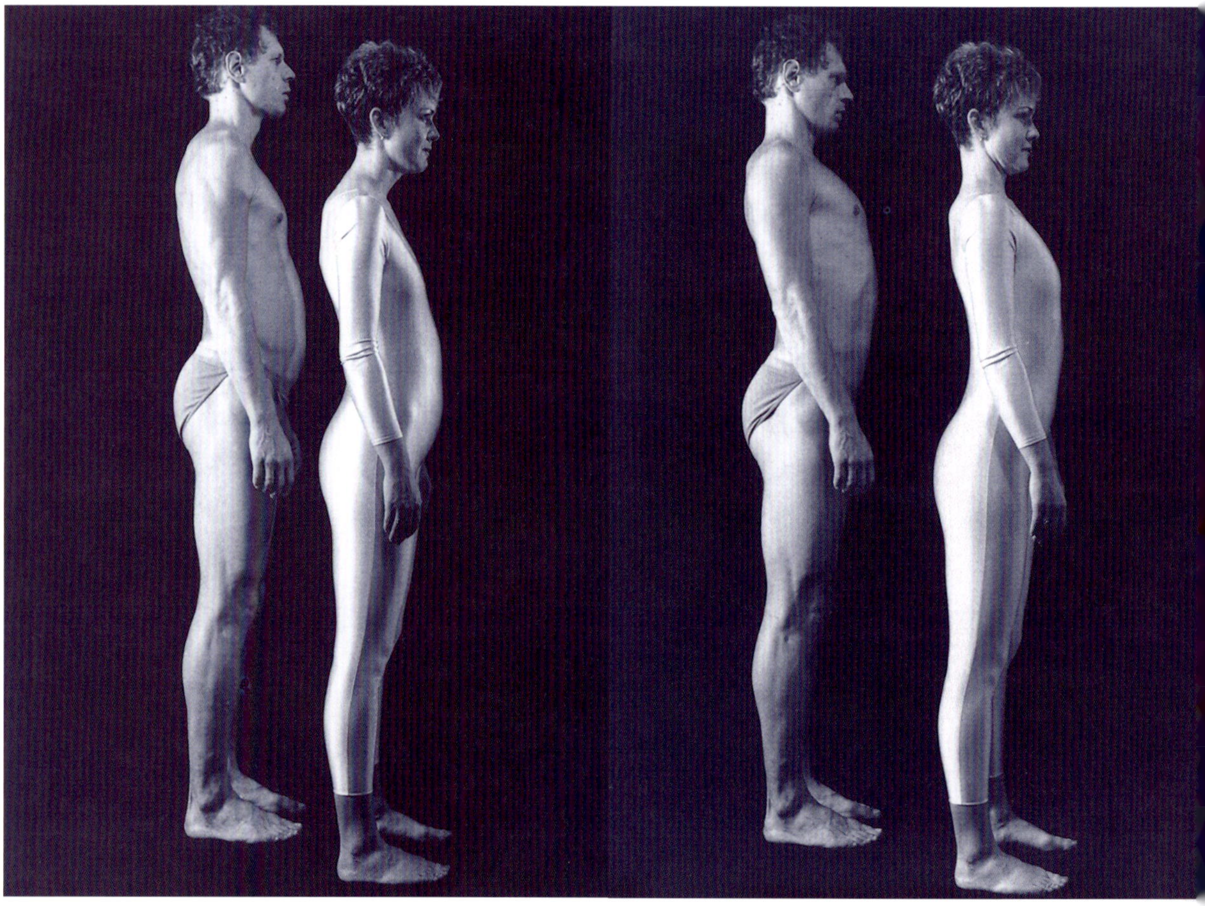

Wahrnehmung

Die Evolution vom Vierbeiner zum Zweibeiner sieht, im Zeitraffer, so aus: Beim Vierbeiner stehen die Hinterbeine senkrecht, die Wirbelsäule hingegen horizontal. Beinachse und Wirbelsäule bilden im Hüftgelenk einen „rechten Winkel“. Beim Menschen hingegen befinden sich sowohl Beinachsen wie auch Rückgrat in der Senkrechten. Die Aufrichtung zum Menschen erfolgt demzufolge als Aufrichtung des Oberkörpers mit den Hüftgelenken als Drehpunkt.

Es sind die Hüftstrecker, die Gesäßmuskeln, welche das Becken und damit den ganzen Menschen aufrichten. Die Hüftbeuger als Gegenspieler müssen dabei nachgeben und an Länge gewinnen.

Und genau dies ist heute noch die größte Herausforderung in Sachen körperlicher Aufrichtung. Sind die Hüftbeuger zu kurz, so bleibt das Becken zwangsläufig nach vorne gekippt. Die Wirbelsäule steht auf einer schiefen Basis und muß sich krümmen wie eine knorrige Bergföhre am Steilhang. Das führt zwangsläufig zu einer verstärkten Hohlkreuzhaltung.

Es gibt einen einfachen Test, um herauszufinden, ob Sie verkürzte Hüftbeuger haben oder nicht: Legen Sie sich bequem in Rückenlage auf den Boden, beide Beine angewinkelt. Umgreifen Sie nun beide Knie und drükken Sie die Oberschenkel gegen den Körper, bis diese den Bauch berühren. Durch dies Beinstellung wird das Becken aufgerichtet und stabilisiert. Die Lendenwirbelsäule bekommt guten Kontakt mit dem Boden. Das Hohlkreuz verschwindet.

Halten Sie nun ein Bein in dieser Stellung fest, während Sie das andere Bein langsam loslassen, um es auf den Boden zurückzustellen. Sobald der Fuß den Boden berührt, stoßen Sie die Ferse langsam und ohne Anstrengung von sich weg. Die Schwerkraft wird Ihnen dabei helfen, das Bein streckt sich von selbst. Wichtig dabei ist, daß Sie den Oberschenkel des anderen Beines kräftig gegen den Bauch gedrückt behalten. Beobachten Sie jetzt, ob das am Boden liegende Bein wirklich gestreckt ist. Wenn sich das Knie von alleine ganz streckt, besitzt Ihr Hüftbeugemuskel auf dieser Seite genügend Elastizität und Länge. Ist das am Boden liegende Bein jedoch nicht ganz gestreckt, so bleibt das Knie gebeugt und weist auf eine muskuläre Verkürzung der gleichseitigen Hüftbeuger hin. Die Testung (*Thomas'*

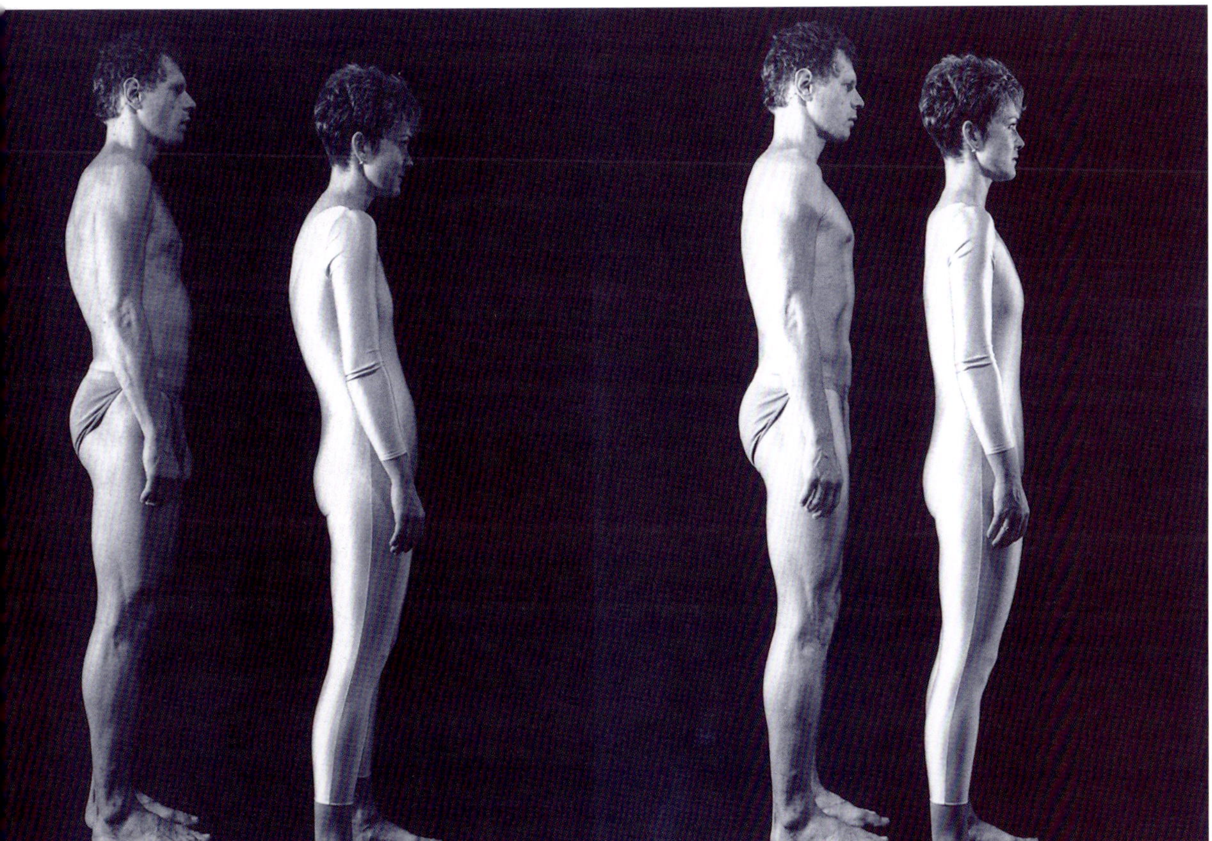

3.4a–d

Handgriff) erfolgt auf der anderen Körperseite analog.

Stellen Sie im Liegen bei sich eine ein- oder beidseitige Verkürzung der Hüftmuskulatur fest, so können Sie sicher sein, daß Sie diese auch im Stehen und beim Gehen haben. Nur haben Sie es bisher nicht bemerkt. Fehlendes Streckvermögen der Hüftgelenke durch muskuläre Verkürzungen *(m. iliopsoas)* ist recht häufig, auch bei gesunden, bewegungsaktiven und sportlichen Menschen.

Sie haben jetzt neue Möglichkeiten, die Streckbewegung in den Hüftgelenken wahrzunehmen. Für den aufrechten Stand, für die optimale Entlastung der Lendenwirbelsäule, für einen straffen Tonus der Bauch- und Gesäßmuskulatur sind frei bewegliche Hüftgelenke und offene Leisten *(Hüftextension)* unerläßlich. Das Ziel der Wahrnehmungsübung besteht darin, vorhandene und potentielle Beweglichkeit der Hüftgelenke wahrzunehmen.

Entscheidung

Das Becken ist, bildlich gesprochen, einer mit Wasser gefüllten Schüssel vergleichbar. Bei der häufig anzutreffenden Hohlkreuzhaltung im Stehen ist das Becken nach vorne gekippt, der Beckeninhalt „fließt nach vorne aus". Die Bauchdecke wird dadurch überdehnt, die Rückenmuskulatur im Lendenbereich entsprechend verkürzt. Jetzt können Sie eine Entscheidung treffen: „Ich stehe aufrecht, mit aufgerichtetem Becken. Mein Becken kippt beim Sitzen nicht nach hinten. Es kippt im Stehen auch nicht nach vorn. Es ruht in der Mitte und trägt mich. Ich richte mich aus dieser Mitte auf, im Sitzen wie im Stehen. Ich bin bereit, mehr über die Beweglichkeit meiner Hüftgelenke und deren Bedeutung für die Aufrichtung des Menschen zu erfahren."

Übung

Legen Sie sich auf den Rücken, und machen Sie es sich bequem. Ein Bein liegt ausgestreckt am Boden, das andere ist aufgestellt, so daß der Fuß bequem auf dem Boden steht. Achten Sie darauf, daß auch die Lendenwirbelsäule entspannt auf dem Boden aufliegt. Der Kopf darf nicht nach hinten wegkippen, der Nacken soll lang und entspannt sein. Sie können allenfalls ein gefaltetes Handtuch unter den Hinterkopf legen. Die Hüfte auf der Seite des aufgestellten Beines ist jetzt gebeugt, die Hüfte des am Boden liegenden Beines ist gestreckt. Der Hüftbeugemuskel wird auf dieser Seite durch das Eigengewicht des Beines leicht gedehnt. Vielleicht können Sie die leichte Dehnung in diesem Muskel *(m. iliopsoas)* bereits spüren, vielleicht aber auch nicht. Dies hängt von der Elastizität des Muskels und von Ihrer Wahrnehmungsfähigkeit ab.

Greifen Sie nun mit einer Hand in die Leistengegend des gestreckten Beines. Finden Sie selber heraus, mit welcher Hand dies einfacher geht. Nun beugen Sie ganz leicht die Hüfte des am Boden liegenden Beines. Leicht bedeutet, daß sich das Knie dabei etwa 10 cm vom Boden abhebt. Bleiben Sie einen Moment in dieser Stellung, und ertasten Sie mit Ihren Fingerkuppen die Leistengegend. Tasten Sie ruhig etwas in die Tiefe, aber immer so, daß es angenehm bleibt. Von der Seite nach innen können Sie folgende

Strukturen ertasten: Zu äußerst den Beckenknochen, der hier einen starken Vorsprung bildet, den sogenannten Beckenstachel. Unterhalb davon können Sie verschiedene Muskelsehnen ertasten, die hier am Becken ansetzen (*m. rectus femoris*). Erkunden Sie nun die Leistengegend weiter nach innen, indem Sie mit Ihren Fingerkuppen Zentimeter um Zentimeter gegen das Schambein hin wandern. Etwa in der Mitte spüren Sie ein Pulsieren unter Ihren Fingern. Jeder Pulsschlag des Herzens wird hier in die Becken- und Oberschenkelarterien fortgeleitet und ist deutlich zu spüren. Falls Sie es nicht auf Anhieb finden, beweisen Sie sich selbst ein wenig Geduld. Noch ein wenig mehr Richtung Schambein können Sie nun in der Tiefe den Hüftbeugemuskel (*m. iliopsoas*) ertasten. Am einfachsten ist es, wenn Sie die Hüftbeugung praktisch an Ort und Stelle leicht variieren, eine kleine isolierte Bewegung, die es Ihnen erlaubt, den Hüftbeugemuskel mit Ihren Fingerkuppen zu spüren. Wenn Sie den Iliopsoasmuskel identifiziert haben und seine Aktivität mit den Fingern wahrnehmen können, dann haben Sie ein erstes wichtiges Ziel dieser Übung erreicht. Wenn Sie Schwierigkeiten dabei haben, versuchen Sie es später noch einmal, oder lassen Sie sich von einem Partner oder einem Profi dabei helfen.

Das zweite Ziel dieser Übung setzt die oben beschriebene Wahrnehmung des Hüftbeugemuskels voraus. Jetzt geht es um die Umschulung des Nervensystems (*Innervationsschulung*). Lassen Sie das leicht angewinkelte Bein wieder langsam und ruckfrei auf den Boden zurückgleiten. Die Betonung liegt auf langsam. Geben Sie sich dafür mindestens 10 Sekunden, bis das Bein wieder flach auf dem Boden liegt. Mit den Fingern spüren Sie, wie der Hüftbeugemuskel immer mehr nachgibt und länger wird (*exzentrische Aktivität*). Am Schluß, wenn das Bein wieder entspannt auf dem Boden liegt, sollte auch der Muskel unter Ihren Fingern sich vollständig entspannt haben. Gönnen Sie sich nun nochmals 10 Sekunden, um die Entspannung in diesem Muskel fühlbar zu vertiefen.

Damit ist der Übungszyklus beendet. Wiederholen Sie nun das Ganze: Hüfte des am Boden liegenden Beines leicht anheben (10–15 Winkelgrad) und dann wieder langsam das Knie auf den Boden zurückgleiten lassen. Mit dieser einfachen Übung trainieren Sie die Koordination dieses wichtigsten Muskels. Sie bringen ihm bei, was jeder Muskel können muß: Anspannen und Entspannen.

Sind Ihre Hüftbeugemuskeln verkürzt, so hat dies eine Ursache. Die häufigste besteht darin, daß der Hüftbeuger während Jahren nie mehr richtig gedehnt und entspannt wurde. Auch haben Sie vermutlich an Muskelkraft verloren. Ein verkürzter Muskel ist nicht automatisch ein kräftiger Muskel. Im Gegenteil. Ein verkürzter Muskel ist immer ein geschwächter Muskel, genauso wie ein überdehnter Muskel.

Mit dieser einfachen Übung bringen Sie Ihrem Hüftbeugemuskel wieder bei, was er verlernt hat: Bewußte Kontraktion und totale Entspannung. Durch diese Art des Übens schulen Sie die *Innervation*, die motorische Befehlsausgabe des Gehirnes an den Muskel. Bewegungsprogramme können umprogrammiert werden. Anstatt chronisch in einer leicht verkürzten

Stellung zu verharren und zu erstarren, wird der Muskel jetzt mit neuem Leben und neuer Beweglichkeit erfüllt.

Falls Sie mit ausgestrecktem Bein in Rückenlage bequem liegen können, ohne daß sich Ihr unterer Rücken vom Boden abhebt, so verfügen Ihre Hüftbeugemuskeln über genügend Länge und Elastizität. In diesem Falle können Sie die gleiche Übung beispielsweise auf einer Liegebank machen. Dies erlaubt Ihnen, das ausgestreckte Bein unter die Horizontale abzusenken. Die Dehnung des Hüftbeugers nimmt dadurch zu. Eine derartige Überstreckung des Hüftgelenkes (20–30° Extension) ist für ein koordiniertes Gehen notwendig! Jedesmal, wenn wir während des Gehens abstoßen, wird das hintere Bein im Hüftgelenk gestreckt. Ist hingegen der Hüftbeugemuskel verkürzt, ist eine solche Streckung im Hüftgelenk nicht mehr möglich. Die unausweichliche Folge: Bei jedem Schritt kippt das Becken nach vorne. Sie landen zwangsläufig im Hohlkreuz.

Hiermit haben wir die häufigste Ursache der Hohlkreuzhaltung exakt lokalisiert: Den verkürzten Iliopsoas-Muskel. Jetzt gilt es, das Gelernte auf das Stehen zu übertragen.

Stehen als Übung bedeutet: mit aufgerichtetem Becken und offenen Leisten dazustehen. Beide Hüftgelenke sind gestreckt. Es gibt für Sie zwei einfache Möglichkeiten zu erkennen, ob Ihre Hüftgelenke im Stehen tatsächlich oder eben nur scheinbar gestreckt sind. Verläßliche Hinweise für eine unvollständige Streckung der Hüftgelenke sind die Hohlkreuzhaltung mit nach hinten durchgedrückten Knien sowie leicht angewinkelte Knie.

In Erinnerung gerufen sei auch: Wer bei sich verkürzte Hüftbeuger in Rückenlage entdeckt hat, darf sicher sein, daß er diese auch im Stehen hat.

Stehen als Übung bedeutet: Die Beine sind gestreckt und gerade, sie sind weder nach hinten durchgedrückt noch leicht angewinkelt. Stehen als Übung bedeutet auch: Das Becken ist aufgerichtet, was ein entsprechend großes Streckvermögen beider Hüftgelenke voraussetzt.

Stehen als Übung bedeutet: Die Aufrichtung des Beckens im Stehen ist die eigentliche Übung.

Die Kunst

Die Kunst des aufrechten Stehens setzt ein aufgerichtetes Becken voraus. Hohlkreuzhaltung mit nach vorne ausladendem Bauche macht eine körperliche Zentrierung in der eigenen Mitte unmöglich. Ebenso das nach vorne geschobene Becken mit zusammengekniffenen Gesäßbacken.

Stehen bedeutet Aufrichtung und Zentrierung. Die körperliche Zentrierung erfolgt in zweierlei Hinsicht. In bezug auf den eigenen Körper und in bezug auf den Raum, in dem wir stehen. Beginnen wir mit der Zentrierung im eigenen Körper.

Die eigene Mitte, der Schwerpunkt des menschlichen Körpers, befindet sich ein paar Zentimeter unterhalb des Nabels. Stellen Sie sich diesen Schwerpunkt nicht als theoretischen Punkt irgendwo im Bauchraum vor. Plastischer ist die Vorstellung oder das Gefühl, eine „gleichmäßige Kugel" fülle den Raum Ihres Beckens. Das Zentrum dieser Kugel entspricht dem Körperschwerpunkt. Ist das Becken aufgerichtet, trägt und umfaßt das

Becken diese Kugel gleichmäßig. Befinden sich auch Rücken-, Bauch- und Flankenmuskulatur in einem Gleichgewicht, so wird diese Kugel von allen Seiten gleichmäßig umfaßt und gestützt. Ist das Zwerchfell in allen Bereichen, speziell in den hinteren Abschnitten, locker und beweglich, so wird die Kugel von oben gleichmäßig gedeckt. Durch die rhythmischen Atembewegungen des Zwerchfells wird die Mitte des Menschen rhythmisch durchbewegt und belebt.

Der nächste Schritt: Bauen Sie die Beziehung zwischen Körperschwerpunkt und Boden auf. Um aufrecht im Gleichgewicht zu stehen, muß der Körperschwerpunkt senkrecht über dem Mittelpunkt Ihrer Standfläche stehen. Das Körpergewicht wird gleichmäßig auf beide Füße und gleichmäßig auf Vor- und Rückfüße verteilt. Die Fersen sind außenbelastet, die Großzehen haben kräftigen Kontakt mit dem Boden. So stehen Sie aufrecht und in dreidimensionalem Gleichgewicht. Die Körperlängsachse ist im Lot, der Körper paßt sich optimal an die Schwerkraft an. Sie stehen sozusagen „stromlinienförmig“ im Schwerkraftfeld.

Die Schwerkraft hat keinen Hebel mehr, um Sie bodenwärts zu ziehen. Je mehr irgendein Teil des Körpers sich von dieser zentralen Längsachse entfernt und hervorsteht, desto besser kann die Schwerkraft daran ansetzen. Wenn wir beispielsweise beide Arme seitlich bis zur Horizontalen heben, spüren wir rasch den Unterschied zum stromlinienförmigen Stehen. Das Gleiche gilt auch für den nach vorne geschobenen Kopf, die vorgereckte Brust, den Entenpo oder auch für X- und O-Beine – alles Hebel für die Schwerkraft, die mit gesetzmäßiger Zuverlässigkeit angreift.

Jedes körperliche Ungleichgewicht führt automatisch zu einer verstärkten Schwerkraftwirkung. Dagegen muß sich der Körper wehren. Er tut dies, indem er das Ungleichgewicht muskulär stabilisiert. Bei nach vorne geschobenem Kopf beispielsweise sind es die Nackenmuskeln, die den Kopf in dieser Stellung festhalten. Ohne die Dauerleistung der Nackenmuskeln würde der Kopf ganz einfach nach vorne fallen. Jedes Ungleichgewicht zwingt bestimmte Muskelgruppen zu einer verstärkten Haltearbeit. Dies bedeutet, um das Phänomen beim Namen zu nennen, muskuläre Verspannung. Wer wünscht sich schon muskuläre Verspannungen, und wer kennt sie nicht aus eigener Erfahrung! Jedes seelische und damit auch körperliche Ungleichgewicht führt auf diese Art und Weise zu Verspannungen, zu einem spürbaren Symptom, das uns immer wieder daran erinnert und uns auch dabei hilft, in unser Gleichgewicht zurückzufinden.

3.5 Dynamik des Vorfußes: Beim Gehen und Laufen hat der Vorfuß die Bedeutung eines Stoßdämpfers. Beim koordinierten Aufsetzen des Fußes (a, b) schauen alle Zehen gegen den Boden und nicht in die Luft. Gleiches gilt beim Abstoßen. Der Vorfuß „greift in den Boden" (c, d).

Übung 4

Fortschritt für Schritt

Die Zehen gehören auf den Boden. Der Vorfuß stellt den beweglichen Teil unserer Füße dar, er paßt sich den Unebenheiten des Bodens an. Der Vorfuß ertastet den Boden, Schritt für Schritt, und gewährleistet einen sicheren Gang.

Der Vorfuß nimmt noch eine zweite, wesentliche Funktion wahr: Er ist ein effizienter Stoßdämpfer. Analog zur Hand besitzt der Vorfuß ein Quergewölbe. Dieser nach unten offene C-Bogen ist durch straffe Bänder und elastische Muskeln stabilisiert. Dies ermöglicht dem Vorfuß zu federn. Unter der Last des Körpergewichtes wird das Quergewölbe flachgedrückt. Die querverlaufenden Muskeln werden dabei gedehnt und ermöglichen die Federwirkung. Sobald der Vorfuß wieder entlastet wird – beim Gehen unmittelbar nach dem Abstoßen – zieht sich die stark vorgedehnte Fußballenmuskulatur sofort kräftig zusammen. Der Vorfuß schnellt, wie eine losgelassene, flachgedrückte Blattfeder, vom Boden ab – dies die Impulsdynamik des Vorfußes.

Wahrnehmung

Die drei angeborenen Funktionen des Vorfußes sind: Ertasten der Bodenbeschaffenheit, Stoßdämpfung und Impulsdynamik. Die erlernte Realität allerdings sieht meist völlig anders aus. Das Vorfußquergewölbe ist bereits beim unbelasteten Fuß abgeflacht. Dies ist ein *Spreizfuß*. Noch ungemütlicher wird es für den Vorfuß, wenn sich das Quergewölbe umkehrt. Der Vorfuß ist dann nicht mehr nach oben gewölbt, sondern stempelkissenartig nach unten durchgedrückt. Die Mittelfußknöchelchen werden extremen und unnatürlichen Druckbelastungen ausgesetzt. Schritt für Schritt werden sie ungeschützt auf den Boden gehämmert – ohne jegliche Stoßdämpfung.

Das weiche Federn des Vorfußes ist einem harten Aufschlag gewichen. An der Fußballe bilden sich entsprechende Druckschwielen. Die Hornhaut versucht ersatzweise einzuspringen: Durch Verdickung und Verhornung ist sie bemüht, den exponierten Mittelfußköpfchen ein kleines Polster zu gewähren. Leider wird dadurch alles nur noch schlimmer, speziell im vorgerückteren Alter. Die Hornhautschwielen wirken bei jedem Schritt als störende Fremdkörper zwischen Knochen und Boden, was zu extremer Druckempfindlichkeit und heftigen Schmerzen führt. Das Gehen wird zur Qual.

Ein Ausfall der Vorfuß-Stoßdämpfung strapaziert nicht nur den Fuß. Alle Gelenke des Beines und der Wirbelsäule werden unnatürlich stark belastet. Bei jedem ungefederten Aufsetzen des Fußes entstehen Schockwellen, wie bei einem Auto ohne Stoßdämpfer. Die Schockwellen pflanzen sich nach oben fort und können extrem hohe Werte erreichen. Dies führt, insbesondere bei ständiger Wiederholung, zu einer Schädigung des Gelenkknorpels.

Während unsere Vorfahren – richtiger wäre die Bezeichnung „Vorgänger" – auf weichen Naturböden gingen, sind wir heutzutage meist auf sehr harten Betonböden unterwegs. Eine gute Koordination der eigenen Füße und gutes Schuhwerk mit

3.5a, b

3.5c, d

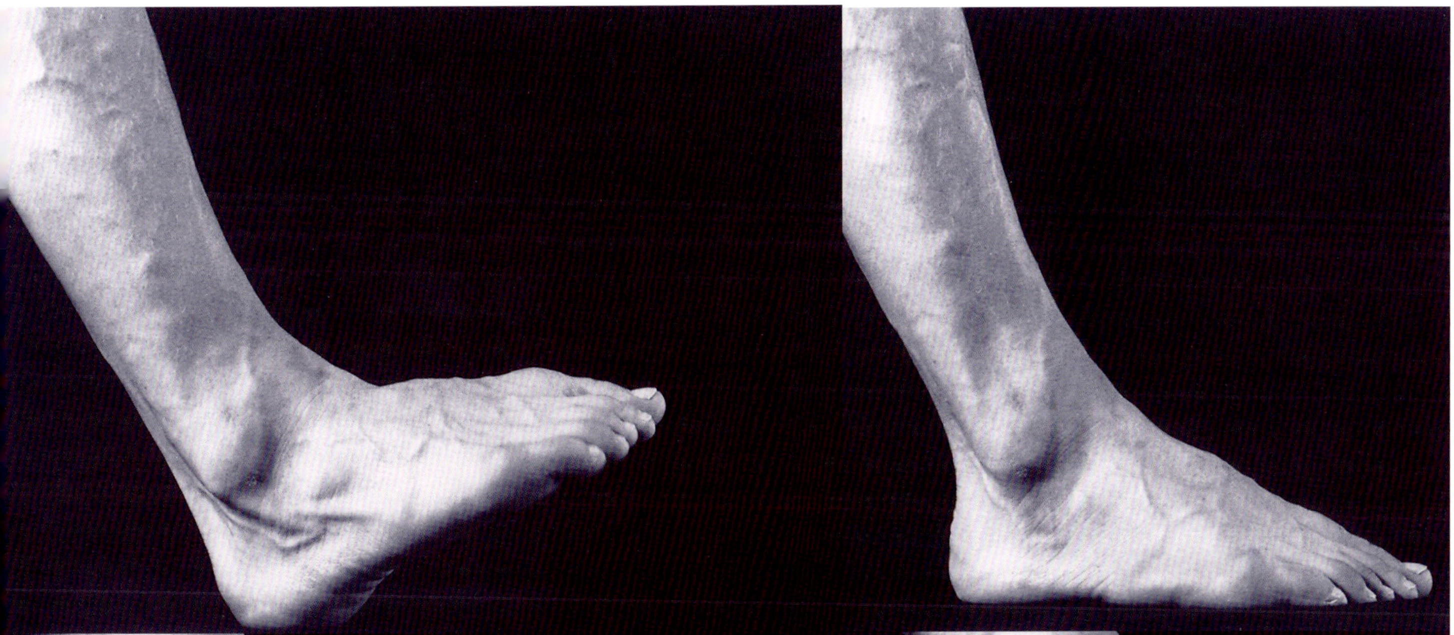

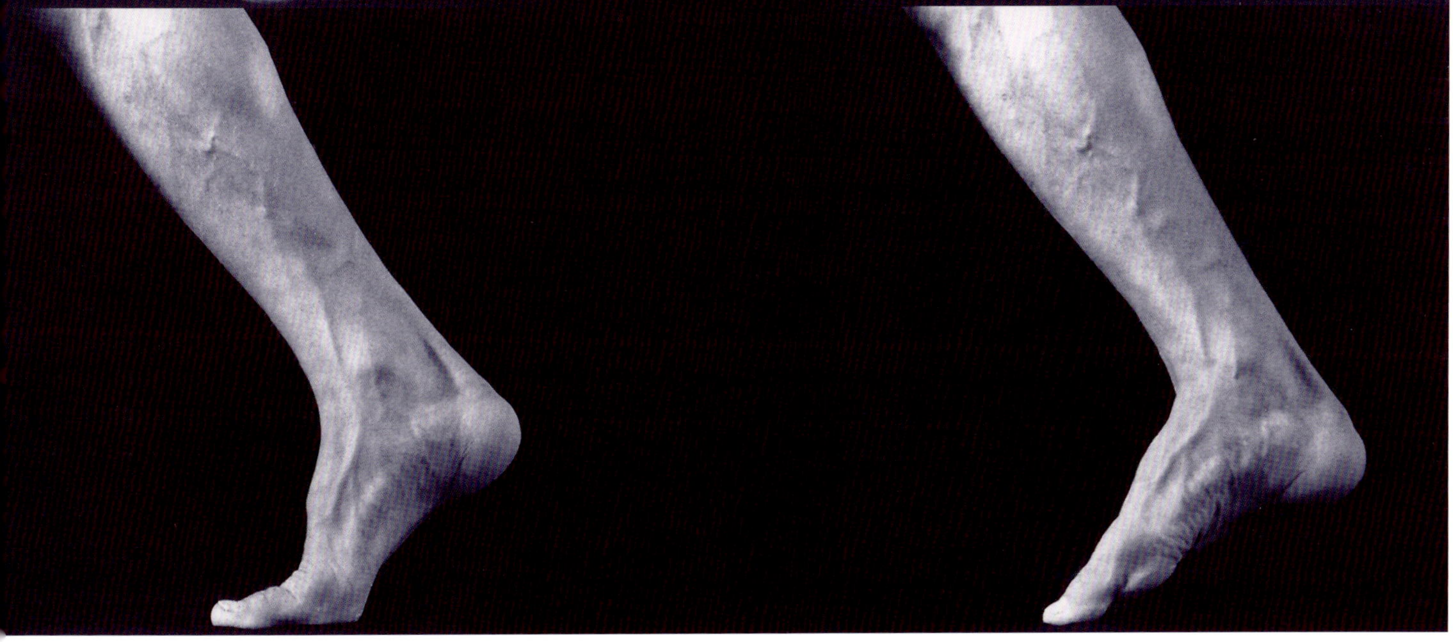

schockabsorbierender Sohle sind heutzutage notwendig.

Schauen Sie sich Ihre Füße jetzt ruhig einmal etwas genauer an. Form und Gestalt verraten viel über deren alltäglichen Gebrauch. Schauen Sie mit Hilfe eines Spiegels in die Innenseite des Fußes hinein. Sie erkennen dort das Längsgewölbe des Fußes. Dies ist beim gesunden Fuß einige Zentimeter hoch und deutlich sichtbar. Ist das Längsgewölbe abgeflacht, sprechen wir vom Senkfuß. Berührt das Längsgewölbe auf der Innenseite sogar den Boden, so liegt ein Plattfuß vor. Häufig finden wir den *Senk- oder Plattfuß* in Kombination mit einem *Knickfuß*. Das Einknicken des Fersenbeines nach innen kann am besten von hinten erkannt werden. Manchmal erfordert die Blickdiagnose ein bißchen Übung.

Bei einer Tendenz zum *Hohlfuß* wird das Längsgewölbe verstärkt. Der Bodenkontakt des Mittelfußes wird immer schmaler und schwächer.

Koordinierterweise liegt die ganze Außenkante des belasteten Fußes dem Boden auf. Beim Hohlfuß ist der Fußabdruck nicht mehr durchgängig. Er teilt sich in zwei Abschnitte: Fußballe und Ferse. Ein von bloßem Auge leicht erkennbares Frühzeichen des Hohlfußes ist ein Knick an der Außenkante: Etwa auf Höhe des Ristes bildet sich, durch das vermehrte Anheben des Längsgewölbes, ein Knick im normalerweise geradlinigen Außenrand.

Den *Spreizfuß* erkennen wir, wie bereits besprochen, am Absinken des Vorfuß-Quergewölbes. Der medizinische Begriff des *Hallux valgus* bezeichnet die Abweichung der Großzehe zur Seite hin. *Hammerzehen* sind Krallenzehen, die sich nicht mehr strecken können. Auch die Schuhe spiegeln den alltäglichen Gebrauch der Füße: Eine nach oben ausgebeulte Schuhspitze ist ein zuverlässiger Hinweis für das fehlende Bodengefühl der Zehen.

Haben Sie eines oder mehrere dieser Probleme bei sich entdeckt? Fehlbelastung im Alltag ist die weitaus häufigste und folgenschwerste Ursache aller Fußbeschwerden und Deformitäten. Harte Böden und ungeeignetes Schuhwerk tragen das Ihrige zur Problematik bei.

Die Wahrnehmung Ihrer Fußgewohnheiten wird Ihnen aufmerksame Beobachtung und Geduld abverlangen. Eine wertvolle Hilfe ist das Barfußgehen vor dem Spiegel: Knickt die Ferse in der Belastungsphase nach innen und beim Abstoßen nach außen? Wünschenswert ist eine gerade Ausrichtung des Fersenbeines in beiden Momenten. Ragen die Zehen vor dem Aufsetzen und unmittelbar nach dem Abstoßen des Fußes nach oben? Die Zehen gehören in beiden Fällen nach unten gegen den Boden gerichtet.

Entscheidung

„Ich möchte meinen Füßen mehr Aufmerksamkeit schenken. Ich erwarte von ihnen, daß sie mich ein Leben lang durchs Leben tragen. Dafür achte ich sie und bin bereit, auf sie einzugehen: Eine wohltuende Fußmassage, Barfußgehen, komfortables Schuhwerk (zumindest zu Hause), eine korrekte Belastung der Füße im Alltag und, bei Bedarf, ein paar Fußübungen für zu Hause oder im Büro. Ich möchte die Beziehung zwischen mir und meinen Füßen grundlegend ändern. Zugegeben, die Füße sind weit vom Kopf entfernt, in Schuhe eingepackt und häufig vergessen. Jetzt ist der Zeitpunkt gekommen, eine partnerschaftliche Beziehung zu meinen Füßen aufzubauen. Entscheidend dafür ist ihr Gebrauch im Alltag."

Übung

Beim Gehen unterscheiden wir Standbein- und Spielbeinphase. Die Standbeinphase setzt sich zusammen aus: Aufsetzen, Belasten, Abrollen und Abstoßen.

Das Aufsetzen des Fußes beginnt mit dem Aufsetzen der Ferse. In diesem Moment sind die Zehen gegen den Boden und nicht nach oben gerichtet. Die Zehengrundgelenke sind leicht gebeugt, die Zehen selbst entspannt. Der Vorfuß ist bereit für den bevorstehenden Bodenkontakt, das Quergewölbe ist zur Stoßdämpfung aufgespannt.

Nach dem Aufsetzen folgt die eigentliche Belastungsphase. Häufig knickt das Fersenbein genau in diesem Moment nach innen ein – meist unbemerkt. Das ganze Körpergewicht lastet auf der Innenseite des Fußgewölbes und drückt dieses flach – es kommt zum Senkfuß.

Als nächstes folgt das Abrollen über die Fußballe. Beim Abstoßen überwiegt die Tendenz, das Fersenbein nach außen abzuknicken. Bandverletzungen des Sprunggelenkes auf der Außenseite sind die typische Folge (*Suppinationstrauma*). Unmittelbar nach dem Abstoßen, zu Beginn der Spielbeinphase, „greift" der Vorfuß in den Boden hinein. Das Vorfußquergewölbe schnellt im Moment der Entlastung zurück nach oben, die Zehen sind nach unten orientiert. Meist unbemerkt ereilt den Vorfuß ein anderes Schicksal: Nach dem Abrollen bleiben die Zehengrundgelenke überstreckt, die „Blattfeder des Vorfußgewölbes" ist ausgeleiert, die Zehen ragen beim Abheben des Fußes gegen den Himmel.

Eine weit verbreitete Unsitte zur „Kräftigung des Fußes" ist das Auf- und Abwippen. Die Fersen werden vom Boden angehoben und hochgezogen, bis wir auf der Fußballe stehen. Dann wippen die Fersen rauf und runter – effizient zur Kräftigung der Wadenmuskulatur, aber sinnlos zur Kräftigung der Fußballenmuskulatur. Beim Stehen auf den Fußballen wird das Vorfuß-Quergewölbe ja schon wieder flachgedrückt.

Es gibt eine wirkungsvollere Übung für den muskulären Aufbau des Vorfuß-Quergewölbes. Ein einfacher Trick sorgt für Abhilfe, wir kehren die Übung um. Statt rauf und runter geht's jetzt runter und rauf. Und so wird's gemacht: Sie stellen sich rückwärts auf die unterste Stufe einer Treppe, eine Hand zur Sicherheit am Geländer. Nur der Vorfuß „steht" auf der Treppenstufe, wie bei einem Turmspringer vor dem Absprung. Senken Sie nun beide Fersen langsam ab, die Achillessehnen werden gedehnt. Die Wadenmuskeln müssen das Körpergewicht halten und gleichzeitig nachgeben (*exzentrische Aktivität*).

Lassen Sie jetzt die Hand vom Geländer los und bleiben Sie mit den Fersen möglichst unten. Die Übung wird dadurch zur Gleichgewichtsübung: Wir stehen freihändig auf den Vorfüßen. Durch das Absinken der Fersen werden die Vorfuß-Quergewölbe automatisch aufgebaut. Achten Sie darauf, daß sich die Zehen nicht ankrallen. Die Vorfüße wollen sich auf der Treppe festsaugen, aber nicht ankrallen. Bleiben Sie zehn bis zwanzig Sekunden so stehen. Die Fußballenmuskulatur muß durch kleine Korrekturbewegungen für die Aufrechterhaltung der Balance sorgen, sie wird durch diese einfache Übung in einer funktionell sinnvollen Stellung trainiert. Das Quergewölbe wird aufgebaut und muskulär gekräftigt.

Eine weitere sinnvolle Übung für das Vorfuß-Quergewölbe ist das „Raffen eines Handtuches" unter dem Vorfuß. Das auf dem Boden liegende Handtuch wird dabei nicht mit Krallenzehen ergriffen, sondern unter den Vorfuß gerafft. Die Zehengrundgelenke sind leicht gebeugt, die Zehen selbst jedoch gestreckt.

Wirkungsvoll und anspruchsvoll ist auch das „Anheben einer Münze vom Boden". Der nackte Vorfuß wird hierzu direkt auf eine am Boden liegende

Münze gestellt. Die Münze soll sich genau in der Mitte der Fußballe befinden. Bauen Sie jetzt das Vorfuß-Quergewölbe auf, und versuchen Sie, die Münze anzusaugen. Es braucht etwas Geduld und Übung, bis Sie die Münze auf diese Weise aufheben können.

Die Kunst

Ein Gangbild, das die Qualität kraftvoll-dynamisch und federndweich in sich kombiniert, wirkt ästhetisch und charismatisch. Der Koordination des Vorfußes kommt besondere Bedeutung zu. Das Quergewölbe dient während der Belastungsphase als effizienter Stoßdämpfer. Beim Abstoßen wird es impulsartig wieder aufgebaut. Sprungkraft und Bewegungsökonomie werden dadurch merklich gesteigert.

Jeder Fortschritt – jedes Schreiten nach vorne – bedingt eine stabile Verankerung nach hinten. Wir stoßen den Fuß nach hinten-unten, um uns selbst nach vorne-oben zu bewegen. Jede Bewegung bedingt eine dreidimensionale Gegenbewegung. Dieses Prinzip kann durch die Kunst des Gehens besonders gut erkannt, erlebt und vertieft werden.

Die Kunst des Gehens entsteht aus der Ruhe heraus. Bevor wir gehen, müssen wir zunächst stehen. Die Dynamik entfaltet sich aus der Statik, durch Verlagerung des eigenen Schwerpunktes. Sei es, daß wir ein Bein nach vorne schwingen, sei es, daß wir mit dem Oberkörper leicht Vorlage geben. Es ist immer eine Verlagerung von Schwerpunkten, die uns in Gang setzt. Die Kunst des Gehens wird zum kreativen Spiel mit der Schwerkraft.

Gehen ist ein ständiges Loslassen und Wiederauffangen des eigenen Schwerpunktes. Die senkrecht wirkende Schwerkraft wird in eine horizontale Fortbewegung umgewandelt. Wir versuchen, ökonomisch und ästhetisch zu gehen – ohne sinnlosen Energieverschleiß, ohne unnötiges Auf und Ab. Ein gemütliches Schlurfen ist zwar ziemlich ökonomisch, erweckt aber nicht in jeder Situation den gewünschten Eindruck. Ein Stolzieren mit hoch erhobenem Haupte und vorgewölbter Heldenbrust mag zwar einem vergangenen Schönheitsideal entsprechen, hat aber eine verheerende Energiebilanz – körperlich wie emotionell. Die Kunst des Gehens kombiniert Ökonomie, Ästhetik und Wohlbefinden. Oder mit anderen Worten: Konstruktive Entspannung in der Dynamik. Gehen verbindet Gleichgewicht und Rhythmus, Harmonie und Effizienz.

Die Kunst des Gehens bedeutet, sich in eine bestimmte Richtung zu bewegen. Dabei ist es gar nicht immer einfach zu sagen, wohin man eigentlich geht. Bewegung ist immer relativ, sie erfolgt in bezug auf etwas anderes. Ein einfaches Beispiel: Sie fahren mit der Eisenbahn Richtung Westen und gehen vom vordersten Wagen zum hintersten. Auf den Zug bezogen, sind Sie rückwärts gegegangen, in bezug auf die Erdoberfläche jedoch vorwärts. Der Zug fährt schneller vorwärts als Sie rückwärts gehen, weshalb Sie sich insgesamt vorwärts bewegen. Scheinbar.

In Wirklichkeit bewegen Sie sich dennoch rückwärts. Die Erdoberfläche dreht sich nämlich schneller nach Osten als der Zug nach Westen fährt.

Und wenn wir den Bezugsrahmen noch einmal größer wählen, dann bewegen Sie sich lediglich im Kreise: Die Erde umkreist mit hoher Geschwindigkeit die Sonne. Es ist gar nicht immer einfach zu erkennen, in welche Richtung wir eigentlich gehen.

In der Kunst des Gehens wird der Weg zum WEG.

3.6 Stabilität der Wirbelsäule: Beim Tragen und Heben von Lasten soll die Wirbelsäule „achsengerecht“, also möglichst gleichmäßig und gerade belastet werden. Weder starkes Holzkreuz (a) und schon gar nicht ein Rundrücken (b). Gerade bleibt gerade (c).

Übung 5

Tragen und Getragenwerden

Aufrecht stehen und gehen ist schon anspruchsvoll genug. Und dann erst das Tragen? Um etwas vom Boden anzuheben, beispielsweise eine Getränkeharrasse oder einen Koffer, müssen Sie sich zunächst einmal bükken. Dazu müssen Sie Ihren Oberkörper von der Vertikalen in die Horizontale bringen. Könnten wir beim Anheben von Lasten einen supergeraden Rücken behalten, wäre das Problem gelöst. Alltags- und Trainingssituationen jedoch erfordern immer wieder, daß wir uns in einer nicht idealen Position befinden. Ein paar einfache Grundprinzipien ermöglichen eine optimale Haltungs- und Bewegungskoordination auch in schwierigen Situationen.

Wahrnehmung

Zwei Punkte sind wesentlich: Die räumliche Beziehung zwischen Ihnen und dem Gegenstand, den Sie anheben oder tragen möchten, und die Koordination Ihres Körpers in diesem Moment.

Sie tragen eine Tasche an der Seite Ihres Körpers, den langen Tragriemen über eine Schulter gelegt. Im Idealfall wäre das Gewicht, wie bei einem Rucksack, gleichmäßig auf linke und rechte Schulter verteilt. Die Wirbelsäule wäre gerade, Sie könnten das zusätzliche Gewicht mit den Beinen tragen. Dem ist nun aber nicht so, das Gewicht hängt an einer Schulter. Typischerweise wird diejenige Schulter, auf welcher der Tragriemen lastet, hochgezogen. Mit Hilfe der Schulter-Nackenmuskulatur (*m. trapezius*) ziehen Sie die Schulter hoch, um das Gewicht „besser tragen“ zu können. Dies ist ein verkehrter Reflex.

Das gleiche gilt beim Tragen einer Einkaufstasche. Koordinierterweise wird der Arm durch die Traglast gestreckt und ist dabei möglichst entspannt. Lediglich die lange Beugemuskulatur der Finger muß arbeiten, damit die Einkaufstasche nicht aus der Hand gleitet. Weit verbreitet ist jedoch der Reflex, das Gewicht mit dem Arm hochheben zu wollen, anstatt es am Arm hängen zu lassen. Oberarm und Schultermuskulatur leisten in diesem Fall unnötige Haltearbeit, was eine Dauerkontraktion der entsprechenden Muskeln bewirkt. Muskelschmerzen und Verspannungen sind vorprogrammiert. Dauerkontraktion ist eine unnatürliche Belastung für jeden Muskel. Unnatürlich deshalb, weil Muskelarbeit sich normalerweise in Form von Bewegung ausdrückt. Ein Muskel soll sich abwechslungsweise zusammenziehen und dann wieder entspannen können.

Beim Tragen müssen wir darauf achten, daß keine unnötige Haltearbeit geleistet wird, weder im Schulter-Nackenbereich noch im Arm.

Genau hier setzt die Wahrnehmungsschulung an. Achten Sie das nächste Mal beim Tragen oder Anheben einer Last darauf, welche Muskeln sich unnötig und krampfhaft verspannen. Entspannen Sie bewußt genau diese Muskeln, soweit es geht. Finden Sie jenes Minimum an Muskelaktivität heraus, das zum Tragen der Last gerade ausreicht. Auf diese Art und Weise werden Sie sich des unbewußten Hochziehens der Schulter bewußt. Sie entwickeln ein realistisches Gefühl dafür, wieviel Muskelkraft in welchem Körperteil notwendig ist.

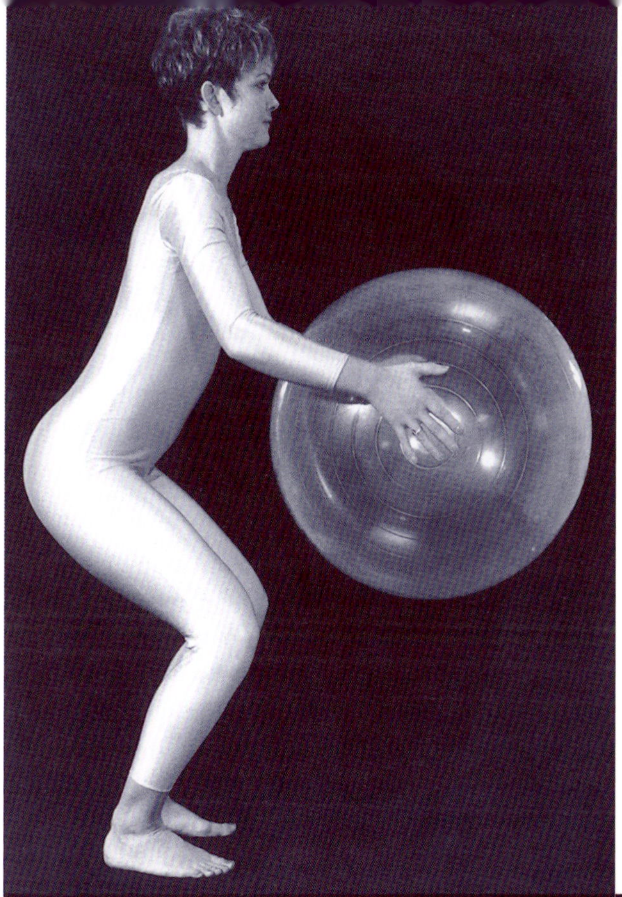

3.6a

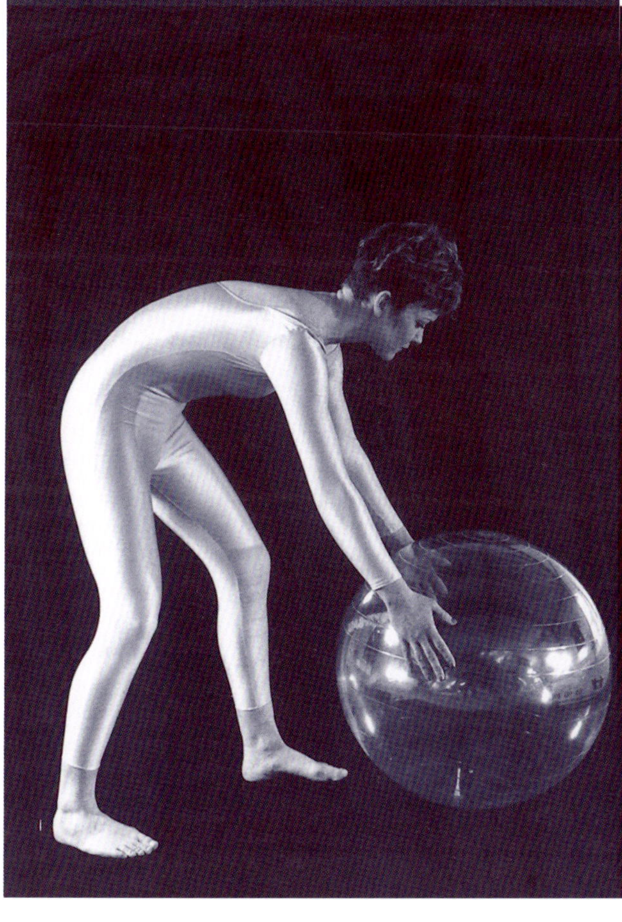

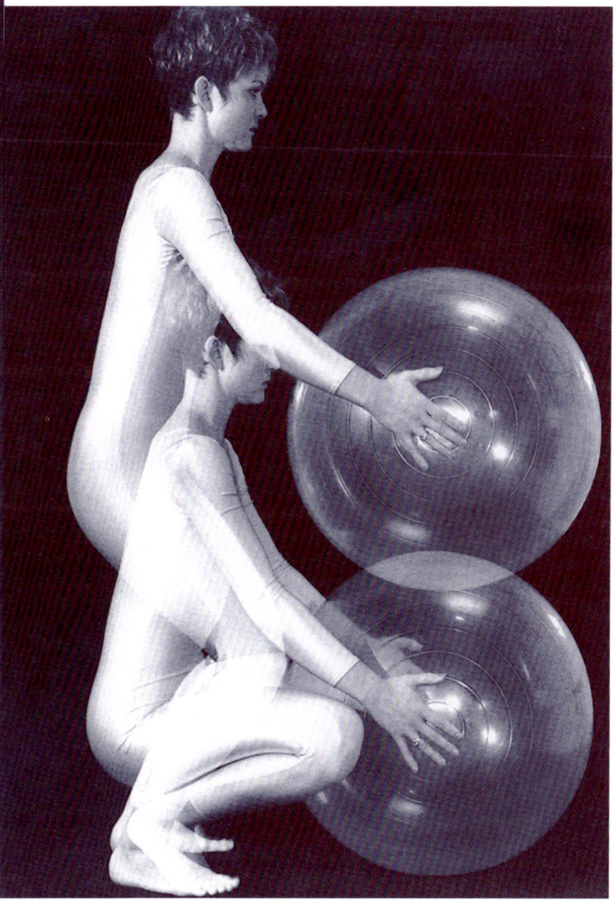

3.6b, c

In Afrika wird Wasser heute noch in Tonkrügen auf dem Kopf getragen. Der Druck von oben hilft dem Körper bei der Aufrichtung. Die Kopfhaltung der Afrikanerin ist stolz und gerade, das Haupt ruht erhaben auf der Wirbelsäule. Der Kopf ist nicht nach vorne geschoben. Das Gewicht des Wasserkruges verteilt sich gleichmäßig auf die aufgerichtete Wirbelsäule. Der ganze Körper trägt den Wasserkrug im Lot.

Viele Menschen haben das Gefühl für ein natürliches Aufgerichtet-Sein verloren. Oftmals genügt schon die Last des eigenen Körpers. Im Verlaufe der Jahre entwickelt sich ein strukturelles Ungleichgewicht, beispielsweise mit verkürztem Nacken, eingefallener Brust und Rundrücken. Beim Tragen von Lasten werden die individuellen Haltungsgewohnheiten verstärkt. Wer im Ruhezustand einen Rundrücken hat, betont diesen beim Tragen irgendeiner Last. Zusätzliche Belastung verstärkt das Muster.

Das Tragen einer Last im Alltag stellt eine Chance zur körperlichen und damit auch zur innerlichen Aufrichtung dar. Roter Faden für die Entdeckung blinder Flecken: Unter Belastung soll sich der Körper und insbesondere die Wirbelsäule verlängern. Das Gegenteil von Verlängerung ist die Verkürzung, ein Zusammenstauchen. Verkrampft, verkürzt und verkrümmt – nicht selten bevor Sie das Gewicht überhaupt anheben, aus lauter unzweckmäßiger Gewohnheit. Gönnen Sie sich also das nächste Mal, bevor Sie eine Last anheben, einen kurzen Moment, und verlängern Sie zunächst die Wirbelsäule.

Welcher Art ist die räumliche Beziehung zwischen Ihnen und dem Fremdgewicht, das Sie tragen möchten? Angenommen, Sie wollen einen Bleistift vom Boden aufheben. Wie gehen Sie vor? Beugen Sie den Oberkörper nach vorne, oder gehen Sie zunächst in die Hocke? Wie weit ist Ihr Schwerpunkt vom Bleistift entfernt? Ist Ihr Rücken gerade oder gerundet?

Ein Bleistift ist zugegebenermaßen federleicht. Ob Sie den Bleistift so oder anders aufheben, spielt scheinbar keine große Rolle. Aber identische Gewohnheiten kommen auch beim Anheben schwerer Gegenstände zum Tragen. Schon ein leichter Rundrükken kann in diesem Falle katastrophale Auswirkungen haben, speziell bei vorgeschädigten Bandscheiben. Der „Hexenschuß" heißt so, weil die Kreuzschmerzen urplötzlich, wie angeworfen, auftreten. Fast immer wird der Hexenschuß durch ein „Verhebetrauma" ausgelöst. Sich „verheben" bedeutet, in einer ungünstigen Winkelstellung ein Gewicht anzuheben. Dieses Gewicht kann so leicht wie ein Buch sein. Die Physik der Hebelgesetze bewirkt, daß sehr kleine Gewichte zu extrem großen Belastungskräften im unteren Rücken führen können.

Hinterfragen Sie Ihre Gewohnheiten! Was würde Ihr Rücken zu Ihrer persönlichen Hebetechnik sagen? Versuchen Sie, Feinheiten aufzuspüren. Ein differenziertes Körperbewußtsein bedeutet Unterscheidungsvermögen, auch in belasteten Situationen. Ein Zentimeter näher oder weiter weg ist nicht egal. Fragen Sie Ihren Rücken, oder fragen Sie einen Partner: Was sieht eleganter aus? Ästhetik und Effizienz sind Ausdruck ein und desselben Phänomens: Bewegungskoordination.

Wenn Sie sich das nächste Mal beim Versuch ertappen, einen Gegenstand mit vornüber gebeugtem Rundrücken anheben zu wollen, dann legen Sie den Gegenstand ganz einfach noch einmal hin – und versuchen Sie es noch einmal. Geben Sie sich eine zweite und dritte Chance. Wagen Sie es zu experimentieren. Wie funktioniert es noch besser? Und seien Sie auch ein bißchen selbstkritisch: Nicht alles, was sich vertraut anfühlt, ist richtig. Schließlich geht es ja um das Entdekken blinder Flecken.

Entscheidung

„Ich treffe die Entscheidung, meine Wirbelsäule schonend und mit Sorgfalt zu behandeln. Gleichzeitig anerkenne ich die Nützlichkeit einer umfassenden Wirbelsäulenbeweglichkeit. Ein Grundverständnis für die Belastungskräfte der Wirbelsäule ermöglicht eine optimale Anpassung an die jeweilige Bewegungsaufgabe. Ich finde jetzt Zeit und Bereitschaft, mir nützliches Grundwissen anzueignen. Ich lasse mir dabei gerne von Profis helfen, die Verantwortung jedoch übernehme ich selber."

Besuchen Sie ein Rückenschulprogramm. Oder lassen Sie sich von physiotherapeutischer Seite beraten. Lernen Sie das Einmaleins menschlicher Haltungskoordination beim Tragen. Die Frage nach dem gesunden Rücken stellt sich fast bei jedem Menschen. Über achzig Prozent der Bevölkerung leiden an Rückenproblemen. Erstmaliges Auftreten, zeitliche Dauer, Intensität der Beschwerden sowie Rezidivrate schwanken in großen Bereichen. Die beste Therapie ist immer noch Vorbeugen. Die effizienteste Art, Rückenproblemen vorzubeugen, besteht darin, die Wirbelsäule unter Belastung möglichst gerade aufzurichten. Die Entscheidung für ein gesundes und kräftiges Rückgrat geht mit einer entsprechenden Entscheidung im Geistigen einher. Aufrichtung und Aufrichtigkeit gehen Hand in Hand.

Übung

Das erste Prinzip einer optimalen Lastverteilung lautet: „Der eigene Schwerpunkt soll möglichst exakt über oder unter die zu tragende Last plaziert werden." Wie bei den afrikanischen Wasserträgerinnen: Der Wasserkrug befindet sich exakt senkrecht über dem eigenen Schwerpunkt. Dasselbe gilt beim Anheben einer Getränkeharrasse: Bewegen Sie sich mit Ihrem Schwerpunkt, d. h. mit Ihrem Becken, möglichst nahe an die Harrasse heran. Im Idealfall genau darüber. Nehmen Sie die Harrasse ruhig zwischen die Beine. In dieser Ausgangsstellung können die Arme entspannt von oben greifen. Der Rücken bleibt aufgerichtet. Sie brauchen lediglich noch die Beine zu strecken, um die Harrasse anzuheben. Die Beinmuskulatur leistet die eigentliche Arbeit.

Sie kommen wohl kaum in Versuchung, den Körper zwanzig Zentimeter von Ihrem Körper entfernt zu tragen – es sei denn, Sie wollen speziell Ihre Schultermuskulatur kräftigen. Dafür gibt es jedoch bessere Trainingsmöglichkeiten. Nehmen Sie beim Tragen schwerer Lasten den Weg des geringsten Aufwandes. Wenn Sie größere Herausforderungen suchen, wählen Sie größere Gewichte. Es lohnt sich nicht, etwas Einfaches künstlich zu komplizieren.

Das zweite Prinzip lautet: „Rücken gerade". Diese Allerweltsformel für einen gesunden Rücken erfreut sich inzwischen großer Bekanntheit und Beliebtheit. Was bedeutet „gerader Rücken" konkret? Und was bedeutet es in Spezialfällen? Wir müssen vertikale und horizontale Ausgangsstellung klar voneinander unterscheiden.

Vertikale Belastung des Rückgrates (*axiale Druckbelastung*) bedeutet, die Wirbelsäule wird in ihrer Längsachse druckkomprimiert – so wie es beim Tragen eines Wasserkruges auf dem Kopf der Fall ist. Die Bandscheiben lieben eine gleichmäßige Verteilung dieser Belastung auf alle Wirbelsäulensegmente. Bei einem Rundrücken werden die Bandscheiben der Brustwirbelsäule in ihren vorderen Abschnitten extrem stark beansprucht. Sie werden tendenziell keilförmig deformiert. Die breite Basis des Keiles zeigt nach hinten, die Keilspitze nach vorne. Reicht der Rundrücken gar bis zur Lendenwirbelsäule hinab – wir sprechen vom totalen Rundrücken –, so ereilt diese Bandscheiben das gleiche Schicksal: Der weiche Bandscheibenkern wird nach hinten gepreßt. Das Resultat bei vorgeschädigten Bandscheiben ist Ihnen bekannt: Bandscheibenvorfall!

„Rücken gerade" bedeutet deshalb zunächst einmal „kein Rundrücken"! Damit ist schon sehr viel gewonnen. Die Wirbelsäule kann sich zudem unter vertikaler (*axialer*) Druckbelastung verlängern, sie kann sich sozusagen kerzengerade aufrichten.

Im entspannten Ruhezustand nimmt die bewegliche Wirbelsäule eine gestreckt-geschwungene S-Form an. Unter Belastung werden diese natürlichen Schwingungsbögen aber nicht verstärkt, sondern aktiv verringert: Je stärker die S-Form, desto größer wird die Biegebelastung. Für die Praxis bedeutet dies: Beim Tragen mit vertikalem Oberkörper – sei es im Stehen, Gehen oder aus der Hocke heraus – ist die Wirbelsäule lang und kerzengerade. Kopf- und Beckenhaltung sind aufgerichtet, der Nacken ist nach oben, der untere Rücken nach unten verlängert.

Hiev-Manöver gelten für die vorgeschädigte und untrainierte Wirbelsäule zu Recht als schädlich. Sobald die Wirbelsäule nicht mehr lotrecht, sondern bis horizontal belastet wird, soll sie auf ganzer Länge leicht nach hinten überstreckt werden (*Hyperextension*). Dadurch werden die Bandscheiben geschont, und zweitens kann die Rückenmuskulatur viel effizienter arbeiten (*axiale Verspannung*). Die Betonung liegt auf dem Begriff „auf ganzer Länge". Dies setzt eine entsprechende Beweglichkeit der Wirbelsäule voraus. Einfach ins Hohlkreuz kippen und die Schultern hinten zusammenziehen – damit ist es nicht getan.

Eine einfache und effiziente Übungshilfe für den geraden Rücken in *vertikaler Ausgangsstellung* ist die Wand. Setzen Sie sich rittlings auf einen Stuhl, und pressen Sie Ihren Rücken sanft gegen die Wand. Der untere Rücken soll sich der Wand entlang nach unten strecken, der Nacken sich nach oben verlängern. Die Wirbelsäule hat jetzt ihre maximale Länge. Legen Sie ein kleines Gewicht, beispielsweise ein Buch, auf den Kopf, und stoßen Sie Steiß und Scheitel auseinander. Die Wirbelsäule wird dadurch maximal gedehnt (*Zugspannung*).

Für die muskuläre Stabilisierung des Rückens in *horizontaler Ausgangsstellung* nehmen Sie wiederum einen Stuhl. Stellen Sie sich davor, und stützen Sie die Hände auf der Sitzfläche des Stuhles ab. Die Wirbelsäule steht horizontal. Sie wird durch die gestreckten Arme und Beine an beiden Enden abgestützt. Stoßen Sie jetzt Steiß und Scheitel wieder auseinander, genaugleich wie vorher an der Wand. Es geht darum, ein Gefühl von „Rükken lang und gerade" in dieser anspruchsvolleren Stellung zu finden.

Haben Sie Steiß und Scheitel maximal auseinandergedehnt, stabilisieren

Sie Kopf und Becken nun in dieser Stellung. Dann lassen Sie, unter Beibehaltung des Längszuges, die Wirbelsäule in allen Abschnitten leicht durchhängen. Gelingt Ihnen das, so können Sie die Wirbelsäule in dieser Stellung mit Hilfe der Rückenmuskulatur stabilisieren. In dem Ausmaße, wie Sie die Hände entlasten, wird die Rückenmuskulatur Haltefunktion übernehmen müssen.

Aber seien Sie noch einmal nachdrücklich gewarnt: Die korrekte Belastung der Wirbelsäule bei vertikaler Ausgangsstellung ist schon schwierig genug. Die horizontale Haltung führt zu extrem hohen Biegespannungen – Gift für den untraininerten Rücken. Selbst für den koordinationsgeschulten und superbeweglichen Rücken stellt diese Situation immer wieder eine echte Herausforderung dar.

Die Kunst

Delphine und Wale haben kaum Probleme damit. Sie leben und schweben im Wasser. Die Auswirkungen der Schwerkraft sind in diesem Urelement viel geringer.

Auch die meisten Landsäugetiere sind bezüglich Wirbelsäulenbelastung noch recht gut dran. Ihre Wirbelsäule liegt in der Horizontalen zwischen Vorder- und Hinterbeinen aufgehängt. Es gibt allerdings auch Vierbeiner mit relativ kurzen Beinen und langer Wirbelsäule, welche zu Wirbelsäulenproblemen neigen. Als Beispiel sei der Bandscheibenvorfall beim Dackel, die sogenannte Dackellähmung, erwähnt.

Der Mensch hat sich in evolutionsgeschichtlicher Dimension von der Horizontalen in die Vertikale aufgerichtet. Die Wirbelsäule steht jetzt im Lot. Damit ist sie unvergleichlich größeren Druckbelastungen ausgesetzt. Es ist eine große Herausforderung für jedes menschliche Individuum, sich selbst aufrecht zu tragen. Dies ist eindrücklich bei Neugeborenen und jungen Säuglingen zu beobachten. Sie können sich im Schwerkraftfeld noch nicht aus eigener Kraft aufrecht halten. Mit zunehmender Entwicklung lernt dann der Säugling, sich selbst zu stützen und zu tragen – zuerst im Sitzen, dann im Stand und schließlich im Gehen. Damit hat der Lernprozeß aber erst begonnen.

Die Kunst des Tragens mündet in die erlebbare Realität der Leichtigkeit im eigenen Körper: Konstruktive Entspannung während der Dynamik vermittelt ein Gefühl von schwereloser Leichtigkeit im eigenen Körper.

Damit sind wir der Kunst des Sich-Tragenlassens auf der Spur. Es gibt für uns überhaupt nichts zu tragen. Es sind der Boden, die Unterlage oder der Stuhl, auf dem wir uns gerade befinden, die uns in Wirklichkeit tragen. Es geht darum, sich von der Unterstützungsfläche tragen zu lassen. Dies ist elementare Physik. Wir stehen lediglich zwischen der Last und dem tragenden Boden. Die Belastung wird vom Boden getragen. Die Kunst des „Sich-Tragenlassens“ gilt auch im übertragenen Sinne – „Sich vom Leben tragen lassen“.

3.7 Schulter-Hand-Koordination: Handlungsfreiheit bedingt eine umfassende Beweglichkeit in den Hand- und Schultergelenken (a, b). Jede Bewegung der Hand nach vorne verlangt eine dreidimensionale Gegenbewegung im Schultergelenk nach hinten. Ein unkoordinierter Handkuß, bei dem die Schultern nach vorne fallen (c). Die koordinierte Version (d) besticht durch Eleganz und deutlich mehr Ausdruckskraft.

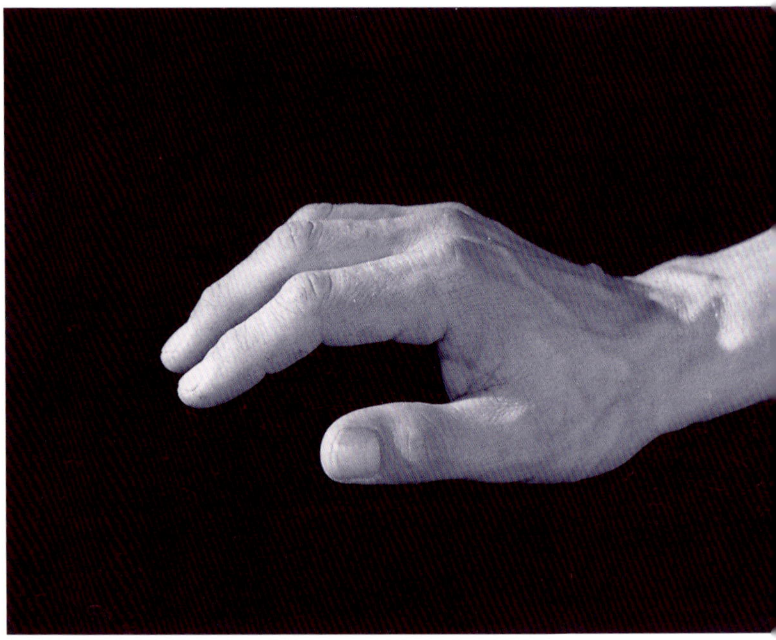

Übung 6
Greifen und Begreifen

Wie fühlt sich Ihre Hand jetzt gerade in diesem Moment an? Wie halten Sie dieses Buch in den Händen? Gibt es unnötige (Ver)spannungen in Ihren Händen? Haben Ihre Finger die Tendenz, sich anzukrallen? Oder wissen Ihre Finger manchmal nicht recht, wie sie packen sollen?

Berührung ist eine besondere Art zwischenmenschlicher Kommunikation – direkter Kontakt von Mensch zu Mensch. Ein sanftes Streicheln, eine verständnisvolle Umarmung, ein kräftiger Händedruck – Hände können sprechen, Hände können Gefühle ausdrücken und Botschaften übermitteln.

Nicht jede Berührung empfinden wir als angenehm. Bei Massagen und Körperarbeit gibt es Unterschiede wie Tag und Nacht. Bestimmte Berührungen empfinden wir als angenehm und wohltuend, wir öffnen uns und lassen uns gerne berühren. Auf andere Berührungen reagieren wir gleichgültig oder gar mit Widerwillen. Körpersprache ist ehrlicher Ausdruck momentaner Befindlichkeit.

Kinder drücken direkt und ehrlich aus, was sie mögen und was nicht. Dies ist wertvolles Feedback. Vielleicht war es nicht der richtige Moment? Vielleicht war es nicht die angemessene Art und Weise der Berührung?

Hand aufs Herz: Wer hatte das Glück, in der Kunst des Berührens und des Berührtwerdens angeleitet zu werden – in all ihren Nuancen und Schattierungen? Viele wichtige Dinge im Leben lernen wir auf uns selbst gestellt. Wir geben unser Bestes und lernen durch Erfahrung, Fehler und Übung.

Wahrnehmung

Angenommen, Sie würden sich selbst berühren. Sie würden sich selbst streicheln, sich selbst die Hand drücken oder sich selbst umarmen. Wie würden Sie Ihre eigenen Berührungen empfinden? Der Handschlag – alltägliches Kurzritual für Begrüßung, Ab-

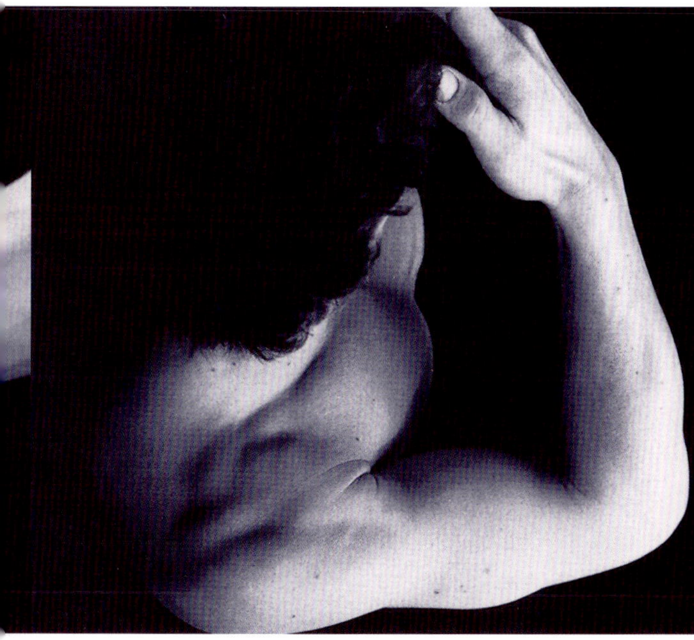

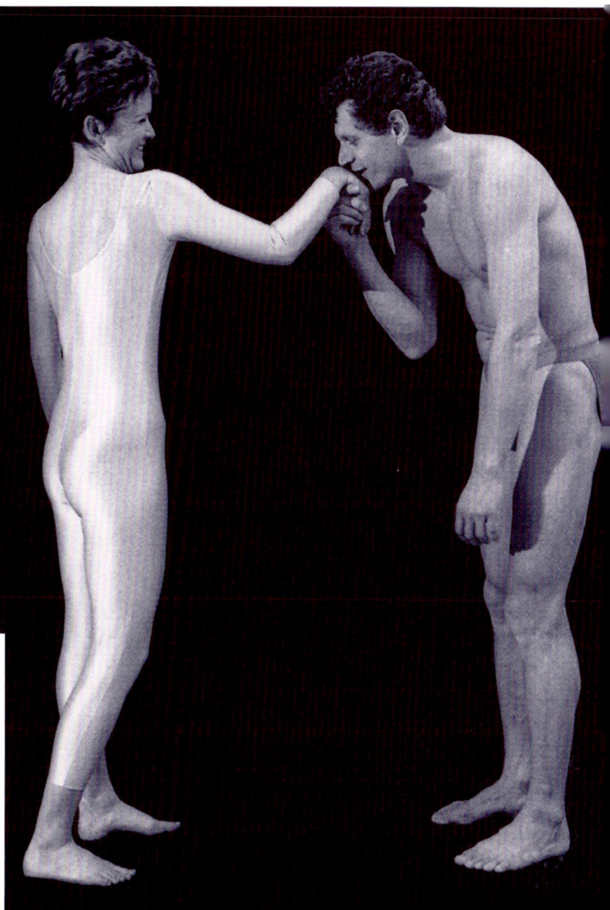

3.7a–c

3.7d

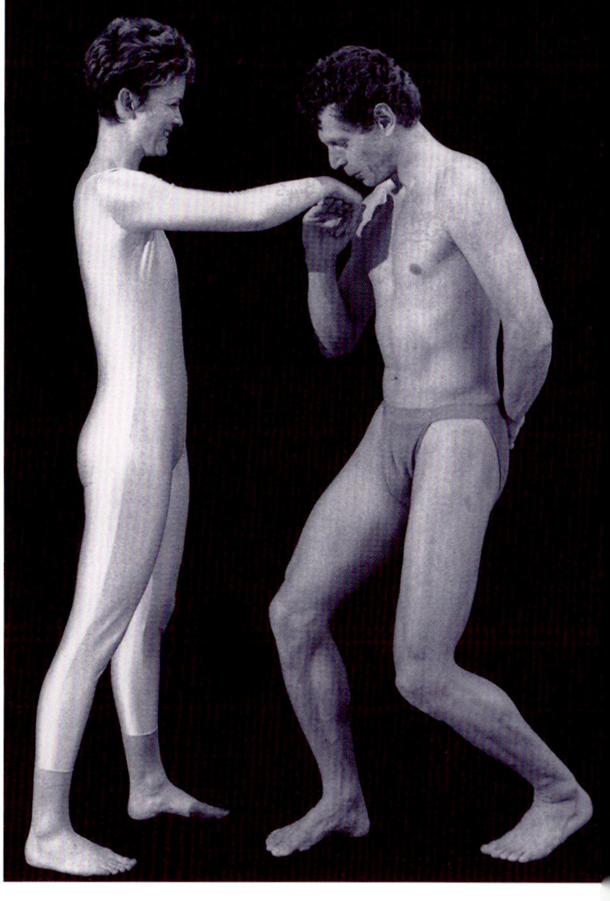

schied, Danksagung, Freundschaft usw. Wie geben Sie jemandem die Hand? Strecken Sie spontan als erster die Hand aus, oder warten Sie, bis der andere beginnt? Wenn Sie die Hand Ihres Gegenübers halten, drücken Sie mehr mit den Fingern oder dem Handgewölbe? Benutzen Sie den Händedruck unbewußt, um Ihr Gegenüber auf eine bestimmte Distanz zu halten? Wieviele verschiedene Varianten des Händedruckes beherrschen Sie: Distanziert, höflich, freundschaftlich, vertrauenerweckend, abwartend, den Pakt besiegelnd, fordernd, danksagend, besitzergreifend, verbindlich... Hände sprechen Bände. Meistens sind wir uns dessen allerdings kaum bewußt.

Was machen eigentlich Ihre Schultern, wenn Sie die Hand nach vorne ausstrecken? Bewegt sich die Schulter automatisch mit nach vorne? Ziehen Sie bei jeder Begrüßung Ihre Schultern unbewußt nach oben? Diese Fragen stellen Leitschienen zur Erforschung der eigenen Hand-, Arm- und Schulterkoordination dar. Für die Qualität eines Händedruckes ist es nicht nebensächlich, ob Sie mit den Fingern oder mit der Hand als Ganzes greifen. Für die dreidimensionale Beweglichkeit des Schultergelenkes sind Bewegungen wie Geschirrwegräumen oder Autofahren von erheblicher Tragweite. Alltagsgewohnheiten prägen die Bewegungskoordination von Schultern und Händen.

Was für den Alltag stimmt, gilt erst recht für spezifische Bewegungsabläufe. Ob Krafttraining oder Musikinstrument, ob Computertastatur, Tennis, Tanz oder Massage – sobald Sie die oberen Extremitäten trainieren, ist eine gute Koordination ausschlaggebend.

Die Qualität des Übens wird am Resultat gemessen. Wer ins Krafttraining geht, will breite Schultern und muskulöse Arme. Wer tanzt, will durch seine Armbewegungen Gefühl und Freiheit zum Ausdruck bringen. Um diese Ziele zu erreichen und langfristig zu behalten, ist eine gute Koordination von Schultern, Armen und Händen unumgänglich.

Entscheidung

„Ich treffe die Entscheidung, bewußt zu handeln. Handlung – das Handeln der Hände: Handfertigkeit und Handgreiflichkeit, Handhabung und Handwerk. Meine Handlungen dienen der Manifestation meiner Absichten. Ich bringe etwas von innen nach außen. Handlung ist sichtbarer, hörbarer und greifbarer Ausdruck meiner Ideen und Gefühle. Ich schaffe in mir die Bereitschaft, meine Handlungsgewohnheiten zu hinterfragen, dem Wie und Warum mehr Beachtung zu schenken – auf körperlicher und geistiger Ebene. Die Koordination meiner Hände spiegelt die Koordiniertheit meiner Handlungen."

Übung

Nehmen Sie einen Ball von der Größe eines Tennisballes, und legen Sie ihn vor sich auf einen Tisch. Ergreifen Sie den Ball, halten ihn einen Moment in der Hand und lassen ihn dann auf den Boden fallen. Wiederholen Sie diesen Ablauf einige Male: Ergreifen – Halten – Loslassen. Beobachten Sie dabei sich selbst. Versuchen Sie einmal, die Übung besonders koordiniert zu machen – was immer Sie unter diesem Begriff verstehen. Handlungsanweisungen wie „mach es koordiniert", „mach es besser" oder „gib dir mehr Mühe" nützen herzlich wenig. Derartige Tips setzen uns zwar unter Leistungsdruck, vermitteln aber keine klaren Anleitungen, wie der Ball koordiniert zu ergreifen und loszulassen ist.

Koordiniertes Greifen bedeutet: Zunächst einmal angemessene Distanz zum Objekt Ihres Handelns. Die Schultern sind entspannt und der Oberkörper aufrecht. Strecken Sie jetzt eine Hand nach vorne aus. Die Hand ist entspannt und besitzt näherungsweise kugelige Gestalt. Das Handgelenk ist leicht nach oben gebeugt (*Dorsalextension*). Alle Fingergelenke sind entspannt und leicht gebeugt, insbesondere auch die Fingergrundgelenke – als ob die Hand eine unsichtbare Kugel umschließen würde. Die fünf Handknöchel bilden einen harmonischen Gewölbebogen. Die Hand als Ganzes besitzt Kugelgestalt und ist entspannt. Der Mittelfinger steht in geradliniger Verlängerung der Vorderarmachse. Die Handrükkenseite leicht nach außen gedreht (*Supination*). Daumen und Kleinfinger bilden, von unten betrachtet, einen weiten Bogen (*Oppositionsbogen*). Stellen Sie sich nun das Gegenteil vor – eine durchwegs unkoordinierte Hand: Der Mittelfinger ist nicht mehr in Verlängerung des Vorderarms, die Hand ist im Handgelenk zur Seite geknickt (*Ulnarabduktion*). Ein Knick von wenigen Winkelgraden sieht unscheinbar aus. Das fundamentale Gleichgewicht der Hand im Handgelenk wird jedoch empfindlich gestört. Intensives Tennisspiel oder stundenlanges Herumtippen auf einer Tastatur – die überforderten Strukturen melden sich rasch, zum Beispiel als Tennis-Ellbogen.

Im Gegensatz zur sphärischen Gestalt der *Kugelhand* ist die *Tellerhand* flach. Das Handgewölbe ist kaum mehr vorhanden. In seltenen Fällen kommt es sogar zur Umkehr des Handgewölbes. Die Fingergrundgelenke sind dann überstreckt statt gebeugt. Der Oppositionsbogen zwischen Daumen und Kleinfinger hat seine Weite verloren. Die Fingergrundgelenke sind nicht mehr auf einem harmonischen Bogen aufgereiht, sondern fallen zur Handinnenfläche durch. Die Hand als Ganzes wirkt eckig, flach und leicht gequetscht. In einer solchen Hand hat der unsichtbare Ball nicht mehr Platz.

Koordinierterweise wird die Handbewegung in der Schulter „verankert". In der Schulter findet eine dreidimensionale Gegenbewegung zur Handbewegung statt. Sie erinnern sich an das Prinzip: Wir stoßen den Fuß nach hinten-unten, um uns nach vorne-oben zu bewegen. Die Hand bewegt sich nach vorne, während die Schulter nach hinten stabilisiert wird. Koordination und Ästhetik sind im Eimer, wenn die Schulter nach vorne hochgezogen wird. Da hilft selbst ein Zusammenziehen der Schulterblätter nach hinten nichts mehr.

Koordinierte Schultern sind entspannte und breite Schultern. Während sich die Hand nach vorne bewegt, weiten sich die Schultern nach hinten und zur Seite – ein Gefühl von Weite und natürlicher Breite.

Diese Gegenbewegung der Schulter läßt sich übrigens hervorragend üben, auf einem Stuhl und mit dem Rücken zur Wand: Sie sitzen aufrecht, der ganze Rücken hat gleichmäßigen Kontakt mit der Wand. Während sich die Hand nach vorne bewegt, intensivieren Sie den Kontakt zwischen gleichseitiger Schulter und Wand. Das Schulterblatt gleitet der Wand entlang zur Seite, ein Gefühl, als ob der Oberkörper in die Breite gezogen würde.

Jetzt heißt es zupacken! Die Voraussetzungen sind perfekt: Der Tennisball vor Augen, der Arm bequem nach vorne ausgestreckt, die Kugelhand entspannt und griffbereit, die Schulter nach hinten und zur Seite hin stabilisiert. Jetzt können Sie den Tennisball ergreifen. Koordinierterweise umschließt Ihre geöffnete Kugelhand den Ball wie eine zweite Kugelschale. Der Druck von Handinnenfläche und Fingern um den Ball ist gleichmäßig. Wie stark der Druck ist, hängt von der Situation ab – ob Ihre Hand ein rohes Ei hält oder eine Zitrone ausquetscht. Auf jeden Fall soll der Druck gleichmäßig sein. Das koordinierte Ergreifen ist ein „Umhüllen". Die Hand paßt sich dabei der jeweiligen Oberfläche an.

Ein kräftiges Zupacken mit gleichmäßigem An- und Abschwellen des Druckes wird meist als angenehm empfunden. Wenn Sie also das nächste Mal jemanden am Arm festhalten möchten, stehen Ihnen ab sofort zwei Varianten zur Verfügung. Entweder: Ihre Hand streckt sich ruhig – so rasch wie nötig und so langsam wie möglich – nach vorne aus. Die Schultern bleiben entspannt. Ihre Kugelhand umschließt sanft aber nachdrücklich den Vorderarm Ihres Gegenübers. Oder, hier die unkoordinierte Version: Mit einer abrupten Bewegung fährt Ihre Hand nach vorne aus, die Schultern verspannt und hochgezogen. Drahtige Fingerchen krallen sich verkrampft und dennoch unentschlossen in die Weichteile Ihres Opfers.

Diese zwei Versionen – umhüllende Kugelhand oder krallende Tellerhand – sind sprachlich vielleicht etwas überzeichnet, spiegeln aber dennoch die Alltagsrealität des Berührens und Berührtwerdens.

Loslassen ... – Wie lassen Sie den Tennisball koordiniert aus Ihrer Hand auf den Boden fallen? Möchten Ihre Finger den Ball immer noch ein wenig halten, obwohl er Ihnen bereits durch die Finger rutscht? Oder öffnen Sie Ihre Hand und geben dem Ball eine kleine Starthilfe für den freien Fall? Werfen Sie den Ball auf den Boden? Der Wissensimpuls in Ihrer Hand mag zwar diskret sein, bleibt aber dennoch nicht unbemerkt. Beide Versionen sind unkoordiniert. Loslassen bedeutet weder „versteckt festhalten" noch „wegwerfen". Loslassen bedeutet ganz einfach los-lassen: Der Innenraum Ihrer Kugelhand wird gleichmäßig größer, der umhüllende Druck auf den Ball läßt ebenmäßig nach. Die Hand öffnet sich gleichmäßig und gibt den Ball frei. Dieser fällt dann von selbst.

Die Kunst

Greifen und Loslassen – das wichtigste Funktionspaar unserer Hände. Klavier oder Schreibmaschine, Faustschlag oder totale Entspannung: Der Oppositionsbogen zwischen Daumen und Kleinfinger gibt der Hand eine sphärische Gewölbestruktur. Diese gewährt den Fingerbewegungen einen stabilen Ausgangspunkt – körperliche Grundlage für Präzisionsarbeit und Fingerspitzengefühl.

Die Hand besitzt dreidimensionale Bewegungsfreiheit. Erstens können wir sie in jede beliebige Stelle innerhalb unseres Aktionsradius plazieren, und zweitens können wir sie dort dreidimensional in jede beliebige Richtung drehen und wenden. Der Mensch lebt in einem dreidimensionalen Raum. Handlungsfreiheit bedingt deshalb dreidimensionale Beweglichkeit.

Das Schultergelenk – ein klassisches Kugelgelenk. Ein freies, dreidimensionales Drehen und Gleiten der Gelenkkugel in der Pfanne ist Voraussetzung für einen freien Bewegungsfluß der Arme. Muskuläre Verspannungen im Schulter- und Nackenbereich beeinträchtigen die dreidimensionale Bewegungsfreiheit des Schultergelenkes. Die Wahrnehmung des individuellen Handlungspotentiales nimmt ab. Und darum geht es letztendlich: Wahrnehmung vorhandenen Potentials, Erweiterung des persönlichen Handlungsspielraums. Jede dazugewonnene Freiheit im Schultergelenk bedeutet mehr Handlungsfreiheit für die Hände.

Die Koordination der Hand beinhaltet mehr als nur räumlichzeitlich koordinierte Bewegungsabläufe beim Greifen und Loslassen. Das Phänomen Handlungsfreiheit steht in einem tieferen Zusammenhang. Handlung wird meist mit „etwas tun" assoziiert. Die anderen fünfzig Prozent der Handlungsfreiheit liegen jedoch im Loslassen, im Nicht-Tun, ja sogar im Nichts-Tun. Loslassen können, nichts tun müssen – darin liegt manchmal viel mehr Freiheit als im Zupack-Reflex. In Tat und Wahrheit müssen wir sogar jedesmal die Hand öffnen, also loslassen, bevor wir erneut zupacken können. Erst das Loslassen eröffnet neue Möglichkeiten zu handeln. Erst die Öffnung erschließt neuen Handlungsspielraum.

3.8 Ganzkörper-Koordination: Guter Stand, unverdrehte Knie, Wirbelsäule unter Zugspannung und breite Schultern – sichtbare und spürbare Zeichen einer koordinierten Dynamik.

Übung 7
Körperintelligenz wecken

Hand aufs Herz: Wie gerne haben Sie Ihren eigenen Körper? An uns selbst, unser Aussehen, unsere Leistungsfähigkeit und unser Wohlbefinden stellen wir besonders hohe Ansprüche. Nur wenige Menschen haben bisher gelernt, ihren eigenen Körper durch und durch zu akzeptieren und zu lieben. Viele befinden sich auf dem Weg, sich selbst und den eigenen Körper kennen- und schätzenzulernen.

Schmerzen, Verspannungen und Unwohlsein weisen auf blinde Flecken des Körperbewußtseins hin. Die Erklärung dafür ist denkbar einfach: Der menschliche Körper funktioniert und bewegt sich als eine Einheit. Alles hängt mit allem irgendwie zusammen. Leben, Bewußtsein, Atem, Gefühl und Bewegung sind Lebensprinzipien, die zum Menschsein gehören. Sie spiegeln sich auch in all seinen Teilen.

Zieht sich das Bewußtsein aus einem Körperteil zurück, fehlt auch die bewußte Lebendigkeit. Früher oder später kann dies zu Beschwerden führen. Ein Rückzug des Körperbewußtseins provoziert nicht unmittelbar irgendwelche Symptome. Im Gegenteil: Der Rückzug erfolgt meist in aller Stille und Bescheidenheit. Fehlende Beachtung mündet schnell in Gleichgültigkeit. Und Gleichgültigkeit äußert sich rasch in generellem Bewegungsmangel, asketischer Selbstüberforderung oder ungünstigen Haltungs- und Bewegungsgewohnheiten. Diese ebnen den Weg für akute Verletzungen und chronische Überlastungsschäden.

Muskuläre Verspannungen und frühzeitige Abnutzungserscheinungen treffen uns nicht wie ein Blitz aus heiterem Himmel. Ihr Zustandekommen, ebenso wie ihre Auflösung, folgt bestimmten Gesetzmäßigkeiten. Zugegeben, es handelt sich dabei um komplexe Geschehen, deren Innenleben nicht immer leicht zu entziffern ist. Aber eines ist so sicher wie das Amen in der Kirche. Im Bewußtsein laufen alle Fäden zusammen: Geheime Motive, komplexe neurologische Steuerungsprozesse, psychologische Dimensionen der Körpererfahrung... Auch ist es primär eine Frage des Bewußtseins, ob wir es schaffen, potentielle Schwachstellen in Stärken umzuwandeln.

Wahrnehmung

Schwäche in Stärke umwandeln – ein Ding der Unmöglichkeit? Keineswegs, im Gegenteil. Wir sind einem wichtigen Steuerungsprinzip des Lebens auf der Spur. Das Immunsystem als Beispiel. Der Erstkontakt mit einem Erreger führt zur Erkrankung, also zur Schwächung des betroffenen Individuums. Durch Bildung spezifischer Antikörper lernt der Organismus und heilt sich selbst. Er sammelt Informationen, identifiziert das Problem treffsicher, kreiert eine einfache Lösung und räumt das Problem effizient aus dem Weg. Bei einer Vielzahl von Krankheiten wird nicht nur die Genesung für den Moment, sondern eine Prophylaxe für die Zukunft erreicht. Die klassischen Kinderkrankheiten beispielsweise hinterlassen eine lebenslange Immunität.

Auf die Haltungs- und Bewegungskoordination übertragen bedeutet dies: Beim ersten wahrnehmbaren Symptom gilt es, gezielt Informationen zu sammeln und Hintergründe zu beleuchten. Das Problem muß identifiziert und gelöst werden. Sie bringen

3.8

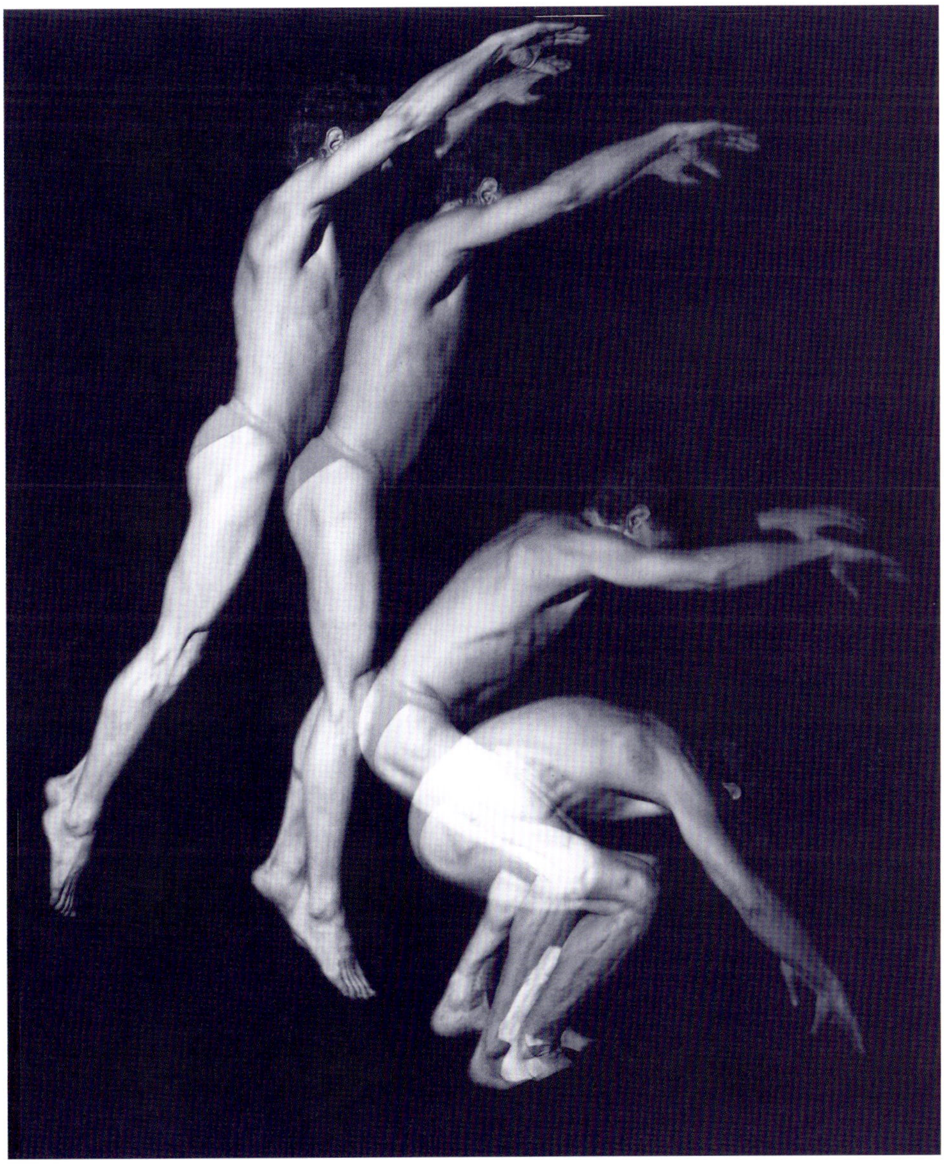

blinde Flecken ins Blickfeld Ihrer Aufmerksamkeit. Sie sehen Verspannungen, Schmerzen und Probleme in einem neuen Licht.

Jedes Symptom hat einen gewissen Symbolwert, es bringt das Problem symbolisch zum Ausdruck. Spannungskopfschmerzen als Ausdruck einer Situation, die Kopfzerbrechen bereitet. Das Symptom besitzt auch Antwortcharakter: Spannungskopfschmerzen legen Entspannung oder ein klärendes Verständnis der Situation nahe.

Die Wahrnehmung des gesamten Körpers bedeutet, Unerkanntes zu entdecken und Selbstverständliches mit neuen Augen zu sehen. Diese doppelte Bereitschaft ermöglicht die Veränderung von Gewohnheiten. Folgende Fragen dienen als Leitfaden für Ihre Forschungsreise nach innen: Wie gerne haben Sie sich selbst? Wie oft und wie gerne bewegen Sie sich selbst? Und wie fühlen Sie sich danach? Viele Menschen fühlen sich nach körperlicher Betätigung in Topform, lassen es aber beim guten Vorsatz bewenden. Warum eigentlich? Oder umgekehrt: Sie fühlen sich nach dem Training gar nicht besonders gut, haben peinigende Schmerzen an den verschiedensten Stellen ihres Körpers. Trotzdem machen Sie mit eiserner Disziplin weiter. Warum eigentlich?

Der Körper ist unglaublich belastbar, aber nur wenn wir mit Intelligenz ans Werk gehen. Wenn Sie beim Auftauchen von Problemen einfach gleich und härter weitertrainieren, werden Sie schlußendlich einfach mehr von dem haben, von dem Sie jetzt schon genug haben. Im Klartext „noch mehr Probleme".

Haben Sie klare Vorstellungen von Ihren Bewegungsabläufen? Verfügen Sie über klare Referenzpunkte? Und über klare Richtlinien beim Auftauchen von Problemen? Wie harmonieren Bewegungsrhythmus, Atmung und inneres Gefühl? Was bringt Ihnen regelmäßiges Training beziehungsweise regelmäßiges Nicht-Trainieren in Wirklichkeit? Wie lassen sich Leistungsfähigkeit, Gesundheit und Wohlbefinden auf einen Nenner bringen?

Entscheidung

„Ich treffe bewußt die Entscheidung, etwas für mein körperliches Wohlergehen zu unternehmen. Mein Körper ist der „Tempel meiner Seele". Er verdient es, instand gehalten zu werden. Ich habe die Bereitschaft, etwas für meine Fitneß zu tun."

Fitneß – ein vielschichtiger Begriff mit stark aufgefächerten Bedeutungsnuancen. Unter Fitneß versteht jeder, was er will: Wohlbefinden und Wohlfühl-Körpergewicht, Kraft und Ausdauer, Geschicklichkeit und Beweglichkeit, Ernährung und Lebenswandel... Darüber hinaus kann sich Fitneß zu einem Lebensgefühl, gar zu einer Lebensphilosophie entwickeln. Vielleicht hat Ihre Entscheidung „Fit und gesund" etwas mit Ihrer persönlichen Lebenseinstellung zu tun? Vielleicht verlangt gerade diese Entscheidung ein grundlegendes Umdenken, ein Festlegen neuer Prioritäten.

Joggen oder Tennis, Yoga oder Radeln – das Wichtigste ist zunächst einmal, daß Sie überhaupt etwas regelmäßig tun. Regelmäßigkeit bedeutet zwei- bis dreimal pro Woche. Was auch immer Sie tun, es sollte Ihnen

Spaß machen, Ihren persönlichen Neigungen entsprechen. Sobald Sie etwas tun, kommt es darauf an, wie Sie es tun. Achten Sie vor allem auf koordinierte Bewegungsabläufe – Ihrer Gesundheit zuliebe. Ein ausgewogenes Verhältnis von Ausdauertraining, Kraft und Beweglichkeit gehört dazu. Die Regeln des Kreislauftrainings gilt es zu beachten. Lassen Sie sich dabei ruhig von einem Profi beraten und anleiten.

Dieser Zugang erlaubt es Ihnen, persönliche Stärken und Schwächen bewußt und gezielt anzugehen. Damit beginnt das eigentliche Üben.

Übung

Jede Bewegungstechnik hat ihre sorgfältig gehüteten Geheimnisse, ihren persönlichen Charakter und ihre spezifischen Erfordernisse. Allen Bewegungstechniken ist aber eines gemeinsam: Es ist der Mensch, der sie schlußendlich ausführt.

Die Bewegungsfunktionen des Menschen sind durch die Anatomie seines Bewegungsapparates vorgegeben. Knochen, Bänder, Sehnen und Muskeln wurden von der Natur nach bestimmten Prinzipien geordnet, damit sich der Mensch harmonisch und effizient bewegen kann. Damit er fit und gesund bleibt. Anatomie stellt eine verbindliche Grundlage für koordinierte Abläufe dar.

Die zwei wichtigsten Koordinationsprinzipien überhaupt: Die Wirbelsäule soll umfassend beweglich und knickfrei sein; Belastungen verteilen sich gleichmäßig auf möglichst viele Segmente. Zweitens: Arme und Beine sollen unverdreht belastet werden. Beuge- und Streckbewegungen der Extremitäten sind immer mit definierten Drehbewegungen in den großen Gelenken gekoppelt. Die Drehrichtung ist anatomisch vorgegeben und muß unbedingt mitberücksichtigt werden.

Die wesentlichsten Merkmale eines Körpers im strukturellen Gleichgewicht sind: Guter Bodenkontakt der Großzehe (*keine Hallux valgus-Tendenz*), das Vorfuß-Quergewölbe ist aufgebaut (*kein Spreizfuß*), die Fersen sind außenbelastet (*kein Knickfuß*). Die Kniescheiben sind gerade und unverdreht nach vorne gerichtet (*weder X- noch O-Beine*). Hüft- und Schultergelenke sind dreidimensional frei beweglich mit ausreichendem Streckvermögen beider Hüftgelenke (*kein Streckdefizit*) sowie guter Zentrierung der Schultergelenke (*keine Subluxationsstellung nach vorne*).

Die Wirbelsäule weist in allen Abschnitten eine dreidimensionale Beweglichkeit auf. Die gesunde Wirbelsäule kennt keine fixierten Abschnitte (*weder Rundrücken noch Hohlkreuz*). Der Brustkorb ist beweglich. Der Kopf thront aufgerichtet und zentriert auf der Wirbelsäule. Die Schultern ruhen breit und entspannt seitlich auf dem Brustkorb. Die Schlüsselbeine sind im Stehen näherungsweise horizontal. Die entspannten Hände sind kugelförmig, der dritte Finger in Verlängerung des Vorderarmes. Dies ist das Einmaleins der koordinierten Statik.

Funktionelles Gleichgewicht in der Dynamik ist davon nicht grundsätzlich verschieden. Ob Geigenspiel oder Handball, das Schultergelenk muß zentriert und entspannt bleiben. Ob Marathonlauf oder klassisches Ballett, beide sind auf ein intaktes Vorfuß-

Quergewölbe zur Stoßdämpfung angewiesen. Ob Sie joggen, schwimmen oder singen, Sie sind auf einen beweglichen Brustkorb und eine freie Atmung im Flankenbereich angewiesen.

Die eigentliche Übung besteht für Sie darin, herauszufinden, welches Ihre individuellen Stärken und welches Ihre Schwachpunkte sind. Benutzen Sie das blickdiagnostische Inventar aus Kapitel zwei. Nehmen Sie einen Spiegel zu Hilfe, oder bitten Sie eine erfahrende Person um Rat. Typischerweise tritt bei jeder Selbstanalyse eine ganze Serie kleinerer und größerer Unkoordiniertheiten zutage. Lassen Sie sich dadurch weder entmutigen noch verwirren. Jeder Strukturwandel bedingt ein Erkennen und Auflösen alter Strukturen. Versuchen Sie nicht, alle Probleme gleichzeitig zu lösen. Schwerpunktstrategie heißt die Devise, nicht etwa „alles jetzt oder für immer nichts". Lassen Sie sich dabei von Ihren Beobachtungen und Ihrer Intuition leiten.

Es ist nicht immer der unkoordinierteste Körperteil! Sondern derjenige Teil, dessen Funktionsverbesserung den größten Nutzen für den gesamten Menschen mit sich bringt. Die Arbeit beginnt nicht automatisch dort, wo es schmerzt oder schräg aussieht. Eine Achsenabweichung der Großzehe (*Hallux valgus*) beginnt in der Regel mit der Aufrichtung des nach innen gekippten Fersenbeines, nicht etwa an der Großzehe selbst. Alle Spreizversuche, inklusive nächtlicher Schienung, sind sinnlos, solange der Fuß als Ganzes nicht korrekt belastet wird.

Entscheiden Sie sich für einen Schwerpunkt, und arbeiten Sie daran. Integrieren Sie neue Haltungs- und Bewegungsmuster in Ihren Alltag. Dies ist einfacher als die direkte Integration in das Training. Die Knickfußtendenz eines Eiskunstläufers beispielsweise kann nicht schnurstracks im Training angegangen werden. Eingeschliffene Bewegungsabläufe würden dadurch empfindlich gestört. Eine erfolgreiche Integration in den Alltag hingegen, beispielsweise beim Warten auf den Bus oder beim Zähneputzen, wird sukzessive in das Repertoire vertrauter Bewegungsabläufe integriert – und damit auch in die Technik des Eiskunstlaufens.

Identifizieren Sie Ihre persönlichen Stärken und Schwächen. Genießen und entwickeln Sie die Stärken, gehen Sie die Schwachpunkte gezielt und frühzeitig an. Je früher desto besser. Sie werden staunen, welche strukturellen Veränderungen einer Bewußtseinsänderung auf dem Fuße folgen.

Die Kunst

Leben ist Bewegung. Bewegungskunst ein Lebensweg. Natur ist immer in Bewegung. Jede Art der Bewegung unterliegt bestimmten Naturgesetzen. Der Mensch, ebenfalls ein Stück Natur, funktioniert nach denselben Gesetzen.

Bewegungskoordination ermöglicht es, die Gesetze von Raum und Zeit, von Schwerkraft und Aufrichtung, von Gefühl und Bewußtheit direkt zu erfahren. Der Mensch ist „ein Stück Universum". Es funktioniert nach den gleichen Gesetzmäßigkeiten wie der Rest des Ganzen. Deshalb müssen wir Perfektion nicht außerhalb unserer selbst suchen, sondern dort, wo sie erlebbar ist. Sie ist bereits als Potential in uns angelegt. Bewegungskoordination bedeutet Verkörperung des in uns angelegten Potentials.

3.9 Konstruktive Entspannung: Mehr als sich Gehenlassen. Entspannung ist konstruktiv, wenn das strukturelle Gleichgewicht im Körper gefördert wird. Verkürzte Muskeln werden gedehnt und entspannt, überdehnte Muskeln automatisch tonisiert. Verschiedene Möglichkeiten den unteren Rücken zu dehnen (a, b) und zu entlasten (c).

Übung 8
Entspannt liegen

Wer sich auf eine superweiche Matratze, mit Beckenvertiefung und Schulterabsenkung legt, wird sich herrlich entspannt und wohlig weich fühlen. Auf den harten Boden hingegen tritt die Wahrheit zutage: Direkt, ehrlich und unverblümt. Entspannung bedeutet mehr als nur ein vages Gefühl von Entspannung. Entspannung bedeutet *Entspannung*.

Wahrnehmung

Legen Sie sich bitte auf den Boden, am besten auf einen Teppich – in Rückenlage und mit ausgestreckten Beinen. Bleiben Sie dort einen Moment liegen, spüren Sie in Ihren Körper hinein. Wie liegt Ihr Körper auf dem Boden? Wie gut können Sie Ihren Körper der ebenen Fläche des Bodens anpassen? Wo spüren Sie Verspannungen? Im Kreuz, im Nacken? Liegen Sie im Hohlkreuz auf dem Boden? Liegt das ganze Gewicht des Oberkörpers auf dem Scheitelpunkt eines Rundrükkens, oder vermögen sich Brustwirbelsäule und Rippen dem Boden gleichmäßig anzupassen? Kippt der Kopf nach hinten weg, was zu unangenehmen Stauchungsgefühlen im Nacken führt? Oder liegt der Nacken entspannt und lang am Boden?

Bleiben Sie ruhig fünf bis zehn Minuten so liegen. Spüren Sie, wo Verspannungen wahrnehmbar werden. Ein bißchen unbequem macht gar nichts. Sollten jedoch Schmerzen, Unwohlsein oder Schwindel auftreten, brechen Sie die Wahrnehmungsübung bitte rechtzeitig ab, indem Sie über die Seitenlage langsam wieder hochkommen.

Das entspannte Liegen in Rückenlage auf dem Boden signalisiert globale und lokalisierte Verspannungen. Die Übung eignet sich vorzüglich zur präzisen Lokalisierung diskreter Verspannungen. Als Entspannungsübung ist sie absolut grundlegend. Selbst Yogis mit hochentwickeltem Körperbewußtsein beginnen und beschließen ihre Yogaübungen (*asanas*) häufig mit dieser Übung.

Es braucht manchmal Mut, der Wahrheit direkt ins Auge zu schauen. Der Boden ist diesbezüglich ein wahrer Lehrmeister: Er sagt uns die Wahrheit direkt ins Gesicht, ohne Schminke. Der Boden sagt uns, was anderen Menschen und uns selbst entgangen ist.

Wer wie Wellblech am Boden liegt, hat keinen wirklich entspannten Körper. Im Gegenteil: Gestauchter Nakken, starrer Rundrücken, fixiertes Hohlkreuz und zusammengekniffene Gesäßbacken – die gesamte Wirbelsäule ist starr wie Wellblech. Nur einzelne Punkte liegen dem Boden auf.

Die Wirbelsäule hat eine natürliche S-Form, das ist richtig. Aber dieses S ist beweglich und nicht starr. Ein wirklich entspannter Körper vermag sich in Rückenlage dem flachen Boden anzupassen. Die S-Bögen der Wirbelsäule flachen sich dabei merklich ab. Nacken und unterer Rücken ruhen entspannt auf dem Boden.

Haben Sie bei sich soeben das „Wellblech-Phänomen“ entdeckt, so ist dies kein Grund zu Panik. Im Gegenteil. Eine realistische Selbsteinschätzung stellt eine große Entwicklungschance dar. Sie haben keinen entspannten, sondern einen ziemlich verspannten Körper. Die Muskeln im Nacken, im Kreuz sowie in der Hüfte sind verspannt und verkürzt. Die Wirbelsäule hat ihre ursprüngliche Beweglichkeit verloren. Was vor Jahren unbemerkt als Haltungsschwäche, Bewegungsmangel oder einseitige Bewegungsgewohnheit begonnen hat, hat sich nun im Verlaufe der Jahre zu einem Muskelpanzer verfestigt. Es

3.9a
3.9b
3.9c

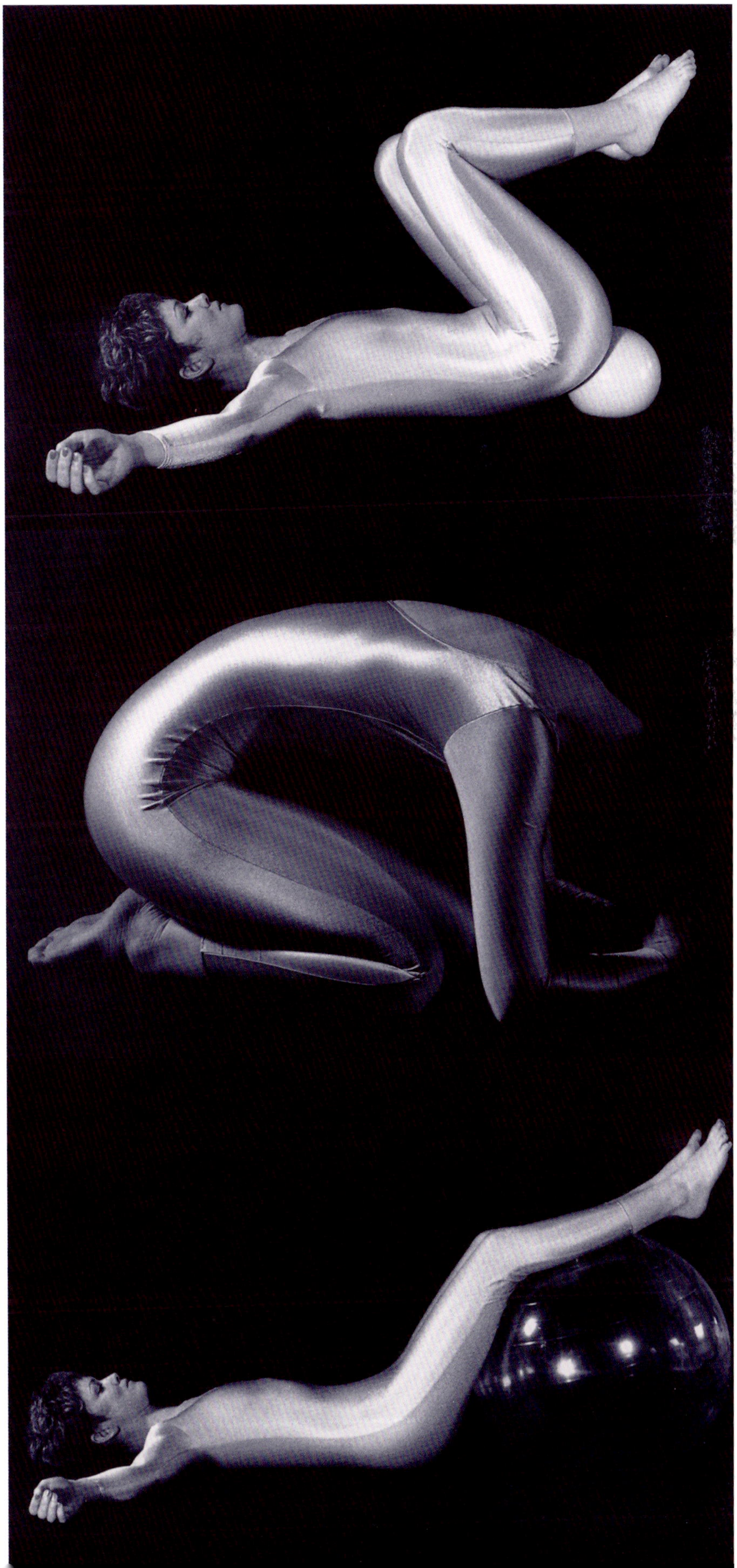

muß ja nicht so bleiben. Sie können sich ändern.

Das „Wellblech-Phänomen“ ist weder schicksalsgewollt noch altersbedingt. Verspannungen bauen sich durch Gewohnheiten auf und können als solche auch wieder aufgelöst werden. Ein Strukturwandel braucht allerdings Zeit und Geduld. Er beginnt im Bewußtsein, mit der Änderung körperlicher Gewohnheiten.

Sie entscheiden sich für das Angenehme: Lieber bequem in der weichen Matratze versinken, anstatt unbequem auf hartem Boden zu liegen. Es ist aber die Anpassungsfähigkeit (*Punkt-Elastizität*) der Matratze, welche das Gefühl von Entspannung vermittelt, und nicht der Körper, der sich primär entspannt. Dies soll kein Plädoyer für ein spartanisches auf dem Boden Schlafen sein. Aber das eine schließt das andere ja nicht aus.

Legen Sie sich, bevor Sie zu Bett gehen, ein paar Minuten auf den Boden. Nehmen Sie die verkürzten und verspannten Zonen Ihres Rückens bewußt wahr. Dann wechseln Sie ins Bett und gönnen sich nochmals etwas Zeit, die Problemzonen bewußt zu entspannen.

Es sind übrigens nicht jeden Abend die gleichen Zonen, die sich melden. Mit der Zeit und etwas Übung wird sich Ihre Körperwahrnehmung verfeinern. Sie werden Verspannungen auch ohne Hilfe des Bodens präzise lokalisieren können.

Mit der Zeit werden Sie Verspannung direkt zum Zeitpunkt ihrer Entstehung wahrnehmen. Sie regen sich beispielsweise auf und fühlen, wie sich Nacken und Schultern zusammenziehen. Oder Sie nehmen wahr, wann der untere Rücken durch zu langes Sitzen schmerzhaft wird. *On-line* Wahrnehmung gibt Ihnen die Möglichkeit, sich während Risiko-Aktivitäten des Alltags zu entspannen. Sie lernen, Verspannungen frühzeitig wahrzunehmen und die richtigen Konsequenzen daraus zu ziehen.

Fragen, die Ihnen helfen, sich besser kennenzulernen. Wo spüre ich Verspannungen? Wo ist das Zentrum der Verspannung? Wohin geht die Ausstrahlung? Welches sind die Auslöser? Wie lange wird diese Verspannung wohl dauern? Was habe ich für Möglichkeiten, mich hier und jetzt zu entspannen? Handelt es sich um eine erstmalige Reaktion oder um ein chronisches Muster? Wie unterscheide ich Verspannung von gesunder Spannkraft?

Werden Schmerzen immer durch ein Zuviel an Muskeltonus verursacht? Oder können sie auch durch ein Zuwenig an Muskeltonus hervorgerufen werden? Wo in meinem Körper gibt es chronische Verspannungen und wo chronische Unterspannungen? Wie ist das Verteilungsmuster von zuviel und zuwenig Muskeltonus? Wie spiegelt sich dieses Muster in meiner Körperstruktur? Wie prägen meine Haltungsgewohnheiten die Ausstrahlungskraft meines Körpers? Nennen Sie konkrete Beispiele!

Entscheidung

„Ich treffe jetzt die überaus wichtige Entscheidung, einen Ausgleich zwischen Spannung und Entspannung zu finden. Auf körperlicher Ebene bedeutet dies gesunde Spannkraft und hingebungsvolle Entspannung. Auf der Ebene des Alltags bedeutet es

Balance zwischen Aktivität und Erholung, Leistung und Muße.

Ich schaffe mir die inneren und äußeren Umstände, meinen Körper besser kennenzulernen. Ich möchte erfahren, in welchen Bereichen die Muskulatur über- und in welchen sie unterspannt ist. Die richtige Verteilung von Spannkraft und Entspannung bedeutet körperliches Gleichgewicht, Wohlbefinden, Effizienz und Ästhetik."

Übung

Konstruktive Entspannung bedeutet „Entspannung am richtigen Ort". Der richtige Ort ist dort, wo die Muskeln gewohnheitsmäßig verspannt und verkürzt sind. Die Entspannung geht aber nicht von alleine dorthin, im Gegenteil. Alle anderen Muskeln entspannen sich vergleichsweise leicht, nur nicht diejenigen, die es am nötigsten hätten. Konstruktive Entspannung bedeutet gezielte und wirksame Entspannung.

Legen Sie sich entspannt in Rückenlage auf den Boden, die Beine ausgestreckt, die Arme seitlich neben dem Körper liegend. Falls der Kopf nach hinten wegkippt, unterlegen Sie den Hinterkopf (nicht den Nacken!) mit einem Buch oder einem gefalteten Handtuch. Der Nacken sollte entspannt und lang liegen können. Falls die ausgestreckten Beine Sie stark ins Hohlkreuz ziehen, können Sie die Beine anwinkeln und auf die Füße stellen.

Jetzt werden Sie eine Entdeckungsreise durch Ihren entspannt daliegenden Körper machen. Nehmen Sie wahr, was ist und was nicht ist – ohne etwas ändern, korrigieren oder beeinflussen zu wollen. Sie beginnen bei den Füßen: Liegen beide Fersen dem Boden auf? Berühren beide Fersen mit der gleichen Stelle den Boden? Ist ein Bein mehr nach innen oder nach außen gerollt? Liegen beide Wadenmuskeln, Kniekehlen und Oberschenkel symmetrisch auf dem Boden? Gibt es Seitenunterschiede? Liegen linke und rechte Körperhälfte mit dem gleichen Druck auf dem Boden? Wird eine Beckenseite oder Schulter mehr belastet als die andere? Liegt die Wirbelsäule mit ihrer ganzen Länge dem Boden auf? Sind bestimmte Wirbelsäulenabschnitte vom Boden abgehoben? Wie liegen Nacken und unterer Rücken dem Boden auf: lang und entspannt oder kurz und gestaucht? Ruhen die Schultern entspannt auf dem Boden? Haben sie tatsächlich Kontakt mit dem Boden? Oder hängen sie in der Luft, gegen die Schwerkraft nach oben hochgezogen?

Machen Sie sich ein Bild, wie Ihr Körper dem Boden aufliegt, so wie wenn Sie ein Druckprofil zeichnen wollten. Welche Körperfläche liegt mit wieviel Druck auf? Die Wahrnehmung erinnert an die Höhenkurven einer Landkarte. Identifizieren Sie nun jenen Teil der Körperrückseite, der am weitesten vom Boden entfernt „schwebt". Typischerweise sind es Nacken, Lendenwirbelsäule und Schultern. Hier beginnen Sie mit dem aktiven Teil der Übung.

Bewegen Sie jenen Teil, der am weitesten vom Boden entfernt ist, noch fünf Zentimeter weiter nach oben – weg vom Boden. Angenommen, Sie liegen im Hohlkreuz: Bewegen Sie den Scheitelpunkt des Hohlkreuzes fünf Zentimeter nach oben. Der restliche Körper bleibt ruhig liegen. Für diese

Bewegung muß sich die Rückenmuskulatur im Lendenbereich noch mehr verkürzen. Sie verstärken also die bestehende Tendenz zum Hohlkreuz – ganz bewußt und erst noch gegen die Schwerkraft.

Bleiben Sie einige Sekunden in dieser Stellung. Dann lassen Sie das Hohlkreuz langsam, diesmal mit Hilfe der Schwerkraft, wieder auf den Boden zurückabsinken. Langsam bedeutet ruckfrei, gleichmäßig während zehn bis zwanzig Sekunden. Wenn Sie das Gefühl haben, „angekommen zu sein", dann bleiben Sie nochmals zehn bis zwanzig Sekunden liegen. Atmen Sie ruhig weiter, und vertiefen Sie mit jedem Ausatmen die Entspannung im Kreuzbereich. Wenn das Kreuz dabei, wie von alleine, noch ein Stückchen weiter gegen den Boden sinkt, dann haben Sie es genau richtig gemacht.

Wiederholen Sie diesen Vorgang mehrere Male. Anheben, kurz halten, langsam absenken und anschließende Vertiefung der Entspannung.

Verfahren Sie genaugleich mit anderen Problemzonen – jenen Stellen, die Schwierigkeit damit bekunden, flach und entspannt dem Boden aufzuliegen. Diese einfache und hocheffiziente Übung entspannt gezielt jene Bereiche, die verkürzt sind. Die Übung verdient somit das Prädikat „konstruktive Entspannung".

Hier die Fortsetzung der Übung: Stellen Sie einen Stuhl direkt vor die Wand, und setzen Sie sich rittlings darauf. Drücken Sie Ihren Rücken großflächig gegen die Wand, genaugleich wie vorher am Boden. Vergewissern Sie sich, daß Ihre Füße guten Bodenkontakt haben. Die Fersen sind außenbelastet, die Großzehen kräftig am Boden. Indem Sie Ihre Füße gegen den Boden drücken, entsteht in Ihrem Körper eine nach oben gerichtete Kraft. Nutzen Sie diese, um den Rükken gleichmäßig gegen die Wand zu pressen. Beginnen Sie unten, drücken Sie das Kreuzbein gegen die Wand. Dann folgt die Lendenwirbelsäule, Wirbelkörper für Wirbelkörper. Zügig nach oben steigend der Nacken, und zuletzt schieben Sie den Hinterkopf der Wand entlang nach oben.

Das Rückgrat wird so aktiv und mit Hilfe der Wand als Führungsebene verlängert und gestreckt. Alle verkürzten Strukturen werden gedehnt, alle unterspannten Zonen werden automatisch tonisiert. Sobald Sie mit dem Bewegungsablauf vertraut sind, pressen Sie den Rücken während des Ausatmens gegen die Wand. Beim Einatmen entspannen Sie sich, tun Sie nichts. Beim Ausatmen pressen Sie den Rücken wiederum gegen die Wand. Wiederholen Sie den Ablauf im Rhythmus Ihrer Atmung.

Sie dürfen und sollen den Rücken ruhig kräftig gegen die Wand pressen. Mit Ausnahme des Nackens! Die Halswirbelsäule ist sehr empfindlich und soll nur leicht nach hinten gedrückt werden.

Im Anschluß daran legen Sie sich wieder auf den Boden, in Rückenlage. Wiederholen Sie jetzt Ihre innere Entdeckungsreise durch den Körper, von unten nach oben. Hat der Rücken jetzt eine größere Kontaktfläche mit dem Boden als zuvor? Ist der Auflagedruck jetzt gleichmäßiger verteilt? Sind speziell Hals- und Lendenwirbelsäule dem Boden jetzt näher und damit entspannter? Wenn Sie alle drei Fragen mit JA beantworten können, ist die Übung für Sie ein voller Erfolg. Dann lohnt sich die tägliche Wiederholung – und die Tage des Wellblechrückens sind gezählt.

Die Kunst

Nichts tun. Rückenlage, die Schwerkraft verteilt das Gewicht des Körpers gleichmäßig auf den Boden. Nacken, unterer Rücken sowie Schultern liegen entspannt auf dem Boden. Nichts tun. Die Entspannung vertieft sich: Der Körper versinkt in die Tiefe, alle Muskeln sind weich und warm. Der Atem fließt durch den Körper, ein rhythmisches Ein- und Ausströmen von Luft.

Die Entspannung vertieft sich weiter und weiter. Sie wird total. Kein einziger Muskel denkt daran, sich zu rühren. Und, interessanterweise, haben sich auch die Gedanken beruhigt. Die letzten auftauchenden Gedanken ziehen wie Wolken am Himmel vorüber. Die Entspannung von Körper und Geist vertieft sich nun von alleine, Sie brauchen nichts mehr zu tun. Sie vergessen sogar, sich zu entspannen.

Sie liegen einfach da – in einer Art Totenstellung. Neue Lebenskräfte können Ihren Körper jetzt frei und ungehindert durchfließen.

Diese Art der meditativen Tiefenentspannung ist ein uraltes und wertvolles Werkzeug auf dem Weg nach innen. Solche Momente der Stille werden verinnerlicht. Sie verankern uns in unserer Mitte selbst während eines turbulenten Alltags. Die innere Ruhe schärft den Blick für das Wesentliche. Aktivitäten, die aus innerer Entspanntheit und Gelassenheit entstehen, haben einen klaren Fokus. Sie sind wesentlich effizienter als nervösverzettelte Pseudoaktivitäten. Aus der Entspannung heraus können Sie sich im Hier und Jetzt dynamisch entfalten.

Zusammenfassung

Die Praxis umfaßt Therapie, Training und Alltag. Die beste Therapie und die beste Übung bleiben erfolglos, wenn im alltäglichen Ablauf das exakte Gegenteil davon praktiziert wird.

Die Entfaltung des Körperbewußtseins ist ein spannender und sehr persönlicher Lernprozeß. Er umfaßt vier Stufen: Problemerkennung, Entscheidungsfindung, eigentliches Üben und Meisterschaft. Für die häufigsten Probleme der menschlichen Haltungs- und Bewegungskoordination eignen sich Alltagsaktivitäten wie Gehen, Stehen, Sitzen oder Liegen vorzüglich. Das Körperbewußtsein kann sich entfalten, strukturelle Veränderungen können erreicht werden. Der Alltag als Übung erlaubt ein stufengerechtes Üben.

Urformen der Bewegung

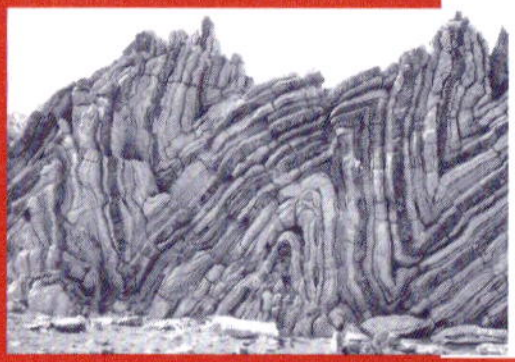

Prinzip Spirale
Nabelschnur des Lebens

Prinzip Welle
Schwingung des Universums

Spirale und Welle
Das Meer im Ohr

4

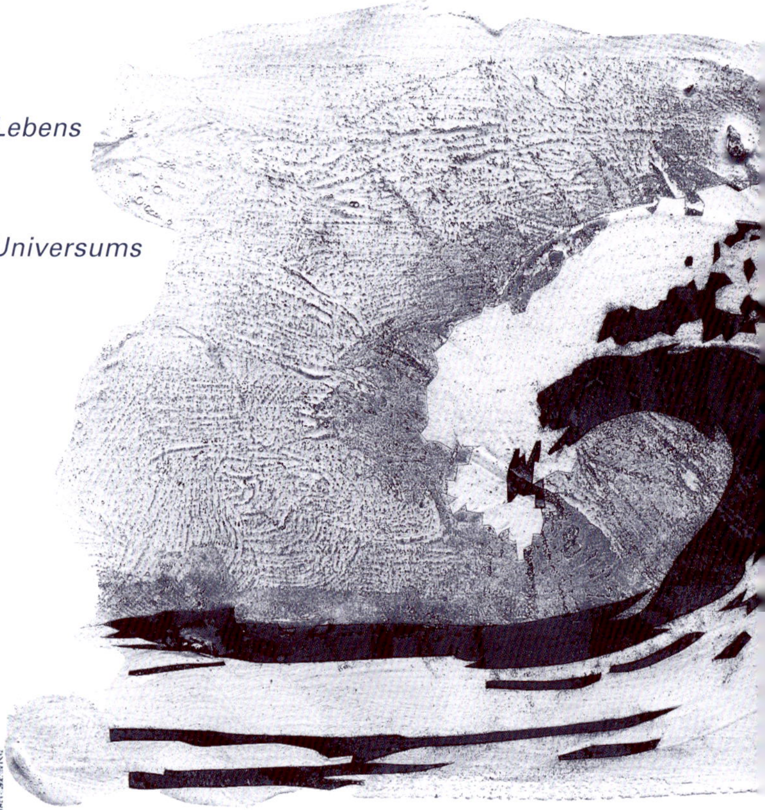

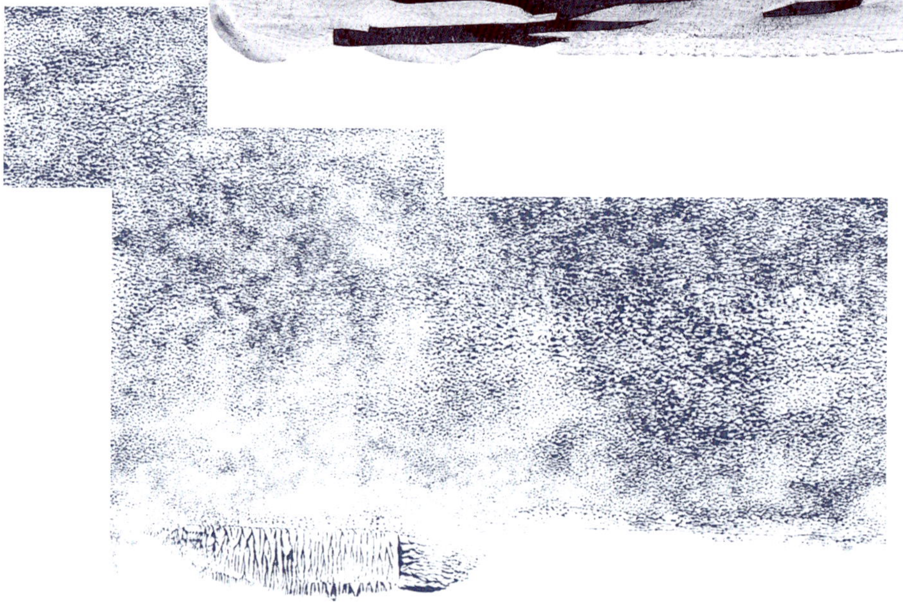

4.1 Die größten Spiralen des Universums: Struktur und Dynamik vieler Galaxien basieren auf Spiralformen. Blick von oben auf unsere Milchstraße (a): Der Durchmesser beträgt ca. 100 000 Lichtjahre , das sind 1 000 000 000 000 000 000 Kilometer. Der Andromedanebel (b), eine benachbarte Galaxie.

4.2 Die größten Spiralen unserer Welt: Durch Wolkenbildungen wird die Dynamik eines Tiefdruckgebietes deutlich erkennbar (b). Die Drehrichtung solcher Wirbel erfolgt in unseren Breitengraden im Gegenuhrzeigersinn, während sie auf der Südhalbkugel im Uhrzeigersinn erfolgt. Der größte Wirbelsturm, der je auf der Erde fotografiert wurde (a).

Prinzip Spirale
Nabelschnur des Lebens

Unsere Erde ist ein mittelgroßer Planet in einem durchschnittlichen Sternsystems in der Randzone eines ganz gewöhnlichen Spiralnebels.

Die moderne Kosmologieforschung ermöglicht uns Einblicke in das Weltall, in die Entstehungsweise des Universums, einzelner Galaxien und neuer Sterne. Etwa Dreiviertel aller Sternsysteme weisen Spiralform auf. Die enorme Vielfalt beobachtbarer Spiralstrukturen weist auf die Komplexität ihrer Entstehung und Dynamik hin.

Es gibt verschiedene Modelle, wie *Spiralnebel* entstehen können. Allen Modellen gemeinsam ist das implosionsartige in sich Zusammenstürzen einer oder mehrerer Gaswolken (*Gravitationskollaps*), was zur Zusammenballung und Verdichtung von Materie führt. Eine Galaxie besitzt annähernd Kugelgestalt bestehend aus Sternen, Sternhaufen und Staub (*Halo*). In ihrer Mitte (*Aequatorialebene*) entsteht durch die Rotation eine relativ flache Scheibe. Durch die Rotationsbewegung entstehen auch die charakteristischen, langschweifigen Spiralarme. Ihrer Anordnung, Gestalt und Dynamik liegen komplexe Wechselwirkungen zwischen Rotationsbewegung und Materie zugrunde (*Dichtewellentheorie in einem System gleichsinnig rotierender Materie*).

Die Spirale ist auch ein großartiger Wettermacher. Wolkenwirbel sind die größten Spiralen der Erde. In Tiefdruckgebieten sind dank der Wolkenbildung die Bewegungen größerer Luftmassen gut zu sehen. Es scheint, als rollten sich die Luftmassen im Zentrum des Tiefdruckgebietes spiralig ein. Dadurch entstehen wiederum

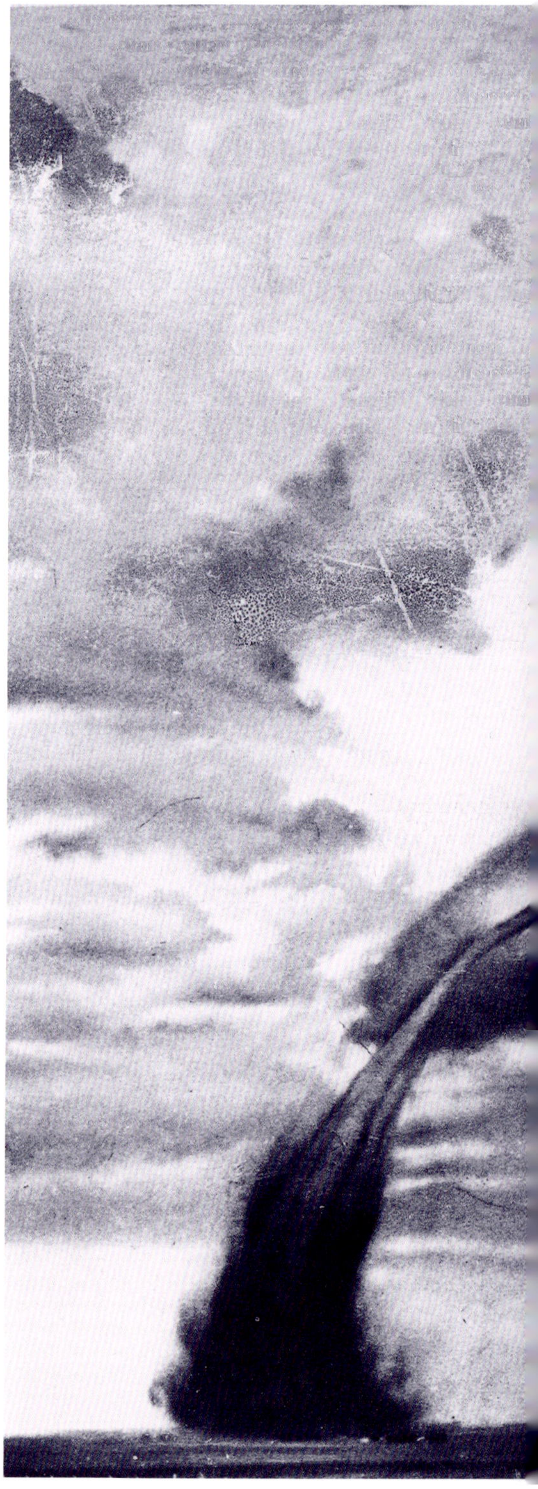

4.2a

4.1a, 4.1b

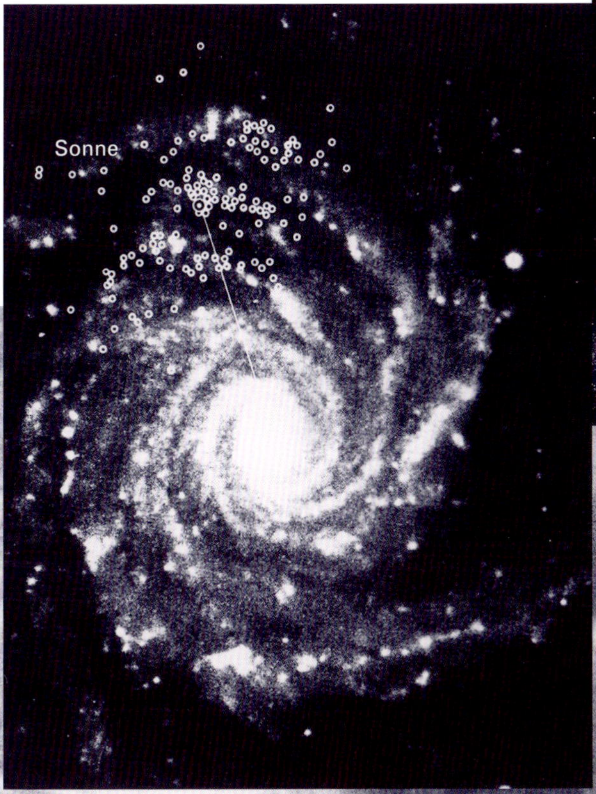

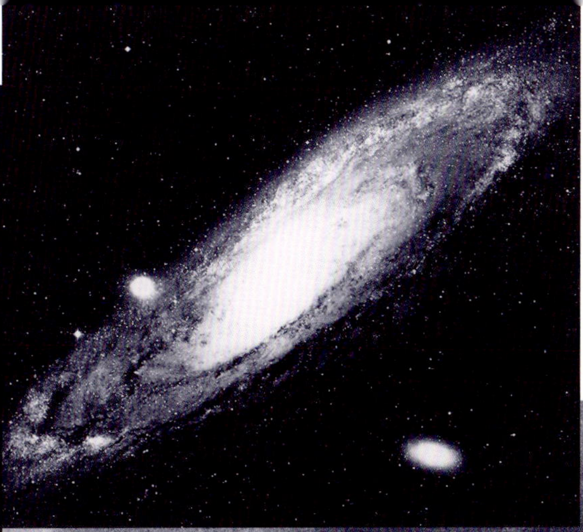

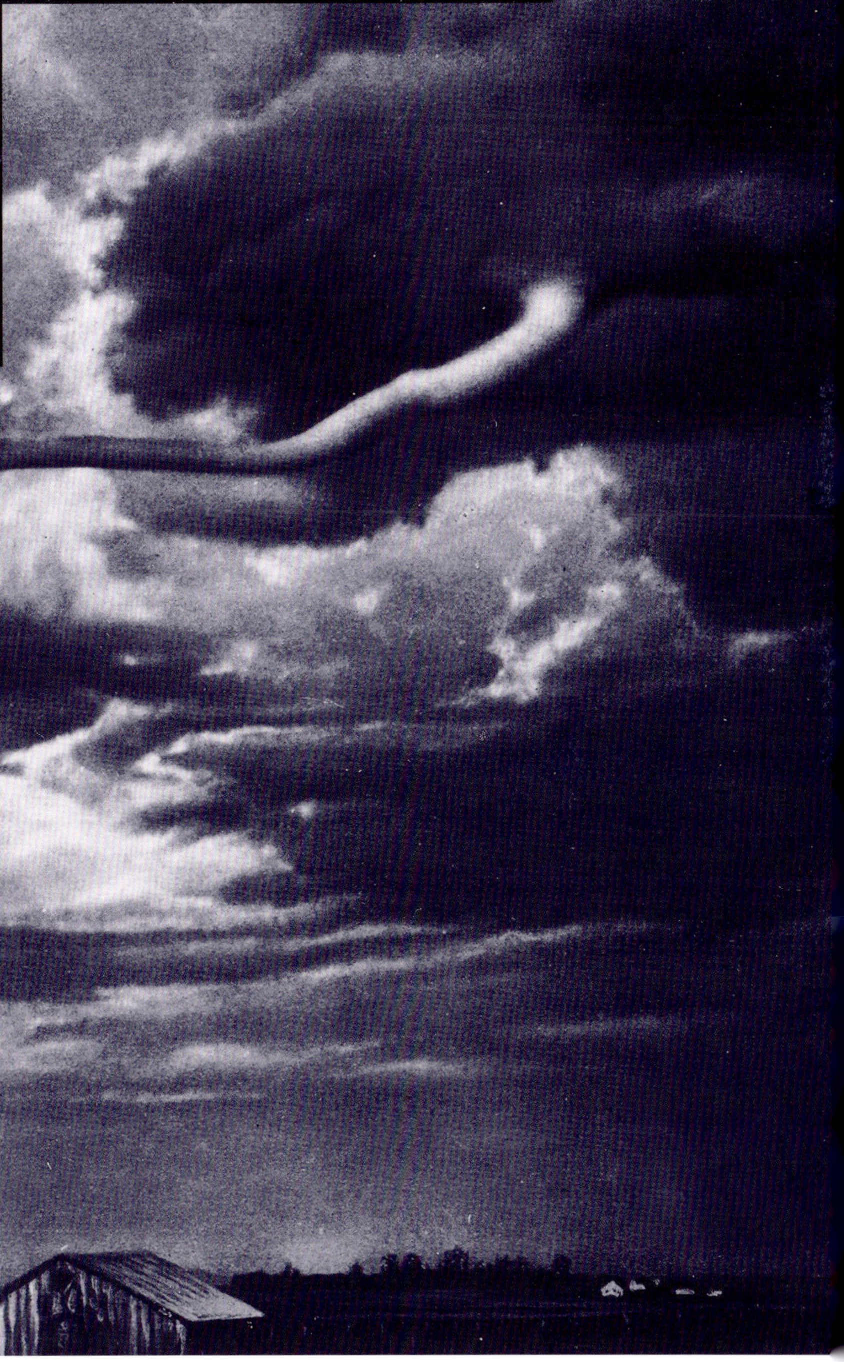

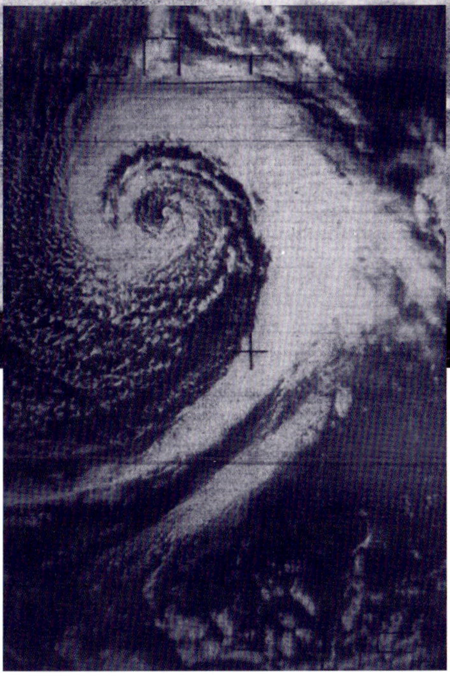

4.2b

4.3 Im Zentrum des Strudels: In immer enger und schneller werdenden Kreisen bewegt sich das Wasser ins Zentrum des Strudels (a). Im engen Wirbeltrichter ziehen spiralige Schraubenflächen nach unten (b). Die Flüssigkeit in der Umgebung eines Strudels bewegt sich in großzügigen Spiralbahnen wieder nach oben. Der Wasserstrudel stellt ein „geschlossenes" System spiraliger Bewegungen mit zwei Richtungen dar: nach unten und nach oben.

4.4 Bioarchitektonisches Meisterwerk: Der pazifische Röhrenwurm Spirobranchus giganteus – seiner Form und Leuchtkraft wegen auch „Christmas tree" genannt – läßt die Fließeigenschaften des Wassers immer noch erkennen. Die Spiralbahnen verlaufen wie beim Wasserstrudel, nur von unten nach oben anstatt von oben nach unten.

spiralige Wirbel, die in unseren Breitengraden immer im Gegenuhrzeigersinn, auf der Südhalbkugel hingegen im Uhrzeigersinn drehen.

Daraus kann abgeleitet werden: Das Element Luft bewegt sich vorzugsweise in Spiralen, und es existieren sowohl links- als auch rechtsdrehende Spiralwirbel.

Wolkenwirbel sind die größten Spiralen im System Erde. Ihre Drehrichtung hängt mit der Erdrotation zusammen. Warme Luftmassen, die beispielsweise vom Äquator aus nordwärts strömen, können mit der Drehgeschwindigkeit der Erdoberfläche nicht Schritt halten. Sie driften seitlich ab, und zwar immer stärker, je mehr sie nach Norden vordringen. Dadurch beginnen sie sich spiralig auf einen zentralen Punkt hin einzurollen. Während ein Wasserstrudel sich nach unten dreht, bewegt sich ein Luftwirbel nach oben. Beim Ansteigen kühlen sich die Luftmassen ab. Bislang unsichtbarer Wasserdampf kondensiert zu Niesel und Wassertröpfchen (*Kumuluswolken*) . Bei sehr kalten Temperaturen werden sie zu Schneeflokken und Eiskristallen (*Zirruswolken*).

Die Spirale – Inbegriff aller Dynamik. Im All und im Alltag.

Beim Spielen am Fluß geraten kleine Holzstückchen oder Papierschiffchen in einen Strudel und lassen sich wild tanzend in immer enger und schneller werdenden Kreisen unaufhaltsam ins Zentrum des Strudels saugen. Wirbelwind und Wasserstrudel – in der Natur existieren unzählige Bewegungskräfte , die ein spiraliges Einrollen beweglicher Materie um einen zentralen Anziehungspunkt bewirken.

Der *Wasserstrudel* eignet sich besonders gut, die dreidimensionale Dynamik spiraliger Bewegung zu begreifen. Die Kreisbewegungen an der Oberfläche werden gegen das Zentrum zu immer schneller; das führt dazu, daß der Zusammenhalt des Wassers im Zentrum verlorengeht. Die Wasseroberfläche öffnet sich trichterförmig, die inneren Schichten bewegen sich in korkenzieherartigen Schraubenflächen nach unten. Das Wasser in der Umgebung des Strudels steigt in großzügigen Spiralbewegungen wieder nach oben. Es bewegt sich im engen Trichter rasch und kraftvoll nach unten, um in weiten Spiralbahnen langsam wieder nach oben zu gelangen.

Wie beim Wirbelwind wirken auch in diesem Spiralsystem zwei entgegengesetzte Richtungen – nach unten und nach oben. Aber die Drehrichtung kehrt sich nicht um. Der beste aller Korkenzieher hat sich genau das zum Prinzip gemacht: Sie drehen in eine Richtung, die Spirale versinkt im Korken, Sie drehen weiter in die gleiche Richtung, der Korken bewegt sich wie von Geisterhand geführt aus dem Flaschenhals. Genauso charakterisieren Wasserstrudel und Wirbelwind das Nebeneinander entgegengesetzter Richtungen nach oben und nach unten bei festgelegtem Drehsinn in eine Richtung.

Die Natur liefert uns eine Fülle von Hinweisen, wie das Bewegungsprinzip der spiraligen Verschraubung als Strukturelement genutzt wird, zum Beispiel von Muscheln und Schnekkenhäusern. Die Spirale als universales Strukturelement. Im rankenden Efeu genauso wie in den spiraligen Blattstellungen der Maispflanze, im Tannenzapfen und in der Anordnung der Kerne reifer Sonnenblumen. Die Spi-

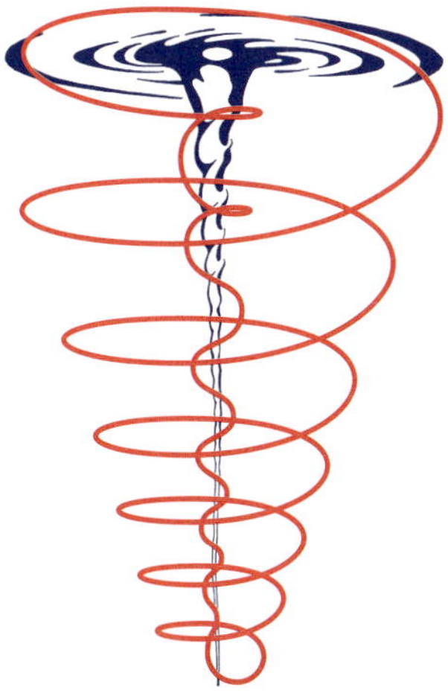

4.4

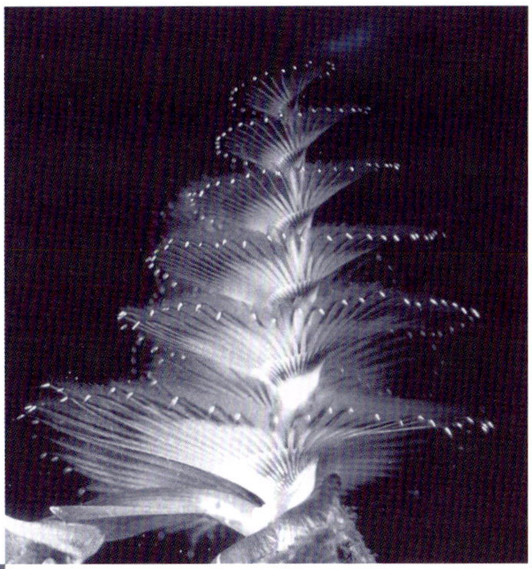

4.3a, 4.3b

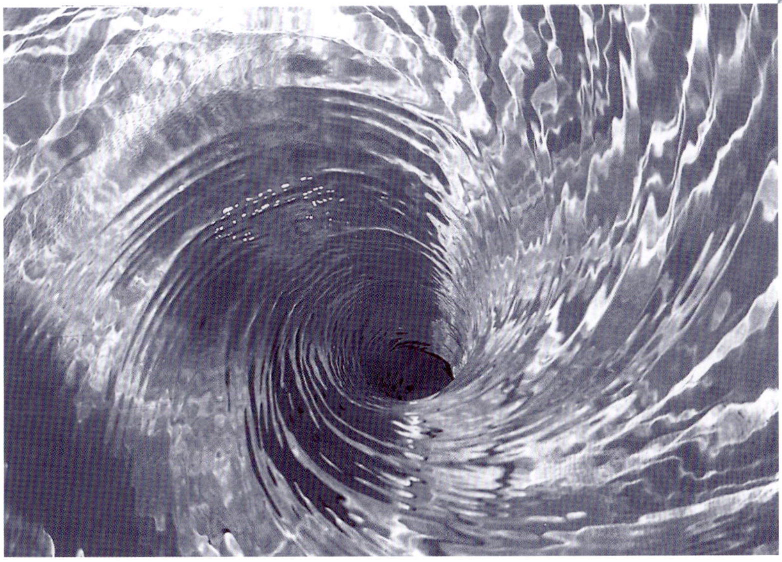

rale formt prachtvolle Geweihe und Hörner, Krallen und Stoßzähne. Aber auch die Greifschwänze bei Affen oder der Saugrüssel eines Elefanten, die Spiraldärme bei Fischen oder die spiraligen Windungen der Eingeweide vieler Säugetiere, die Architektur eines Spinnennetzes oder die Kokonumspinnung der Seidenraupe.

4.5 Spiralstrukturen im menschlichen Körper: Die muskulären Leitstrukturen des menschlichen Beines (a). Berühmtes Beispiel aus der mikroskopischen Dimension ist die DNA-Doppelhelix, der Erbcode des Menschen (b). Faserverläufe des Gehörnervs (c), und der linken Herzkammer (d).

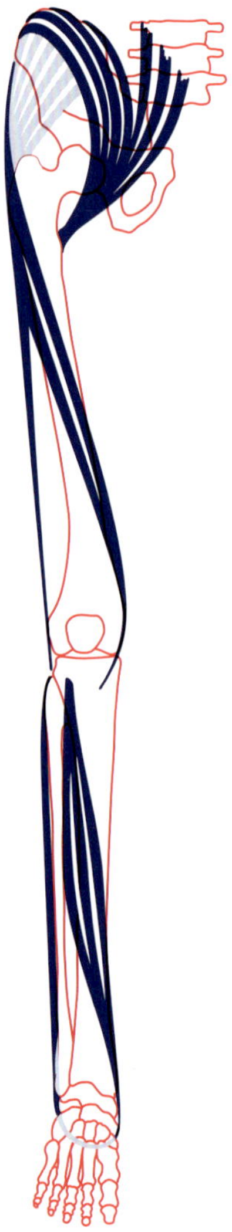

4.5a

Auch im menschlichen Körper wimmelt es von Spiralen, vom Faserverlauf des menschlichen Herzmuskels bis zur Anordnung des Gehörnervs, von der spiralig gerollten Nabelschnur bis hin zur Anordnung der Muskulatur eines menschlichen Beines. Viele struktur- und haltgebende Gegenstände unseres Alltags machen sich die räumliche Stabilität der Spirale zunutze. Das gedrehte Hanfseil und der bereits erwähnte Korkenzieher, die einfache Schraube und die High Tech-Turbine.

Auch im Mikrokosmos windet sich alles spiralig. Einzellige Lebewesen besitzen eine spiralig gedrehte Körperform und bewegen sich mit Hilfe von Geiseln in Schraubenbahnen fort. Im menschlichen Körper ist die Spirale das Strukturelement in vielen Zellen und Geweben, namentlich in Knochen, Knorpeln, Muskeln und im Bindegewebe. Das Bindegewebe der Sehnen, feinarchitektonisch aus spiralig geschraubten Eiweißketten (*helikales Prokollagen*) bestehend, ist zugfester als Stahl. Menschenhaar ist aus feinsten Fäserchen (*Protofibrillen-Triplehelix*), die wie Seile gedreht sind. Und schließlich die *DNA-Doppelhelix*: Die gesamte Erbinformation des Menschen ist auf einer Doppelspiralstruktur gespeichert. Das DNA-Molekül besteht aus zwei Schraubenspiralen, die durch Querelemente miteinander verbunden sind, vergleichbar einer Leiter, die schraubenförmig verdreht wurde.

Spiralen allenthalben: schraubenförmige, kegelförmige, planförmige. Die Spirale ist eine Bewegungsgestalt, der wir in der Natur in großer Vielfalt begegnen. Es ist deshalb nicht erstaunlich, daß die Spirale sowohl in der Mathematik wie auch in der Mystik ein Ursymbol repräsentiert. Die Spirale, immer kleiner werdend an einem Ende, unendlich größer werdend am anderen, vereinigt als vielschichtiges Lebenssymbol die Entfaltung von innen nach außen und die Zentrierung von außen nach innen.

Goethe war es, der den Begriff der Spirale in die deutsche Sprache eingeführt hat, und zwar in den naturwissenschaftlichen Studien über das rankende Wachstum von Pflanzen. *Spirale* leitet sich vom lateinischen Wort *spiralis* ab, was soviel bedeutet wie gedreht oder gewunden. Im Griechischen steht *speira* für Schnecken- und Schlangenlinie, für Windung und Verdrehung.

In der indoeuropäischen Ursprache existierte die Silbe *spi(r)-, spei-*. Dieser Wortstamm bedeutet soviel wie, „sich in Raum und Zeit ausdehnen", und wurde für zwei ganz unterschiedliche Urformen der Bewegung verwendet: winden, drehen, schrauben auf der einen Seite und wehen, hauchen, atmen auf der anderen Seite. Die ursprüngliche Bedeutung der schraubenden Drehbewegung blieb bis zum heutigen Tage geläufig und findet im Wort *Spirale* alltägliche Verwendung. Auch die andere Urform der Bewegung, jene des Hauchens und des Wehens, kommt heute noch im Wort *Respiration* zum Ausdruck.

Während der Schraubencharakter die räumliche Dimension einer Bewegung zum Ausdruck bringt, steckt im Schwingungscharakter des Atems, im rhythmischen Nacheinander der Atemwellen, ein deutlicher Hinweis auf die zeitliche Dimension der Bewegung. Im Wortstamm *spi(r)- spei-*, mit der doppelten Bedeutung von „Aus-

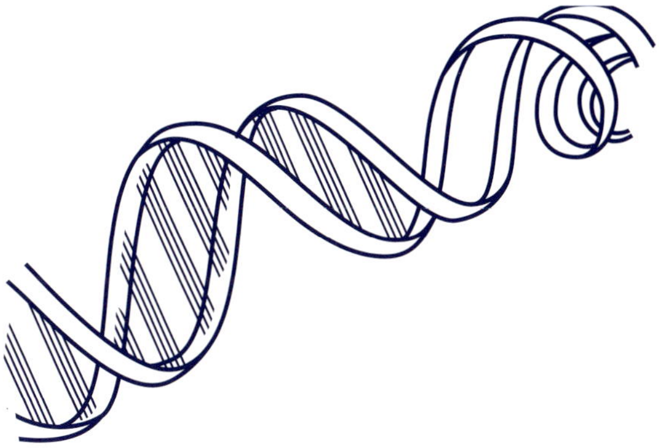
4.5b

dehnung in Raum und Zeit“, finden diese beiden Grunddimensionen der Bewegung ihren ursprünglichsten Ausdruck, ihren Wortwert, nämlich: räumliche Stabilität als Spirale und zeitlicher Bewegungsrhythmus als Welle. Diese elementare Doppelbedeutung ist auch Zeugnis dafür, wieviel Wissen und Weisheit in unserer Sprache steckt, wie die Ursprachen einem ausgesprochen tiefen Verständnis für die inneren Zusammenhänge der Natur entsprangen.

Auch das Wort *spiritus* mit den Bedeutungen von Bewußtsein und Spiritualität läßt sich auf den gleichen Wortstamm zurückführen. Die Erkenntnis, daß *Raum-Zeit* und Bewußtsein zusammengehören, stellt eine der grundlegenden und brisanten Neuerungen der physikalischen Wissenschaften dieses Jahrhunderts dar. Das Objektive (*Experiment*) und das Subjektive (*Experimentator*) stehen in meßbarer Wechselwirkung zueinander. Die sprachlichen Wurzeln des Wortes Spirale verbinden Raum, Zeit und geistiges Bewußtsein, sie bezeugen die Manifestation von Bewußtsein in Raum und Zeit.

4.5c
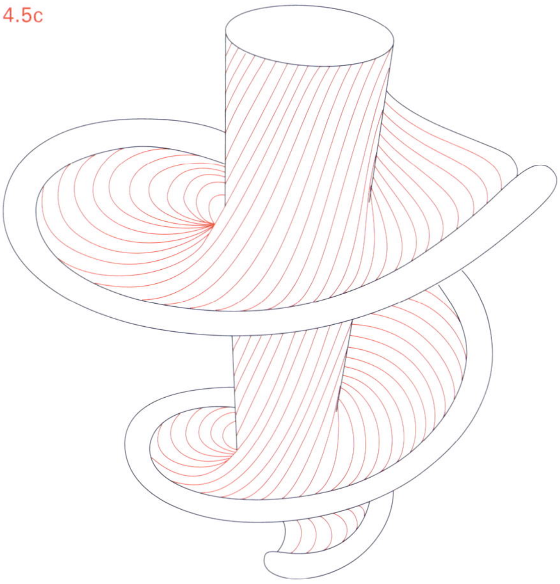

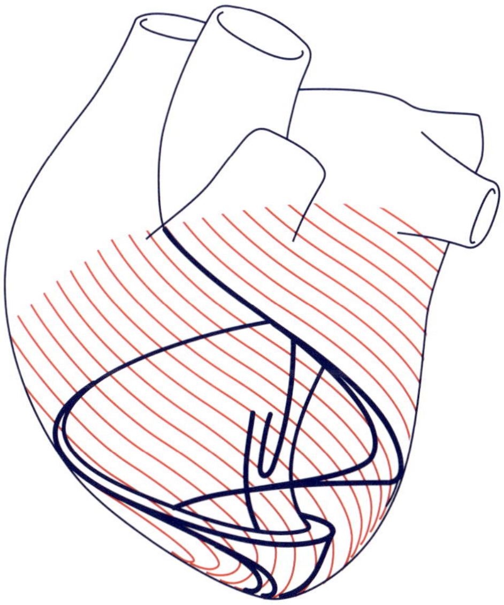
4.5d

4.6 Ein klassischer „falscher Irrtum“: Jedermann glaubt zu wissen, was eine Spirale sei. Dies hier ist keine! Der Zirkel hilft bei der Aufklärung des Irrtums. Die Computergrafik auf der rechten Seite zeigt konzentrische Kreise.

4.7 Mathematische Spiralen in der Natur: Gleichbleibender Abstand zur durchlaufenen Längsachse bei der helicalen Schraubenspirale (a). Gleichbleibende Abstände zwischen den Spiralwindungen – die archimedische Spirale (b); gleichbleibende Winkel bei der logorithmischen Spirale (c). In der Natur finden wir häufig gemischte Spiralformen (d).

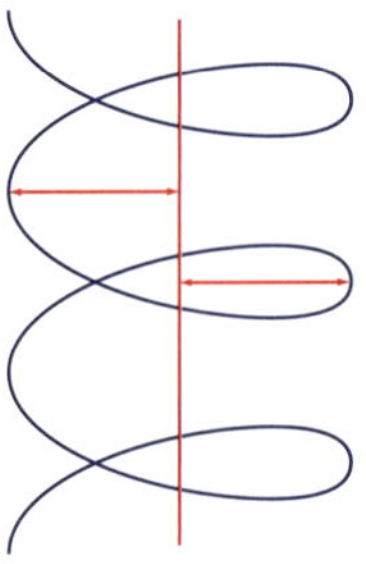

4.7a

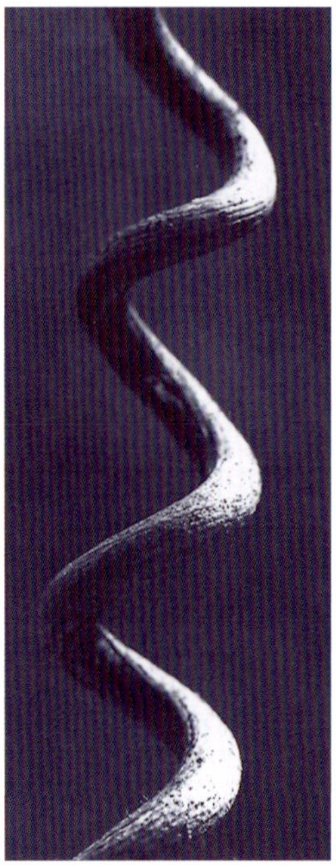

Die Spirale ist ein Ursymbol des Lebens, dessen Ausdehnung in spiraligen Bahnen und rhythmischen Zyklen erfolgt.

Zur Spirale gehört unabdingbar die Dynamik. Sie ist für die Kunst und die Wissenschaft menschlicher Bewegungskoordination entscheidend. Am leichtesten zu verstehen sind die Prinzipien anhand der mathematisch faßbaren Spiralformen. Sie zeichnen sich durch Konstanz in ihrem Verlauf aus und sind deshalb relativ leicht berechenbar.

Eine zweidimensionale Spirale ist eine fortlaufende Kreisbewegung in einer Ebene mit sich ständig vergrößerndem bzw. verkleinerndem Radius – genauso, wie wenn wir eine Spirale auf ein Blatt Papier zeichnen. Unter den zweidimensionalen Spiralen lassen sich, im mathematischen Sinne, verschiedene Spiraltypen definieren. Kenner der Materie unterscheiden die *archimedische Spirale* (Archimedes, ca. 287–212) von der *logarithmischen Spirale.*

Erstere weist immer gleichbleibende Abstände zwischen den Spiralwindungen auf. Naturbeispiele hierfür sind aufgerollte Endspiralen von Farnblättern und Hülsenfrüchten. Die Bewegungsdynamik der archimedischen Spiralen besteht darin, daß ein Punkt mit konstanter Geschwindigkeit um ein Zentrum kreist und sich dabei gleichmäßig von diesem entfernt. Die dabei entstehende Bewegungsspur entspricht einer archimedischen Spirale, charakterisiert durch eine „gleichmäßig größerwerdende Kreisbewegung“.

Die logarithmische Spirale, auch als wundersame Spirale bezeichnet (*spira mirabilis*), gilt als eine der interessantesten ebenen Kurven. Die Abstände zwischen den einzelnen Windungen nehmen von innen nach außen immer mehr zu. In jedem Punkt bleibt der Winkel zwischen Spirallinie und Radius konstant, weshalb die logarithmische Spirale auch als gleichwinklige Spirale bezeichnet wird. In der Natur begegnen wir der logarithmischen Spirale häufig bei Schneckenhäusern. Als klassisches Beispiel gilt der Schalenrand des *Nautilus*, einem Urbewohner der Weltmeere seit über 60 Millionen Jahren.

Dreidimensionale Spiralen werden entsprechend ihrer Form in Kegel-, Trichter-, Zylinder-, Ellipsen- oder Kugelspiralen unterteilt. Die bekannteste und gebräuchlichste Form ist die Schraubenspirale (*helix*). Sie ist im mathematischen Sinne eine Schraubenbahn mit gleichbleibender Distanz jedes Punktes zur durchlaufenen Längsachse. Diese Spiralform vereinigt in sich ständige Kreisbewegung mit gerichteter Fortbewegung. Den großen Klassiker kennen Sie schon: die *Doppelhelix* reiner, kristallisierter DNA (*Desoxyribonukleinsäure*), Trägerin der Erbinformation.

Der archimedischen, logarithmischen und der schraubenden Spirale gemeinsam ist, daß sie Konstanten aufweisen, seien es gleichbleibende Abstände, Winkel oder Geschwindigkeiten. Unschwer abzuschätzen sind die Schwierigkeiten, die bei der Beschreibung dynamischer, also sich laufend verändernder Spiralbewegungen auftauchen. *Dynamische Spiralen* sind dreidimensionale Spiralen mit variablen Eigenschaften. Radius, Form, Richtung und Geschwindigkeit passen sich fortwährend den spezifischen Verhältnissen an, siehe Wasserstrudel und Wirbelwind. Aufgrund ihrer Komplexität und ihrer Veränderlichkeit lassen sich dynamische Spiralformen mathematisch schlecht quantifizieren. Hingegen lassen sie sich qualitativ erfassen.

4.7d

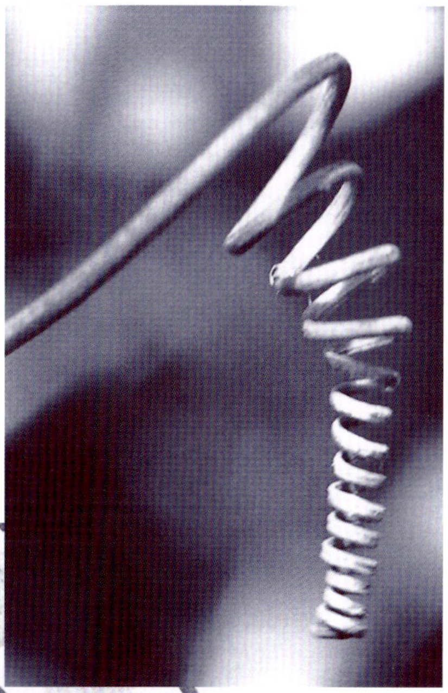

4.6

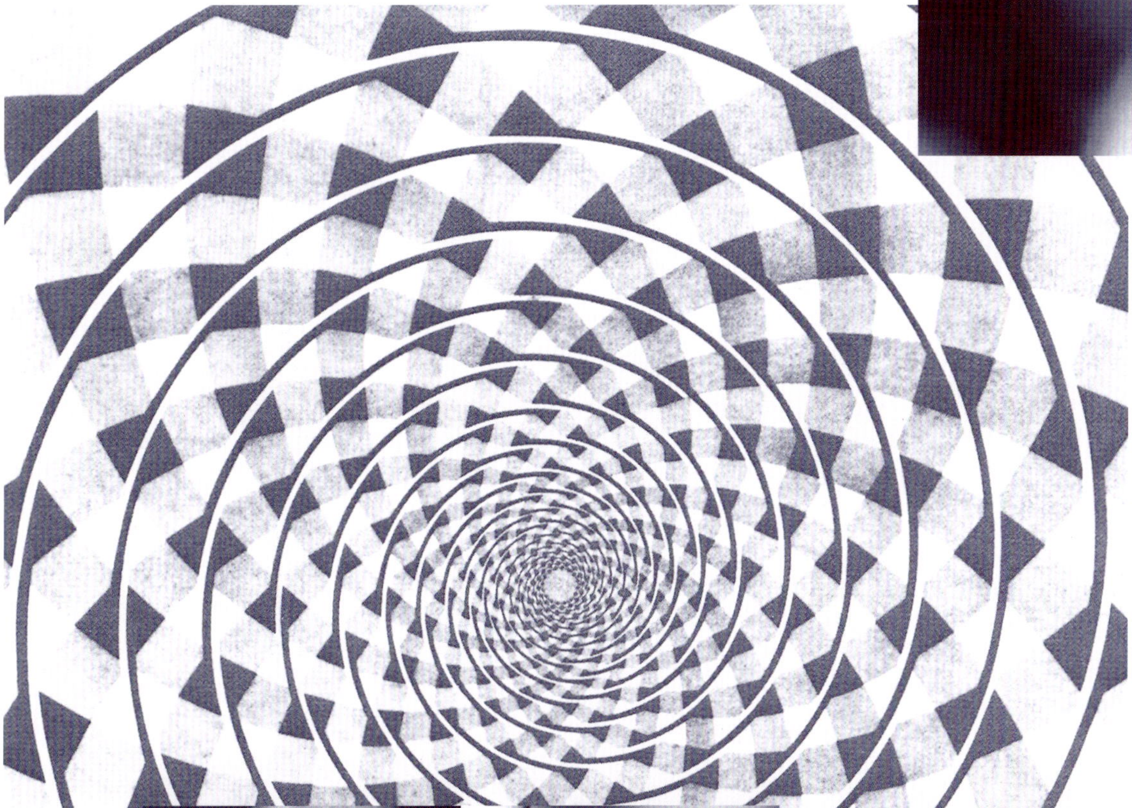

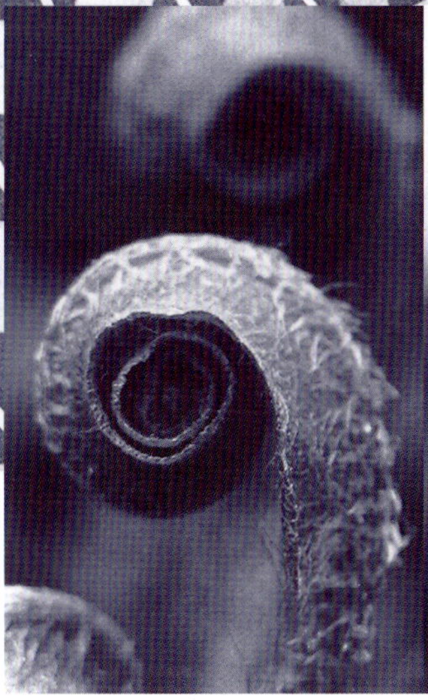

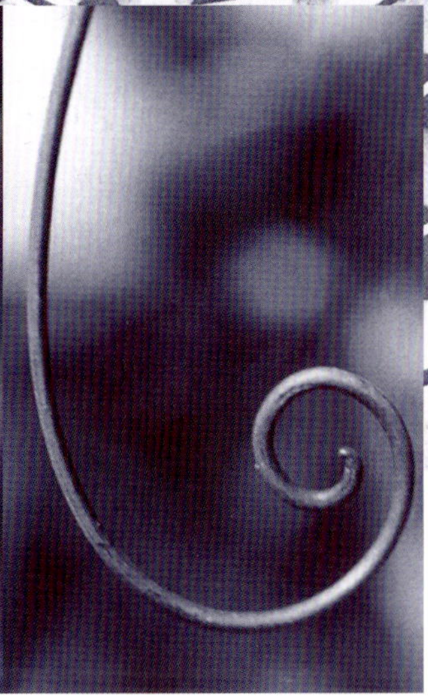

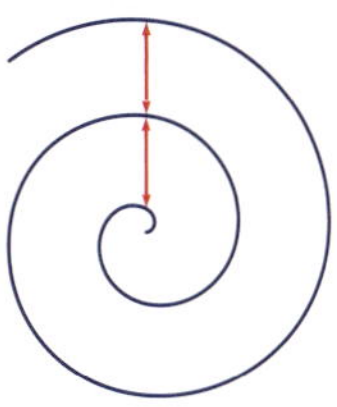

4.7b

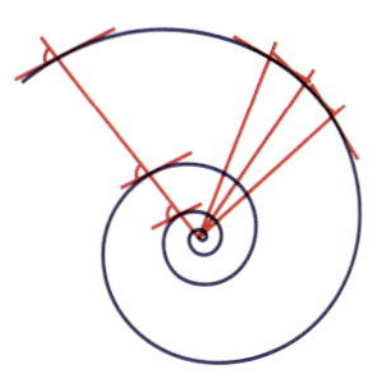

4.7c

4.8 Das Wesen dynamischer Spiralbewegungen: Spiralen schrauben sich von unten nach oben oder von oben nach unten (a), drehen rechtsherum oder linksherum (b), führen nach innen (c) oder entfalten sich nach außen. Welches ist Ihres Erachtens das grundlegende Charakteristikum einer Spirale (d)?

Im Wasserstrudel entsteht ein nach unten gerichteter Trichter. Der Wirbelsturm entfaltet einen Sog nach oben. Das Wasser in der Umgebung eines Strudels bewegt sich anschließend in großzügigen Spiralbahnen wieder langsam nach oben. Vom Wirbelwind emporgetragene Partikel schweben anschließend wieder langsam zu Boden. Die beiden Richtungen oben und unten sind relativ, sie ergänzen sich gemeinsam zu einem komplexen Spiralsystem. Wenn ich eine Wendeltreppe benutze, kann ich mich darauf aufwärts oder abwärts bewegen. Die Fortbewegungsrichtung einer Schraubenbewegung kann in beide Richtungen erfolgen, ohne daß sich dabei die Drehrichtung ändert.

Weil die Relativität von oben und unten leicht erkennbar ist, neigen wir dazu, die Drehrichtung einer Spirale als ihr entscheidendes Merkmal zu nehmen. Es gibt links- und rechtsdrehende Spiralen. Sie lassen sich durch nichts zur Deckung bringen, weder durch Verschiebung noch durch Drehung. Genausowenig, wie sich linke und rechte Hand zur Dekkungsgleichheit (*Kongruenz*) bringen lassen.

Eine Spiralstruktur dreht entweder im Uhrzeiger- oder im Gegenuhrzeigersinn. Die Bevorzugung jeweils einer Drehrichtung ist ein weitverbreitetes Phänomen in der Natur. Weinbergschnecken beispielsweise sind fast ausnahmslos rechtsgewunden. Nur eine von 12 000 ist linksgewunden. Solche invers geschraubte Schnecken gelten in bestimmten Kulturkreisen als heilig. Im Reiche der sich windenden und rankenden Pflanzen finden sich solche mit Rechtsdrall (z. B. Bohne und Winde) und solche, die sich immer wie ein Linksgewinde in die Höhe schrauben (z. B. Hopfen und Geißblatt). Eine gute Illustration des Nebeneinander von links- und rechtsdrehenden Spiralen sind die Geweihe und Hörner vieler Huftiere.

Auch auf molekularer Ebene besteht das Phänomen. Von vielen biologischen Wirkstoffen existieren Bild- und Spiegelbildmoleküle, das eine optisch links-, das andere optisch rechtsdrehend. Von der Natur wird meistens eines bevorzugt. Zucker sind in der Regel rechtsdrehend, Eiweiße hingegen linksdrehend. Obwohl der chemischen Formel nach identisch, können Links- und Rechtsform sehr unterschiedliche Wirkungen zeigen. Bei bestimmten Medikamenten kann mit der einen Form die gewünschte pharmakologische Wirkung erzielt werden, während die andere Form wirkungslos oder in hohem Maße toxisch ist (z. B. *Etambutol, Penicillamin*). Von der Natur synthetisierte Wirkstoffe besitzen entweder Links- oder Rechtsform, weil die meisten biochemischen Prozesse stereoselektiv verlaufen. Vom Menschen hergestellte Wirkstoffe bestehen in der Regel aus einem 50:50 %-Gemisch der beiden Formen. Diesbezüglich unterscheiden sich Naturheilmittel von den meisten pharmazeutischen Produkten. Das Phänomen der Bild- und Spiegelbildmoleküle ist insofern von besonderer Bedeutung, als es ein wissenschaftlich einwandfrei bewiesenes Beispiel darstellt, wie Substanzen aufgrund ihres räumlichen Informationsgehaltes unterschiedlich wirken können.

Die Drehrichtung einer Spirale ist eminent wichtig. Links- und rechtsdrehende Spiralstrukturen können nicht einfach vertauscht werden. Einer sich rechtsherum rankenden Pflanze

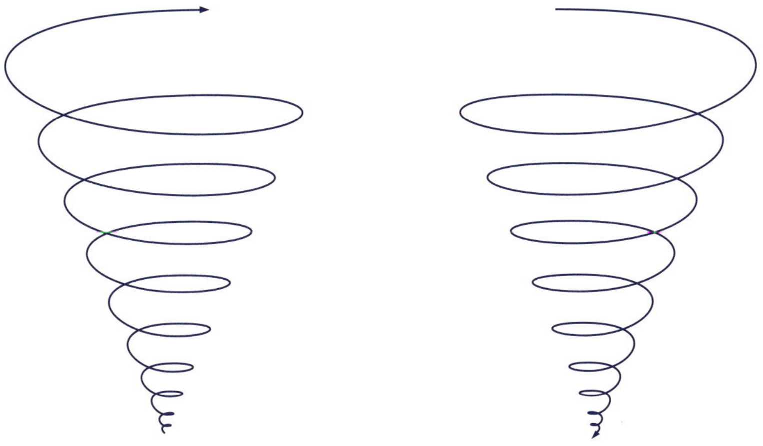

4.8a

kann die entgegengesetzte Drehrichtung nicht einfach aufgezwungen werden. Ebensowenig können wir die Rotationskomponenten im menschlichen Bein ungestraft im umgekehrten Richtungssinn gebrauchen. Das Knie ist ein Dreh-Scharniergelenk, die Kreuzbänder im Innern legen die koordinierte Drehrichtung von Ober- und Unterschenkel fest.

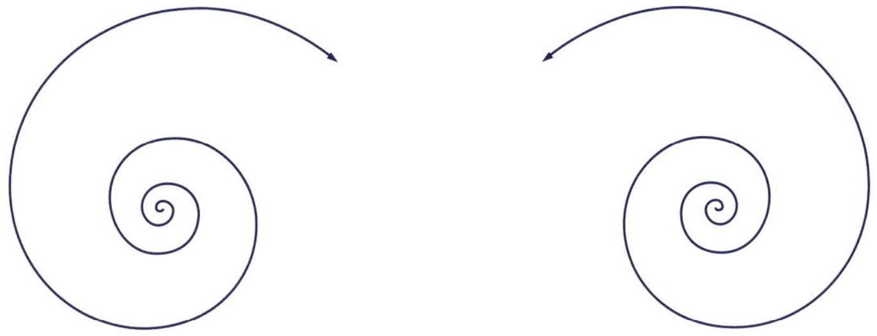

4.8b

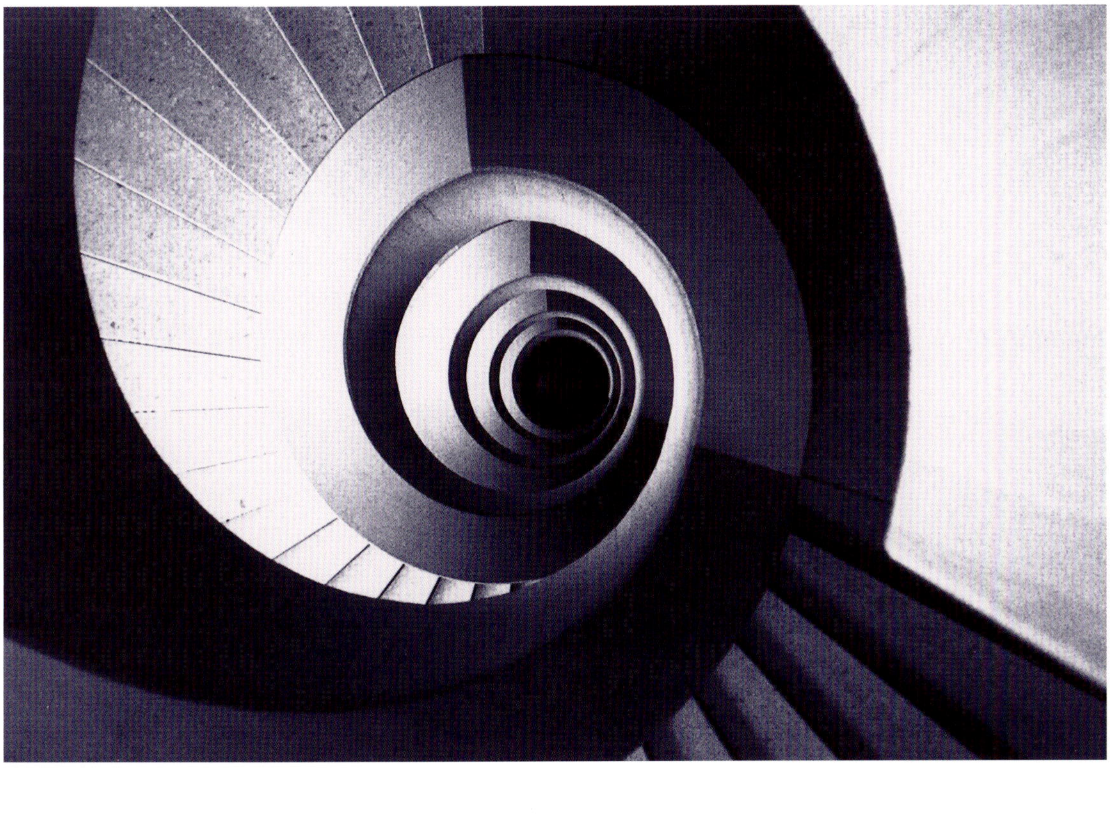

4.8d

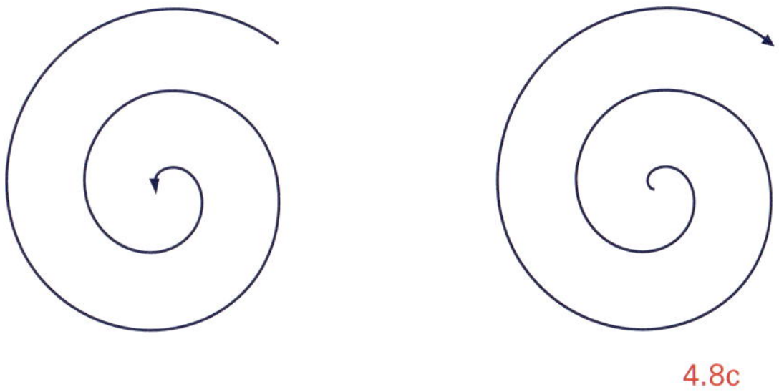

4.8c

4.9 Umkehrbarkeit von links und rechts: Obschon linke und rechte Hand weder durch Verschiebung noch durch Drehung zur Deckung (Kongruenz) gebracht werden können, gibt es eine Möglichkeit, Deckungsgleichheit zu erreichen. Erraten Sie's? Durch Umstülpung wird aus einem linken Handschuh ein rechter...

4.10 Doppelspiralen: Der Übergang von ein- zu ausrollender Spiralbewegung bedingt Wendepunkt und Umkehr – Beispiele der Notwendigkeit einer Richtungsänderung (a–c).

4.11 Wellenphänomen: Die Urelemente Luft, Wasser und Erde kommunizieren durch Wellen miteinander: Windströmungen über der Wüste erzeugen Sandrippen (a); Wasserströmungen am Meeresboden formen Sandrippen (b). Wasser (c), aber auch Wolken (d) bewegen sich in Wellenform.

4.9

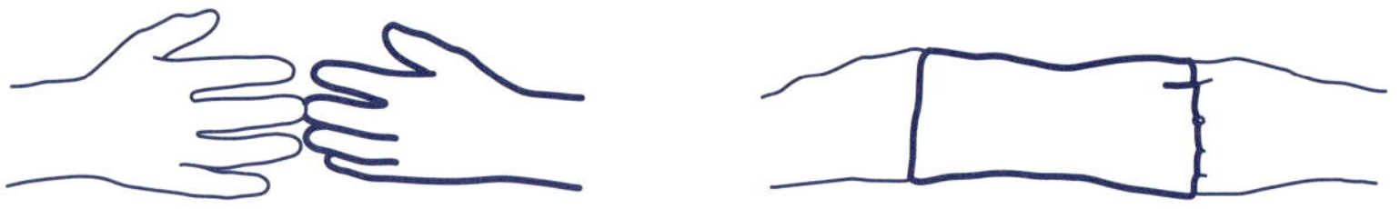

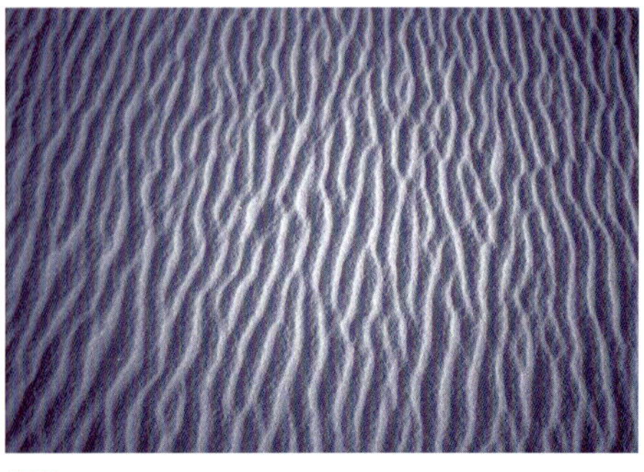

4.11a

Es gibt allerdings eine Form der Bewegung, die links- und rechtsdrehende Strukturen ineinander umzuwandeln vermag, eine Bewegung, die aus einem rechten Handschuh einen linken macht und umgekehrt: die Umstülpung.

Die Umstülpung dreht innen nach außen. Erst, wenn festgelegt ist, was innen und was außen ist, können Links- und Rechtsdrehung, Bild- und Spiegelbild nicht mehr ineinander übergeführt werden. Die Abgrenzung zwischen außen und innen spiegelt die fundamentalste Richtung einer Bewegung. Dies kommt in jeder Spirale symbolisch zum Ausdruck: Eine sich ausrollende Spirale steht für Zuwendung zur Außenwelt, Beziehungsbereitschaft und Offenheit. Eine sich einrollende Spirale hingegen bedeutet Reise ins Innere, Entdeckung innerer Werte, Fokussierung auf das Wesentliche. Diese beiden Richtungen, Entfaltung nach außen, Zentrierung nach innen, sind keine getrennten, für sich allein existierenden Richtungen. Sie gehören zusammen. Aus der Bewegung nach innen entsteht die Bewegung nach außen und umgekehrt. Das perfekte Beispiel ist die Atmung mit ihrem rhythmischen Wechsel von Ein und Aus, während sich der Körper abwechselungsweise nach links und nach rechts verschraubt. Zusammen: Im dynamisch rhythmischen Gleichgewicht bilden Spiralbewegung nach innen und nach außen, nach links und nach rechts eine lebendige Einheit.

Als zentrierende und entfaltende Bewegungskraft vereinigt die Spirale Innen und Außen, was in zahllosen Ornamenten und Symbolen der Kunst zum Ausdruck kommt. Die sich einrollende Spirale steht im Mittelpunkt still. Von diesem ruhenden Zentrum aus bewegt sie sich wieder nach außen.

Prinzip Welle
Schwingung des Universums

In der Physik wurden keine geraden Linien gefunden. Es existieren nur Wellenlinien.

Wellen sind in unserem Leben allgegenwärtig. Unsere Gedanken können in Form elektrischer Wellen registriert werden (*Elektroenzephalogramm*), Gefühle besitzen deutlichen Wellencharakter, egal, ob uns eine Woge des Glücks durchflutet oder des Zorns. Blut pulsiert in unseren Adern. Wenn wir den Pulsschlag am Handgelenk spüren, so nehmen wir die fortgeleitete Pulswelle des Herzschlags wahr. Die Atmung geschieht als wellenartiges Ein- und Ausatmen der Luft. Die meisten Transportvorgänge im Innern, ob in den Gedärmen, Harnleitern oder in den Gallengängen, erfolgen ebenfalls wellenartig (*peristaltische Wellen*). Auch die Geburtswehen erfolgen in wellenartigem Rhythmus.

Wellen sind die Träger der Sinneseindrücke. Alles, was mit dem Auge wahrgenommen wird, gelangt als Lichtwellen auf unsere Netzhaut. Alles, was die Ohren wahrnehmen, Musik, Lärm oder eine Stimme, erreicht den Gehörsinn als Schallwelle.

Jedesmal, wenn wir eine Person kennenlernen, sie anschauen und ihr zuhören, nehmen wir eine Vielzahl neuer Eindrücke auf. Wir versuchen, Wortbilder zu verstehen, und beobachten dabei bewußt oder unbewußt Gestik, Mimik und Ausstrahlung. Wir verinnerlichen all diese optischen und akustischen Eindrücke zu einem Stim-

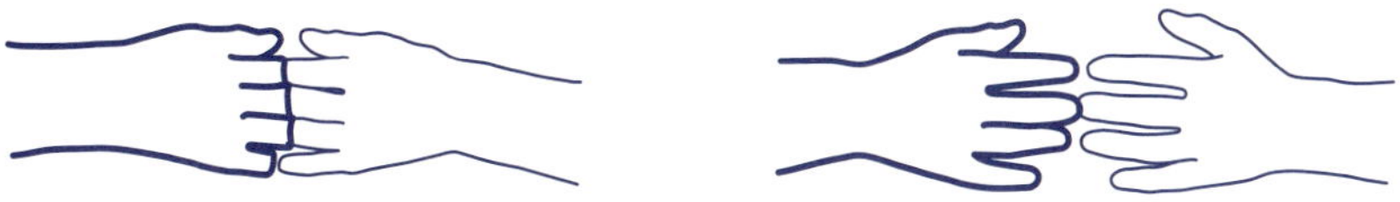

mungsbild. So gewinnen wir einen Eindruck der Gesamtpersönlichkeit unseres Gegenübers, und alles geschieht über Lichtwellen und Schallwellen.

Als weiteres Beispiel für die Allgegenwart von Wellen sei die Technik, das ganze Spektrum elektromagnetischer Wellen erwähnt, vom Autoradio über die Fernsehnachrichten bis hin zum Satellitenfunk.

4.10a

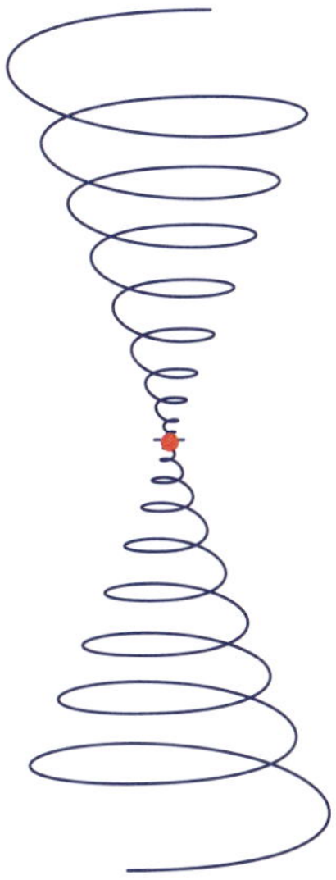

4.10b

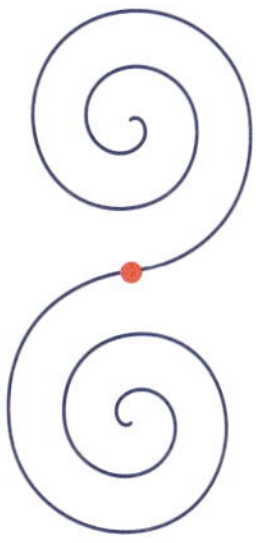

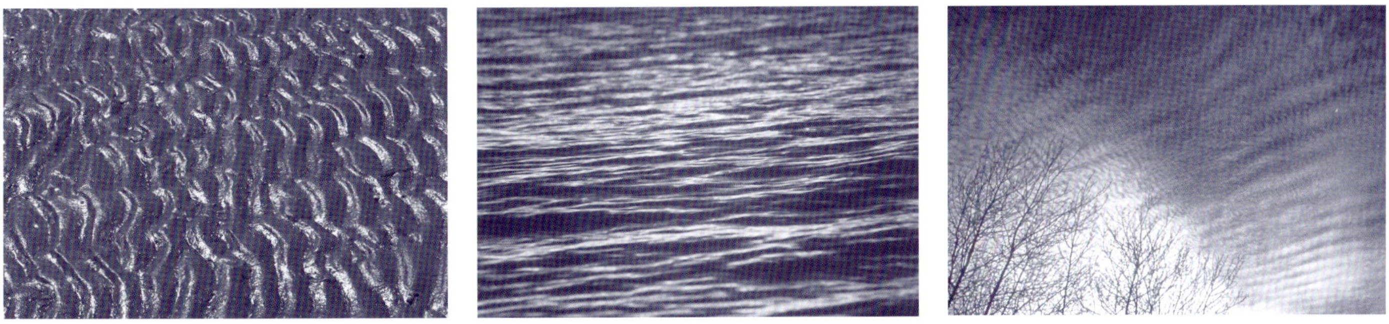

4.11b–d

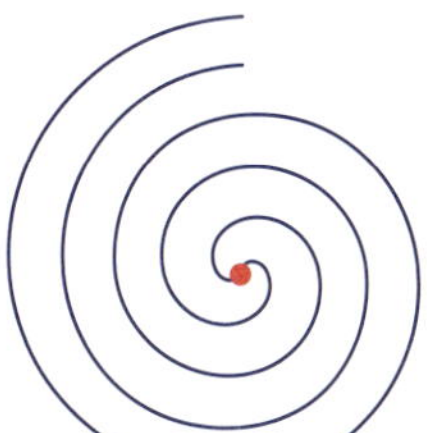

4.10c

4.12 Wellendynamik in Zeitlupe: Steinfaltungen (a) sind uralte Wellen, Ozeanbrecher (b) dagegen jung und wild.

4.12a

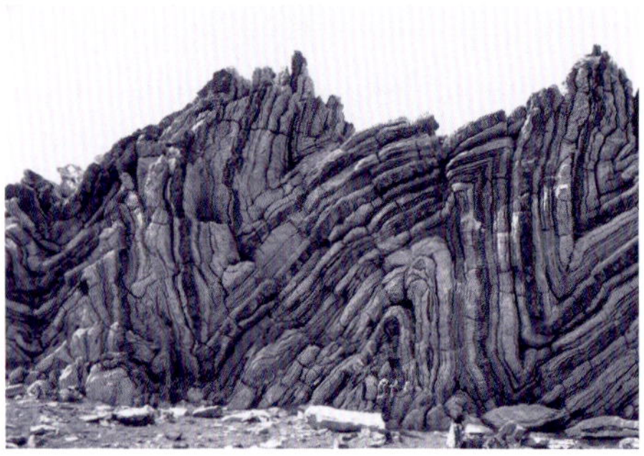

Auch die Oberfläche der Weltmeere gestaltet sich in kleinen und großen Wellen. In der Wüste wandern die Sanddünen. Bei der Wetterbildung spielen Wellen eine wichtige Rolle. Schieben sich Luftmassen verschiedener Dichte und Temperatur übereinander, so entstehen an ihrer Grenzfläche ebenfalls Wellen. In der Regel sind diese meteorologischen Luftwellen viele Kilometer lang, so daß wir sie nicht unmittelbar als solche erkennen können. Manchmal aber können wir die Wellenbewegungen der Luft anhand bestimmter Wolkenstrukturen leicht erkennen, beispielsweise anhand parallel angeordneter, den Wellenbergen entsprechender Wolkenbänke. Manchmal kommt es während eines Gewitters vor, daß wir zwar einen grellen Blitz in nächster Nähe sehen, der Donner aber ausbleibt. Die Schallwellen des Donners werden in diesem Falle, bedingt durch meteorologische Luftwellen, auf einer gekrümmten Bahn an uns vorbeigeführt.

Vielleicht kennen Sie aus eigener Erfahrung das Phänomen der *Fata Morgana*: Mitten in der Einsamkeit der Wüste glaubt man plötzlich in der Ferne eine Karawane mit Menschen und Kamelen zu sehen. Solche Phänomene sind leicht erklärbar durch Lichtbrechungseffekte. Durch flimmernde und verzerrte Wiedergabe können Grasbüschel oder Steinbrokken als eine Karawane erscheinen. Auch in unseren Breitengraden existieren solche Phänomene, etwa an heißen Tagen auf einer Asphaltstraße. Plötzlich beginnt die Straße in der Ferne zu flimmern, erscheint dunkel und wassernaß. Die Lichtwellen, die von einem fernen Punkt ausgehen, nehmen in diesem Fall keinen geradlinigen Verlauf, sondern sie bewegen sich auf einer nach unten durchgebogenen Bahn zu unserem Auge. In unmittelbarer Nähe des Asphalts sind die Luftschichten heißer. Wegen der geringen Luftdichte sind die bodennahen, heißen Schichten schneller leitend, es kommt zur Krümmung der Lichtwellenfront. Das Licht nimmt immer den direktesten, schnellsten Weg. Der Lichtstrahl, selbst aus Wellen bestehend, nimmt dabei einen gekrümmten Verlauf. In der Natur gibt es keine wirklich geraden Linien. Was die moderne Physik findet, sind Wellen, Wölbungen und Schwingungen.

Dem Phänomen der *Wellenbildung* liegt ein einfaches Bewegungsprinzip zugrunde. Die Naturelemente Erde, Wasser und Luft verkörpern verschiedene Erscheinungsformen der Materie, nämlich solid, flüssig und gasförmig. Streicht Luft, als zarter Windhauch oder als peitschender Orkan, über ruhiges Wasser, so entstehen Wellen – vom zarten Gekräusel der Oberfläche (*Kapillarwellen*) bis zu den rollenden Riesenbrechern der Ozeane. Bläst Wind über Wüstensand, treibt er die Sandkörner vor sich her, bis ebenfalls Wellenmuster entstehen, vom zart gerippten Streifenmuster bis zu hundert Meter hohen Wanderdünen. Auch wenn das Element Wasser über sandigen Boden spült, entstehen Wellengestalten. An vielen Badestränden können wir, mit den Füßen im Wasser stehend, die wellige Beschaffenheit des Meeresbodens ertasten. Immer, wenn bewegliche Elemente unterschiedlicher Dichte und Geschwindigkeit aneinander geraten, bilden sich an deren Berührungsfläche Wellen. Wellen sorgen für den Energieausgleich zwischen verschiedenen

Bewegungsgeschwindigkeiten. Das Element Wasser antwortet auf die leiseste Berührung sofort mit rhythmischer Bewegung. Wellen stellen ein reines Bewegungsphänomen dar. Wird ein Stein ins Wasser geworfen, entstehen Wellen und breiten sich als konzentrische Kreise aus – die Welle als Schwingungs-, als rhythmisches Bewegungsprinzip.

Wellen breiten sich aus und pflanzen sich fort, das Wasser selbst aber bleibt an Ort und Stelle. Eine sich bewegende *dynamische Welle* erzeugt in der Regel keine Strömung. Dies erleben wir, wenn wir auf einem Boot im offenen Wasser auf- und abschaukeln und die Wellen rhythmisch unter uns durchziehen. Dynamische Wellen wandern als schwingendes Bewegungsprinzip rhythmisch über die Oberfläche.

Statische Wellen hingegen sind ortsfest und werden ununterbrochen neu durchströmt und durchflossen. Hinter Brücken, Pfeilern oder hinter einem Felsbrocken im Flußbett entstehen stehende Wellen in Form von Walzen oder Strudeln. Das ist reine Bewegungsgestalt. Das Element Wasser antwortet auf eine Behinderung seines Bewegungsflusses sofort mit strukturierten Bewegungsgestalten. Dynamische, also wandernde Wellen entstehen, wenn die Bewegungsenergie des Windes ruhendes Wasser zum Leben erweckt. Statische, ortsfeste Wellen entstehen, wenn fließendes Wasser auf ein Hindernis stößt und dieses umströmt werden muß. In beiden Fällen entstehen Wellen durch das Aneinandergeraten unterschiedlicher Bewegungsenergien. Deshalb gilt die Welle als ein Ursymbol der Bewegung.

Wellen besitzen einige besondere Eigenschaften: Sie schwingen auf und ab, hin und her oder von innen nach außen. Sie sind charakterisiert durch den lebendigen Wechsel zwischen zwei Gegensätzen. Dies verleiht ihnen eine innere Dynamik, die wir als Rhythmus erleben. Wellen sind beliebig gestaltbar. Es gibt große und kleine, langsame und schnelle, kurze und lange Wellen. Keine Welle des Meeres ist wie eine andere. In jeder Welle schwingt die Einmaligkeit des Momentes. Jeder Ton hat seine ganz spezifische Wellenlänge (*Frequenz*), jedes Instrument seinen besonderen Klang. Jede Stimme hat ihre eigene Resonanz, jede Welle ihre Eigenschwingung. Wellen können sich überkreuzen und durchdringen sich dabei gegenseitig. Dabei entstehen formschöne Wellenmuster (*Interferenzen*), wie sie an Flußmündungen, Sandbänken oder bei sich überkreuzenden Schiffswellen zu beobachten sind. Durch die Überlagerung verschiedener Wellen entstehen komplexe Muster, so, wie aus der Kombination verschiedener Töne unterschiedliche Klänge hervorgehen. Komplexwellen sind durch ihren persönlichen Schwingungscharakter identifizierbar. Seefahrer früherer Zeiten sollen die Herkunft heranrollender Wogen anhand ihres Schwingungscharakters erkannt haben. Es gibt Wellen, die in abgelegener Ferne in Südamerika entstehen, durch gleichmäßige Winde an Größe und Länge zunehmen, ganze Ozeane durcheilen, um an den Küsten Europas an Land zu rollen.

4.12b

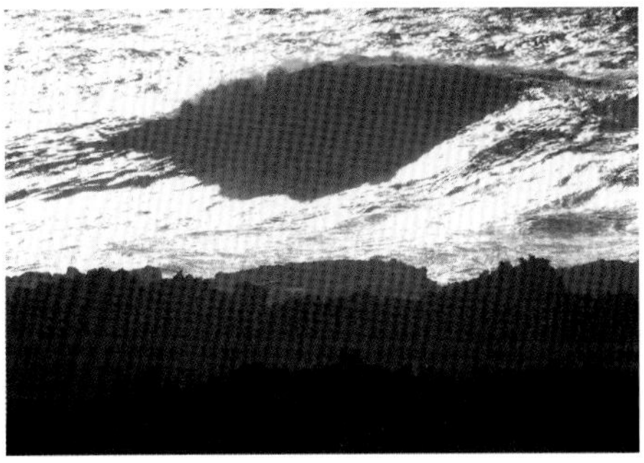

4.13 Atem, Bewegung, Lebensfreude: Für Bob ist das Zusammenschwingen der verschiedenen Rhythmen noch selbstverständlich.

4.14 Die Welle rollt sich zum Wirbel ein: Das Urelement Wasser (a) demonstriert Zusammenhänge zwischen Welle und Spirale (b).

4.15 Spiralformen des Lebens: Amöbenpopulationen (dictyostelium discoideum) lagern sich spiralförmig zusammen (a). Aus dem Zentrum des vielzelligen Gebildes wird ein Schleimpilz geboren (b).

Wellen sind Schwingung, Schwingung ist Rhythmus. Deshalb gelten Wellen als Ursymbole der Bewegung. Deshalb erleben wir Bewegung als rhythmische Wellen. Einfache Beispiele sind das rhythmische Auf und Ab unseres Beckens beim Laufen. Und erst das Tanzen, welch pulsierender Bewegungsfluß zum Rhythmus der Musik und der Gefühle!

Das Wort *Welle* ist von den Verben *wellen* und *wallen* abgleitet – wellen im Sinne von wellig bewegen, wallen mit der Bedeutung von sprudeln und bewegt fließen. Wellen und wallen lassen sich auf die indoeuropäische Sprachwurzel *-uel* zurückführen, was – man lese und staune – soviel bedeutet wie drehen und winden! In der Welle steckt also die Spirale. Im griechischen *eilein* (drehen, winden) und im lateinischen *voluere* (drehen, rollen, wälzen) kommt das noch deutlich zum Ausdruck.

Die deutsche Sprache hat den Sinn für diese ursprüngliche Bedeutung wahrscheinlich verloren – obwohl wir uns leicht davon überzeugen können, daß in Wellenbewegungen Spiralen stecken. Einfachstes Beispiel sind Brandungswellen, die sich spiralig einrollen, um unter lautem Getöse zusammenzubrechen. Auf offenem Meer begegnen wir demselben Phänomen. Meereswogen, aufgepeitscht durch den Wind, werden an ihren Grenzflächen zwischen den Urelementen Wasser und Luft beschleunigt. Die oberen Schichten überholen die unteren, bis sich die Welle spiralig einrollt. Wellen und Spiralen sind ineinander überführbar. Wasser ist in struktureller Hinsicht noch ungeformt, es besitzt die außerordentliche Eigenschaft, gestalterische Bewegungsvorgänge sichtbar zu machen. Gestaltung durch fließende Bewegung, so wie wir es beim Wasser, dem strukturell noch undifferenzierten Urelement des Lebens, beobachten, begegnen wir in der Natur auf Schritt und Tritt. Besonders eindrückliche Beispiele sind die Fließeigenschaften wandernder Gletscherzungen oder die Faltenbildung der Gebirge.

Spirale und Welle
Das Meer im Ohr

Die Welle als schwingendes Funktionsprinzip der Fortbewegung, die Spirale als gestalterisches Strukturprinzip sich verdichtender Bewegung.

Bestimmte einzellige Lebewesen lagern sich in Krisensituationen spiralförmig aneinander. Ein seit vielen Jahrzehnten intensiv erforschtes Beispiel hierfür ist der Lebenszyklus eines Schleimpilzes (*dictyostelium discoideum*). Im frühen Lebensstadium besteht er aus Amöben. Amöben sind einzellige Lebewesen, die durch das Fehlen einer festen Gestalt charakterisiert sind. Sie bewegen sich wellenartig fließend fort, indem sich Teile ihres Körpers nach vorne ausstrecken, während die hinteren Anteile des Zellkörpers später nachfließen. Auf diese Art und Weise ernähren sie sich auch, indem sie nämlich ein Nahrungspartikel umfließen, bis es sich im Innern ihres Zellkörpers befindet. Bei Nahrungsknappheit beginnen die Amöbenpopulationen des erwähnten Schleimpilzes sich zusammenzulagern. Durch diese spiralförmige Zusammenlagerung entsteht im Zentrum ein vielzelliges Gebilde. Dieses wächst und differenziert sich im weiteren Verlaufe zu einem Schleimpilz, bestehend aus

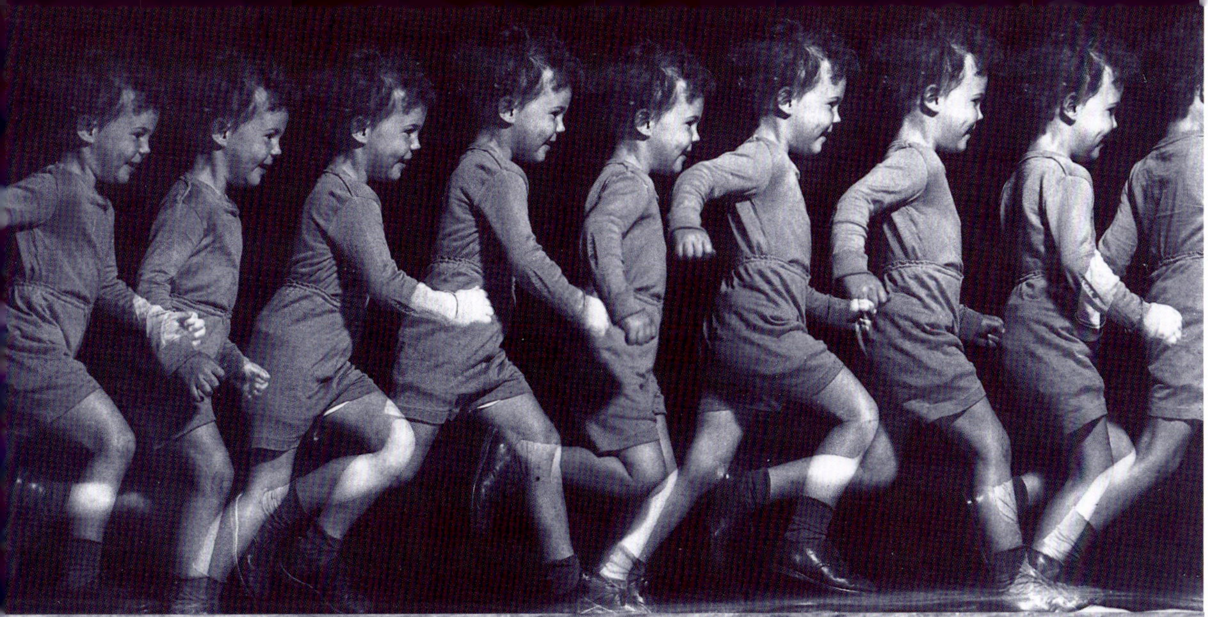

4.13

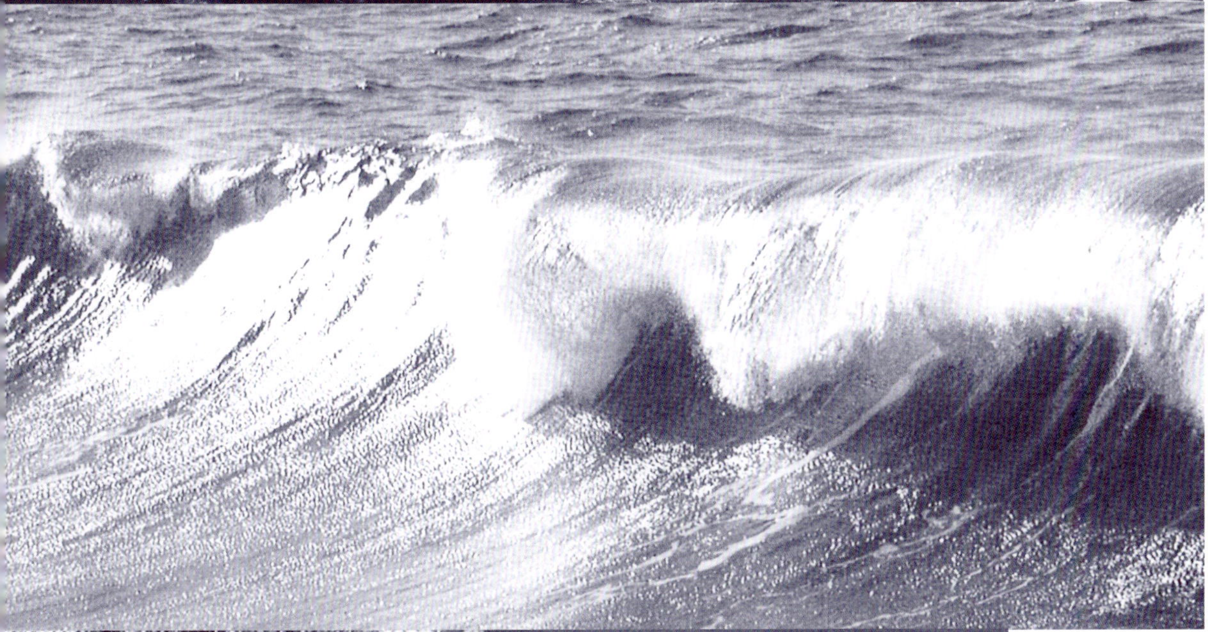

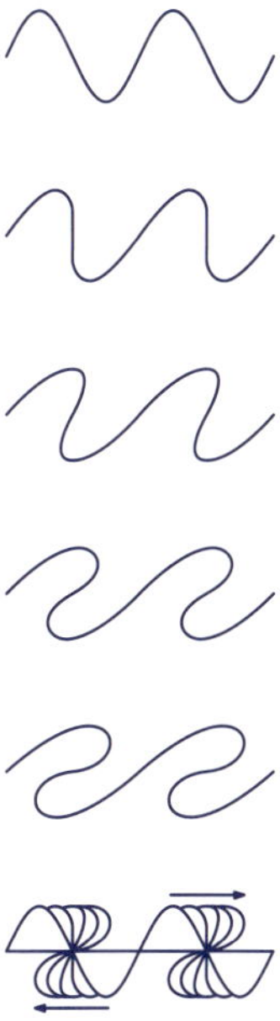

4.14a 4.14b

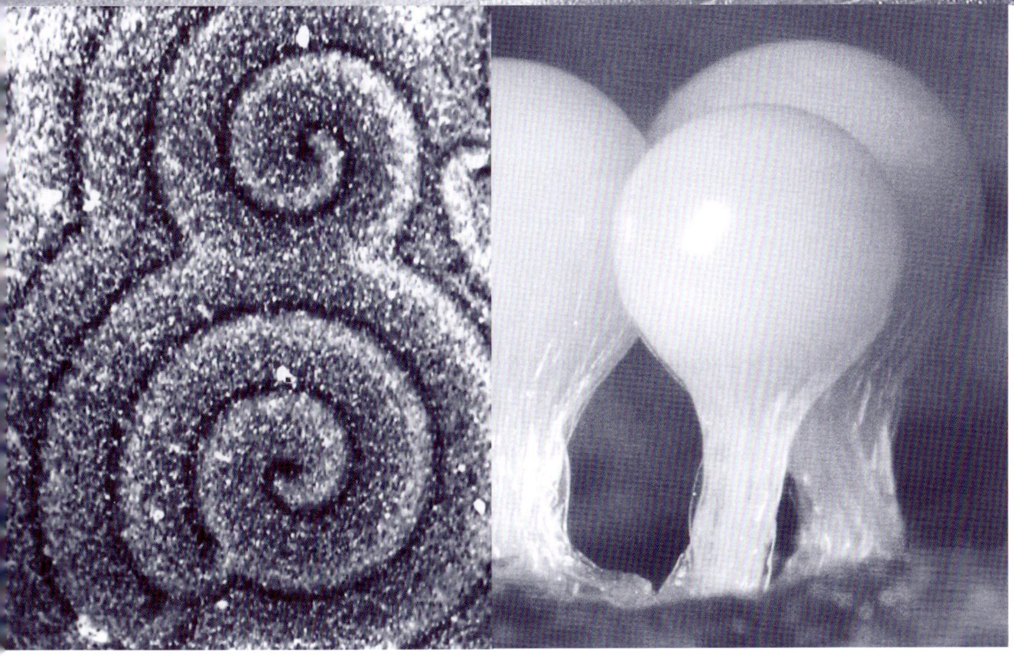

4.15a, b

4.16 Gehörschnecke: Zweieinhalb Windungen unter dem Rasterelektronenmikroskop, 35-fach vergrößert (a). Hohe Töne hören wir in der Basalwindung, tiefe Töne im Schneckenspitzenbereich (b). Dynamik der Wellen und Struktur der Spirale greifen wie Schlüssel und Schloß ineinander.

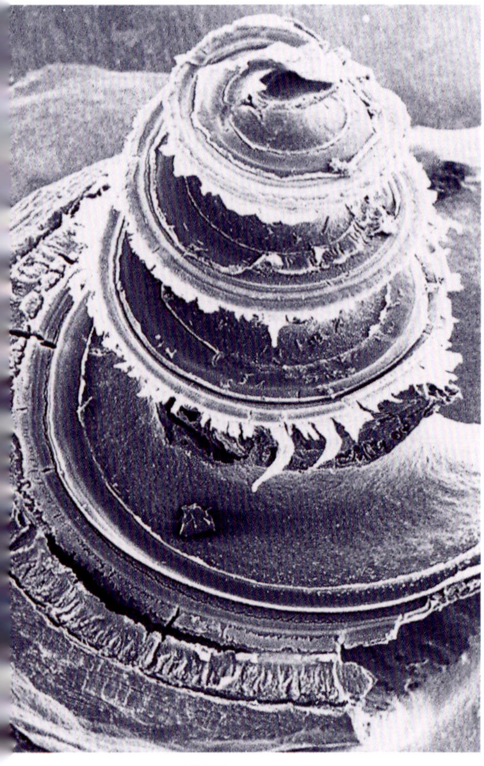

4.16a

einem Stiel und einem Fruchtkörper, dessen Sporen später einen neuen Zyklus des Amöbenwachstums einleiten. Dieses Beispiel illustriert das organische Zusammenfließen zu einer Spiralstruktur. Die der Spiralstruktur innewohnende räumliche Stabilität ermöglicht die Bildung eines vielzelligen Organismus', der sich zu einer „höheren" Lebensform differenzieren kann.

Die Kombination von spiraliger Struktur und rhythmisch fließender Bewegung stellt ein Urprinzip des Lebens dar, weil es die Dynamik der Welle und die Stabilität der Spirale miteinander verbindet. Rhythmische Veränderung und räumliche Stabilität stellen Grundvoraussetzungen des Lebens dar und ziehen sich wie ein roter Faden durch die Evolutionsgeschichte bis hin zum Menschen. Diese Kombination ist elementar.

Welche Beispiele gibt es in uns Menschen für das lebensgestaltende Zusammenspiel von Wellen und Spiralen? Wer dieser Frage eigenständig nachgeht, wird hierzu eine Fülle von Beispielen finden. Das schönste Beispiel ist vielleicht die Nabelschnur, diese weiche, spiralig gerollte Lebensader, in der das Blut pulsierend fließt. Auch die Geburt ist eine Kombination von Wellen und Spirale. Das rhythmische Zusammenziehen der Gebärmutter, die Wehen, erfolgen wellenartig. Dadurch tritt der kindliche Kopf immer tiefer ins Becken, in den Geburtskanal ein, um in einer spiraligen Drehbewegung durch diesen zu gleiten.

Das Herz des Menschen besitzt eine spiralige Gestalt. Die Herzmuskelfasern, speziell jene der linken Kammer, zeigen einen spiralig wirbeligen Verlauf. Es ist also naheliegend, daß sich eine spiralig wirbelige Muskulatur herausgebildet hat, um das rhythmische Pulsieren des Blutstromes ein Leben lang aufrechtzuerhalten.

Auch das Innenohr zeigt das Zusammenspiel von Wellendynamik und Spiralstruktur wunderbar auf. Wenn wir etwas hören, gelangen hoch- und tieffrequente Schallwellen an unser Trommelfell und versetzen dieses in entsprechende Schwingung. Über die Gehörknöchelchen werden diese Schwingungen verstärkt und an das flüssigkeitsgefüllte Innenohr weitergeleitet. Die Gehörschnecke, das eigentliche Gehörorgan, besitzt perfekte Spiralgestalt. Der Knochen bildet hier zweieinhalb Windungen, eine Knochenspirale, in deren Inneren sich die eigentlichen Hörzellen befinden. Diese Sinneszellen bilden auf dem Boden der Spiralwindungen einen Teppich, der von der Basis bis zur Spitze der Gehörschnecke reicht. Wenn Schallwellen via Trommelfell ins Innenohr gelangen, erzeugen sie dort wiederum Wellen. Diese Wellen entstehen frequenzabhängig. Hohe Töne erzeugen kurze Wellen, und tiefe Töne erzeugen lange Wellen. Die so im Innenohr entstehenden Wellengestalten enthalten die frequenz-codierte Information des Gehörten und wandern so die zweieinhalb Windungen der Gehörschnecke hinauf. Man spricht von *Wanderwellen*.

Wenn wir die Wellendynamik im Innenohr mit den vertrauten Wogen des Meeres in Verbindung bringen, können wir herausfinden, in welchem Teil der Gehörschnecke hoch- und in welchem tieffrequente Töne wahrgenommen werden können. Vergleichen Sie die brandende Dünung des Atlantiks, die langen Pausen zwischen den einzelnen Brechern mit dem raschen Rhythmus kurzer Wellen, mit welchen ein aufgepeitschter See an seine Ufer klatscht. Lange Wellen – von Wellenkamm zu Wellenkamm gemessen – haben eine höhere Fortpflanzungsgeschwindigkeit als kurze Wellen.

Im Innenohr werden also Wanderwellen durch die zweieinhalb Windungen der Gehörschnecke hinaufgespült. Die kurzen, hochfrequenten Wellen, hervorgerufen durch hohe Töne, werden bereits in der basalen Schneckenwindung registriert, während die langen, niederfrequenten Wellen in der Schneckenspitze wahrgenommen werden (*Amplitudenmaximum*). Deshalb hören wir tiefe Töne in der oberen und hohe Töne in der unteren Windung (*tonotope Organisation*).

Durch dieses ebenso einfache wie geniale Ineinandergreifen von frequenzgestalteter Wellendynamik und stabiler Spiralstruktur im menschlichen Gehörorgan gewinnen wir einen subtilen Einblick in die Bedeutung von Welle und Spirale als Ursymbole aller Bewegung. Spirale und Welle passen wie Schloß und Schlüssel ineinander und stellen zusammen ein Ganzes dar.

Die Spirale als strukturierendes Raumelement, die Welle als in der Zeit frei modulierbare Bewegungsdynamik. Spirale und Welle gelten zu Recht als komplementäre Ursymbole, weil sie räumliche und zeitliche Dimensionen der Veränderung darstellen. Die Dynamik der Welle erleben wir als Rhythmus, die Strukturiertheit der Spirale als Gleichgewicht.

Zusammenfassung

Spiralen und Wellen sind Urformen der Bewegung. Die Schraubenspirale (*Helix*) ist ein weit verbreitetes Bauelement der Natur, weil sie eine in sich stabile Struktur darstellt: Schneckenhäuser, Kletterpflanzen und Geweihe, Nabelschnur und Chromosomenstruktur … bis hin zu Wasserstrudel und Wolkenbildungen. Die Schraubenspirale stellt ein formales Struktur- und Bewegungsprinzip des Raumes dar.

Auch auf die Welle greift Mutter Natur gern zurück, weil sie Bewegung als Schwingung ermöglicht: Meereswogen und Sanddünen, Lichtwellen und Schallwellen. Die Welle als Schwingung ist ein formales Bewegungsprinzip der Zeit.

Die Dynamik von Spiralen und Wellen findet sich in vielen Naturbeispielen. Ihre symbolische Bedeutung läßt sich mit Hilfe der Sprachforschung bis zu ihren Ursprüngen zurückverfolgen. Spirale und Welle sind Ursymbole des Lebens. Die Begriffe zeugen von der ursprünglichen Einheit von Raum, Zeit und Bewußtsein. Dies kommt heute noch in den Begriffen Spirale, Respiration und Inspiration zum Ausdruck.

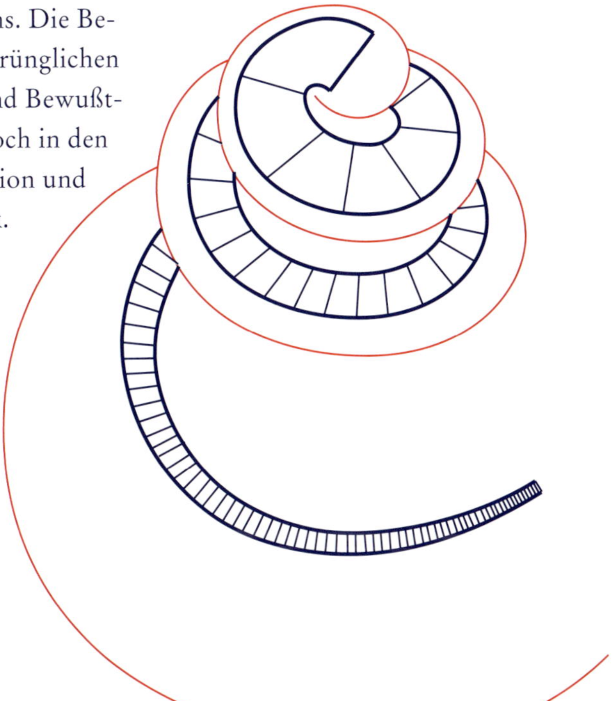

4.16b

Bewegungskünstler im Tierreich

Stromlinien

Wie der Fisch so der Vogel

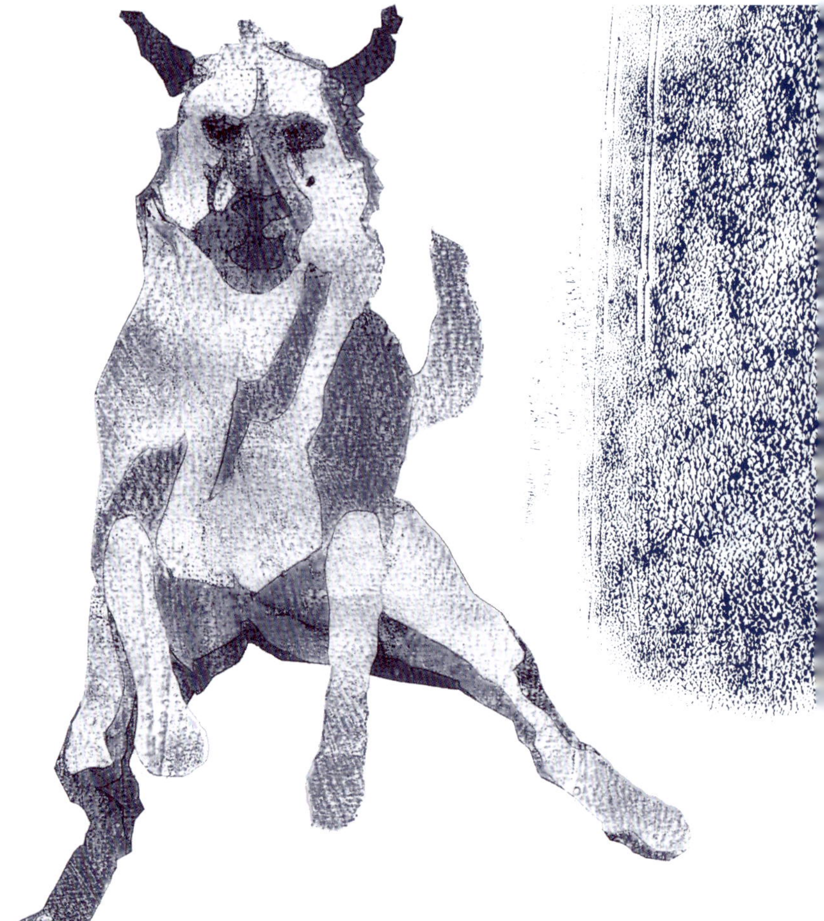

5

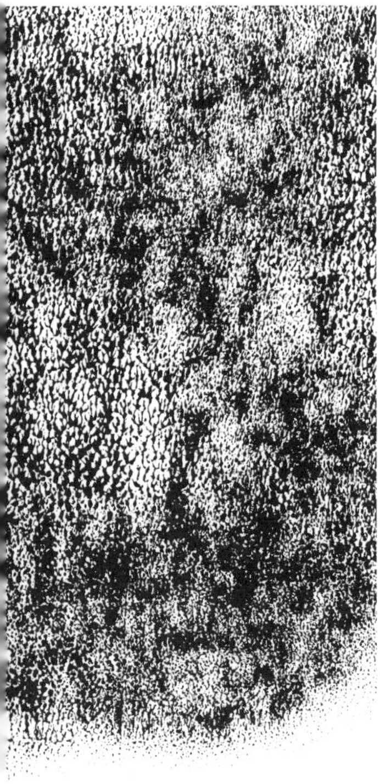

5.1 Wellenbewegung als primitivste Form des Antriebes: Viele einzellige Lebewesen schlängeln sich durch Wellenbewegungen vorwärts.
5.2 Steigerung: Schraubende Wellenbewegungen durchwandern den Zellkörper von vorne nach hinten.
5.3 Geißeltierchen: Schlagend und schraubend bewegen sich einzellige Lebewesen fort. Die schraubende Fortbewegung hat zur Ausbildung von leicht erkennbaren Spiralstrukturen geführt.

Stromlinien

Wie der Fisch so der Vogel

Welle und Spirale sind die grundlegenden Struktur- und Bewegungsprinzipien im Tierreich: Eine enorme Vielfalt von Wellen- und schraubenden Peitschenbewegungen bei einzelligen Lebewesen. Verschiedenste horizontale Wellenbewegungen bei Fischen, Amphibien, Reptilien und Vögeln. Wellenartiges Auf und Ab beim Galopprhythmus vieler Huftiere oder bei den Robb-Bewegungen eines Seelöwen.

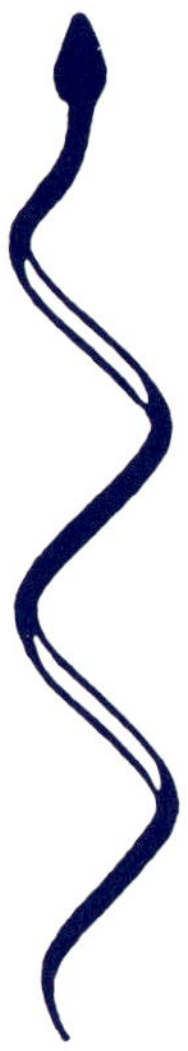

5.2

Selbst einzellige Lebewesen sind befähigt, sich selbständig fortzubewegen. Unter starker Vergrößerung des Lichtmikroskops wird sichtbar, wie Geißeltierchen pfeilschnell vorbeirasen oder wie sich eine Amöbe relativ zügig vorbeirobbt. Aber der Schein trügt. Durch die starke Vergrößerung erscheinen die Bewegungen dieser einzelligen Lebewesen unverhältnismäßig rasch. In Wirklichkeit legt eine Amöbe maximal zwei Zentimeter pro Stunde zurück. Dabei läßt sie körpereigene Flüssigkeit aus dem Zellinneren in einen Außenbezirk fließen. So entwickelt die Amöbe ein vorübergehendes und scheinbares Füßchen. Dieses zunächst flüssige Scheinfüßchen wird von innen stabilisiert (*Reorganisation von Aktivfilamenten*), um den ganzen Zellkörper nachziehen zu können. Solcherart robbt sich die Amöbe durchs Wasser.

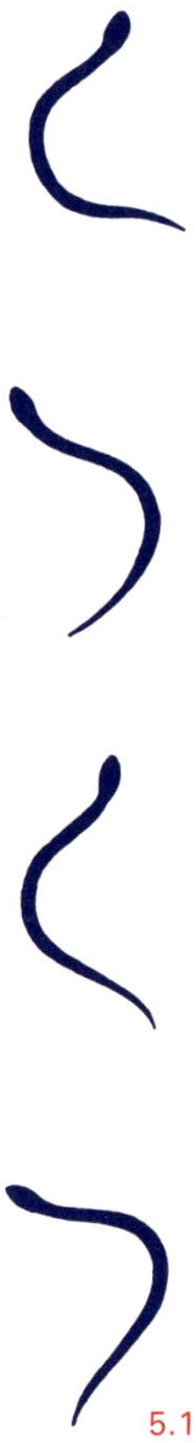

5.1

Viele *Einzeller* sind mit geißelartigen Zellfortsätzen versehen, um sich effizienter fortzubewegen. Das peitschenartige Auf- und Abschlagen einer oder mehrerer Geißeln – bis 70 mal pro Minute – ermöglicht ein rascheres Vorwärtskommen. Die schnellsten Geißeltierchen (*Flagella tae*) erreichen damit eine Spitzengeschwindigkeit von immerhin einem Millimeter innerhalb von fünf Sekunden, was umgerechnet einer Wegstrecke von gut 70 cm pro Stunde entspricht.

Spermatozoen schwimmen auf gleiche Art und Weise, indem sie ihren Schwanz für auf- und abschlagende Peitschbewegungen benutzen und so eine sinusförmige Wellenbewegung durch ihren Körper jagen.

Aus dieser nach hinten wandernden Antriebswelle entsteht eine höchst effektive Vorwärtsbewegung. So schlängeln und peitschen sich viele Eizellen durch Wellenbewegungen vorwärts.

Weit verbreitet bei den Einzellern sind dreidimensionale Wellenbewegungen: Sie erfolgen nicht nur auf und ab oder. hin und her, sondern als schraubende Wellenbewegung. Eine solche Bewegung kann als eine sich selbst erzeugende Schraubenbewegung aufgefaßt werden, die den Körper durchwandert. Effektive Fortbewegung bedingt Stabilität des Kopfteils, ansonsten sich der Einzeller an Ort und Stelle lediglich um seine Längsachse drehen würde. Die Antriebskraft (*Propulsion*) dieser dreidimensionalen Schraubenbewegung ist etwa doppelt so groß wie der Antrieb einer zweidimensionalen Schlängelbewegung gleicher Frequenz und Amplitude. Im Reich der Einzeller erweist sich so eine Schraubenbewegung (*helix*) als äußerst effizient und wird von der Evolution schon auf dieser Ebene oft und gern eingesetzt. Geißeln können, als Schwanzpeitschen eingesetzt, den Zellkörper vorwärts stoßen. Geißeln, die am Kopfteil des Einzellers angebracht sind, vermögen den Zellkörper durch schraubende Bewegungen vorwärts zu ziehen. Auch gibt es viele einzellige Wassertiere, bei welchen die Urbewegung der Schraubenspirale zur bestimmenden Körperform geworden ist.

Der Manta mit seiner beträchtlichen Flügelspannbreite gleitet elegant über den Meeresboden – mindestens so grandios segelt er aber auch über die Meeresoberfläche und überfliegt scheinbar mühelos Hindernisse von einigen Metern Höhe. Der Tintenfisch füllt seine Innenräume mit Wasser, um dieses explosionsartig auszustoßen. Das Prinzip ist einem Düsentriebwerk vergleichbar, die Rückstoßkräfte erst ermöglichen ihm die Fortbewegung. Meeresschildkröten wiederum benutzen ihre Extremitäten als Ruder, um gemütlich durch die Weiten des Meeres zu ziehen.

5.3

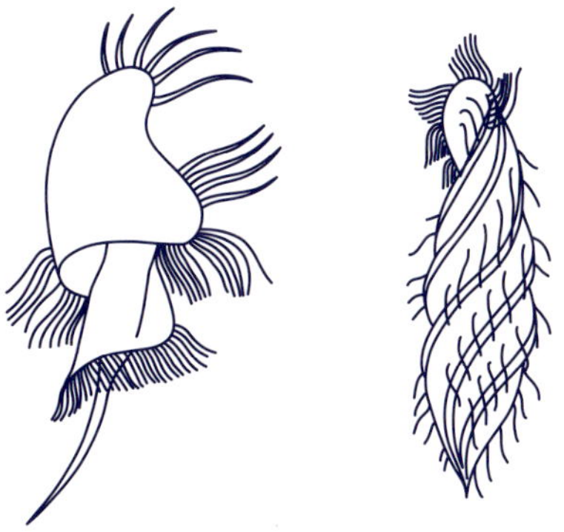

5.4a

5.4 Fische: Sie schlängeln sich durch schwanzbetonte Wellenbewegungen vorwärts. Dabei wird das umliegende Wasser nach hinten und zur Seite gestoßen, was dem Fisch letztlich das Vorschnellen ermöglicht. Aal (a) und Katzenhai (b).

5.5 Reptilien: Schlängelbewegung in Kombination mit Kreuzschritt. Rechts-vorne und hinten-links, dann links-vorne und hinten-rechts.

5.6 Raffinierte Lösung für ein kniffliges Problem: Durch spiralige Anordnung der Muskelfasern können extreme Längenunterschiede der außen gelegenen Muskelfasern vermieden werden.

5.5

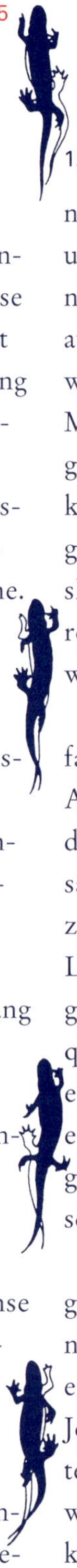

Die meisten *Fische* bewegen sich durch Wellenbewegung fort. Im Prinzip biegen sie sich abwechslungsweise nach links und nach rechts; das führt zu einer schlangenartigen Verformung des Fischkörpers. So wird das umliegende Wasser nach hinten und zur Seite gestoßen. Die Trägheit des Wassers ermöglicht schließlich die pfeilschnelle Beschleunigung vieler Fische. Diese schlangenähnliche Hin- und Her-Bewegung des Fischkörpers (*Undulation*) läßt sich exemplarisch bei einem Aal beobachten. Die Links-Rechts-Schlangenbewegung durchwandert den Aal von vorne nach hinten, während der Aal sich dabei vorwärtsbewegt. Die Wellenbewegung imponiert als „stehende Welle“, als gleite der Aal wie auf Schienen entlang einer definierten Kurvenbahn …

Ist beim Aal praktisch der ganze Körper in diese Wellenbewegung einbezogen, konzentriert sich der Antrieb bei vielen Fischen auf den Schwanzbereich. Gute Schwimmer wie Thunfische, Schwertfische, Lachse und andere erreichen damit Spitzengeschwindigkeiten im Bereich des schnellsten Mannes der Welt: 100 Meter Sprint in 10 Sekunden, macht gut und gerne 36 Kilometer pro Stunde! Eine beachtliche Leistung. Ausgehend von einem Impuls der Schwanzflosse bewegt sich der Körper immer mit; der Fisch stellt unter dem Aspekt der Bewegungskoordination eine dynamische Einheit dar, was durch die Anordnung seiner Muskelfasern eindrücklich belegt wird.

Beachten Sie das nächste Mal beim Tranchieren eines Lachsfilets, wie bestimmte Areale des Fleisches (= Muskel) dunkler und andere Stellen heller erscheinen. Wie beim Menschen können wir rote und weiße Muskelfasern unterscheiden. Auch in unserm Organismus herrschen je nach Bewegungsaufgabe und Lokalisation rote oder weiße Muskelfasern vor. Die roten Muskelfasern sind für Dauerleistungen konzipiert, die weißen dienen kurzfristigen und schnellen Bewegungen. So finden sich in der Wadenmuskulatur typische rote Fasern, während rasche Fingerbewegungen durch weiße Fasern koordiniert werden.

Und beim Fisch? Die roten Muskelfasern weisen eine relativ einfache Anordnung auf. Sie verlaufen auf beiden Körperseiten parallel zur Wirbelsäule von vorne nach hinten und sind zuständig für Dauerleistungen auf Langstrecken, mit geringen Ausschlägen nach rechts oder links. So durchquert der Lachs die Weltmeere. Hat er einmal seine Reisegeschwindigkeit erreicht, bedarf es nur noch relativ geringer Seitbewegungen, um die Geschwindigkeit zu halten.

Anders bei plötzlicher Beschleunigung oder wenn unser Lachs auf seiner Reise zurück an den Ursprung eine Stromschwelle überwinden muß: Jetzt können die spiralig verschraubten weißen Muskelfasern beweisen, was in ihnen steckt. Der ganze Fischkörper biegt sich rasend schnell hin und her und hin und her, verkürzt sich dabei auf einer Seite maximal, verlängert sich auf der andern maximal, dehnt sich, streckt sich, in Windeseile, eine Beschleunigungsarbeit, die nur von den weißen Spezialisten ausgeübt werden kann. Ihre schraubenspiralige Anordnung links und rechts der Wirbelsäule, ähnlich einem gedrehten Hanfseil, bringt es mit sich, daß alle Fasern während ihres Verlaufes einmal innen und dann wieder außen sind. Das Strukturelement der Spirale (*helix*) ermöglicht gleiche Bedingungen für alle Muskelfasern und verhindert Längenextreme der ganz außen liegenden Fasern. Kurzum: Die helikale Anordnung optimiert den Krafteinsatz einmal mehr.

Reptilien schlängeln sich, die Bewegungen sind jenen des Fisches sehr ähnlich. Eine Wellenbewegung pflanzt sich gleichmäßig vom Kopf zum Schwanzende fort, während die Schlange in Serpentinen vorwärtsgleitet. Der Schlangenkörper windet sich dabei um Grasbüschel, Steine und andere Unebenheiten des Bodens. Er nutzt diese, um sich seitlich davon abzustoßen. Die Schlange braucht diese Unebenheiten, um sich vorwärts zu bewegen. Auf einer spiegelglatten und glitschigen Oberfläche könnte sich eine Schlange kaum oder nur sehr langsam fortbewegen. Eine aktive spiralige Verschraubung bedingt die Kombination von vertikaler und horizontaler Wellenbewegung. Schlangen schlingen sich spiralig um Äste, aber sie haben Mühe, ihren eigenen Körper spiralig zu verschrauben. Läßt man eine Ringelnatter durch eine vertikal gewellte Röhre kriechen, so schafft sie dies problemlos. Mit Hilfe ihrer Rücken- und Bauchmuskeln schlängelt sie sich auf und ab. Das Durchkriechen einer horizontal gewellten Röhre bereitet sowieso keine Schwierigkeiten, entspricht doch die transversale Wellenbewegung der natürlichen Schlängelbewegung. Die Muskulatur der linken und rechten Körperseite bewerkstelligt dies problemlos. Durch eine spiralig geschraubte Röhre hindurch kann eine Ringelnatter jedoch nicht kriechen. Es fehlt ihr die Fähigkeit der aktiven spiraligen Verschraubung.

Eidechsen sind flinke Renner, sie erreichen Spitzengeschwindigkeiten von über 25 Stundenkilometern – acht Meter innerhalb einer Sekunde! Sie flitzen über heiße Steine und weiße Mauerfassaden, bleiben abrupt stehen, legen eine Atempause ein, flitzen weiter. Die schlängelnden Bewegungen der Echse bedingen, daß sich die links- bzw. rechtsseitige Muskulatur abwechslungsweise kontrahiert. Zum Atmen hingegen muß sich die Muskulatur beider Körperseiten gemeinsam kontrahieren. Der Brustkorb weitet sich, frische Luft strömt in die Lunge. Deshalb die Pausen zwischen den einzelnen Kurzstreckensprints – die Rumpfmuskulatur wird für Fortbewegung und Atmung unterschiedlich gebraucht.

Eidechsen laufen im klassischen Kreuzgang. Sie bewegen ihre Extremitäten diagonal übers Kreuz: Links vorne zusammen mit rechts hinten, rechts vorne zusammen mit links hinten. Das gleiche diagonale Bewegungsmuster ist auch bei Säugetieren zu finden: Das Pferd im Trab.

Wie ein Guiness-Buch der Rekorde lesen sich die Flugleistungen vieler *Vögel*. Zugvögel legen Tausende von Kilometern zurück; es wurden Strecken von bis zu 500 km pro Tag gemessen! Raubvögel im Sturzflug auf ihre Beute erreichen Spitzengeschwindigkeiten von 300 Stundenkilometern. Segler schaffen stundenlange Gleitflüge, bei denen sie thermische Aufwinde nutzen, um wieder Höhe zu gewinnen. 50 Flügelschläge pro Sekunde ermöglichen es dem Kolibri, an Ort und Stelle in der Luft zu stehen. Es lohnt sich, beim Flügelschlag des Kolibris einen Moment zu verweilen: Beide Flügelchen schlagen gemeinsam

5.4b

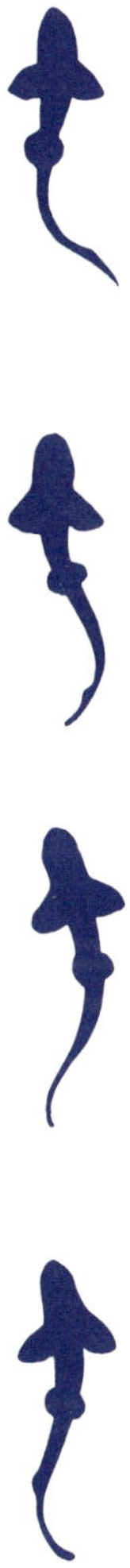

5.6

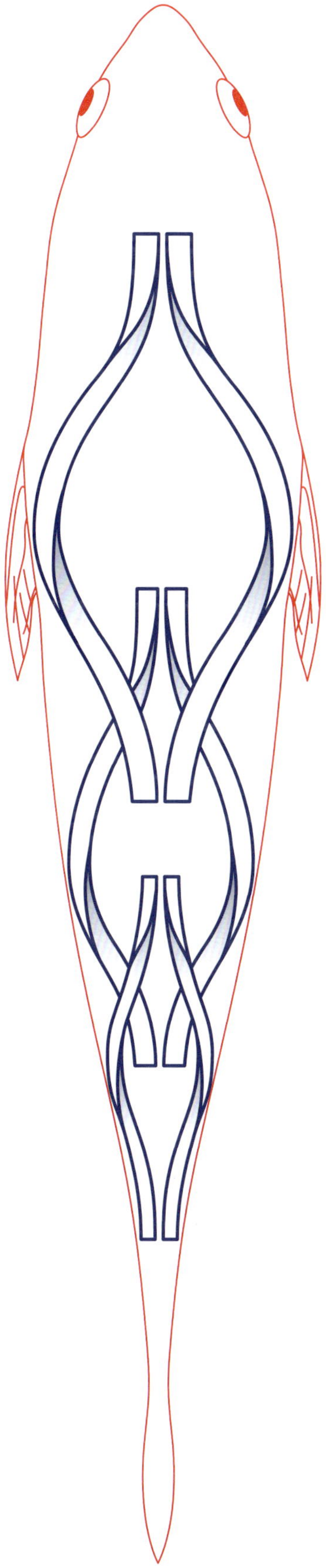

5.8

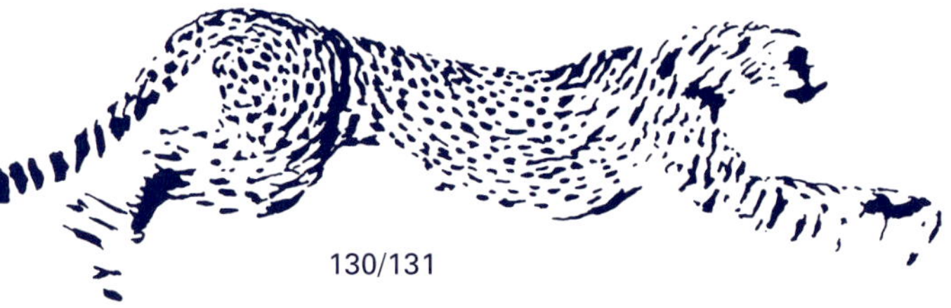

5.7 Vögel: Flügelschlagbewegungen eines Kolibris, von oben-hinten nach unten-vorne und zurück. Am Umkehrpunkt rotiert der Flügel um seine Längsachse, was zu einer spiraligen Verschraubung des Flügels führt.

5.8 Galopprhythmus des Gepards: Bewegungs- und Atemrhythmus sind miteinander gekoppelt. Das Ausstrecken des Rückens vergrößert die Schrittlänge und begünstigt die Einatmung.

5.9 Bewegungsablauf beim Pferd im Galopp: Selbst für das geschulte Auge eine Herausforderung.

5.10 Zugspannung im Tierreich: Der Leopard zieht sich mittels seines Kopfes in die Höhe, der kräftige Schwanz stabilisiert das aufgerichtete Becken nach unten.

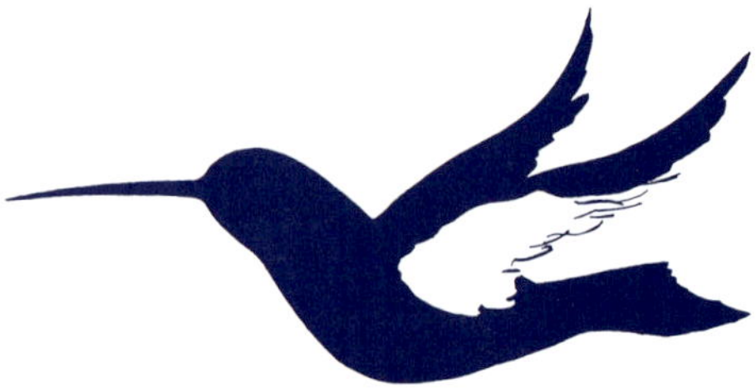

5.7

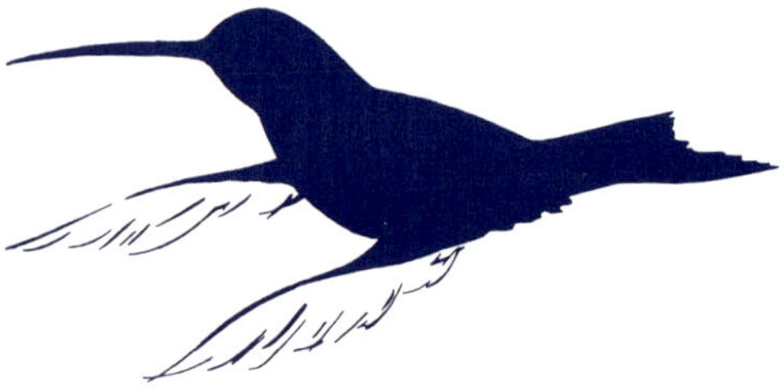

nach oben und nach unten. Der Flügelschlag nach unten kombiniert sich mit einer Schlagbewegung nach vorne, jener nach oben mit einer Bewegung nach hinten. Von der Seite betrachtet schlagen die Flügel diagonal zwischen hinten-oben nach vorne-unten. Diese hektischen kleinen Schläge besitzen innere Harmonie und – Ökonomie. Die Hin- und Herbewegungen verlaufen diagonal, die „Umkehrpunkte" sind abgerundet, die Flügelspitzen beschreiben dabei eine Acht. Nahe dem Umkehrpunkt rotiert der Flügel um seine Längsachse, es kommt zu einer spiraligen Verschraubung des Flügels in sich selbst. Diese Verschraubung dient dazu, die Deckfedern des Flügels immer in einem möglichst günstigen Angriffswinkel im Luftstrom zu halten. Ähnlich wie beim Fisch entstehen durch den Flügelschlag Luftwirbel. Aus der Abwärtsbewegung der Luftmassen resultiert die Aufwärtsbewegung des Vogels. Die spiralige Verschraubung des Flügels spiegelt eine Grunddynamik des aktiven Flügelschlages.

Je nach Vogelart und Fluggewohnheiten variiert der Flügelschlag. Möwen beispielsweise schlagen einige Male mit den Flügeln, spannen sie dann zur vollen Breite auf, um für einen kurzen Moment zu gleiten, bevor die nächsten Flügelschläge folgen. Spatzen hingegen falten in diesen kurzen Pausen die Flügel eng an den Körper. Seine Flugbahn verläuft wellenförmig. In den Wellentälern schlägt der Spatz die Flügel, auf den Wellenbergen legt er sie an. Beide Phasen dauern exakt 0,3 Sekunden.

Säugetiere haben enorme Laufgeschwindigkeit und Sprungkraft entwickelt. Das schnellste Tier der Gattung ist der Gepard, er erreicht auf kurzen Strecken Spitzengeschwindigkeiten bis 120 Stundenkilometer. Erstaunlich ist sein Beschleunigungsvermögen: In zwei Sekunden von null auf 70 Stundenkilometer. Zebra, Gazellen, Giraffen und viele andere Huftiere erreichen 50 Stundenkilometer und mehr. Sogar der Hase bringt es auf 70 Stundenkilometer. Känguruhs, die unbestrittenen Meister des Weitsprunges, sollen bis zu 12 Meter weit und vier Meter hoch springen. Gibbons überqueren Distanzen von 10 Metern, wenn sie von Ast zu Ast springen. Indes – ein Winzling macht diesen Goliaths ernsthaft Konkurrenz: Der Floh! Er springt über 40 cm hoch und 30 cm weit. Diese Sprungleistung entspricht, bezogen auf seine Körpergröße, dem Dreihundertfachen in punkto Hochsprung und dem Zweihundertfachen bezüglich Weitsprung. Das soll das Känguruh erst mal nachmachen …

Schritt, Trab und Galopp: die drei Fortbewegungsarten auf vier Beinen. Beim *Schritt* wird ein Fuß nach dem anderen angehoben und wieder aufgesetzt. Die Intervalle zwischen allen vier Beinen sind regelmäßig. Jeder Fuß ist dabei mindestens 50 % der Zeit im Kontakt mit dem Boden. Die Schrittfolge geht fast immer nach dem Muster: vorne rechts – hinten links; vorne links – hinten rechts. Eine Ausnahme bildet der Paßgang der Kamele: Vorder- und Hinterbein einer Seite werden zusammen nach vorne gebracht, dann folgt die andere Körperseite. Deshalb schwankt man auf einem Kamelrücken hin und her und hat das Gefühl, auf hoher See zu sein.

Beim *Traben* werden die Beine paarweise diagonal angehoben: rechts-vorne und links-hinten, links-vorne

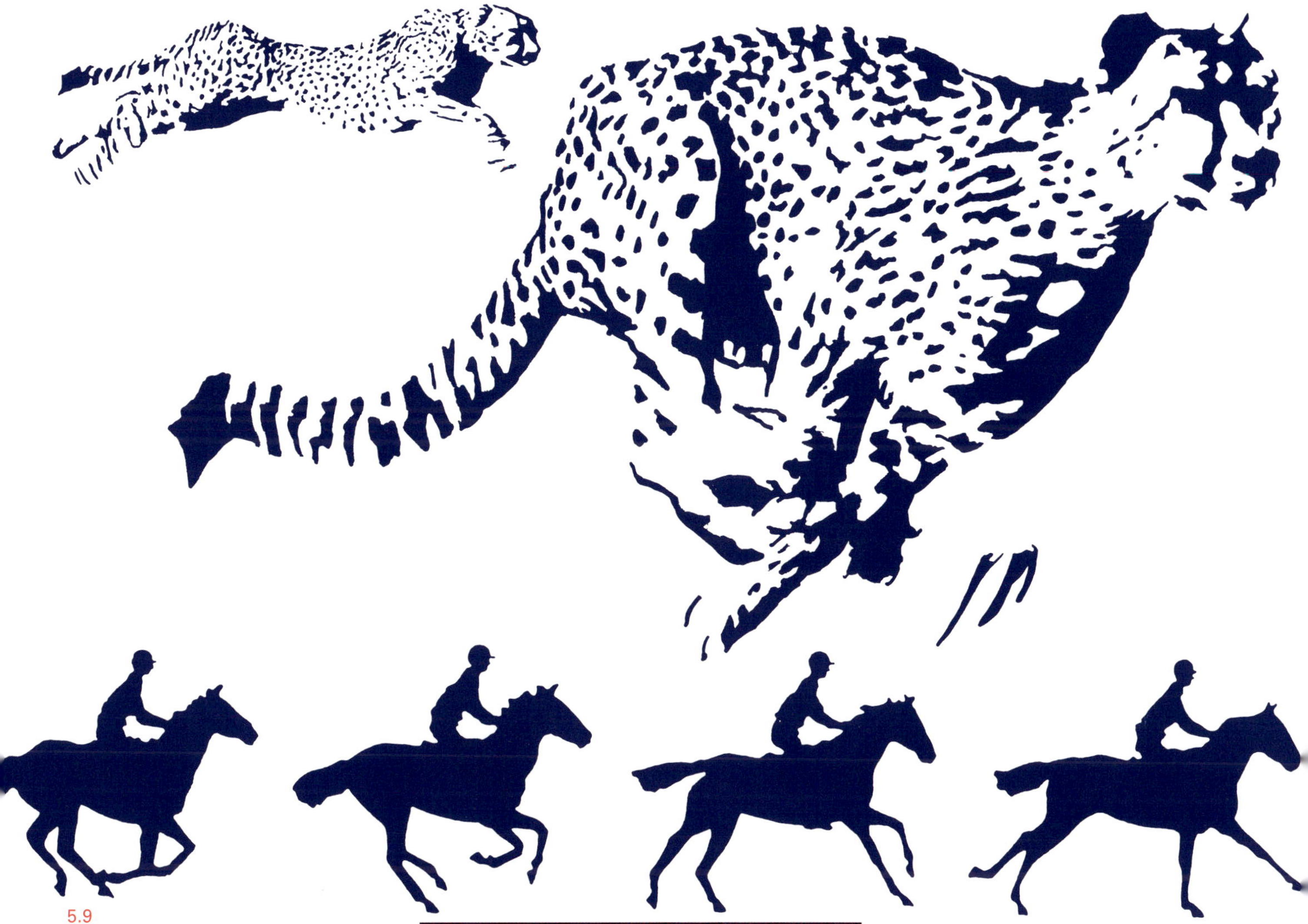

5.9

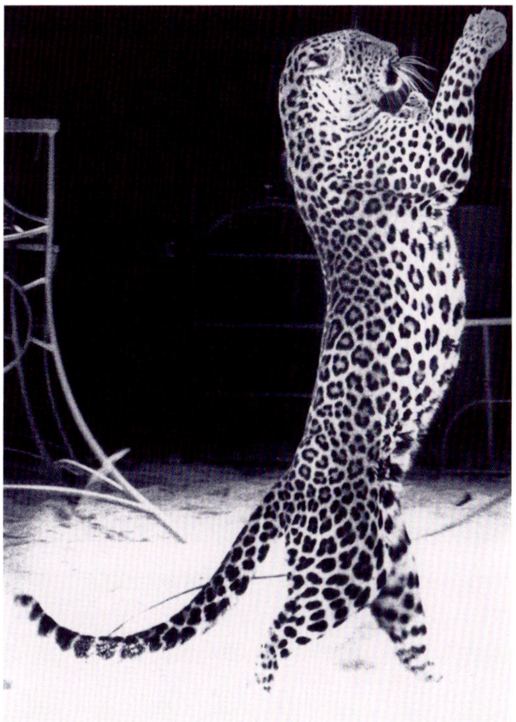

5.10

5.11 Delphine: Die höchstentwickelten Säugetiere der Meere (a). Stromlinienform und spiralige Verschraubung in Vollendung (b).

5.12 Lemuren demonstrieren das Einmaleins der Bewegungskoordination: Wirbelsäule unter Zugspannung, breite Schultern sowie unverdrehte Arme und Beine.

5.11a

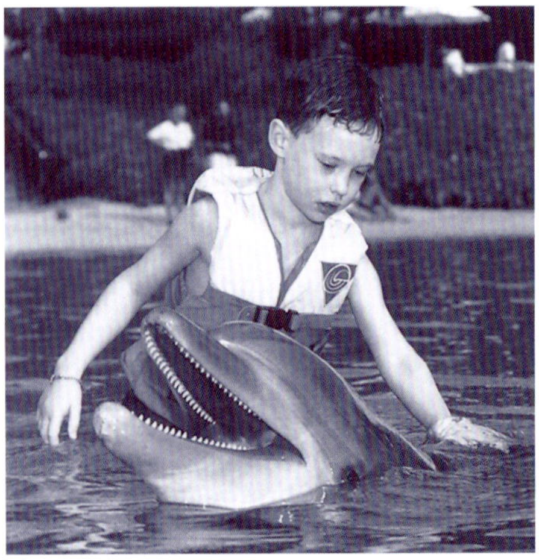

und rechts-hinten im Wechselrhythmus. Die Intervalle zwischen den einzelnen Schritten sind beim Traben ebenfalls regelmäßig.

Ganz anders beim *Galopp*. Die Vorderbeine werden kurz nacheinander aufgesetzt, dann folgen die Hinterbeine. Der Rücken ist dabei stark gebogen. Mit dem Abstoßen der Hinterhand verlängert und weitet sich der Rücken. Der Galopp – bei der Raubkatze wie beim Pferd – ist gekoppelt mit einer symmetrischen Öffnungs- und Schließbewegung des Rumpfes. Bewegungs- und Atemrhythmus werden synchronisiert. Die Streckung des Rückens erlaubt eine größere Schrittlänge und begünstigt die Einatmung. Bei Pferden beispielsweise harmonieren Atem- und Galopprhythmus 1:1. Dies ist im Vergleich zum Entweder-Oder-Rhythmus der Eidechsen aus evolutionsgeschichtlicher Perspektive ein gewaltiger Fortschritt – im wahrsten Sinne des Wortes. Nur der Mensch kann's noch besser.

Huftiere können entweder traben oder galoppieren. Die Umstellung von einer Gangart in die andere erfolgt „automatisch" bei einer bestimmten kritischen Geschwindigkeit. Das machten sich weiland die afrikanischen Buschjäger zunutze: Sie joggten sozusagen mit konstanter Geschwindigkeit hinter ihrem Opfer her. Das zwang das Wild zum ständigen Wechsel zwischen Trab und Galopp – bis es erschöpft umfiel.

Zweifach ist die Antilope unterlegen: Erstens ist die „Gangschaltung" vom Trab in den Galopp aufwendig, zweitens hat sie nur eine fixe „Atemtechnik" zur Verfügung. Sie muß im Galopp ihren Rumpf symmetrisch und im Gleichtakt zur Bewegung öffnen und schließen. Wieviel luxuriöser ist dagegen der Mensch ausgestattet. Er besitzt sozusagen eine Schaltautomatik und wählbaren Atemmodus, er kann bei gleichem Lauftempo schneller oder langsamer atmen.

Beim Laufschritt wird der menschliche Rumpf abwechslungsweise nach links und nach rechts verschraubt. Dabei wird der Brustkorb auf der Sprungbeinseite weit geöffnet und in die Länge gezogen. Hier gibt es Platz für die Einatmung. Auf der Spielbeinseite schieben sich die Rippen dicht zusammen, diese Brustkorbseite ist geschlossen. Der enorme Vorteil: Dies ermöglicht dem Menschen eine stufenlose Regulierung seines Laufschritt-Tempos. Im Gegensatz zum energieraubenden Trab-Galopp-Wechsel kann der Mensch stufenlos sein Lauftempo variieren. Weil eine Thoraxhälfte immer offen ist, können Atmungs- und Schrittrhythmus frei synchronisiert werden, im Rhythmus 1:1, 1:2, 1:3, 1:4.

Freie Temporegulation und Entkopplung des Atemrhythmus vom Schrittzyklus machen den Menschen zu einem bemerkenswerten Läufer, der selbst Huftiere mit doppelter Laufgeschwindigkeit zu Fuß zur Strecke bringen kann.

Menschenaffen können ebenfalls auf zwei Beinen gehen. Wenn sie sich auf allen Vieren fortbewegen, laufen sie auf der Außenkante der Füße und auf den Knöcheln der Hände. Beim halbaufrechten Gang auf zwei Beinen könnten sie, zumindest theoretisch, dasselbe Prinzip der spiraligen Verschraubung des Rumpfes nutzen. Menschenaffen haben eine vergleichbare Anatomie mit ebenfalls zwei Muskel-Schrägsystemen, welche für eine alternierende Links-Rechts-Verschraubung unabdingbar sind. Trotz vorhandener anatomischer Strukturen ist die funktionelle Nutzung nicht möglich. Menschenaffen gehen deshalb im Paßgang. Dank seiner Fähigkeit, Wirbelsäule und Brustkorb abwechslungsweise nach links und nach rechts zu verschrauben, verkörpert der Mensch in seiner aufrechten Fortbewegung auf zwei Beinen das Prinzip der Doppelspirale – ein funktionelles Gleichgewicht zwischen links- und rechtsdrehender Schraubenspirale.

Ein anderes Säugetier, dessen Fortbewegung auf dem gleichen Prinzip beruht, ist offensichtlich der Delphin. Wie ein Fisch kann er seinen stromlinienförmigen Körper hin und her bewegen, während die Schwanzflosse durch eine vertikale Wellenbewegung für den Antrieb sorgt. Delphine können sich wie der Mensch aktiv, spiralig und auf beide Seiten verschrauben. Dadurch verkörpern sie wie der Mensch das Prinzip links- und rechtsdrehender Spiralen im dynamischen Gleichgewicht.

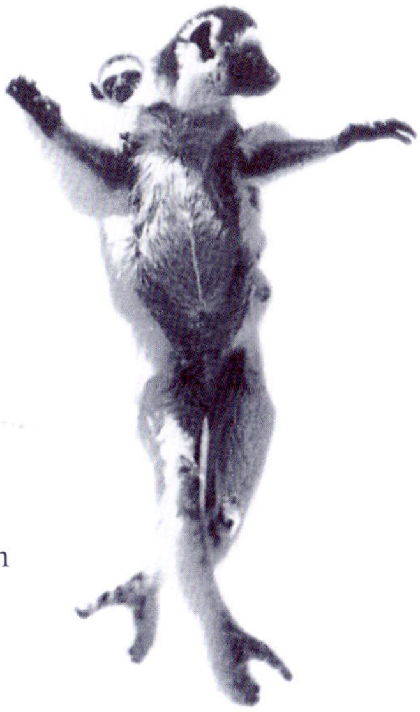

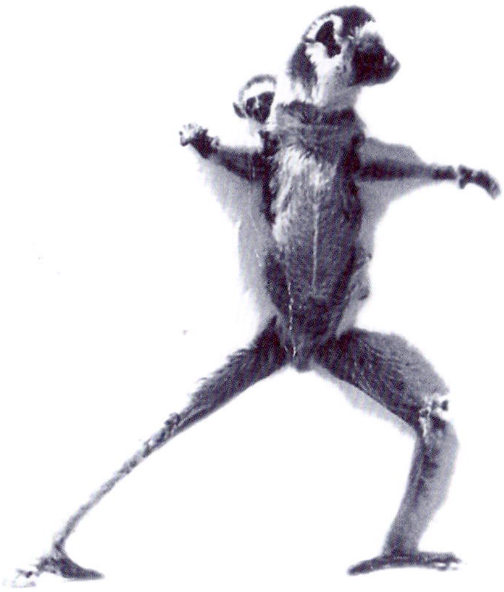

5.12

5.11b

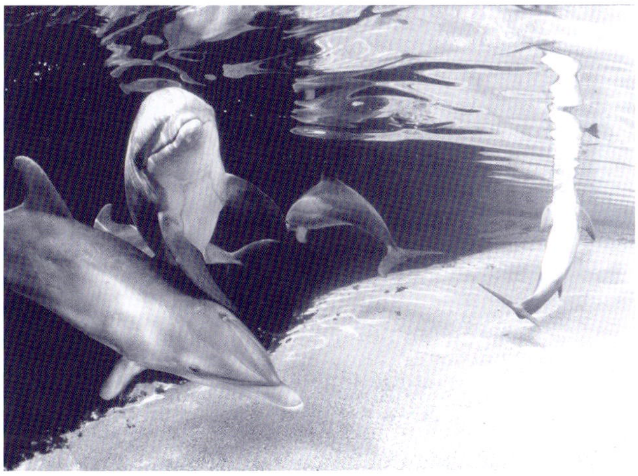

5.13 Evolution zum Menschen: Aufrechter Gang, aktive Verschraubung des Rumpfes und freier Atem- und Bewegungsrhythmus kennzeichnen die menschliche Fortbewegung.

Zusammenfassung

Selbst einzellige Lebewesen sind fähig, sich selbständig fortzubewegen: Peitschende und schraubende Geißelbewegungen dienen ihnen als Antrieb. Wellenartige Bewegungen ermöglichen den Fischen das Schwimmen. Die Wellen wandern vom Kopf aus schwanzwärts. Besonders eindrücklich ist dies beim Aal zu beobachten. Bei vielen Fischen folgt die Schlängelbewegung schwanzbetont. Dank der weißen, spiralig geordneten Muskelfasern besitzen gute Schwimmer wie die Lachse ein enormes Beschleunigungsvermögen und können Spitzengeschwindigkeiten erreichen. Die roten Längsfasern ermöglichen ihm ausdauernde Schwimmleistungen.

Bewegungskoordination im Tierreich aus evolutionsgeschichtlicher Perspektive zeigt, daß diese einfachen Bewegungsprinzipien weiter entwickelt werden. Schlängelnde Wellenbewegungen bilden die Grundlage der Fortbewegung auch bei Amphibien und Reptilien. Die Kunst des Fliegens, Gleitens und Schwebens: beim aktiven Flügelschlag der Vögel rotiert der Flügel spiralig um seine Längsachse. Er tut dies zur Optimierung des Einstellwinkels im Luftstrom. Beim Säugetier angelangt, finden wir drei grundsätzliche Fortbewegungsarten: Schritt, Trab und Galopp. Bei letzterem müssen Atem und Bewegungsrhythmus 1:1 miteinander gekoppelt sein. Der aufrechte Gang des Menschen zeichnet sich durch freie und stufenlose Regulierbarkeit von Atem und Fortbewegungsrhythmus aus. Die Fähigkeit des Menschen, seinen Stamm beim Gehen und Laufen spiralig nach links und nach rechts zu verschrauben, ist einmalig, selbst im Vergleich zu unseren nächsten lebenden Verwandten, den Menschenaffen. Lediglich Delphine und Wale verfügen über eine vergleichbare Fähigkeit der aktiven und alternierenden Links-Rechts-Verschraubung.

5.13

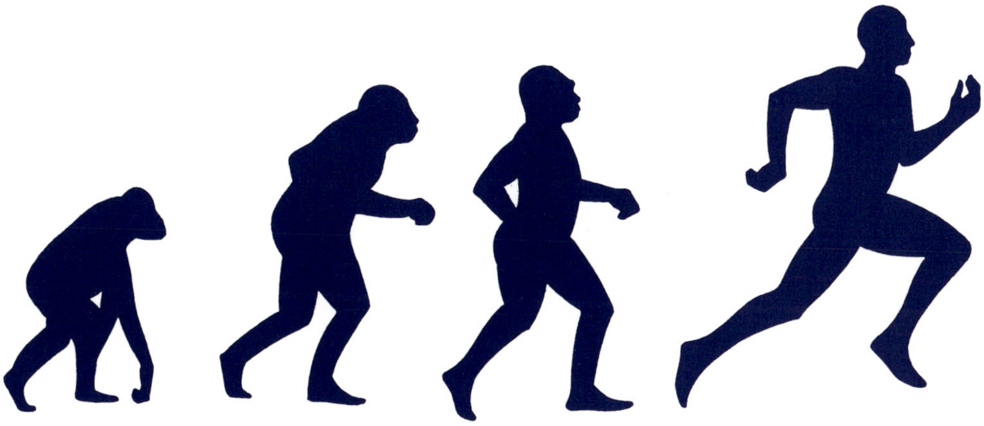

Ungeboren

6

Gestaltung durch Bewegung
Einschulung in der Gebärmutter

Spiraliges Hautmuster
Erstmals verschraubt

Fruchtwasser
Von der Schwerelosigkeit des Ursprungs

Urangst oder Urvertrauen
Ins warme Wasser geworfen

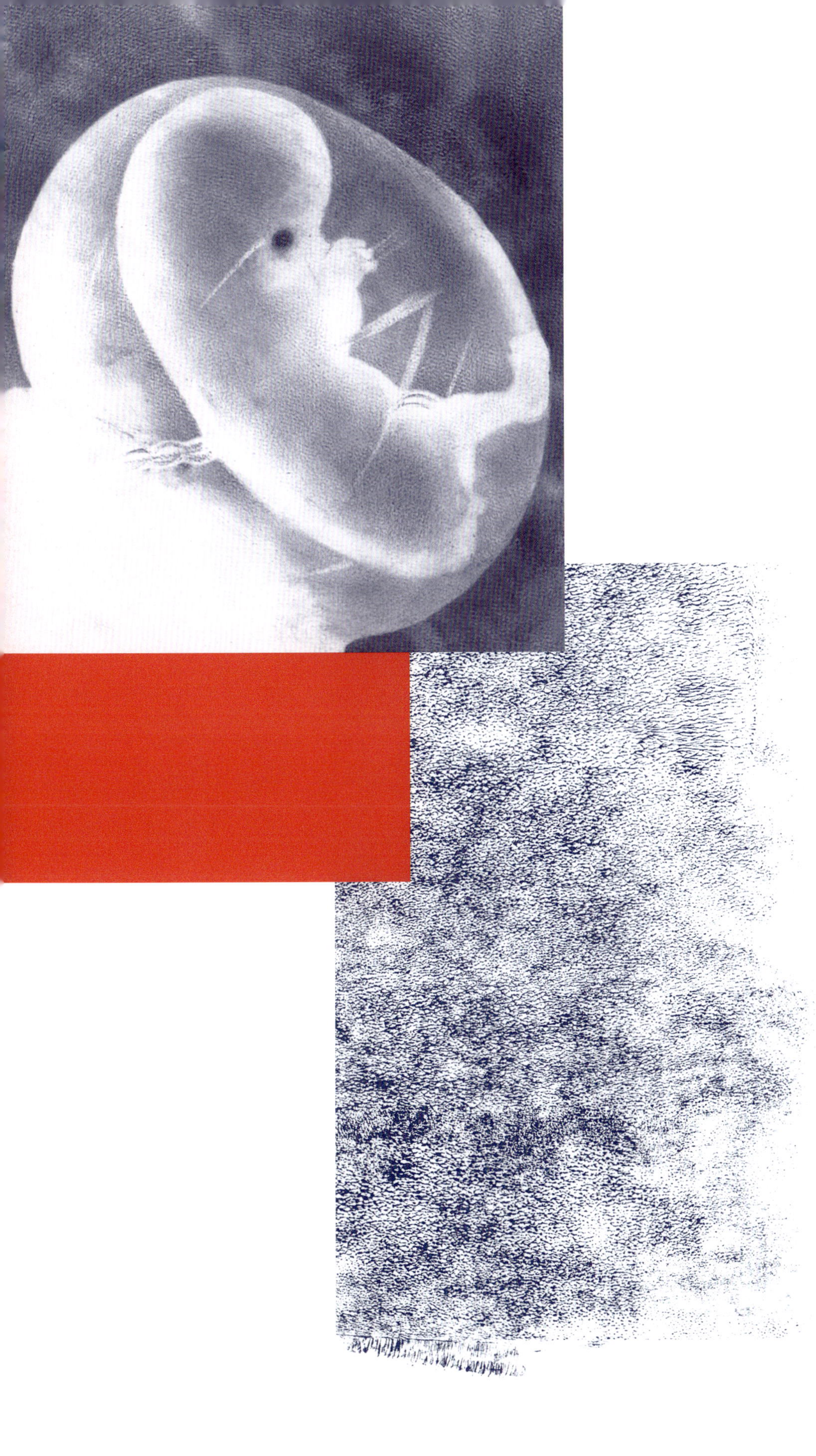

6.1 Der frühgeborene Mensch: Frühstgeborene mit weniger als 500g Geburtsgewicht sind heute nur in Ausnahmefällen überlebensfähig. Schreitreflex eines 420 g schweren Frühstgeborenen der 19. Schwangerschaftswoche.

6.2 Der ungeborene Mensch: Der 15,5 mm große, etwa sieben Wochen alte menschliche Embryo ist das Resultat komplexer Zellteilungs- und Differenzierungsvorgänge.

Gestaltung durch Bewegung

Einschulung in der Gebärmutter

Ab etwa der 18. Schwangerschaftswoche bewegt sich das Kind im Mutterbauch. Und zwar vernehmlich, nicht nur für die Mutter, sondern auch für den feinfühligen Vater. Diese Bewegungen sind das erste spürbare direkte Lebenszeichen des Ungeborenen. Die Mutter nimmt die Bewegungen innerlich wahr – vom heftigen Fußtritt gegen die Bauchwand bis zur langsamen, schwebend-schwimmenden Wendebewegung – während der Vater sie mit offener Hand von außen ertasten kann.

Die Bewegungen des Ungeborenen beginnen jedoch sehr viel früher und umfassen zum Zeitpunkt ihrer Wahrnehmbarkeit bereits eine erstaunliche Vielfalt an Verhaltens-, Ausdrucks- und Reflexbewegungen. Moderne bildgebende Verfahren, wie Fruchtblasenspiegelung (*Amnioskopie*) und Ultraschalluntersuchung (*Sonographie*) , ermöglichen heute den realen Blick in die bislang verborgene Welt vorgeburtlichen Lebens.

6.1

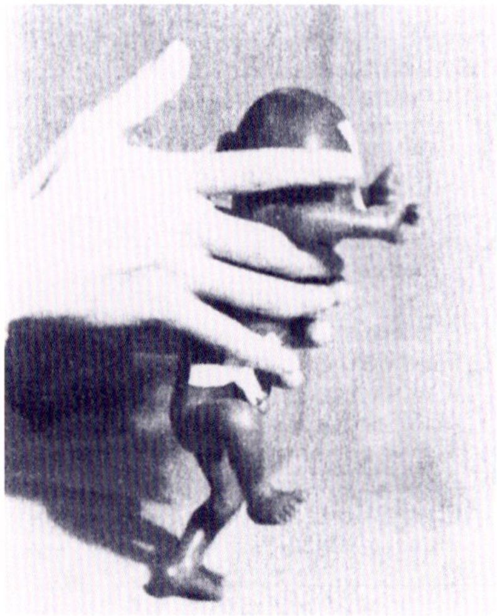

6.2

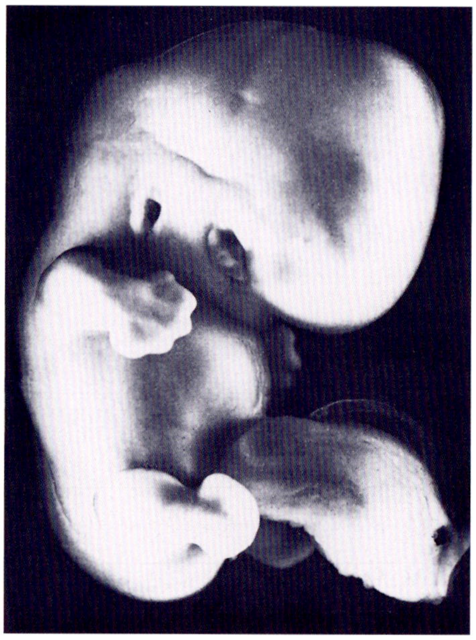

Am Anfang des „irdischen" Bewegungsgefühles stehen unbewußte Erfahrungen als Ungeborene in der Gebärmutter. Der Mensch wächst durch einen geordneten Ablauf von Lage-, Form- und Strukturänderungen aus einer befruchteten Eizelle heran. Zellteilungen und Zelldifferenzierungen sind Zellbewegungen im erweiterten Sinne des Wortes. Bei vielen Organentwicklungen finden Zellwanderungen statt. Über die Gesetzmäßigkeiten und Bedeutungen dieser Entwicklungsbewegungen wissen wir dank der Erkenntnisse der modernen *Humanembryologie* recht viel, im Grunde genommen aber immer noch zu wenig, um diese komplexen Entwicklungsvorgänge nachvollziehen und wirklich verstehen zu können.

Die ersten „Bewegungen" des Ungeborenen finden mit der Kernverschmelzung von Ei- und Samenzelle statt. Anschließend folgen in geordnetem Ablauf Zellteilungsbewegungen des befruchteten Eis. Nach mehreren Generationen von Zellteilungen, im einige Tage alten Vielzellstadium, beginnt sich die Zellmasse erstmals sichtbar zu differenzieren. Die äußere Zellschicht wird sich zunehmend auf die Ernährung spezialisieren, um schließlich den Mutterkuchen (*Plazenta*) zu bilden. Die inneren Zellmassen bilden den eigentlichen Embryo.

In der dritten Woche entsteht eine dreiblättrige Keimscheibe. Aus dem äußeren Keimblatt (*Ektoderm*) entwickelt sich das gesamte Nervensystem, die Sinnesorgane und die Haut hervor. Das erklärt auch den engen Zusammenhang zwischen Nervensystem und Haut.

Aus dem mittleren Keimblatt (*Mesoderm*) entstehen alle Knochen, Bänder und Muskeln sowie Herz-, Kreislauf- und Lymphsystem, Nieren und Keimdrüsen.

Aus dem inneren Keimblatt (*Entoderm*) gestalten sich Magendarmtrakt, Atemwege und innere Drüsen wie Bauchspeichel- oder Schilddrüse. Auch die Leber – das körpereigene chemische Großunternehmen – entsteht aus dem inneren Keimblatt.

In der 16. Schwangerschaftswoche mißt der Fötus bereits etwa sechzehn Zentimeter. Seine Körperform ist in wesentlichen Zügen fertig entwickelt. Die Augenlider sind zwar noch verklebt, die Haut ist noch rot und mit Wollhaaren bedeckt, aber die grundlegenden Gestaltungsprozesse sind abgeschlossen. Die Muskeln sind vollständig angelegt, das Knorpelskelett beginnt an einzelnen Punkten bereits zu verknöchern. Das Ungeborene hat schon einen Schlaf-Wachrhythmus im Vierstundentakt.

Während der Schlafphasen träumt es, während der aktiven Wachphasen strampelt es mit den Beinen, pufft mit den Fäusten, spielt mit der spiralig gerollten, weichen Nabelschnur oder tastet sich das Gesicht ab. Die Bewegungen des Ungeborenen spiegeln das enorme Bewegungsrepertoire eines werdenden Menschen. Das Ungeborene ist ein empfindendes und lernendes menschliches Individuum. Es kann sein Mißfallen oder sein Wohlbefinden deutlich zum Ausdruck bringen. Grimassen schneiden, saugen, greifen, strampeln und sich festklammern sind vorbereitende Übungen für das Leben nach der Geburt.

Besonders interessant ist die Entwicklung der Arme und Beine. Die Hauptfunktion der Hand ist jene des Greifens und des Loslassens. Der Arm dient dabei der Verlängerung und Anpassung des Handlungsradius. Armbewegungen erlauben es beispielsweise, die Hand auszustrecken, etwas zu ergreifen, um es beispielsweise zum Mund zu führen. Analoges gilt für den Fuß mit seiner federnden Stütz- und Abstoßfunktion beim Gehen und Laufen. Das Bein ermöglicht dabei abwechslungsweise ein federndes Nachgeben durch angemessene Verkürzung und ein kraftvolles Abstoßen durch maximale Verlängerung.

Die embryonale Entwicklung der Gliedmaßen beginnt mit kleinen, paddelförmigen Erhebungen an der vorderen, seitlichen Rumpfwand. Diese

6.3 Erstmals verschraubt: Sensible Hautareale entsprechen bestimmten Rückenmarkabschnitten. Dadurch entsteht ein unsichtbares Streifenmuster auf der Haut – die Dermatome. C steht für Hals- (cervical), Th für Brust- (thorakal) und L für Lendenwirbelsäule (lumbal).

6.4 Dermatomentwicklung: Das streng horizontal-parallele Streifenmuster des Embryos (a) bleibt nur im Rumpfbereich erhalten. Die Extremitätenknospen verändern ihr Streifenmuster durch spiralig-schraubende Wachstumsbewegungen, hin zur definitiven Felderung (b).

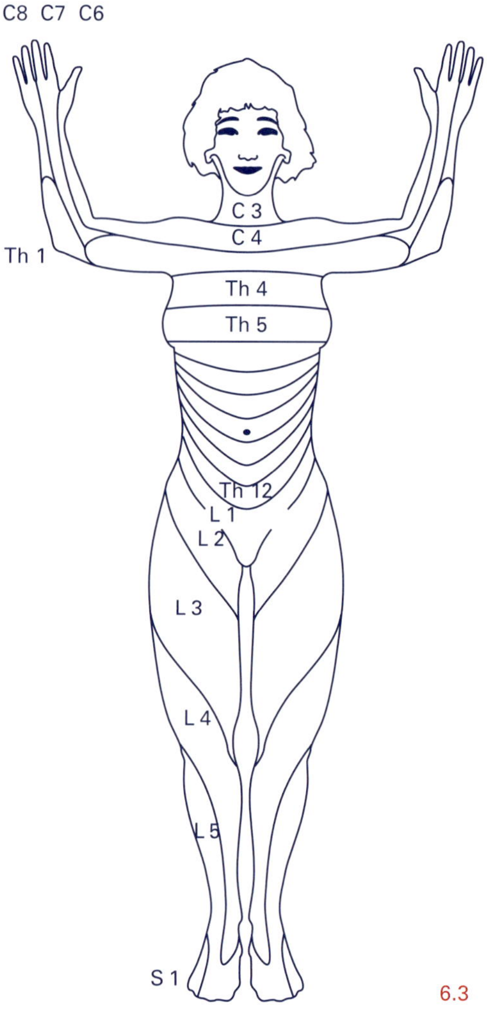

6.3

werden bereits während der fünften Entwicklungswoche angelegt. Aus diesen kleinen Knospen entwickeln sich die Extremitäten mit beträchtlichem Längenwachstum. Da keine äußerlichen Zugkräfte an den Gliedmaßen des Embryos wirksam sind, ist die Erklärung für das außerordentliche Längenwachstum innerhalb der Knospen zu suchen. Bewegungen wie Greifen und Strampeln sind dabei als gestaltende (*biophysikalisch formative*) Kräfte beteiligt.

Bei der Entwicklung der Arme und Beine vom Knospenstadium zu voll entwickelten Extremitäten sind die dreidimensionalen Zug- und Kompressionskräfte von entscheidender Bedeutung. Die Ausgestaltung von Muskulatur und Knorpelskelett steht in engem räumlichen und zeitlichen Zusammenhang. Es ist anzunehmen, daß die Spezialisierung embryonaler Zellen zu Muskel- bzw. Knochenzellen nicht primär durch genetische Codierung erfolgt, sondern vielmehr die Folge spezifischer, biophysikalischer Gestaltungskräfte auf die vielseitig entwicklungsfähigen Zellen ist.

Zu Beginn fehlt eine Differenzierung zwischen Muskel-, Knorpel- und Knochenzellen. Sie entstehen gemeinsam aus dem mittleren Keimblatt (*Mesoderm*). Wirken vorwiegend Zugkräfte auf embryonales Gewebe, werden die einzelnen Zellen entsprechend gedehnt. In solchen *Dehnungsfeldern* können Zellen entstehen, deren spätere Hauptfunktion das Zusammenziehen sein wird. Wirken hingegen primär Kompressionskräfte auf embryonales Gewebe, werden die einzelnen Zellen entsprechend druckbelastet. In solchen *Kompressionsfeldern* können (Vor-)Knorpelzellen entstehen, deren Hauptfunktion später die druckstabile Verstrebung sein wird. Muskel-, Bindegewebe- und Skelettanlagen entwickeln sich in gegenseitiger Abhängigkeit. Die Skelettanlagen haben von Anfang an Stützfunktion. Muskelzellen nehmen schon sehr früh Bewegungsfunktionen wahr. Das Bindegewebe sorgt während der ganzen Entwicklung für den entscheidenden Zusammenhalt. Gelenke entstehen erst sekundär, sozusagen unter der Bewegungsregie der Muskulatur. Die Muskeln bilden regelrechte Schlingen, deren wiederholte Kontraktion und Entspannung zur Ausbildung dazwischenliegender Gelenke führt. Die Gesamtheit aktiver und passiver Bewegungskräfte spielt deshalb für die regelrechte Entwicklung des Bewegungsapparates eine entscheidende Rolle.

In der sechsten bis siebten Woche beginnt der ungeborene Mensch seine Arm- und Beinanlagen zu bewegen. Bereits in dieser frühembryonalen Phase führt er rudimentäre Greif- und Strampelbewegungen aus. Die dabei wirksamen Zug- und Kompressionskräfte sind für Ausgestaltung und Wachstum der Extremitäten von ausschlaggebender Bedeutung. Für diese Greif- und Strampelbewegungen während der embryonalen Entwicklungsphase werden sinnigerweise die Begriffe des *Wachstumsgreifens* und des *Wachstumsstrampelns* verwendet. Sinnig deshalb, weil die Wachstumsbewegungen an der Ausgestaltung von Armen und Beinen (*durch formative Reize*) aktiv beteiligt sind. Durch die Bewegungen kommt es zu einer zunehmenden Verfeinerung der anatomischen Strukturen, was wiederum eine qualitative Verbesserung der

Greif- und Strampelbewegungen erlaubt. Dies zeigt, wie sich Struktur und Funktion räumlich und zeitlich koordiniert in biodynamischer Wechselwirkung entfalten.

Spiraliges Hautmuster
Erstmals verschraubt

Bestimmte Hautareale werden durch bestimmte Rückenmarksabschnitte sensibel versorgt. Wir sprechen von einer *segmentalen*, also abschnittsweisen Innervation. Als *Dermatom* gilt der von einem bestimmten Rückenmarksnerv (*Spinalnerv*) sensibel versorgte Hautbezirk. Die Anzahl der Dermatome entspricht deshalb der Anzahl vorhandener Spinalnerven, welche das Rückenmark jeweils zwischen zwei benachbarten Wirbelkörpern verlassen. Wir haben acht Halssegmente (*C1–8*), zwölf im Bereiche der Brustwirbelsäule (*Th 1–12*), je fünf im Lenden- (*L1–5*) und Kreuzbeinbereich (*S1–5*) sowie drei Steißbeinsegmente. Weil der erste Spinalnerv das Rückenmark zwischen Hinterhaupt und oberstem Halswirbelkörper verläßt, gibt es acht zervikale Segmente bei nur sieben Halswirbelkörpern.

Die segmentale Gliederung beim Embryo basiert auf einer segmentalen Anordnung von geradezu geometrischer Strenge. Die Dermatome bilden beim Embryo ein horizontal-parallel verlaufendes Streifenmuster, sowohl im Rumpfbereich wie auch an den Gliedmaßenknospen. Diese streng segmentale Hautfelderung am ganzen Körper besteht nur kurze Zeit zu Beginn der Embryonalentwicklung. Im Rumpfbereich bleibt das horizontal-parallele Muster weitgehend erhal-

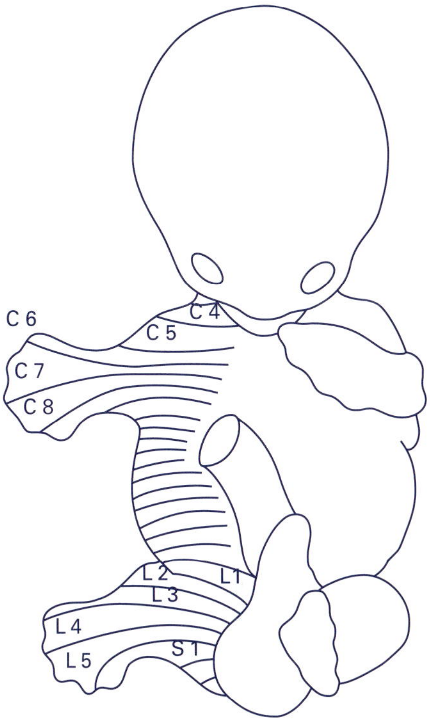

6.4a

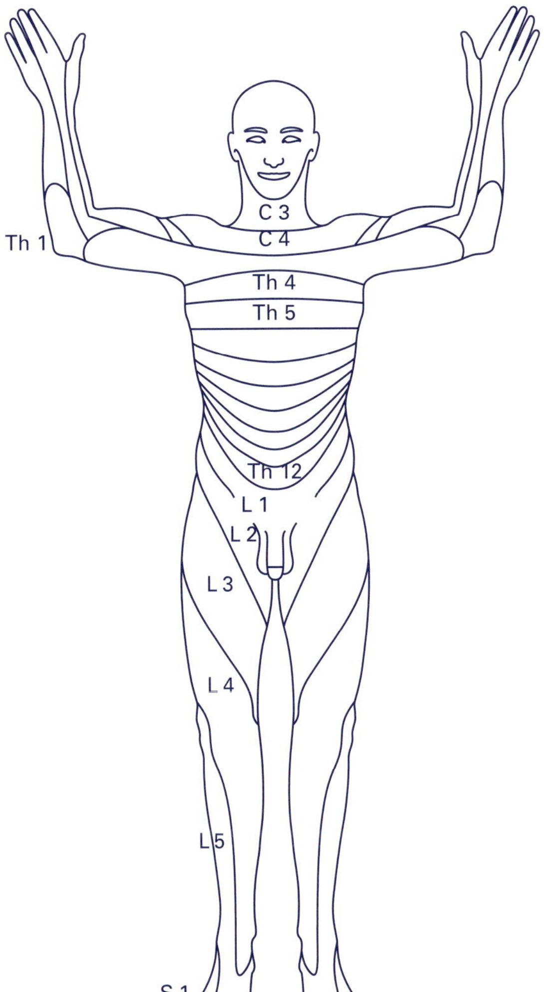

6.4b

6.5 „Allesschutz": Im schwereleichten Medium des Fruchtwassers gestaltet sich menschliches Leben durch Bewegung. Der drei Monate alte Fötus kann sich frei bewegen und entfalten.
6.6 Wasserbabys: Die natürliche und vertrauensvolle Beziehung zum Urelement Wasser wird durch vergnügtes Herumplantschen in der Badewanne zu Hause gefördert (a) oder auch durch spezielle Unterwasser-Trainingsprogramme (b).

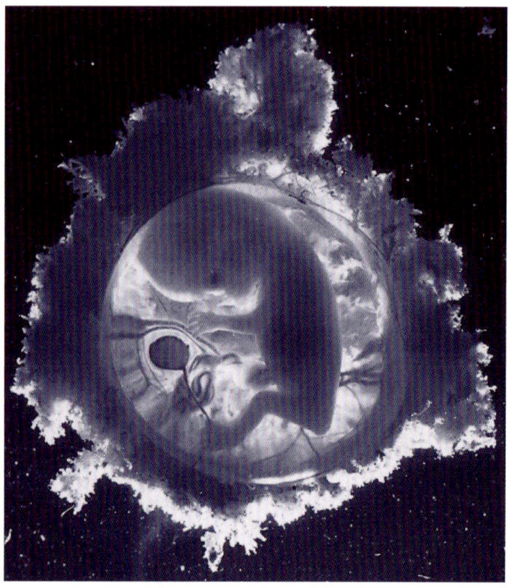

6.5

ten, an den Gliedmaßen hingegen weist die Felderung mit der Weiterentwicklung einen zunehmend diagonalen bis spiraligen Verlauf auf. Diese Veränderungen des Linienverlaufes erfolgen durch dreidimensionale Wachstumsbewegungen. Die Wachstumsbewegungen der Extremitäten führen zu einer sukzessiven Umordnung der Hautfelderung (*Analoges gilt auch für Myotome und Sklerotome, für die von einem Segmentnerv versorgten Muskeln bzw. Knochen*).

Den Abbildungen ist unschwer zu entnehmen, daß die Wachstumbewegungen beim Bein im Sinne spiraliger Verschraubungen erfolgen. Die Rotationskomponenten der Verschraubung lassen sich leicht ablesen. Die relative Drehbewegung erfolgt als Außenrotation des Oberschenkels und einer Innenrotation des Unterschenkels, am deutlichsten erkennbar in der Ansicht von vorne. Bei den Dermatomgrenzen handelt es sich nicht um lineare Grenzen, sondern um eigentliche Trennebenen. Die Ebene, in der benachbarte Dermatome aneinander grenzen, kann als axiale Trennebene bezeichnet werden. Im Rumpfbereich liegen diese Trennebenen nahezu horizontal, im Hüft- und Oberschenkelbereich stehen sie in etwa in der Frontalebene, während jene des Unterschenkels ungefähr in der Sagittalebene stehen.

Fruchtwasser
Von der Schwerelosigkeit des Ursprungs

Menschliches Leben beginnt im Urelement Wasser. Der Mensch lebt und reift vorgeburtlich im Fruchtwasser, also in einem nahezu schwerelosen Zustand. Die Vorteile, welche die mit Fruchtwasser gefüllte Fruchtblase für die sichere Entwicklung des Keimlings gewährt, sind immens. Wärmeregulation, Schwerelosigkeit, Ernährung, Schadstoffelimination und mechanischer Schutz – um nur einige der offensichtlichsten Vorzüge dieses Totalschutzes zu erwähnen. Das Urelement Wasser ist das ideale Medium zur Gestaltung und Entfaltung menschlichen Lebens.

Wir wissen heute, daß Ungeborene empfindsame Wesen sind, die sich ausdrücken können. Ungeborene können hören und fühlen, wahrscheinlich auch schmecken und sehen. Ungeborene nehmen wahr, erleben und beginnen bereits zu lernen.

Das Gehör ist nach der Haut das erste funktionstüchtige Wahrnehmungsorgan des Ungeborenen. Der Fötus beginnt schon früh zu hören und kann durch Stimme und Geräusche entsprechend stimuliert, beruhigt oder gestreßt werden. Es ist schwierig, den genauen Zeitpunkt des ersten Hörens festzulegen. Die erste embryonale Anlage des späteren Ohres läßt sich als Oberflächenverdickung beiderseits der Hirnanlage bereits mit drei Embryonalwochen erkennen. Das primitive Ohrbläschen entwickelt sich allmählich zum Gehör- und Gleichgewichtsorgan. Je älter der Fötus wird, desto differenzierter kann er akustische Signale wahrnehmen und verstehen lernen. Das Leben in der Gebärmutter ist voller Geräusche und Klänge. Das rhythmische Pulsieren des mütterlichen Herzschlages, das Plätschern und Glucksen der Eingeweide, das Wallen des Blutstromes, der vertraute Klang der Mutterstimme sowie alle Stimmen und Umweltgeräusche,

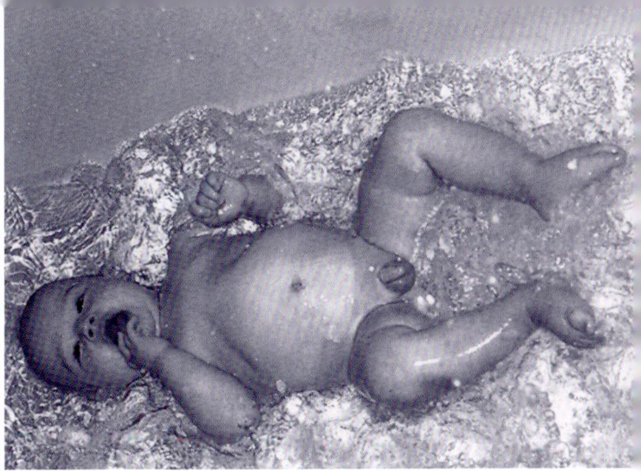

6.6a

die von außen das sich entwickelnde Gehör erreichen.

Als fühlende Wesen nehmen Ungeborene nicht nur Stimmen, sondern auch Stimmungen wahr. Das *Bonding*, die emotionelle Verbundenheit zwischen Kind und Eltern, beginnt lange vor der Geburt. Andauernde, das Gefühlsleben der Eltern stark prägende Emotionen haben auch eine Wirkung auf das Ungeborene. Chronische Angst, schwere Depressionen und Schuldgefühle können im Seelenleben des Ungeborenen Narben hinterlassen. Freude, Vertrauen und Liebe zwischen Eltern und dem erwarteten Kind tragen zur Entwicklung einer gesunden Emotionalität der gesamten Familie bei.

Urangst oder Urvertrauen
Ins warme Wasser geworfen

Die Geburt bringt eine dramatische Umstellung vom Medium Wasser zum Medium Luft mit sich. Es ist deshalb naheliegend, diesen Wechsel möglichst schonend im Wasser vollziehen zu wollen. Dennoch sind Unterwassergeburten in unseren Breitengraden noch immer die Ausnahme.

„Wassergebärende“ berichten von der wohltuenden und entspannenden Wirkung des warmen Wassers, ein Erfahrungswissen, das auch in unserer traditionellen Geburtshilfe selbstverständliche Anwendung findet, etwa in Form von Entspannungsbädern zu Beginn der Eröffnungswehen. Für ein im Wasser geborenes Baby ist der Übergang vom Fruchtwasser ins Wasser fließend. Es bleibt im selben Element. Gefahren bestehen nicht, solange die Blut- und Sauerstoffversorgung durch die Nabelschnur gewährleistet ist. Wasserbabys atmen normalerweise erst ein, wenn sie sicheren Kontakt mit der Luft haben. Dies gilt auch für Unterwassergeburten. Beobachtungen und Erfahrung haben gezeigt, daß Säuglinge, sind sie erst einmal mit der Luftatmung vertraut, ohne weiteres zwischen den Urelementen Luft und Wasser sicher pendeln können. So ist es beispielsweise möglich, Säuglinge unter Wasser zu stillen. An der Luft atmen sie ein (*Inspirationsreflex*), unter Wasser halten sie den Atem an (*rudimentärer Tauchreflex*) und saugen (*Saugreflex*). Das Baby muß dabei regelmäßig zum Luftholen auftauchen, ein natürlicher Rhythmus zwischen Mutter und Kind.

6.6b

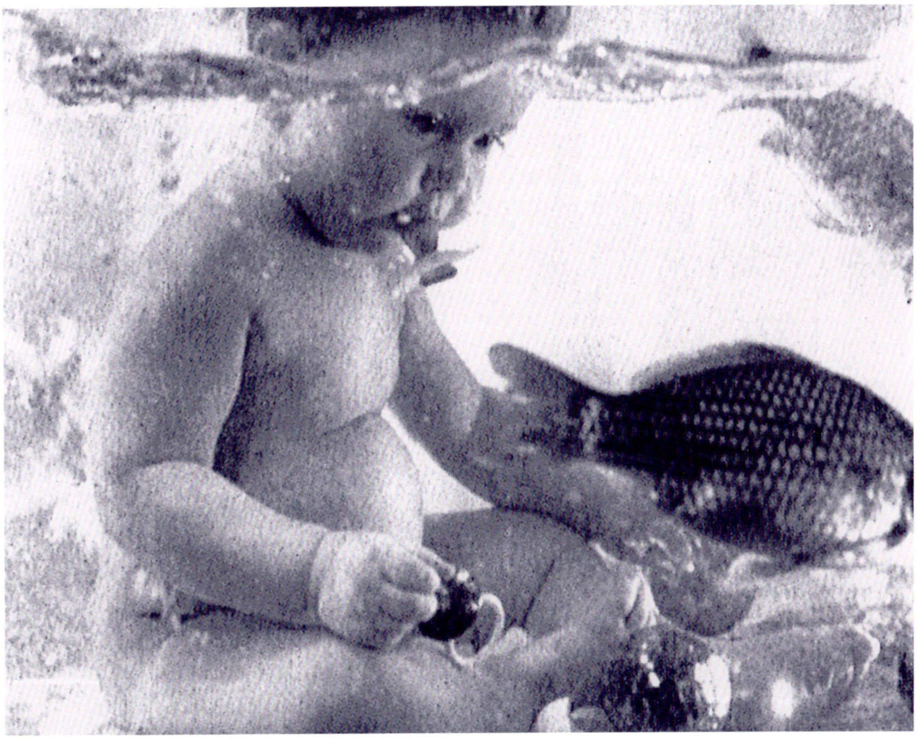

6.7 Aquatische Körperarbeit: Immer mehr Menschen gehen wieder ins Wasser. Vom Wasser bewegt zu werden stellt eine natürliche und instinktgeleitete Koordinationsschulung von Atem und Bewegung dar. Das Urvertrauen zum Element Wasser kann neu erlebt werden (a, b). Arjana Brunschwiler und Aman Schröter, Begründer des Wassertanzens.

Neben Unterwassergeburten haben Schwimmtrainings für Säuglinge und Kleinkinder viel von sich reden gemacht. Im Grunde genommen geht es dabei um die Aufrechterhaltung einer lebendigen und vertrauensvollen Beziehung des Kindes zum Urelement Wasser. Im Wasser können sich Babys unvergleichlich freier und aktiver bewegen. An Land brauchen sie mehrere Monate, bis sie den eigenen Körper im Schwerkraftfeld stabilisieren und aufrecht halten können. Die Muskelkraft muß zunächst ausreichend gekräftigt werden, bis eine aktive Kontrolle des Kopfes und des Rumpfes möglich wird. All diese Probleme werden im Wasser durch den körpereigenen Auftrieb gegenstandslos. Wasserbabys können sich in ihrem angestammten Element aktiv bewegen und spielen. Dabei entfalten sie mitunter eine Unternehmungslust, die Eltern und Fachleute in Erstaunen versetzt. Solche frühen Spiele im Wasser fördern die psychomotorische Entwicklung des Kindes.

In Rußland werden seit den Sechzigerjahren regelrechte Unterwassertrainings für Säuglinge und Kleinkinder durchgeführt. Unter kompetenter Anleitung kann das Säuglingsschwimmen nicht nur eine wertvolle Bewegungsschulung, sondern auch eine primäre, weil instinkgeleitete Atemschulung darstellen. Durch die Bewegungen im und unter Wasser ergibt sich ein natürlicher, bedarfsgesteuerter Rhythmus des Luftholens. Dabei ist das Atemholen kein rasches und hungriges Einsaugen der Luft vor dem nächsten Abtauchen. Die Luft strömt vielmehr ruhig in die Lungen ein, sobald die oberen Atemwege sicheren Kontakt mit der Luft haben. Schwimmen stellt eine natürliche und ursprüngliche Form (frühkindlicher) Bewegungs- und Atemschulung dar. Ob dabei, wie in Rußland, rigorose Akklimatisationsmaßnahmen an das nasse Element angewendet werden oder ob der Kontakt mit dem Wasser zu Hause in der Badewanne stattfindet, ist eine Frage der Tradition, der eigenen Kompetenz und des persönlichen Geschmacks. In allen Fällen hat Sicherheit durch einfühlsame und liebevolle Begleitung des Babys bei seinen Exkursionen im nassen Element oberste Priorität.

Die Angst, vom Wasser „verschluckt“ zu werden, ist eine Urangst des Menschen. Viele Landtiere, zum Beispiel Katzen, haben eine tiefverwurzelte Angst vor dem Wasser. Selbst Wüstentiere können panische Angst vor dem nassen Element zeigen, obwohl sie Wasser in nennenswerten Mengen aus ihrer eigenen Erfahrung gar nicht kennen. Diese Angst ist möglicherweise ein genetisches Erbstück aus der Zeit, als die Lebewesen einen gewaltigen Evolutionsschritt taten und aus dem Meer an Land gingen.

Die Angst vor dem Wasser hat für uns Menschen der heutigen Zeit ihre reale Begründung verloren. In unserem Unterbewußtsein jedoch ist sie nach wie vor tief verwurzelt. Aber die Angst vor dem Wasser kann abgebaut und verlernt werden. Dies geschieht beim Schwimmenlernen, einer primären Kontrolle des Menschen über das Wasser. Doch oft bleibt die Angst vor dem Urelement, meist im Verborgenen, erhalten und überrascht zum Beispiel beim Schwimmen im Ozean.

Die nächste Stufe gegen Wasserphobie ist die Erfahrung, vom Wasser getragen zu werden. Versuche haben gezeigt, daß sowohl wasserscheue Tiere wie auch Menschen in ihr angestammtes Element zurückfinden können, daß sich die Urangst in ein Urvertrauen zurückverwandeln kann. Neugeborene, die nach ihrer Geburt mit dem Wasser vertraut bleiben, bleibt dieses Urvertrauen erhalten. Sie fallen durch überdurchschnittlich gute Bewegungskoordination, psychoemotionelle Ausgeglichenheit und gesundes Selbstvertrauen auf.

Auch uns Erwachsenen steht dieser Weg offen. Sich treiben lassen und vom Wasser bewegt zu werden, bereitet Vergnügen. Der scheinbare Gewichtsverlust – bis zu 90 % unseres Körpergewichtes werden durch den Auftrieb kompensiert – macht Schwerelosigkeit zum Erlebnis. Jede Zelle reagiert auf diese Leichtigkeit. Der Bewegungstanz im Wasser stellt eine intensive und größtenteils unbewußte Gleichgewichts- und Koordinationsschulung im subtilen Spannungsfeld von Schwere und Auftrieb dar. Die Wirkungen dieses Wiedererlebens von Bewegung im Urelement Wasser reichen bis in die tiefsten Schichten unseres Unterbewußtseins zurück. Die Bewegungen im Wasser sind relativ frei von unbewußten, hemmenden Haltungs- und Bewegungsmustern des Alltags, frei von unnötigen und parasitären Mitbewegungen. Die Macht der Gewohnheit, die sich in eingeschliffenen Bewegungsabläufen ausdrückt, stellt oft das größte Hindernis dar, um Bewegungsgefühl und Körperbewußtsein neu zu entdecken. Im Wasser wirken Entspanntheit, Schwerelosigkeit und Bewegungskräfte der *Aquadynamik* harmonisch zusammen, im Sinne einer natürlichen Koordinationsschulung, die auf direkte und unkomplizierte Art und Weise erlebt werden kann.

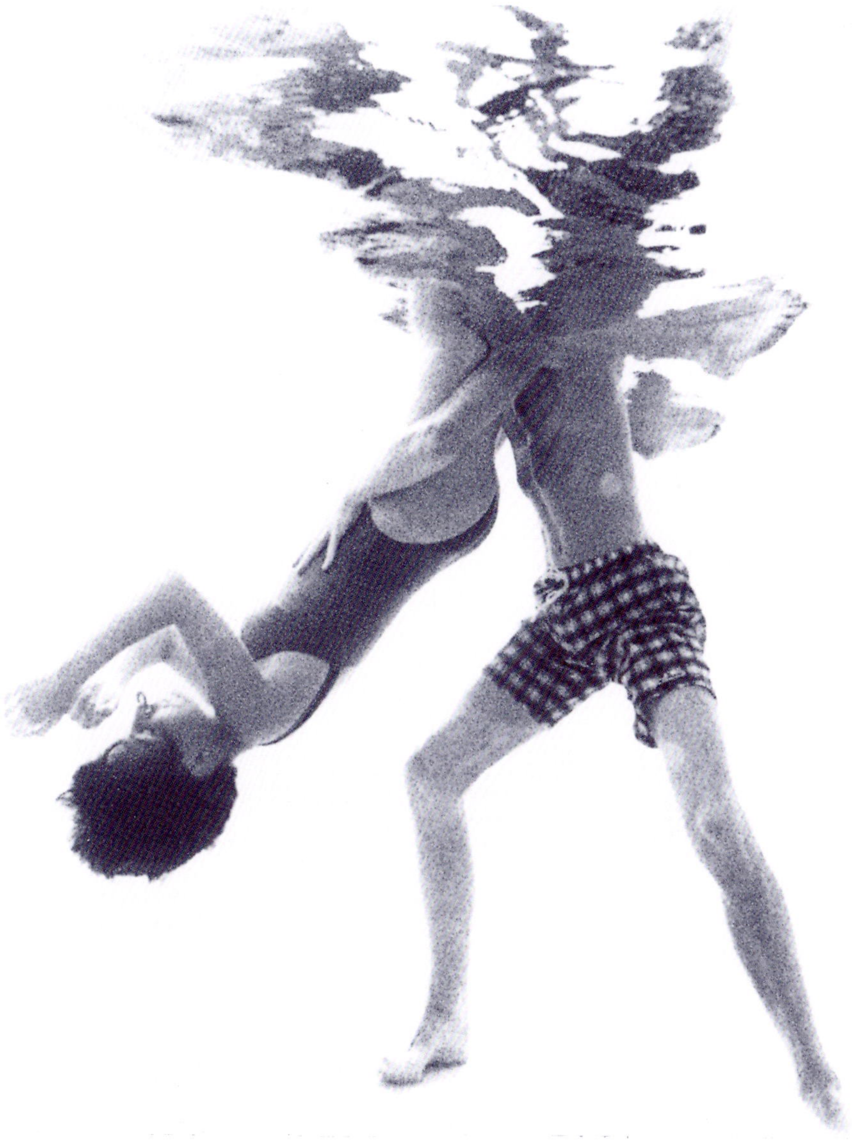

6.7a

Zusammenfassung

Ungeborene verfügen über ein erstaunliches Repertoire an komplexen Bewegungsabläufen. Sie strampeln und greifen, spielen mit der Nabelschnur und schneiden Grimassen. Diese spontanen Wesensäußerungen entwickeln sich im schwerelosen Medium Fruchtwasser. Das subtile anatomische Zusammenspiel von Knochen, Bändern, Muskeln, Nervensystem und Psyche bestimmt die Koordination der Bewegungsabläufe. In Sachen Gleichgewicht und Rhythmusgefühl lebt das Ungeborene sozusagen unter paradiesischen Bedingungen. Während der ersten Lebenswochen nach der Geburt bleibt diese ursprüngliche Koordination erhalten und ist in Form archaischer Bewegungsmuster (*Primitivreflexe*) beobachtbar. Nach der Geburt beginnt dann die lebenslange Auseinandersetzung mit der Schwerkraft.

6.7b

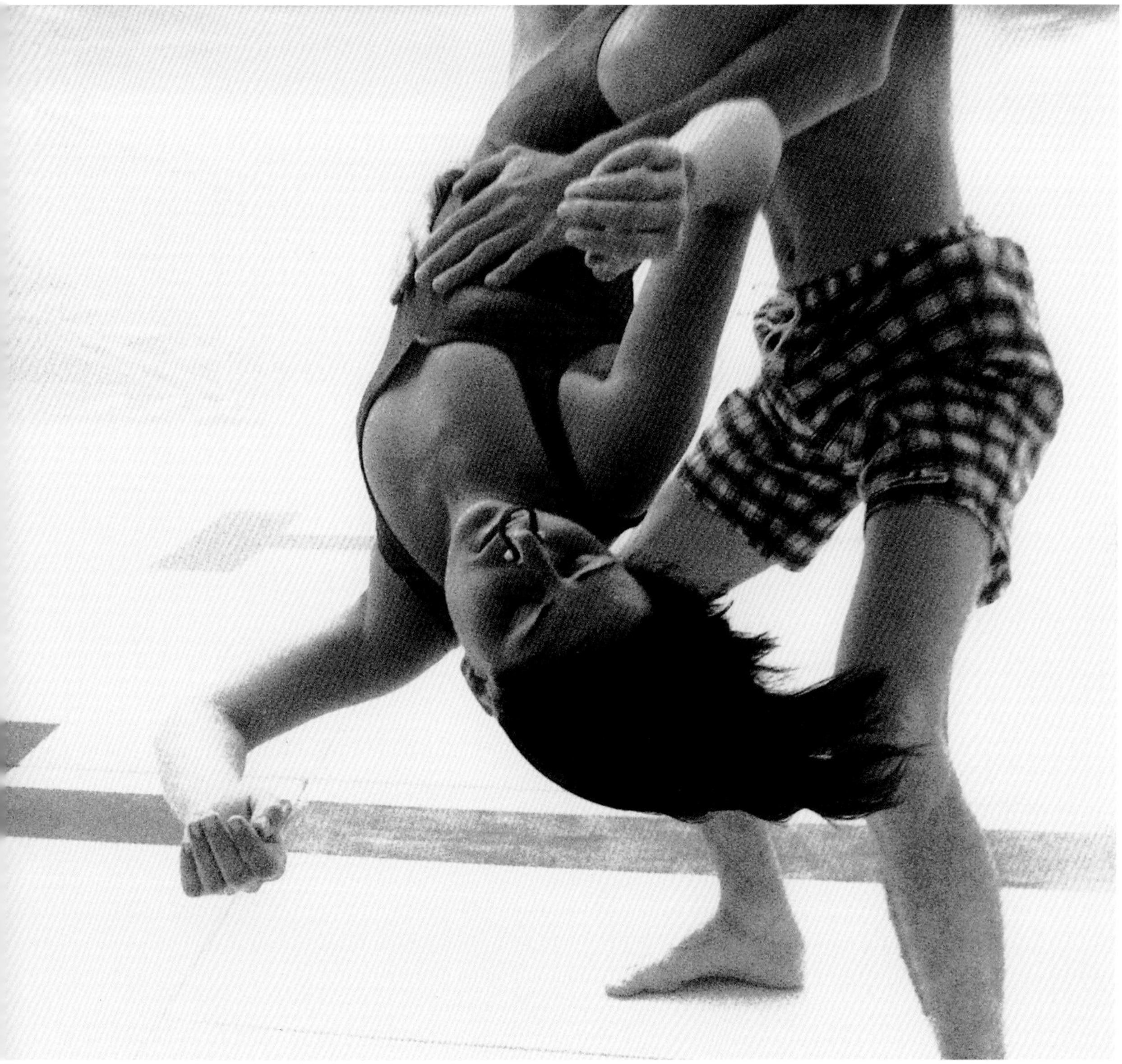

Neugeboren

Entfaltung durch Bewegung
Die Logik im Strampeln und Greifen

Weder primitiv noch Reflex
Archaik in Pampers

Psychomotorik
Wenn die Großhirnrinde erwacht

Ökonomie und Effizienz
Was wir von Babys lernen können

7

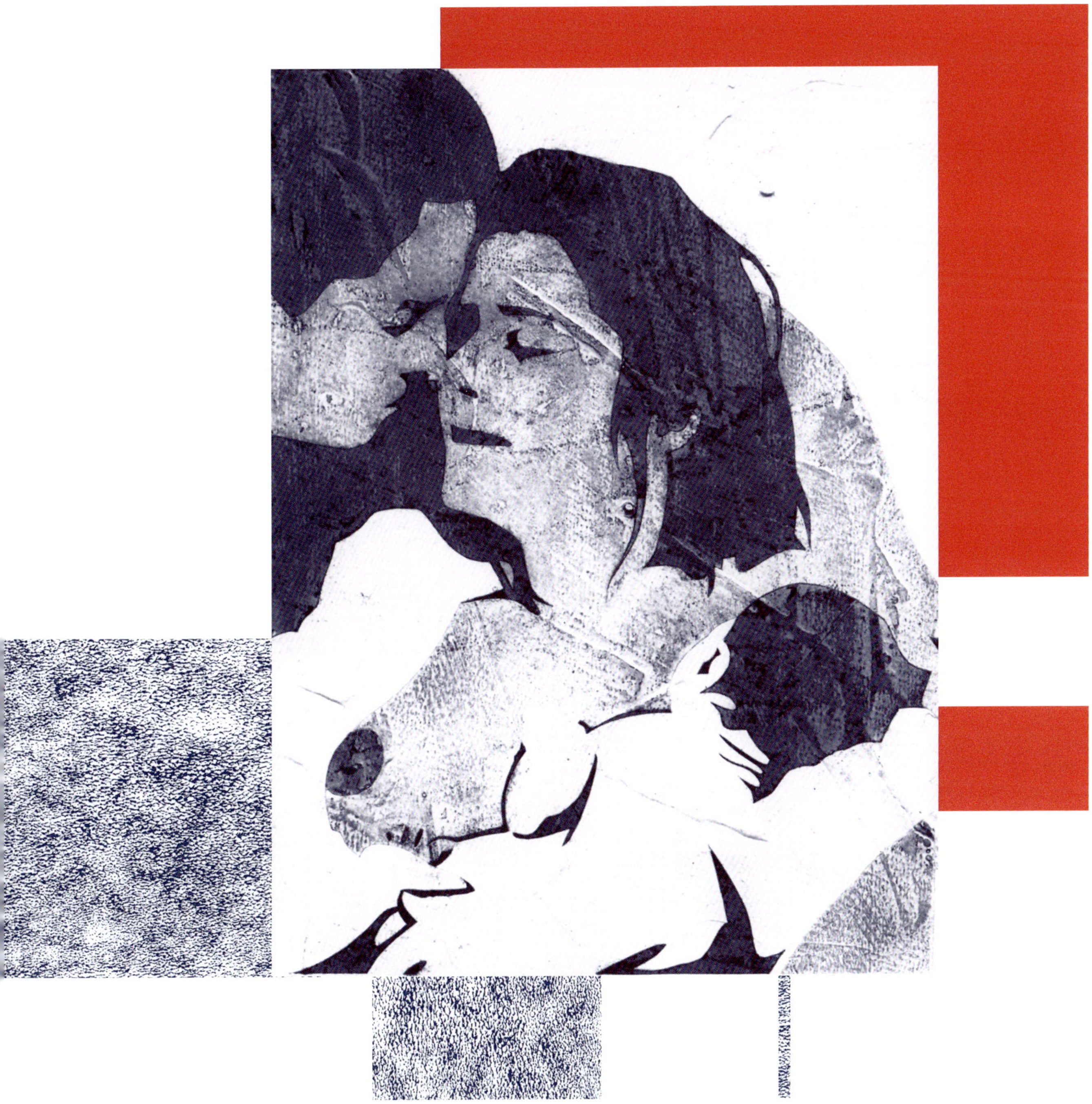

7.1 Bonding: Das intensive Glücksgefühl zwischen Eltern und Baby ist von großer Bedeutung für die vertrauensvolle Entwicklung und innige Verbundenheit der Familie.

7.2 Scheinbar ziellos: Das wilde Strampeln und Greifen des Neugeborenen stellt ein wichtiges Training für die spätere Bewegungskoordination dar.

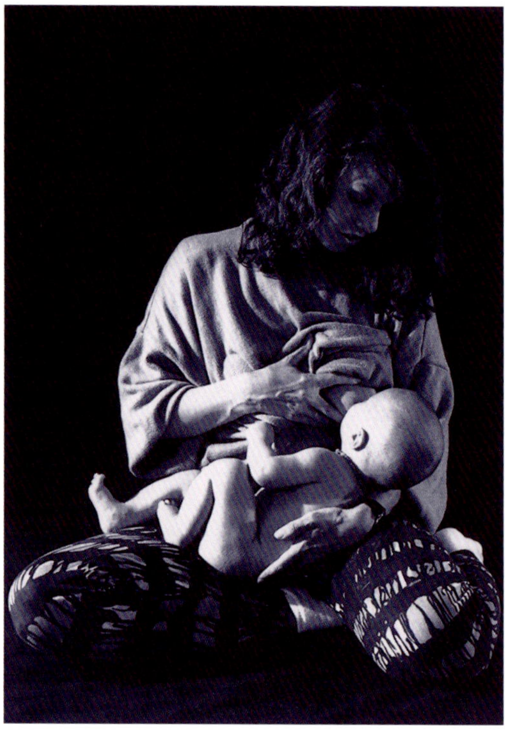

7.1

Entfaltung durch Bewegung
Die Logik im Strampeln und Greifen

Tief empfundene Freude spiegelt sich unergründlich in den Gesichtern der Eltern, wenn ein gesundes Baby geboren wird, schreiend seine neue Anwesenheit bekundet oder ruhig atmend auf dem warmen Bauch der Mutter liegt, um sich von den immensen Anstrengungen der Geburt zu erholen. In diesen Momenten erleben Mutter, Vater und Kind ein Glücksgefühl intensiver Verbundenheit (*bonding*). Bald werden die Eltern bemerken, wie ihr neugeborenes Baby sich lebhaft bewegt, auf dem Bauch herumkrabbelt, mit den Beinen strampelt oder sich festklammert. Hält man einen Finger in die kleine Hand, schließen sich die Fingerchen sofort zu einem erstaunlich festen Griff.

Die typischen Bewegungsmuster von Neugeborenen wirken auf Erwachsene lebhaft, unwillkürlich, zum Teil unkontrolliert und meist ohne Absicht. Unschwer nachvollziehbar sind suchende und saugende Lippenbewegungen eines hungrigen Babys. Oftmals entzieht sich jedoch das absichtslose Bewegungsspiel im Neugeborenen- und späteren Säuglingsalter unserem Verständnis. Intuitiv spüren wir vielleicht, daß das wilde Strampeln der Beine und Rudern der Arme einen Zweck erfüllt und der weiteren psychomotorischen Entwicklung dienlich ist.

Es braucht Erfahrung, um die Bewegungsmuster eines Babys untersuchen und eine eventuelle Bewegungsstörung frühzeitig erkennen zu können. Von besonderer Bedeutung ist dabei die Beurteilung des Nervensystems im Neugeborenenalter, d. h.

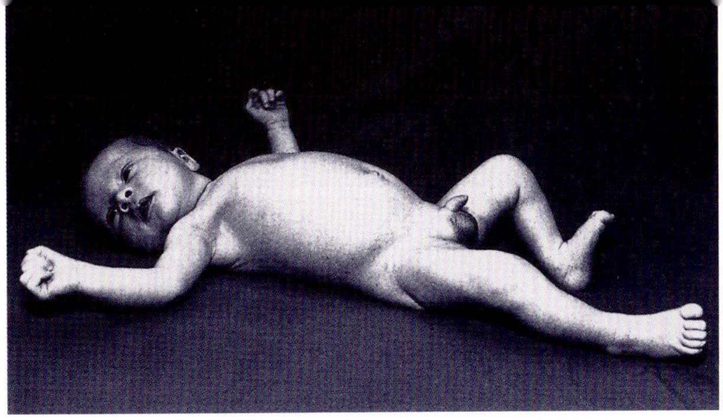

7.2

während des ersten Lebensmonats. Während der ersten Lebenswochen treten Auffälligkeiten des Nervensystems besonders deutlich in Erscheinung. Durch Beobachtung und klinische Untersuchung können Anormalitäten vermutet oder festgestellt werden. Diese können sich in der Folge vorübergehend normalisieren und den Anschein einer völlig normalen Entwicklung des Babys erwecken. Erst später treten auffällige Symptome wieder in Erscheinung. Dies ist einer der Hauptgründe, warum es für den Arzt wichtig ist, das Bewegungsverhalten eines Neugeborenen während der ersten Lebenstage zu untersuchen. Eine Nahaufnahme des Bewegungsverhaltens eines gesunden Neugeborenen lohnt sich und macht das Phänomen menschlicher Bewegungskoordination verständlich.

Die spontane *Körperhaltung* des Neugeborenen in Ruhe liefert wertvolle Hinweise für eine ausgeglichene Symmetrie zwischen linker und rechter Körperhälfte und für eine konstante Asymmetrie. Die Körperhaltung gibt uns auch Aufschluß über den generellen Muskeltonus.

Der *Muskeltonus* ist, ebenso wie Körperhaltung und Spontanbewegung, körperlicher Ausdruck eines momentanen, emotionellen Gemütszustandes. Hungrig oder aufgeregt wird sich ein Neugeborenes ganz anders verhalten und bewegen als satt und zufrieden nach dem Stillen. Ein gesunder Muskeltonus äußert sich – genau gleich wie später beim Erwachsenen – durch einen dynamischen Tonuswechsel: Loslassen und Entspannen (*Relaxation*) einerseits, kräftiges Zusammenziehen und Anspannen (*Kontraktion*) andererseits. Es ist erstaunlich, bis in welche Feinheiten ein gesundes Baby dieses dynamische Gleichgewicht verkörpert. Bei einer Schreckreaktion kann die Muskelspannung im ganzen Körper sprunghaft ansteigen. Umgekehrt kommt es beim Einschlafen zu einer abrupten Entspannung des ganzen Körpers. Der Ruhetonus eines wachen, gesunden Neugeborenen läßt sich mit den Worten kräftig und locker beschreiben. Die Muskeln zeigen Bereitschaft, in beide Richtungen hin zu reagieren, sich anzuspannen und sich zu entspannen.

Ist die Grundspannung der Muskeln dauernd erhöht (*muskuläre Hypertonie*), so zeigt das Baby die Tendenz zu andauernder Beugehaltung der Arme mit Faustschluß sowie vermehrter Streckhaltung der Beine mit Spitzfußstellung. Der Kopf wird dabei übermäßig in den Nacken gezogen (*Retraktion*), und der Rücken kann nach hinten durchgebogen sein (*Opisthotonus*). Ein zu niedriger Grundtonus (*muskuläre Hypotonie*) äußert sich in einer auffallend schlaffen Körperhaltung, welche Armen und Beinen (*Froschstellung*) ein charakteristisches Aussehen gibt.

Einen dritten, wesentlichen Punkt stellen die *Spontanbewegungen* des Neugeborenen dar. Das typische Bewegungsverhalten zeigt verschiedene Charakteristika. Wir finden sogenannte Massenbewegungen, das heißt, es sind immer mehrere große und kleine Muskelgruppen an einer Bewegung beteiligt. Isolierte, gezielte Einzelbewegungen – wie beispielsweise das Zeigen mit gestrecktem Zeigefinger auf einen Gegenstand – sind noch nicht möglich. Massenbewegungen weisen eine spielerische und zum Teil

7.3 Primitivreflexe: Weder primitiv noch Reflex. Sie stellen wertvolle, genetisch vererbbare Entwicklungsleistungen der menschlichen Evolution dar. Greifreflex (a) und Schreitreflex (b). Der Greifreflex (a) ist hier gesteigert, sichtbar am starken Zusammenziehen der Schulterblätter.

reflexartige Bewegungsvielfalt auf und besitzen deshalb einen natürlichen, organischen Trainingseffekt für den ganzen Körper. Zwischen symmetrischen und asymmetrischen Bewegungen besteht ein ausgewogener Wechsel. Massenbewegungen sind reich an gekreuzten (*dissoziierten*) Bewegungen, zum Beispiel gleichzeitiges Bewegen des rechten Armes und des linken Beines.

Weder primitiv noch Reflex
Archaik in Pampers

Das Wort *primitiv* bedeutet in diesem Zusammenhang ursprünglich und bezieht sich auf seit Urzeiten bestehende, genetisch übernommene Bewegungsautomatismen. Im Französischen wird dafür der treffende Ausdruck *reflexes archaïques* gebraucht. Der Begriff Reflex hat eine weitgefächerte Bedeutungsvielfalt. Wir kennen unter dem Fachbegriff des Muskel-Sehnen-Eigenreflex das Vorschnellen des Beines nach einem kurzen Schlag mit dem Reflexhammer auf die Sehne unterhalb der Kniescheibe. Die für den Eigenreflex verantwortlichen Nervenleitbahnen werden direkt über das Rückenmark geschaltet. Solche Reflexe erfolgen unmittelbar und unwillkürlich.

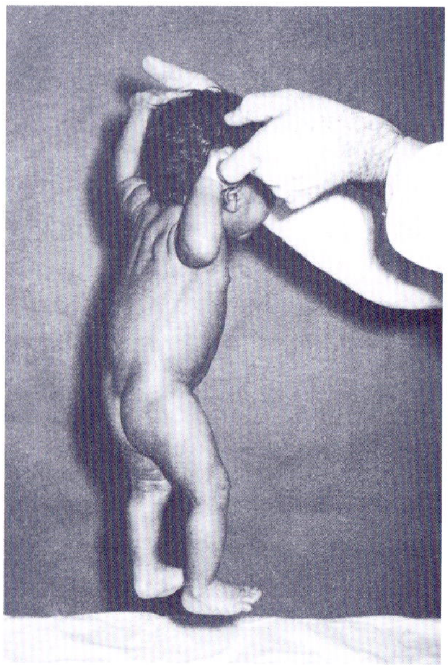
7.3a

Bei den Primitivreflexen hingegen handelt es sich um komplexe, reflexartige Bewegungsautomatismen, die beim Neugeborenen durch stammesgeschichtlich ältere (*subcorticale*) Hirnzentren gesteuert werden. Sie bleiben bis zu einem bestimmten Lebensalter auslösbar. Ihr Vorhandensein im Neugeborenenalter entspricht einer normalen und wichtigen Lebensphase. Ihr gänzliches Fehlen oder ein Bestehenbleiben über eine bestimmte Altersgrenze hinaus gibt wichtige Hinweise auf eine anormale psychomotorische Entwicklung des Kindes.

Ein typischer Vertreter der Primitivreflexe ist der Handgreifreflex: Halte ich meinen Finger in die offene Hand eines wachen Neugeborenen, schließen sich dessen kleine Finger sofort darum herum. Dieser Griff kann so kräftig sein, daß Neugeborene mit beiderseitigem Griff problemlos ihr eigenes Körpergewicht halten können.

Ein ebenso charakteristischer Primitivreflex ist das Reflexschreiten, treffend auch als Gehautomatismus bezeichnet. Ausgelöst wird das Reflexschreiten durch die kräftige Abstoßreaktion des belasteten Beines. Durch den Berührungsdruck auf die Fußsohle wird eine Streckbewegung des Beines ausgelöst. Diese reflexartige Abstoßbewegung entspricht einer archaischen Aufrichtebewegung des Menschen, welche aus seiner stammesgeschichtlichen Auseinandersetzung mit der Schwerkraft durchaus verständlich ist und fester Bestandteil genetisch übermittelter Bewegungsprogramme ist.

Wird ein Neugeborenes auf ein Bein gestellt, können diese Abstoßbewegung am Standbein gut beobachtet werden. Gleichzeitig wird das andere Bein im Hüft- und Kniegelenk kräftig gebeugt. Nach diesem Bewegungsimpuls senkt sich das hochgezogene Bein wieder und wird einen Schritt weiter vorne auf den Boden gestellt. Bodenkontakt und Gewichtsverlagerung lösen erneut eine Abstoßreaktion aus usw. Dieses automatische Marschieren wird als Reflexschreiten bezeichnet. Es ist typischerweise während der ersten beiden Lebensmonate auslösbar. Wenn ein Neugeborenes, von zwei Händen sanft gestützt, kräftigen und regelmäßigen Schrittes über die Bettdecke stampft, zeigt sich bei vielen Eltern ob dieses ungewohnten Anblicks ein erstauntes Lächeln.

Greif- und Schreitreflex sind archaische Bewegungsautomatismen, in denen die Grundfunktionen menschlicher Bewegungskoordination zum Ausdruck kommen: die Hand als Greifinstrument, die Füße im Dienste der selbständigen Fortbewegung. Diese elementaren Bewegungsmuster wurden ja schon vorgeburtlich eingeübt. Was während der Frühschwangerschaft monatelang als *Wachstumsgreifen* und *Wachstumsstrampeln* strukturgestaltend war, findet nun beim Neugeborenen eine natürliche Fortsetzung. Das Neugeborene kann vieles einfach von Natur aus, es greift zu, es läßt los, es richtet sich auf, es bewegt sich, es führt die Hand zum Mund, es saugt, es schluckt.

Diese reflexartigen Bewegungsautomatismen werden von stammesgeschichtlich älteren Hirnstrukturen koordiniert. Im Vergleich zu den erlernten, bewußt-gezielten Bewegungen des Erwachsenen sind jene des Neugeborenen noch undifferenziert und unreif. Eine willkürliche Kontrolle durch die Großhirnrinde ist noch nicht selbstverständlich, wenn auch bereits möglich, wie wir später sehen werden. Das bewußte Erlernen willkürlicher Bewegungen ist ein intensiver und langfristiger Lernprozeß. Die archaischen Bewegungsreflexe „verschwinden“ nach den ersten Lebenswochen bis – monaten und weichen sukzessive dem bewußten Erlernen der entsprechenden Bewegungsabläufe.

7.3b

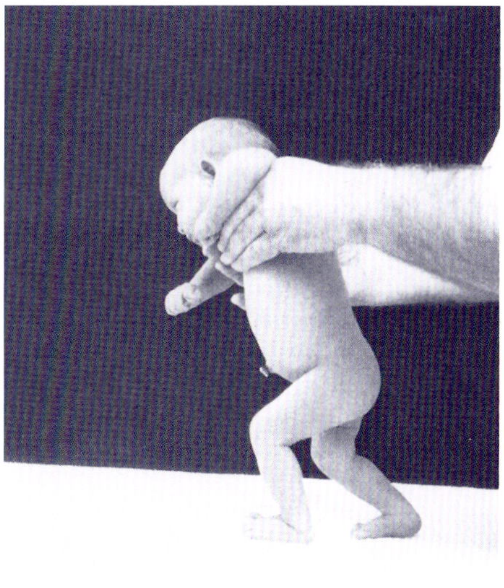

7.4a

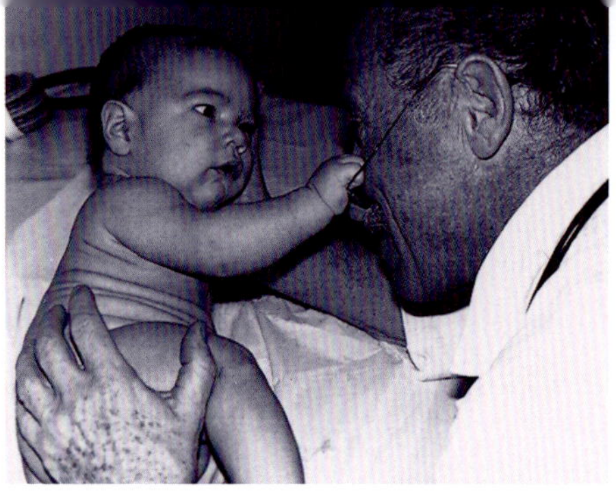

7.4 Georg greift nach der Brille (a) und nach dem Plastikfisch (b): Bewußtes Greifen mit 17 Tagen – eine Entwicklungsleistung des Großhirnes, die normalerweise erst mit dem Erreichen des dritten Lebensmonates erreicht wird.

7.5 Jaspers Höhenflug: Die Bewegungen im Säuglingsalter sind neurologisch unreif, isolierte und differenzierte Bewegungen sind noch nicht möglich. Punkto Beweglichkeit, Gleichgewicht und Oekonomie hingegen verhalten sich gesunde Babys vorbildlich, speziell auch in neuen und ungewohnten Situationen. Die Höhenflüge bereiten Jasper sichtlich Vergnügen.

Psychomotorik
Wenn die Großhirnrinde erwacht

Nach herkömmlicher Lehrmeinung ist die normale, psychomotorische Entwicklung eines gesunden Säuglings durch eine zeitliche Abfolge im Erlernen bestimmter Fähigkeiten gekennzeichnet. Die klassische Lehre der Entwicklung und Reifung des Nervensystemes (*Entwicklungsneurologie*) beschreibt mit Hilfe von statistischen Durchschnittswerten, in welchem Alter ein Säugling welche Meilensteine der Entwicklung erreicht. Das Fixieren des Blickes wird mit vier Wochen möglich. Es ist notwendige Voraussetzung für eine gezielte optische Wahrnehmung und das Wiedererkennen. Kurz darauf zeigt der Säugling sein erstes echtes Lächeln – echt im Unterschied zu den Grimassen der ersten Lebenswochen, die dem Lachen nicht unähnlich sind. Mit acht Wochen gewinnt er langsam die Kontrolle über seinen Kopf und beginnt diesen wirkungsvoll gegen die Schwerkraft zu stabilisieren. Erst mit drei Monaten, nachdem Kopfkontrolle und notwendige Entwicklungsreife erreicht sind, beginnt er, gezielt und bewußt nach Gegenständen zu greifen. Wenn jetzt ein Säugling mit spielerischer Neugierde willkürlich die Hand nach einem Gegenstand ausstreckt und diesen ergreift, so unterscheidet sich dieses Greifen grundlegend vom Handgreifreflex der ersten Lebenswochen. Das reflexartige Greifen des Neugeborenen ist durch Berührung der Handinnenfläche auslösbar und wird durch stammesgeschichtlich ältere (*subcorticale*) Hirnzentren gesteuert. Im Gegensatz dazu ist das willkürliche Greifen im Alter von drei Monaten eine bewußte Aktivleistung der Großhirnrinde.

Weniger bekannt ist die Fähigkeit Neugeborener, unter gewissen Umständen, bestimmte (*corticale*) Entwicklungsleistungen späterer Lebensmonate vorwegzunehmen. Der siebzehn Tage alte Neugeborene Georg greift bewußt und wiederholt nach dem Plastikfisch, eine Leistung, die gemäß klassischer Entwicklungslehre erst gegen Ende des dritten Monates erreicht wird. Für diese Fähigkeit, der Vorwegnahme späterer Entwicklungsleistungen, wurde der Begriff der *„befreiten motorischen Aktivität"* geprägt.

Georgs Frühreife ist kein Zufall und nachvollziehbar. Damit das Neugeborene diese erstaunliche Fähigkeit entfalten kann, bedarf es bestimmter Voraussetzungen. Die Umgebung soll ruhig, angenehm warm und ohne grelles Licht sein. Mit fester aber sanfter Stimme wird versucht, die Aufmerksamkeit des Neugeborenen zu gewinnen. Zunächst antwortet dieser nur mit kurz aufflackerndem Interesse. In der Folge geht es darum, einen tiefen, emotionalen Rapport zu erreichen. Die Qualität der Stimme ist dabei von großer Wichtigkeit, eine sanfte, wache und liebevolle Stimme erzeugt die richtige Stimmung. Wortinhalte sind von zweitrangiger Bedeutung.

Zweiter, unerläßlicher Faktor ist die aufrechte Körperhaltung des Neugeborenen. Dessen Hals- und Nackenmuskulatur ist noch nicht kräftig genug entwickelt, um das relativ große Gewicht des Kopfes tragen zu können. Die fehlende Stützung muß übernommen werden. Zunächst stütze ich mit meiner offenen Hand den Kopf des Neugeborenen von hinten, später,

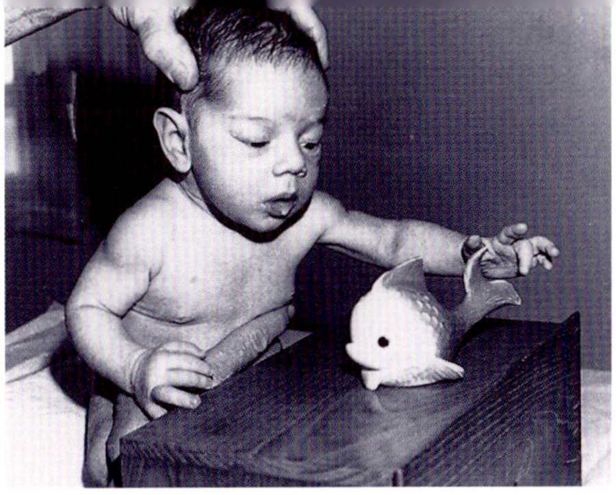

7.4b

wenn er aufrecht sitzt, kann ich seinen Kopf mit sanftem und festem Griff von oben stabilisieren. Die Kombination von aufgerichteter Körperhaltung und tiefem, emotionalen Rapport ist grundlegend für das frühzeitige Erwachen der Großhirnrinde.

Unter *‚Befreiung'* wird eine vorübergehende Befreiung von der dominierenden Steuerung durch tiefere (*subcorticale*) Hirnzentren verstanden. Ein Greifreflex ist in diesem Zustand erwachten Bewußtseins nicht mehr auslösbar! Die Großhirnrinde „erwacht", der Neugeborene wird aufmerksam und interessiert, er sucht und hält intensiven Blickkontakt, Konzentration und Wachsamkeit spiegeln sich auf seinem Antlitz. Er erlebt einen Bewußtseinszustand erweiterter Wahrnehmung und Handlung. Er ist seiner Zeit um einige Monate voraus und verkörpert sein künftiges Entwicklungspotential. Er kommuniziert aktiv und gezielt, Georg greift bewußt nach dem Plastikfisch. Der Neugeborene kann seinen Körper bewußt und befreit bewegen. Neugeborene zeigen uns eindrücklich, wie äußerliche Körperhaltung und innere, geistig-emotionelle Verfassung zusammenwirken und Grundlage unseres kreativen Handelns bilden. Sie demonstrieren, wie Einklang von Körper und Bewußtsein neue Entwicklungen – früher als erwartet – ermöglicht und bevorstehende Lernschritte erleichtert.

Ökonomie und Effizienz
Was wir von Babys lernen können

Bewegungskoordination im Neugeborenen- und Säuglingsalter zeigt in verschiedener Hinsicht Erstaunliches. Babys verkörpern bereits wesentliche Koordinationsprinzipien menschlicher Bewegung und stellen dadurch eine interessante Möglichkeit für uns Erwachsene dar. Durch aufmerksame Beobachtung und durch wachsendes Verständnis können wir von den Spontanbewegungen eines Babys lernen. Bezüglich Bewegungsqualitäten wie strukturelles Gleichgewicht, umfassende Beweglichkeit sowie Selbstverständlichkeit von Ökonomie und Effizienz verkörpern Babys in vieler Hinsicht einen Idealzustand. Ihre vorgeburtliche Entwicklung im nahezu schwerelosen Medium des Fruchtwassers mag einer der Gründe dafür sein.

Gleichgewicht: Erstes Grundprinzip und Voraussetzung einer guten Haltungs- und Bewegungskoordination ist das Gleichgewicht. Der Stamm eines frei sitzenden Säuglings zeigt aus allen Perspektiven einen harmonischen, *elliptischen* Umriß. Er verkörpert strukturelles Gleichgewicht in allen drei Dimensionen des Raumes: Bauch- und Rückenseite sowie linke und rechte Körperhälfte befinden sich im Gleichgewicht zueinander, Kopf- und Beckenhaltung sorgen für eine natürliche Aufrichtung.

Dieser ausbalancierten Körperhaltung steht das verlorene Gleichgewicht eines Kindes oder Erwachsenen mit ausgeprägten (Ver)Krümmungen der Wirbelsäule und mit stark gekipptem Becken gegenüber. Als Folge davon entwickeln sich Hohlkreuzhaltung, verkürzte Lendenmuskulatur sowie eine Tendenz zum Hängebauch. Zur Kompensation der Hohlkreuzhaltung muß sich die Brustwirbelsäule zu einem Rundrücken krümmen, Verspannungen im Schulterbereich sind programmiert. Der Kopf fiele nach vorne, würde nicht die Halswirbel-

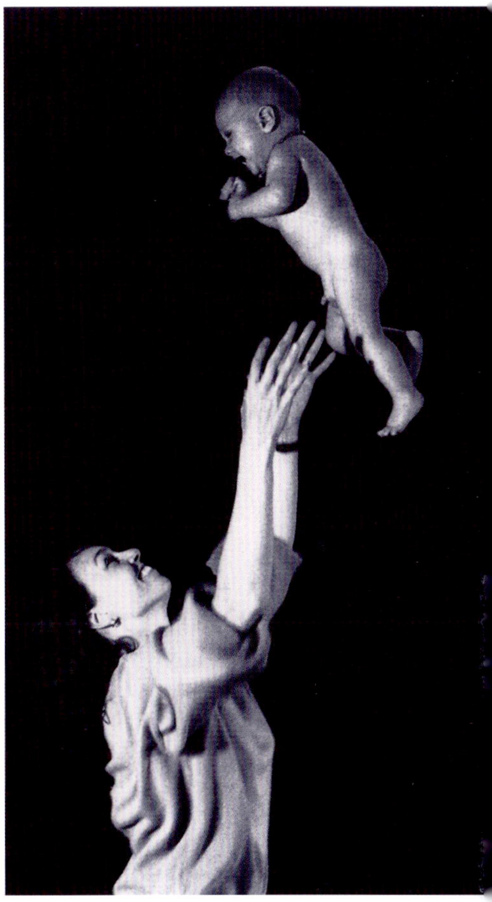

7.5

7.6 Beweglichkeit: Die Wirbelsäule von Neugeborenen und Säuglingen kann sich nach allen Richtungen hin zu einem gleichmäßigen, harmonischen C-Bogen aufspannen.

säule durch eine erneute Krümmung für den notwendigen Ausgleich sorgen. Eine verkürzte Nackenmuskulatur sowie eine Tendenz zum Doppelkinn sind die (bio)-logischen Konsequenzen.

Ökonomie und Effizienz der Bewegung: Das zweite Grundprinzip: Minimaler Aufwand für maximale Wirkung – und nicht umgekehrt! Im Säuglingsalter haben wir noch die natürliche Fähigkeit, die für einen bestimmten Bewegungsablauf möglichen Muskeln zu engagieren und ohne unnötige Verspannung geschickt zu koordinieren. Beim Erwachsenen dominieren isolierte und zielgerichtete Bewegungen. Es wird nur ein Bruchteil der möglichen Muskeln aktiviert. Aus dieser Bewegungsverarmung entstehen gewohnheitsmäßige Einseitigkeiten, Überbeanspruchung einzelner Muskeln und Verkümmerung der übrigen (*Inaktivitätsatrophie*). Ökonomie und Effizienz beruhen auf einem geordneten Ablauf der Bewegung und einer möglichst breiten und gleichmäßigen Verteilung der Muskelarbeit.

Zur Illustration sei das Reflexschreiten des Neugeborenen mit der üblichen Gehweise eines Erwachsenen verglichen. Beim Reflexschreiten ist während des Abstoßens ein aktiver Fußgreifreflex zu beobachten. Dies zeigt sich an der kräftigen Beugung der Zehengrundgelenke so, als ob die Zehen den Boden greifen wollten. Aus dieser Aktivität der Fußballenmuskulatur resultiert ein kräftiger Bewegungsimpuls in Richtung der gewünschten Fortbewegung. Der Fußgreifreflex verliert sich in den ersten Lebensmonaten. Die funktionelle Aktivität der Fußsohlenmuskulatur bleibt aber erhalten und trägt beim Kleinkind Wesentliches zur Ausbildung eines gesunden Fußgewölbes bei. Mit dem Erwachsenwerden verlieren unsere Füße zunächst den Reflex, dann die Gewohnheit und schließlich die Fähigkeit, beim Gehen und Laufen „den Boden zu greifen“. Die Fußsohlenmuskulatur erschlafft und wird überdehnt; Senk- und Spreizfüße stellen sich ein. Bei älteren Menschen haben die Zehen den Bodenkontakt oftmals vollständig verloren. Die Zehen ragen bei jedem Schritt nach oben, der Vorfuß hat seine ursprüngliche, federnde Stütz- und Impulsfunktion gänzlich verloren. Entsprechend müssen nun andere Muskeln, zum Beispiel die Hüftbeuger, vermehrte Arbeit leisten. Die Fortbewegung hat dadurch ihre natürliche Effizienz und Ökonomie verloren.

Ökonomie der Bewegung ist die Kombination von Leistungsfähigkeit und Leichtigkeit. Sie vermittelt ein Gefühl, wie es beim Beobachten der Bewegungen einer Raubkatze entsteht, wenn diese zu einem mächtigen, langgezogenen Sprung ansetzt und geräuschlos wie eine Feder wieder auf dem Boden landet.

Beweglichkeit: Das dritte Koordinationsprinzip ist die umfassende Beweglichkeit im Rahmen der durch die Gelenkanatomie gegebenen Möglichkeiten. Gesunde Säuglinge verkörpern besonders eindrücklich das vorhandene Potential. Exemplarisch sei die Wirbelsäulenbeweglichkeit des Neugeborenen erklärt. Die Wirbelsäule eines flach auf zwei Hände gelegten, „schwebenden“ Babys beschreibt in Bauch- wie auch in Rückenlage einen harmonischen C-Bogen. Analoges gilt für die Seitwärtsneigung nach links und nach rechts (*Lateralflexion*) sowie für Drehbewegungen (*Torsion*). Selbstverständlich ermöglicht die Struktur der Wirbelsäule eine stärkere Krümmung nach vorne (*Flexion*) als nach hinten (*Hyperextension*). Selbstverständlich gilt es die Besonderheiten einzelner Wirbelsäulenabschnitte zu berücksichtigen, etwa die große Beweglichkeit der Kopfgelenke oder die Bewegungsgrenzen durch die Rippen. Entscheidend jedoch ist das Vorhandensein einer dreidimensionalen Mobilität der Wirbelsäule als Ganzes.

Beim „durchschnittlichen" Erwachsenen sind ganze Abschnitte des Rückgrates unbeweglich. Diese (Teil-)Blockierungen werden durch besonders mobile, im Verhältnis zur restlichen Wirbelsäule, überbewegliche Segmente kompensiert. Besonders häufig sind solche überbeweglichen und damit überbeanspruchten Wirbel und Bandscheiben an den Übergängen zwischen Hals-, Brust- und Lendenwirbelsäule anzutreffen. Im Bewegungsmuster eines solchen Rückens irritiert das Nebeneinander von Unbeweglichkeit und relativer Überbeweglichkeit. Auffallende Merkmale sind der gefürchtete Doppelknick im Lenden- und Nackenbereich sowie die Beeinträchtigung einer freien Atmung.

In der Bewegungskoordination von Säuglingen finden sich diese drei Koordinationsprinzipien – Gleichgewicht, hoher Wirkungsgrad und volle Beweglichkeit – unbewußt verkörpert. Aufgabe der psychomotorischen Entwicklung des Kleinkindes wird es sein, dieses unbewußte Potential voll auszuschöpfen und Schritt für Schritt in den Griff zu bekommen, damit es in das Repertoire bewußter Bewegungserfahrungen fließt.

Zusammenfassung

Die typischen Bewegungen von Neugeborenen wirken lebhaft und unkontrolliert, ohne erkennbare Absicht und ohne direkten Nutzen. Die drei wichtigsten Kriterien einer gesunden Bewegungskoordination im Neugeborenenalter sind: das Muster der Spontanbewegungen, der Muskeltonus sowie die sogenannten Primitivreflexe; so werden das reflexartige Greifen der Hände oder Schreiten der Füße genannt. Diese archaischen Bewegungsmuster werden durch genetisch vererbte Programme gesteuert.

Die nun einsetzende psychomotorische Entwicklung des Säuglings erfolgt in einer bestimmten Zeitfolge den Meilensteinen der psychomotorischen Entwicklung. Durch eine tiefe emotionale Beziehung sowie aufrechte Körperhaltung können bestimmte Großhirnfunktionen früher aktiviert werden. Babys sind neurologisch noch unreif, d. h., gezielte Einzelbewegungen sind noch nicht selbstverständlich. Dank ihrer umfassenden Beweglichkeit, dem strukturellen Gleichgewicht sowie Effizienz und Ökonomie der Bewegungen verkörpern Babys jedoch ganz zentrale Aspekte der menschlichen Bewegungskoordination.

7.6

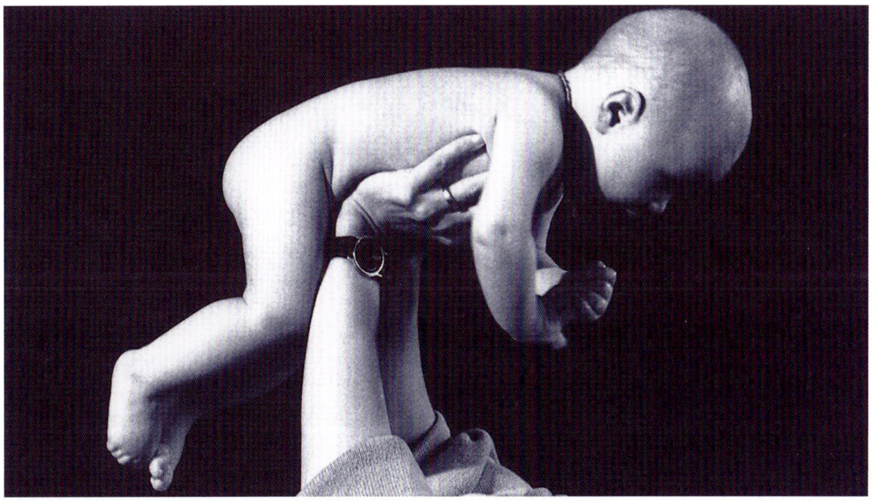

Kind sein

8

Lernen durch Bewegung
Spiel, Spannung, Spontaneität

Weichen werden früh gestellt
Zum Hohlkreuz verzogen?

Fingerspitzengefühl
Übung macht noch keinen Meister

Emotion und Motion
Das Gehirn lernt von selbst

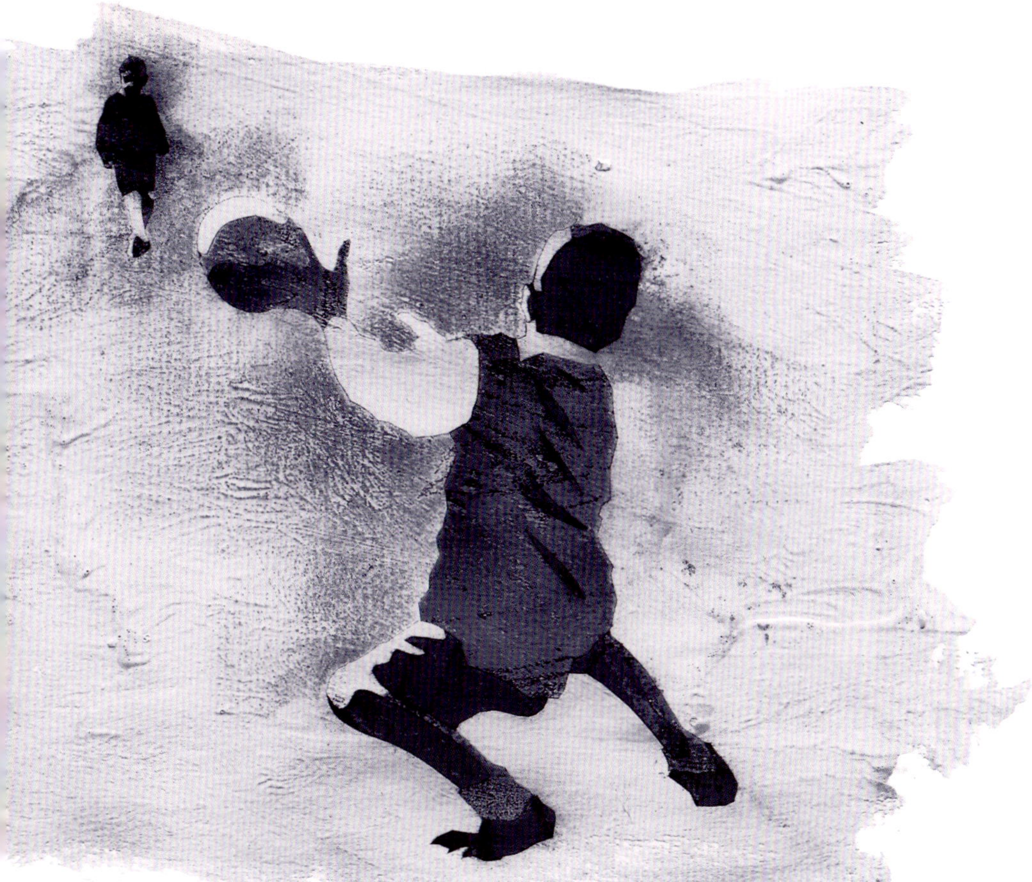

8.1 Lernen durch Bewegung: Sitzen, Krabbeln, Stehen und Gehen (a–d) sind wichtige Meilensteine der psychomotorischen Entwicklung des Säuglings.

Lernen durch Bewegung

Spiel, Spannung, Spontaneität

Kinder bewegen sich spontan. Den ganzen Tag über sind sie auf Achse und halten die erwachsenen Betreuer/-innen auf Trab. Sie spielen, krabbeln und springen. Neugierig nehmen kleine Kinder alles in die Hände oder in den Mund. Durch Berührung und Bewegung erforschen sie die Welt und entdecken dabei sich selbst. Kinder lernen von sich aus, möchten alles wissen und alles selbst ausprobieren. Kinder stellen 1000 Warum-Fragen, sind spontan und offen, lachen in einem Moment und weinen im nächsten. Schon lange bevor Kinder zu sprechen beginnen, nehmen sie Bewegung wahr und drücken Gefühle und Wünsche durch ihre Körpersprache aus. Das Erleben von Bewegung ist entscheidend für die Ausbildung der Wahrnehmungs- und Handlungsfähigkeit (*psychomotorische Entwicklung*). Entwicklung ohne Bewegung ist undenkbar.

Viele Erwachsene möchten Kindern in ihrer Entwicklung helfen, sind aber oftmals unsicher, ob und wie sie helfen können und sollen. Um die tieferen Auswirkungen unseres Helfenwollens ermessen zu können, ist es wichtig zu verstehen, wie ein Kleinkind lernt.

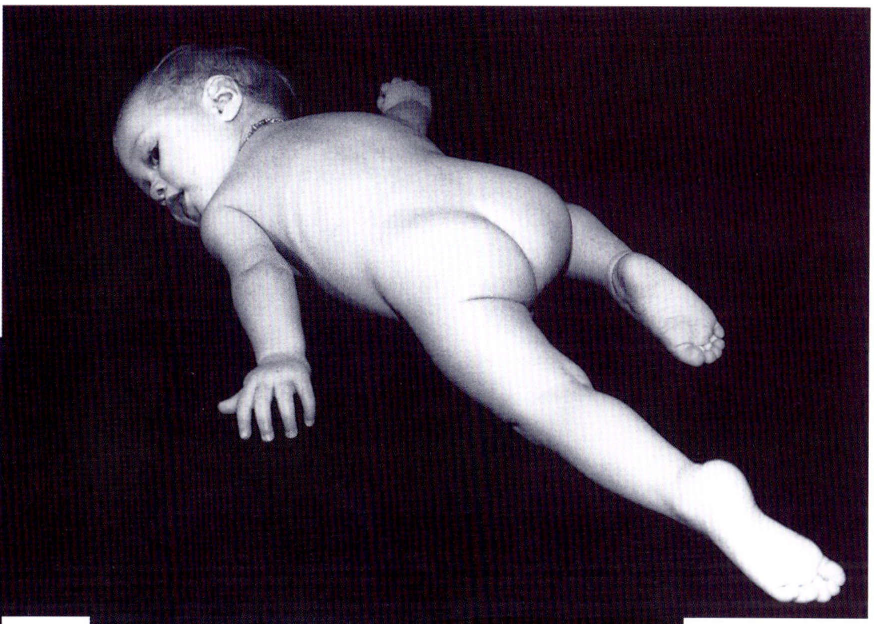
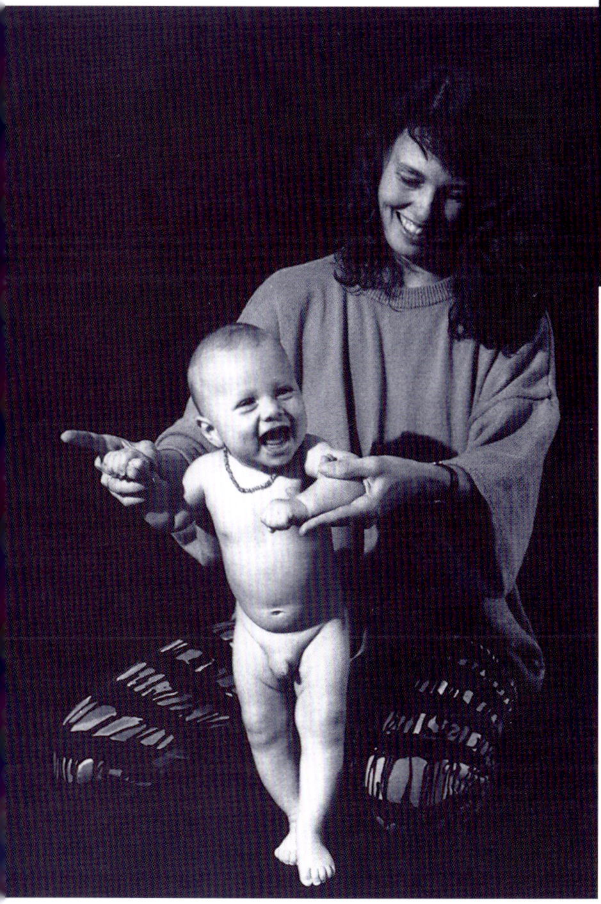
8.1a–d
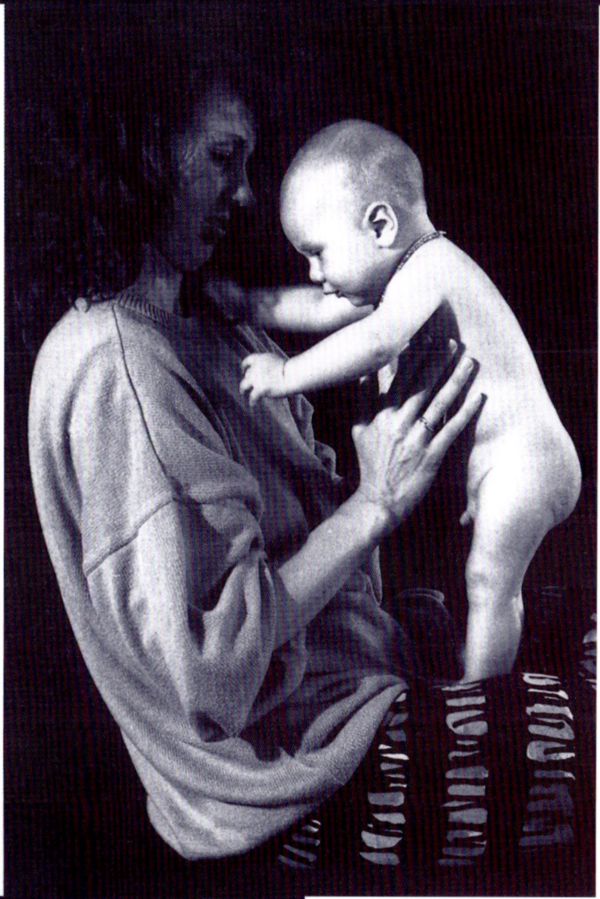
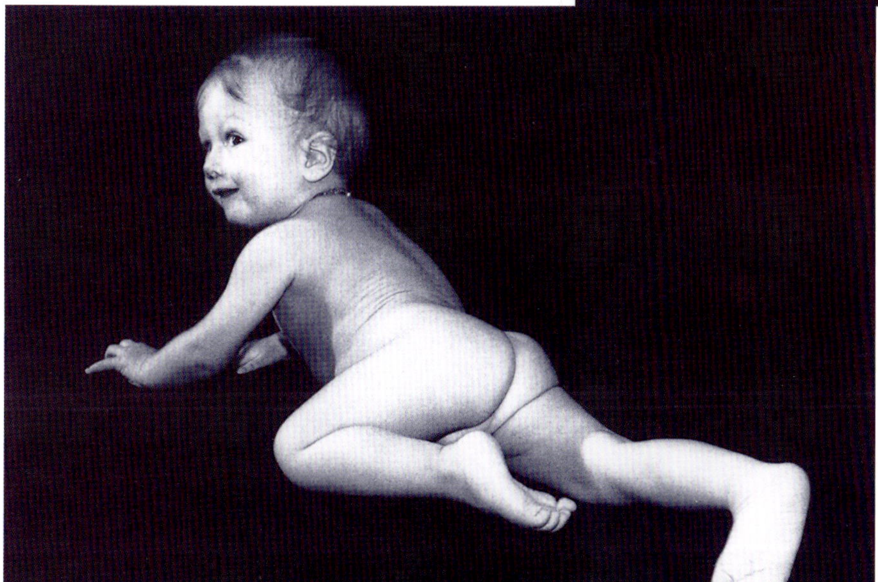

8.2 Jasper hat es geschafft: Nach monatelangem Krabbeln unternimmt er hier seine ersten Schritte.
8.3 Ein älterer Säugling auf Entdeckungsreisen: selbstbestimmt. Gesunde Kinder bewegen sich spontan richtig, solange ihnen Beweglichkeit, Gleichgewicht und Ökonomie erhalten bleiben.

Das Kind lernt primär über das Ausprobieren (*Innovation*) und über das Nachmachen (*Imitation*). Es lernt aus sich selbst heraus durch die eigene Erfahrung. Dieser Sachverhalt hat erhebliche Konsequenzen für uns Erwachsene, wenn wir den Kindern helfen möchten. Es bedeutet beispielsweise, daß Kleinkinder eigenständige Individuen sind und unserer Hilfe oftmals gar nicht bedürfen. Gutgemeinte Ratschläge, Hunderte nicht zwingend notwendige Gebote und Verbote schaden häufig mehr, als sie nützen. Der Schaden ist nicht unmittelbar im Sinne einer negativen Erfahrung für das Kind, sondern mittelbar im Sinne einer vergebenen Chance für das Kind, selbständig zu lernen, was es kann. Auch der Versuch, dem Kind negative Erfahrungen zu ersparen, nützt meist nichts. Wichtiger ist es, einen sicheren Rahmen zu schaffen, in dem sich das Kind mit sich selbst auseinandersetzen kann und darf. Als Erwachsene können wir Kindern tatsächlich „helfen“, aber nicht, indem wir etwas für sie tun oder ihnen etwas abnehmen, sondern indem wir echte Partner der Kinder werden. Dabei gilt es einige wesentliche und einfache Punkte zu beachten.

Erstens: unsere Hilfestellung soll sich darauf beschränken, günstige Umstände zu schaffen, die es dem Kind erlauben, sich selbst zu sein. Die Aufgabe eines Reisbauers etwa ist es, für gute Erde und genügend Wasser zu sorgen. Es ist sinnlos, jeden Tag an den Keimlingen zu zupfen, damit sie schneller wachsen. Auch sanftes Zupfen ist zwecklos. Kinder wissen von alleine zu lernen, so, wie Pflanzen von alleine wachsen.

Aber – unsere Sprache spiegelt den tief verwurzelte Drang, Kinder nach Wunsch zu formen. Wir sprechen von „Erziehung“ und von „Zöglingen“. Wie nahe liegen die Wörter verziehen und verzogen!

Günstige Voraussetzungen herrschen, wenn sich das Kleinkind nicht verletzen kann. Mehr braucht es nicht. Das Kind ist von sich aus kreativ, das Spiel ist seine Natur.

Ein zweiter Punkt besteht darin, auf das Kind einzugehen, in seine Welt einzutauchen und bei Bedarf ein ehrlich engagierter Partner zu sein. Die Qualität unserer Beziehungsfähigkeit läßt sich daran erkennen, wie sehr wir uns selbst durch diesen Lernprozeß verändern können. Letztlich ist die eigene Bereitschaft, uns zu verändern, uns lernend zu verwandeln, die wir dem Kind vorleben können.

Die meisten Eltern wünschen sich, daß ihr Kind eine gesunde Haltungs- und Bewegungskoordination lernt. Treffender als von „Lernen“ müßten wir eigentlich von Erhaltung und Erweiterung natürlich vorhandener, koordinativer Fähigkeiten sprechen. Wie können Neugeborene und Säuglinge Gleichgewicht, Beweglichkeit und Ökonomie der Bewegung beim Heranwachsen beibehalten?

Am besten werden diese Qualitäten gar nicht erst „verlernt“. Das Kleinkind lernt dann nicht nur krabbeln, sich drehen, sitzen, gehen, stehen, hüpfen, laufen und springen, es lernt gleichzeitig auch, sich selbst in Raum und Zeit wahrzunehmen. Durch die eigene Erfahrung, meist unbewußt, lernt das Kleinkind, sich zu orientieren und zu bewegen. Ein Kind, das seinen Körper in Raum und Zeit umfassend wahrnehmen kann, bewegt sich naturgemäß koordiniert. Auf dieser Fähigkeit aufbauend können dann komplexere und schwierigere Bewegungsaufgaben hinzugelernt werden, wie Klettern, Werfen oder Ringen.

In diesem Entfaltungsprozeß besteht die primäre Aufgabe für Erwachsene darin, mit Sicherheit zu erkennen, was koordiniert und was unkoordiniert ist. Solange die natürliche Koordination erhalten bleibt, ist es ratsam, den Selbstlernprozeß in keiner Weise zu stören. Den jungen Säugling aufzunehmen, damit er schneller sitzen lernt, oder ihn an der Hand zu nehmen, damit er früher gehen lernt, ist sinnlos. Jedes Kind hat seinen eigenen Rhythmus und lernt ohnehin schwindelerregend schnell.

Lassen wir den Kindern Zeit, sich im eigenen Rhythmus lernend zu entfalten. Damit hat das Kind auch eine Chance, Motivation aus sich selbst heraus zu schöpfen und eigenständig zu Lebenserkenntnissen zu gelangen. Selbstverständlich ist es sinnvoll, dem Kind bei seinen ersten Gehversuchen

8.2

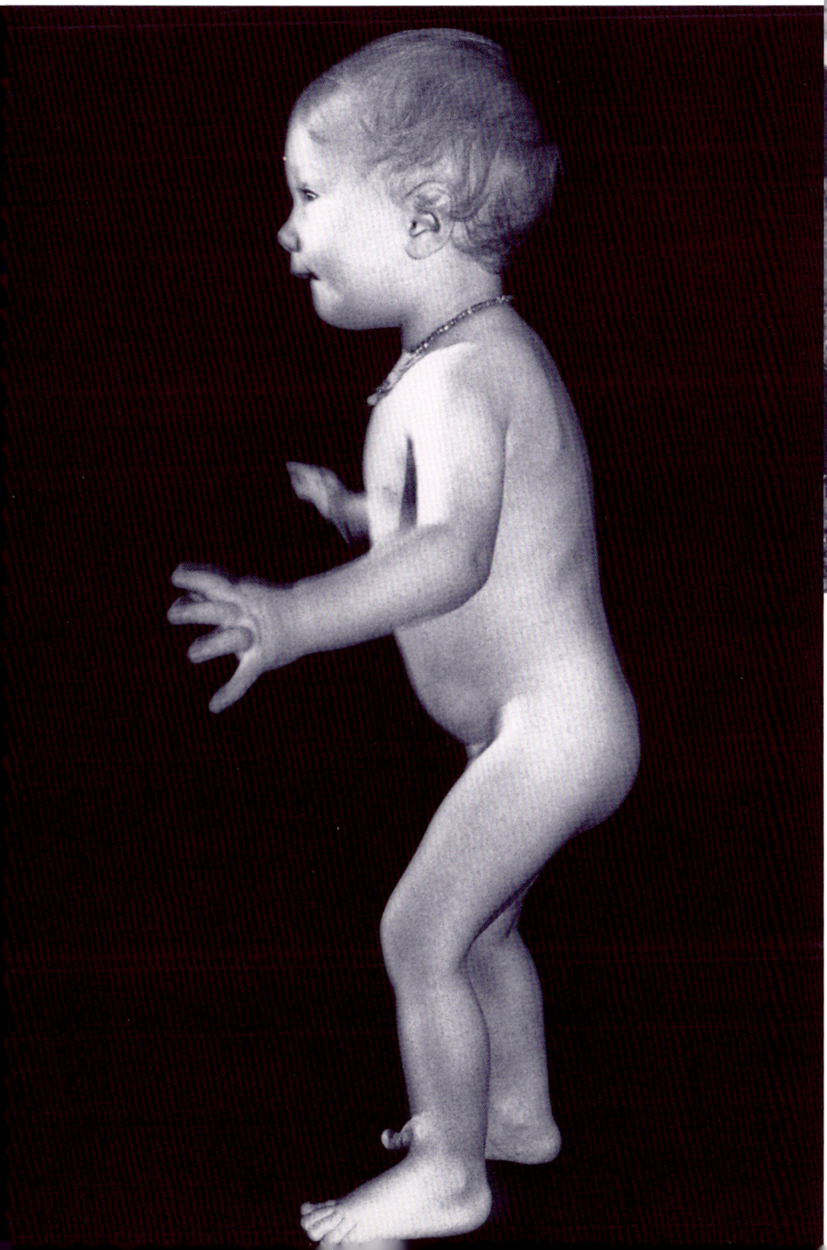

8.3

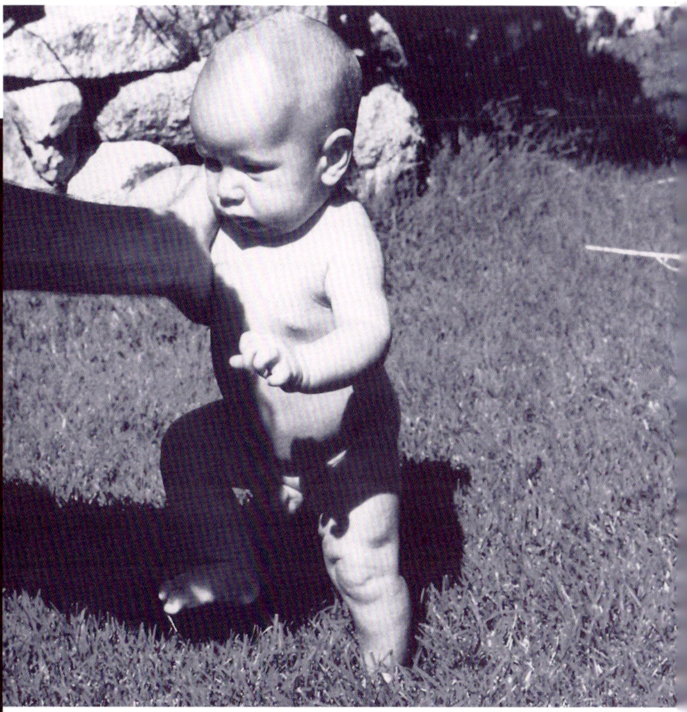

8.4 Regeneration durch Bewegung: Der Körper hat die Fähigkeit, sich durch spontane und unbewußte Bewegungen (a–d) wieder selbst ins Gleichgewicht zu bringen. Durch erzwungenes Stillsein, Stillsitzen und Stillhalten geht diese natürliche Fähigkeit jedoch oftmals verloren. In Japan wurde der spontane Bewegungsfluß zu einer natürlichen (Heil-)kunst entwickelt. (Seitai unter der Leitung von Peter Shapiro).

beizustehen. Aber die Hilfestellung ist schützend und stützend, nicht aktiv führend. Das Kind soll selbst bestimmen, was, wann, wo und wie es lernen möchte.

Es gibt noch einen anderen, meist weniger bekannten Aspekt spontaner Bewegungen im Säuglings- und Kleinkindesalter. Bewegung hat nicht nur eine umfassend trainierende, sondern auch eine umfassend regenerierende Wirkung. Unbewußte, unwillkürliche Bewegungen finden statt, wenn sich der Körper selbst wieder ins Gleichgewicht bringt (*Positionsreflexe*). Wenn wir uns am Morgen gähnend strecken, so entspricht dies einer natürlichen Selbstbelebung des Körpers. Die meisten Menschen kennen dies aus eigener Erfahrung, wie der ganze Körper plötzlich zusammenzucken kann, typischerweise unmittelbar vor dem Einschlafen oder manchmal auch aus heiterem Himmel während des Tages. Vereinzeltes plötzliches Zucken im Wachzustand stellt einen impulsartigen Spannungsausgleich dar (*Myoklonie*), der Körper bringt sich selbst wieder ins Gleichgewicht. Beim Erwachsenen ist das damit verbundene Potential der Selbst-Regeneration durch Spontanbewegung meist verkümmert. Hier können wir als Erwachsene im Umgang mit Kindern einen ungünstigen Kreislauf durchbrechen.

Kleinkinder bewegen sich spontan, sie bewegen sich wann immer und wie immer sie wollen. Sie schaukeln auf dem Stuhl hin und her, wenn sie nicht ruhig sitzen mögen, sie wälzen sich im Bett von einer Seite zur anderen, wenn sie keinen Schlaf finden. Speziell wenn Kleinkinder müde oder krank sind, beginnen sie sich im Halbschlaf unbewußt zu bewegen. All dies sind Spontanbewegungen, welche vom Körper selbst induziert werden und ein wirkungsvolles Mittel zur Selbst-Regeneration darstellen. Spontanbewegungen können heilend wirken. Die Fähigkeit zu solchen Spontanbewegungen ist angeboren. Es bedarf lediglich der Erlaubnis und des tieferen Verständnisses der Erwachsenen, damit diese Fähigkeit erhalten bleibt.

Spätestens mit Erreichen des Schulalters werden spontane Bewegungen durch erzieherische Disziplin und gesellschaftliche Normen unterdrückt. Lange genug unterdrückt, nehmen die Bewegungsimpulse langsam aber sicher an Intensität und Spontaneität ab. Der Bewegungsstrom versiegt aber nur scheinbar, in Wirklichkeit wird er gestaut und muß sich ein anderes Ventil suchen. Derartige Energiestauungen und Umwege sind der lernenden Entfaltung eines Kindes nicht förderlich. Wir dürfen nicht vergessen, daß die primäre Antwort aller Tiere auf jede Sinneswahrnehmung eine motorische Antwort ist. Wenn wir Bewegungsdrang und motorische Unruhe bei Kindern als störend empfinden, so ist es wichtig zu wissen, daß Bewegung die Entwicklung fördert und heilend wirkt. Wenn wir das Kind gewähren lassen, anstatt uns helfend einzumischen, können wir bezüglich Spontaneität, Sensibilität und Durchlässigkeit von Kindern Erstaunliches lernen. Und wenn die Situation wirklich ein Eingreifen erfordert, was nur selten zwingend der Fall ist, so gilt es einen Grundsatz zu berücksichtigen. Der schnellste und sicherste Weg, eine Bewegung wirklich zu stoppen, ist nicht deren Unterbindung, sondern deren Vollendung.

8.4a–d

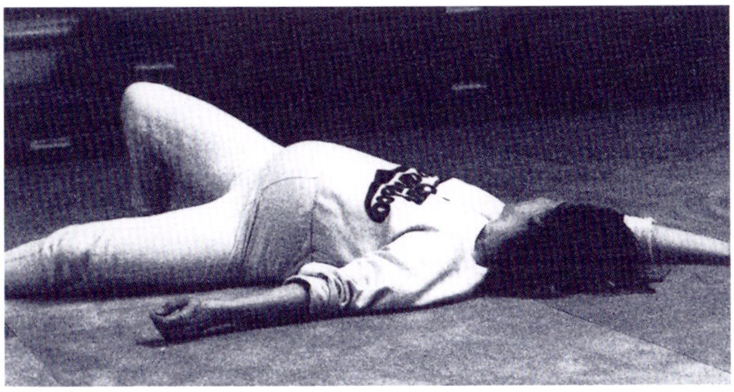

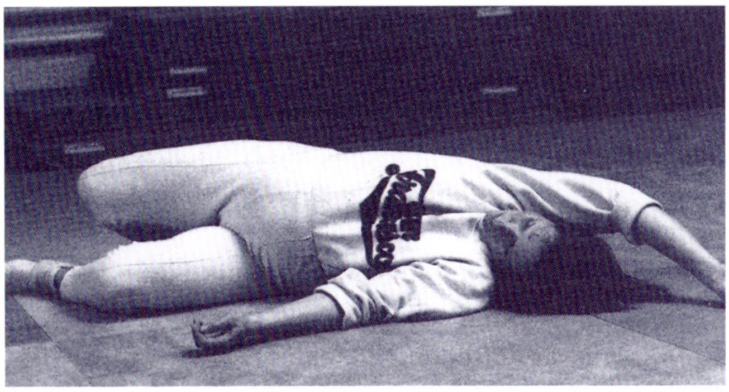

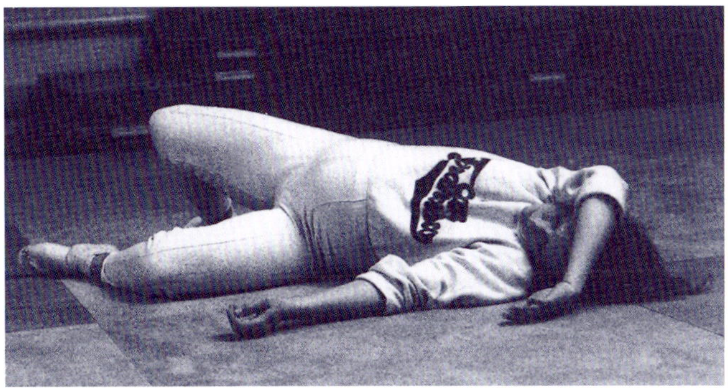

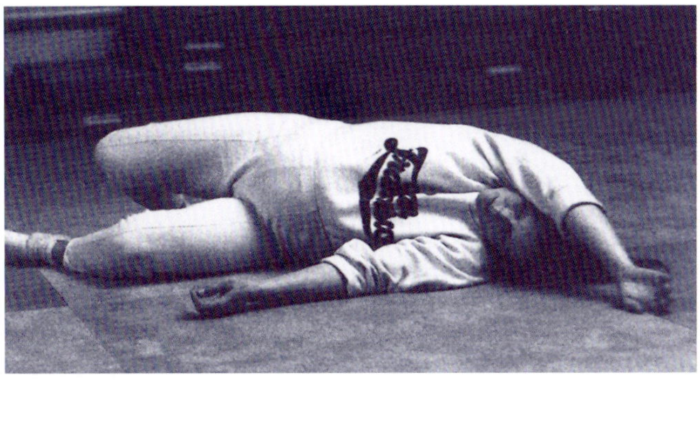

8.5 Weichen werden früh gestellt: Konzentration im Gesicht des Jungen, der Körper ist zentriert und aufgerichtet. Das Mädchen daneben zeigt eine ausgeprägte Hohlkreuzhaltung. Das chronische Ungleichgewicht wird vorprogrammiert.

Weichen werden früh gestellt
Zum Hohlkreuz verzogen?

Bereits Neugeborene weisen in ihrer Persönlichkeit und in ihrem Temperament sehr große individuelle Unterschiede auf. Bezüglich Haltungs- und Bewegungskoordination hingegen überwiegt das gemeinsame: Körperhaltung und Spontanbewegungen, Greif- und Schreitreflex, Saug- und Schluckreflex usw. Haltungs- und Bewegungsmuster in der ersten Lebensphase nach der Geburt werden durch stammesgeschichtlich ältere Hirnstrukturen (*z. B. Hirnstamm*) gesteuert; sie sind genetisch programmiert, in der Erbsubstanz festgeschrieben. Weil genetische Programme eine Leistung der Spezies und nicht des Individuums sind, treten sie recht einheitlich in Erscheinung. Es dauert aber nicht lange, bis individuelle Unterschiede deutlich werden. Ein Säugling ist lebhaft, der andere eher ruhig, einer liegt lieber auf dem Bauch und strampelt mit den Füßen, der andere zieht es vor, auf dem Rücken zu liegen, damit er besser sehen und die Hände frei bewegen kann. Ein Säugling lernt sehr früh krabbeln und beherrscht dies bald so gut, daß er erst relativ spät das Gehen auf zwei Beinen als Alternative in Erwägung zieht. Ein anderer Säugling überspringt die Krabbelphase und entwickelt sich praktisch direkt vom Sitzen zum Stehen.

Gegen das Ende des ersten Lebensjahres, mit dem aufrechten Stehen und Gehen, tritt die Aufrichtung gegen die Schwerkraft in eine entscheidende Phase. Der Körper ändert seine Ausrichtung von der Horizontalen in die Vertikale. Die Schwerkraft wirkt jetzt in Längsrichtung der Körperachse. Sich im Schwerkraftfeld möglichst stromlinienförmig aufzurichten ist keine leichte Sache. Im Gegenteil, es ist eine äußerst delikate Angelegenheit, den Körper optimal in der Vertikalen auszurichten. Individuelle Unterschiede der Haltungskoordination beginnen jetzt die körperlichen Strukturen nachhaltig zu beeinflussen. Beim Kleinkind ist der ganze Körper noch so elastisch und flexibel, daß bestimmte Haltungspräferenzen das strukturelle Gleichgewicht noch nicht definitiv verändern.

Bereits ab dem dritten Lebensjahr jedoch beginnen sich individuelle Muster sichtbar zu verfestigen. Bei sommerlichen Temperaturen ist dies in Schwimmbädern gut zu beobachten: Einige der Knirpse fallen durch außergewöhnliche Koordination und natürliches Gleichgewicht auf. Andere stehen bereits bedrohlich im Hohlkreuz, mit nach vorne ausladendem Bauch und nach hinten durchgestreckten X-Beinen.

Haltungs- und Bewegungsmuster sind Gewohnheiten. Es sind Weichen, die gestellt werden und uns immer wieder die bevorzugte Haltung einnehmen lassen. Die Folgen davon sind Einseitigkeit und Ungleichgewicht. Solange die volle Beweglichkeit erhalten bleibt, können diese Einseitigkeiten leicht wieder verändert werden. Bleibt die Einseitigkeit jedoch chronisch bestehen, geht die umfassende Beweglichkeit mehr und mehr verloren. Scheinbar unscheinbare Haltungsschäden fixieren sich so zu Fehlhaltungen, deren spätere Umprogrammierung naturgemäß mehr Zeit und mehr Aufmerksamkeit in Anspruch nimmt. Ein Grundverständnis für koordinierte Haltungs- und Bewegungsmuster bei Kindern ist deshalb von großem prophylaktischem Wert, weil Fehlentwicklungen dadurch frühzeitig erfaßt und nötigenfalls in gesunde Bahnen gelenkt werden können. Durch frühzeitige Körperschulung kann umfassende Beweglichkeit erhalten werden, bevor sich der Rundrükken oder das Hohlkreuz festgesetzt haben. Damit bleibt dem Körper die Freiheit erhalten, sich zweckmäßig und ökonomisch zu bewegen. Eine Hohlkreuzhaltung ist nichts Negatives, solange sie nicht fixiert ist. Erst die Unbeweglichkeit im Hüftgelenk (*Streckdefizit*) läßt die Hohlkreuzhaltung zum echten Problem für die Wirbelsäulenstatik werden. Analoges gilt selbstverständlich auch im umgekehrten Sinne. Ein flacher Rücken wird erst zum echten Flachrücken – und damit zum Problem – wenn er unbeweglich geworden ist und eine Hohlkreuzhaltung nicht mehr einnehmen kann.

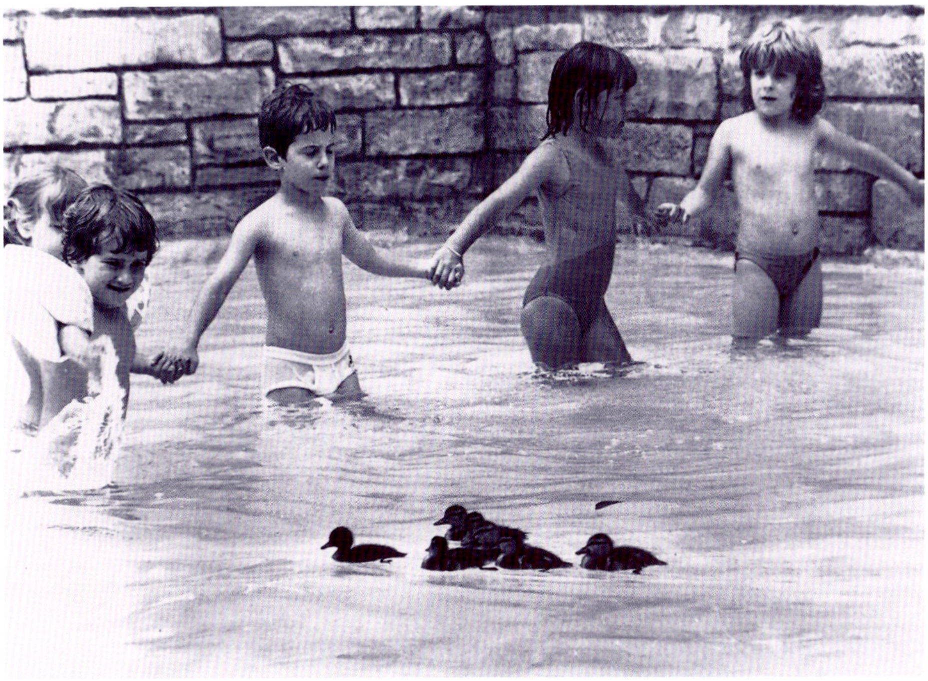

8.5

8.6 Die Kunst des Seinlassens: Wir haben die einmalige Chance, Säuglinge in ihrer natürlichen Bewegungsentfaltung zu unterstützen (a–c).

8.7 Bewegungstalent fördern: Kinder bewegen sich von Natur aus gerne, vielfältig und gut koordiniert. Es liegt an uns, das richtige Umfeld zu schaffen.

Zwar werden Weichen bereits in den ersten Lebensjahren gestellt, und entsprechend früh sollte Gegensteuer gegeben werden. Doch sollte möglichst nicht helfend eingegriffen werden, damit das Kind seine Fähigkeiten, durch eigene Erfahrung zu lernen, entwickeln kann, denn Vertrauen in die eigene Erfahrung ist eine notwendige Voraussetzung für jede Form späterer Selbstverwirklichung. Gegensteuer geben, aber nicht eingreifen – auf den ersten Blick ein Widerspruch. Aber nur auf den ersten.

Lenkung wird grundsätzlich nur dann notwendig, wenn etwas in wirklich ungesunde Bahnen abzudriften droht. Dann soll und darf etwas getan werden. Es kann ja nicht darum gehen, eine mögliche Fehlentwicklung einfach brutal zu „unterbinden". Für Eltern und Kind ist jede Entwicklung des Körperbewußtseins eine Herausforderung, die angenommen und bestanden sein will. Der Lernprozeß ist für die weitere Entfaltung des Kindes bedeutungsvoll. Als Erwachsene können wir Kinder in diesem Prozeß still begleiten, Unterstützung und Sicherheit gewähren, indem wir dem Kinde geben, was es braucht, um sich selbst helfen zu können. Kinder werden sich dadurch ihrer Stärken und Schwächen bezüglich Haltungs- und Bewegungskoordination mehr oder weniger bewußt. Erfahrungsgemäß sind viele von ihnen dankbar, wenn sie erfahren, wie sie sich selbst helfen können.

Was zunächst paradox klingt – nichts zu tun, und dennoch etwas zu tun – steht und fällt mit der eigenen Kompetenz, mit der Intuition, wann etwas getan werden muß und wann nicht. Und zugegeben, es ist gar nicht einfach, eine sich anbahnende Fehlentwicklung zu erkennen. Im richtigen Moment die Dinge geschehen zu lassen, bei echter Notwendigkeit (*Not-Wende*) eine Veränderung herbeizuführen, ist die hohe Kunst. Sie setzt Erfahrung und Unterscheidungsvermögen voraus, sie bedingt die Fähigkeit, zwischen gesunder und ungesunder Entwicklung differenzieren zu können. Besonders schwierig dabei ist die Abgrenzung des normalen Lernprozesses mit tastenden, kleinen Fehlschritten von einer sich anbahnenden, chronisch ungünstigen Entwicklung.

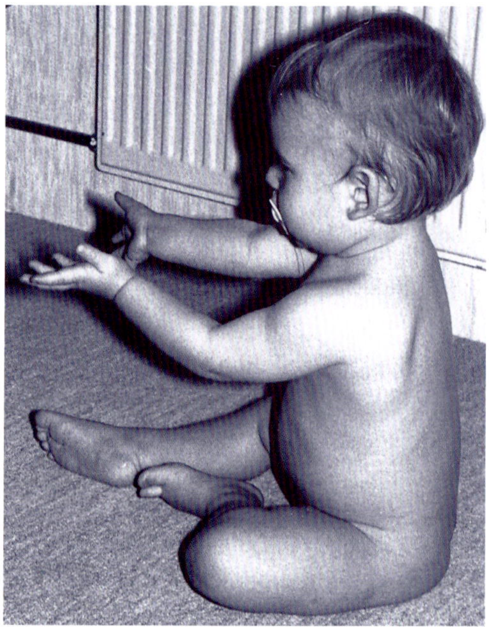

8.6a

8.7

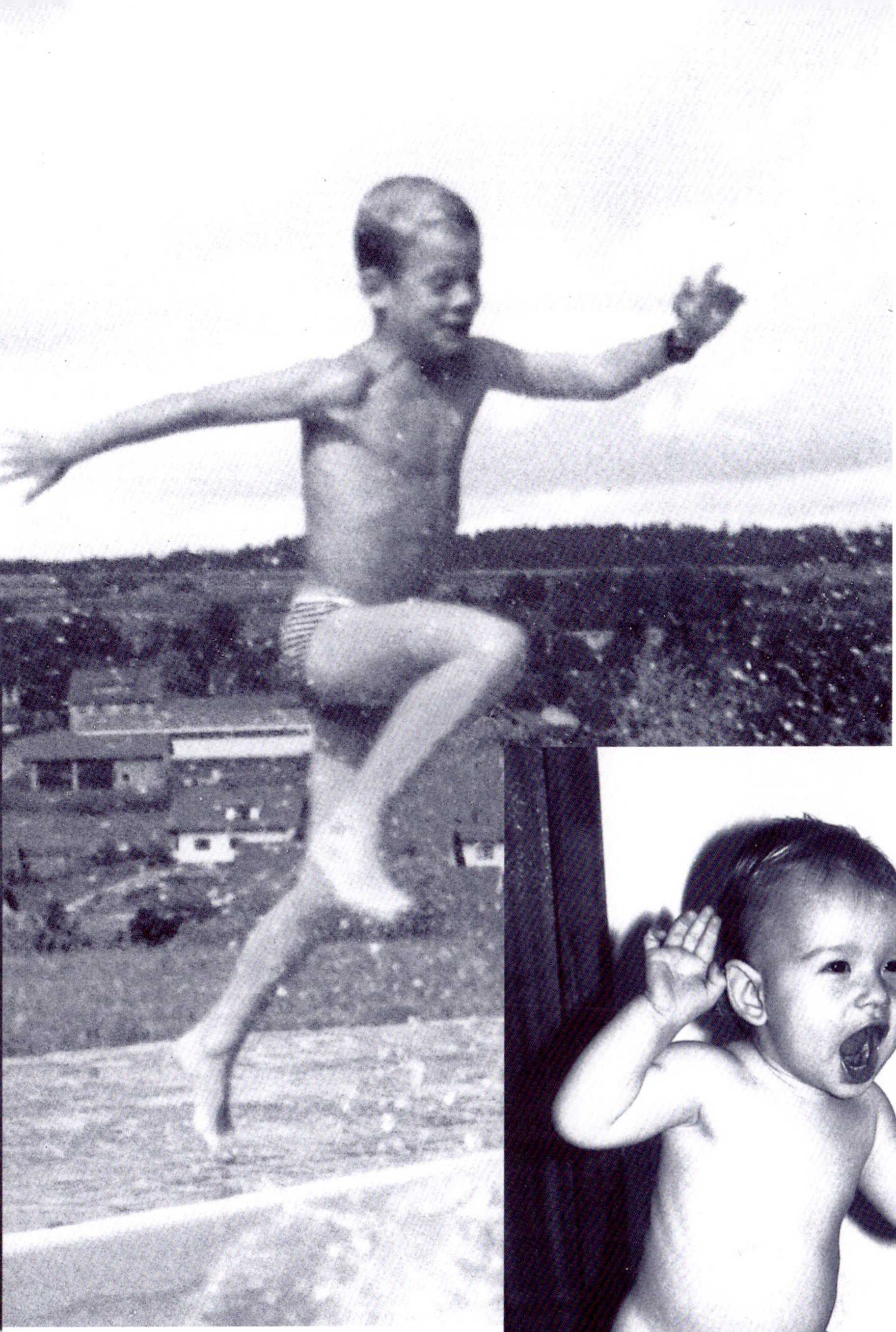

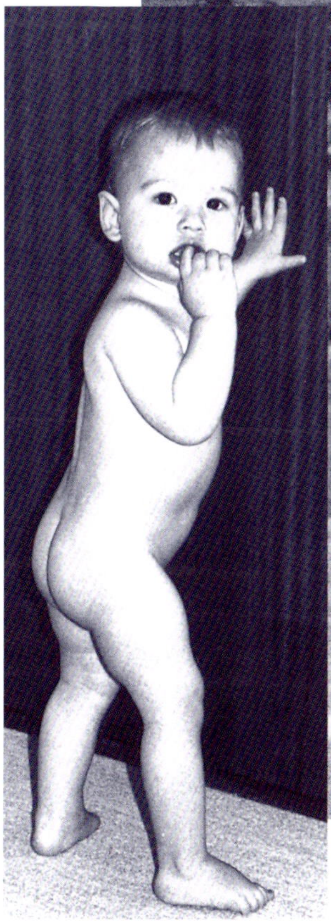

8.6b

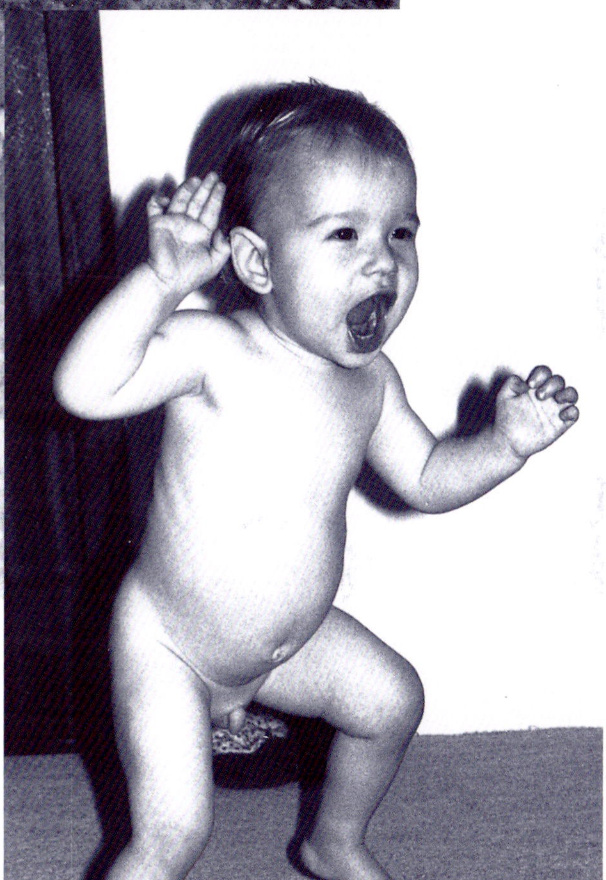

8.6c

8.8 Uebungsbeginn in jungen Jahren: Die Qualität zählt! Viele Bewegungsabläufe im Tanz oder Sport müssen erlernt werden. Ungünstige Bewegungsmuster wie Hohlkreuz (a) können sich bereits sehr früh einschleichen. Gezielte manuelle Hilfe der erfahrenen Ballett-Lehrerin (b) – die junge Tänzerin scheint davonzuschweben (c). Unkoordinierte (d) versus koordinierte Haltung (e) beim Cellospielen.

Fingerspitzengefühl

Übung macht noch keinen Meister

„Übung macht den Meister", behauptet das geflügelte Wort. Aber frühe Übung allein genügt nicht. Wir neigen dazu, dem Zeitpunkt des Übungsbeginns übermäßiges Gewicht beizumessen und die Bedeutung der Übungsqualität zu unterschätzen. Sehr aufschlußreich sind diesbezügliche Erfahrungswerte aus der Musik. Kinder lernen das Musizieren auf einem Instrument in der Regel leichter als Erwachsene, unter anderem weil ihr Körper, Arme, Hände und Finger noch so weich und beweglich sind. Die Vorstellung, daß man diese frühkindliche Mobilität ins Alter hinüberretten könne, wenn man nur früh genug damit anfängt, hat sich als falsch erwiesen. Manchmal ist es sogar umgekehrt, nämlich daß Erwachsene über weitaus günstigere Voraussetzungen verfügen als Kinder. In allen Sparten der Kunst treffen wir immer wieder auf Spätberufene, die – auch aufgrund ihres Alters und ihrer Erfahrung – über ideale Voraussetzungen zum Erlernen einer Kunst verfügen.

Erstaunlich? Ja und nein. Die Schwierigkeiten der Bewegungskoordination manifestieren sich spätestens mit dem Erlernen der aufrechten Fortbewegung auf zwei Füßen. Die Schwerkraft ist für jeden Menschen eine enorme Herausforderung, die nur durch die Aufrichtung des Menschen als Ganzes erfolgreich beantwortet werden kann. Einseitigkeiten und sich entwickelnde Unbeweglichkeiten bahnen den Weg zu ungünstigen Haltungsgewohnheiten und enden schließlich mit einem mehr oder weniger ausgeprägten strukturellen Ungleichgewicht des Körpers. Als augenfällige Abweichungen von der Ideallinie seien wiederum Hohlkreuz, Rundrücken und verkürzter Nacken zitiert. Analoge strukturelle Veränderungen finden wir jedoch in allen Teilen des Körpers – Knick-Senkfüße und X-Beine, nach vorne hochgezogene Schultern, Abnahme der Hüftgelenksbeweglichkeit, Verlust der plastischen Mobilität der Hand.

Umfassende funktionelle Beweglichkeit ist eine wesentliche Voraussetzung für das Erlernen einer Bewegungskunst, was auch das Spielen eines Instrumentes ist. Geht bei einem Geigenspieler beispielsweise das Außendrehvermögen im linken Schultergelenk verloren, wird er zusehends Mühe bekommen, sein Instrument locker in die Hand zu nehmen. Verspannungen im Handgelenk und in den Fingern (*speziell beim Vibrato*) sind kaum zu vermeiden. Bei Berufsmusikern jeder Couleur sind derartige Beschwerden des Bewegungsapparates eher die Regel als die Ausnahme.

Früher Übungsbeginn in jungen Jahren allein vermag derart ungünstige Entwicklungen nicht zu verhindern. Durch Wiederholung bestimmter Abläufe werden bestehende, individuelle Tendenzen verstärkt. Sind die Voraussetzungen günstig, d. h., ist die umfassende Beweglichkeit noch vorhanden, trägt das Üben Früchte. Sind die Voraussetzungen jedoch nicht mehr optimal, werden bestehende Einseitigkeiten tendenziell verstärkt. Dies gilt gleichermaßen für Erwachsene, Kinder und Kleinkinder. Wiederholung verstärkt Vorhandenes. Das kann einerseits großes Potential zur Entfaltung bringen, andererseits auch ein tendenzielles Ungleichgewicht zementieren. Um nicht in eine solche Sack-

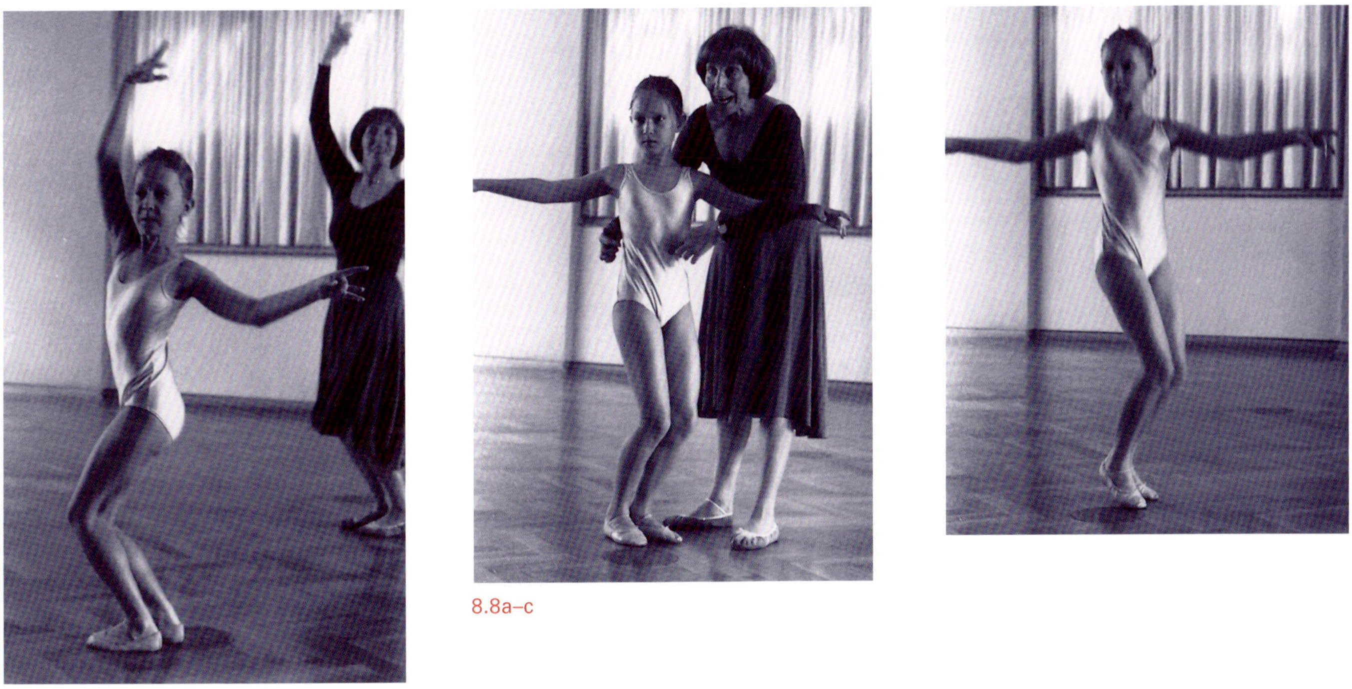

8.8a–c

8.8d, e

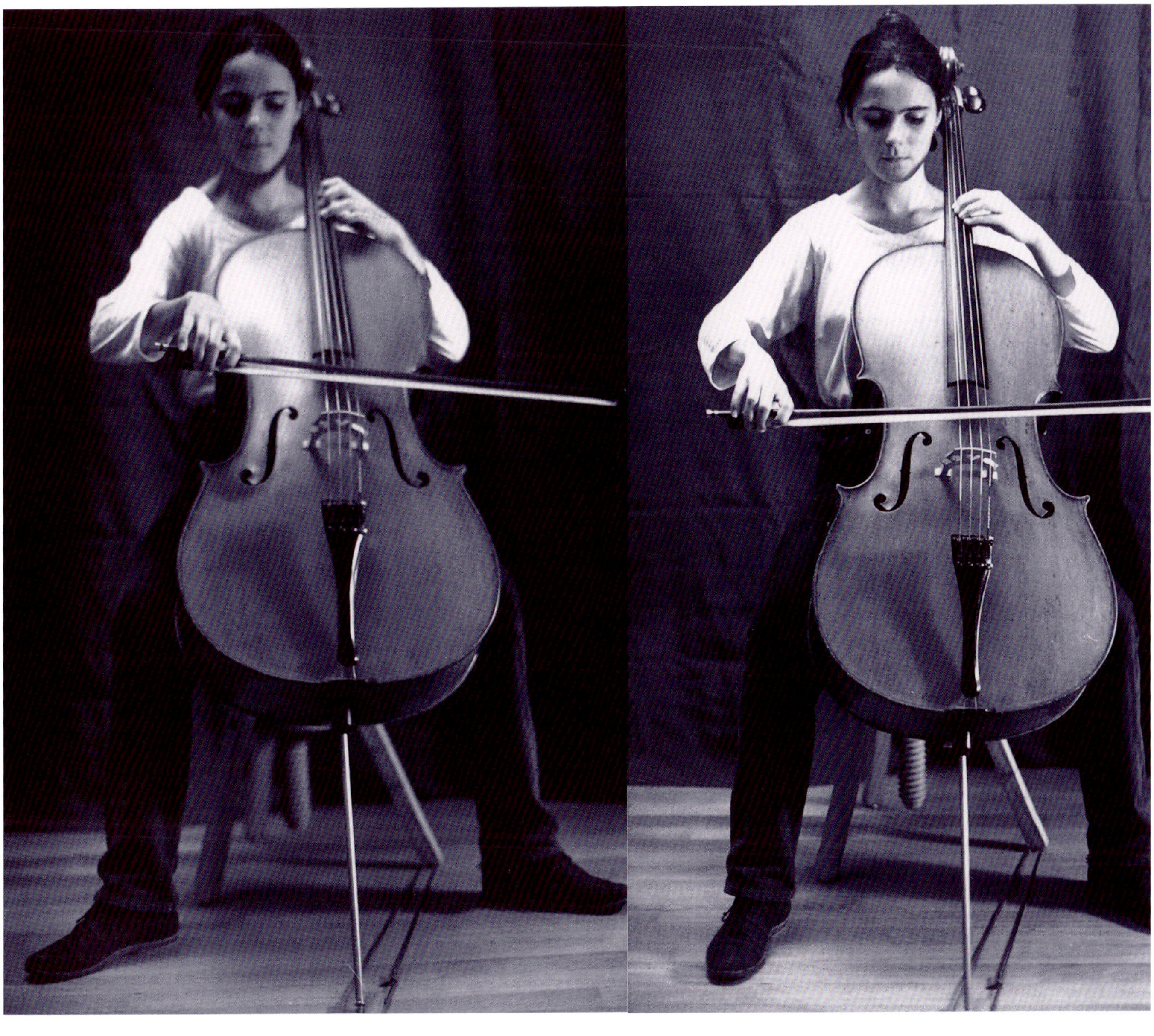

8.9 Tennistalent Martina Hingis: Die Qualtät sportspezifischer Bewegungsabläufe ist ausschlaggebend. Der junge Körper besitzt eine umfassende Plastizität (a). Im Vergleich dazu die Tennisspielerin Manuela Maleeva: ihr Körper hat im Verlaufe der Jahre eine klare Strukturiertheit des Körpers entwickelt (b).

gasse zu geraten, mit allen sich daraus ergebenden Konsequenzen, gibt es einen Ausweg: Das Üben muß jedem sich anbahnenden funktionellen und später auch strukturellen Ungleichgewicht möglichst frühzeitig entgegenwirken. Beim Unterrichten von Kindern besteht das Ziel primär darin, günstige Voraussetzungen zu erhalten und auszubauen, damit sie sich später einmal möglichst frei und ohne Blokkierungen auszudrücken lernen. Dieser Anspruch, nicht nur technische Fertigkeiten zu vermitteln, sondern eine Durchlässigkeit des ganzen Körpers zu erhalten, verlangt Kompetenz, Erfahrung und Fingerspitzengefühl.

Angewandtes Wissen der menschlichen Haltungs- und Bewegungskoordination ist eine wertvolle Hilfe, weil sich jeder psycho-emotionelle Prozeß durch körperliche Entsprechungen selbst zum Ausdruck bringt. Für das geschulte Auge sind momentane Körpersprache ebenso wie strukturelle Veränderungen Bilder seelischen Erlebens. Werden diese Bilder wahrgenommen und verstanden, können sie wertvolle Wegweiser darstellen. Die Qualität der Übung – Eckpfeiler jeder Meisterschaft – besteht vor allem im Wie der Übung. Beim Musizieren beispielsweise ist es von unübertrefflichem Wert, wenn bei einem talentierten Kind eine Unbeweglichkeit im Schultergelenk frühzeitig erkannt und ganzheitlich angegangen werden kann, damit der kreative Lernprozeß des Musizierens sich ungehindert weiterentfalten kann.

In der Entwicklung vom Kleinkind zum Erwachsenen gibt es zwei besonders sensible Phasen, nämlich den Wechsel vom Kleinkind zum Kind und, zweitens, den Schritt vom Kind zum jungen Erwachsenen. Biologisch sind diese beiden Wandlungsphasen durch Zahnwechsel bzw. Pubertät gekennzeichnet.

Das Ausfallen der Milchzähne und die Ausbildung des definitiven Gebisses ist eines der vielen Zeichen eines tiefgreifenden Wandlungsprozesses. Der junge Mensch verliert sein Baby-Aussehen, der Körper wird meist schlanker und kräftiger, das Kind gewinnt enorm an Eigenständigkeit. In dieser Zeit lernen Kinder beispielsweise ihre Schuhe selber zu binden und die Uhrzeiger zu verstehen. Beides sind anspruchsvolle Aufgaben, weil es darum geht, ein dahinter stehendes abstraktes Prinzip zu erfassen (*Knotenprinzip bzw. Zeitprinzip*). In der Regel beginnt mit Erreichen dieser Altersstufe der Schulunterricht. Lernen Babys und Kleinkinder primär durch Nachahmen (*Imitation*), erwachen jetzt zusehends Erfindungsgeist (*Innovation*). Körperlich, kognitiv, emotionell und seelisch entwickelt der junge Mensch in dieser Wandlungsphase die Fähigkeit, sich selbst zu koordinieren.

In der Pubertät wandelt sich der Knabe zum jungen Mann, das Mädchen zur jungen Frau. Es finden wiederum tiefgreifende Veränderungen auf allen Ebenen statt. In psycho-emotioneller Hinsicht zeigen sich die Bereitschaft und Fähigkeit, Verantwortung für sich selbst zu übernehmen. Das Erlernen eines eigenen Berufes und die Loslösung vom Elternhaus bringen dies zum Ausdruck. In körperlicher Hinsicht ist die pubertäre Wandlungsphase durch einen enormen Wachstumsschub und das Erreichen der sexuellen Reife gekennzeichnet. Der Körper wird erwachsen und erhält dadurch eine definitivere Strukturiertheit. Im Kindesalter sind Haltungs- und Bewegungsmuster frei und plastisch modulierbar. Jetzt prägen sich Gewohnheiten tief als Muster ein. Körperstruktur und Bewegungsfunktionen erhalten in dieser Zeit biologischer Veränderungen ihre individuelle Prägung. Im Spannungsfeld zwischen Schwerkraft und Aufrichtung, zwischen sich Gehenlassen und Strukturfassen stellt die Pubertät bezüglich Haltungs- und Bewegungskoordination eine besondere Herausforderung dar. Die meisten Jugendlichen setzen sich mit ihrem Aussehen intensiv auseinander. Körperwahrnehmung und Körperausdruck, Körpersprache und Körperausstrahlung sind heiße Themen. Das vitale Interesse am eigenen Körper und die Lust auf Selbstbestimmung können eine starke Motivation für den körperlichen Strukturierungsprozeß sein.

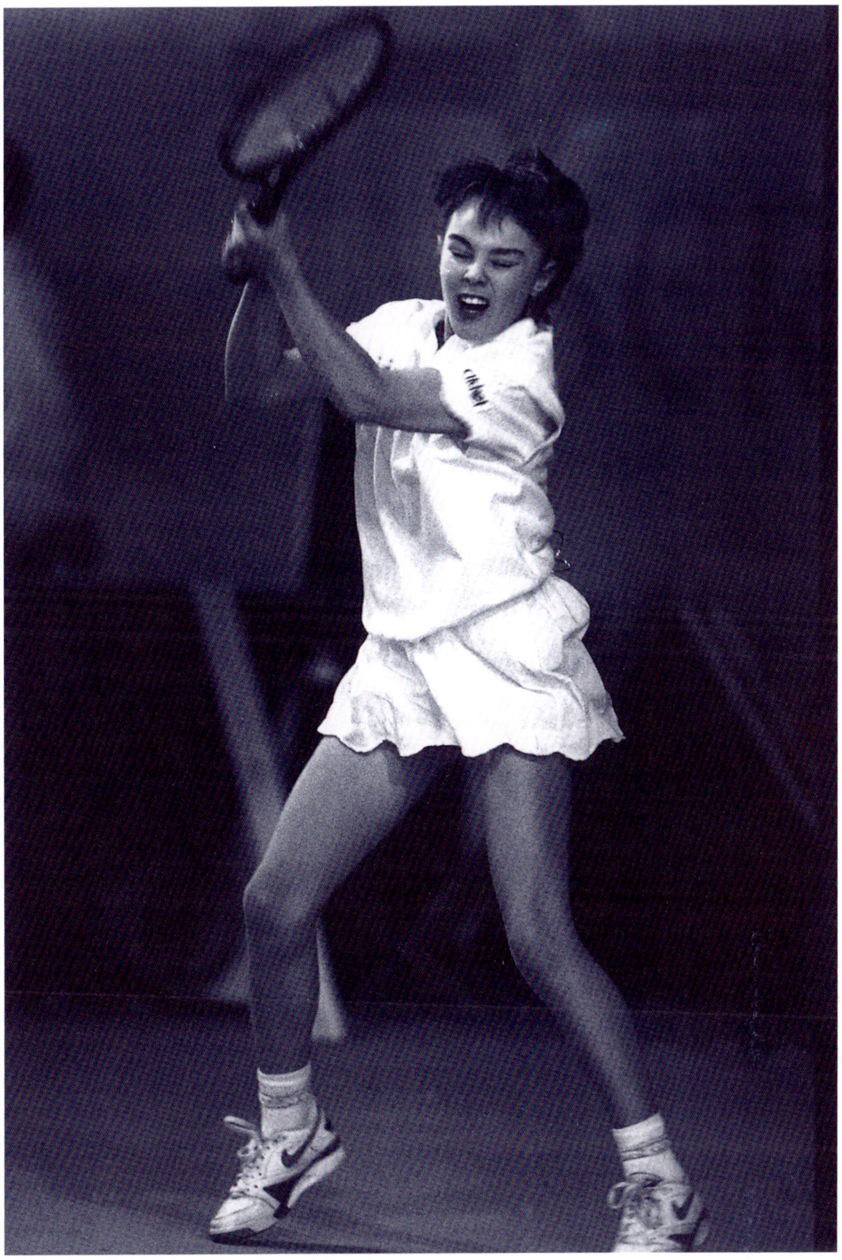

8.9a

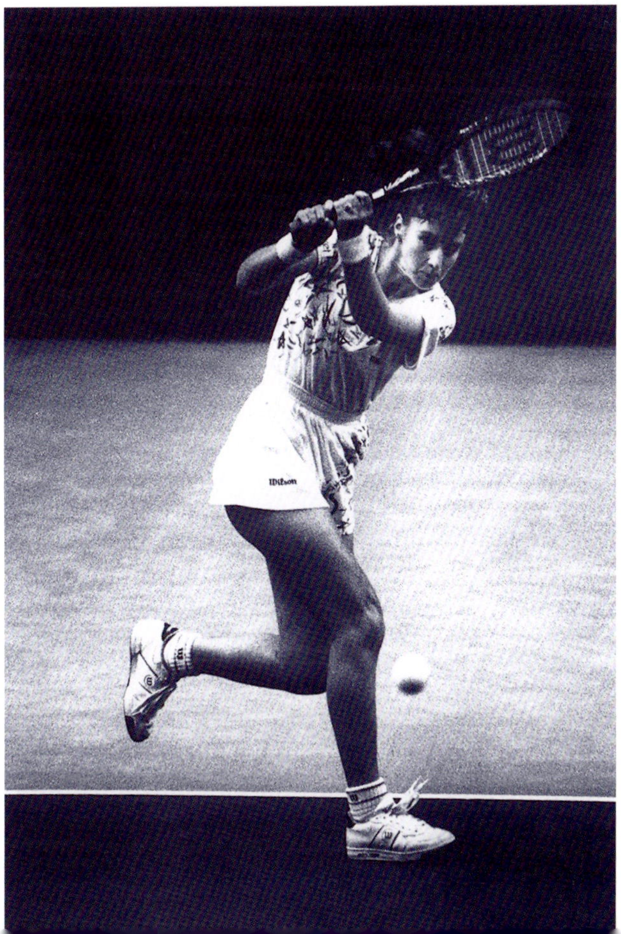

8.9b

8.10 Das Lernen lernen: Die Art und Weise, wie das Gehirn des Menschen lernt, kann wegweisend für die Bewegungsschulung sowohl des Kindes wie auch des Erwachsenen sein. Räumliche Orientierung, zeitliche Abfolge, Gewichtung des Wesentlichen, sinnvolles Ueben und kreatives Experimentieren bilden die Grundlagen.

Emotion und Motion
Das Gehirn lernt von selbst

Es ist bis heute ein Rätsel, wie das menschliche Gehirn selbst komplexe Aufgaben bemerkenswert schnell und zuverlässig zu lösen vermag. Jede Bewegungskunst bietet uns die Möglichkeit, Genialität und Lernfähigkeit des menschlichen Gehirns bezüglich Bewegungskoordination zu erleben. Ein Netzwerk von insgesamt 100 Milliarden Nervenzellen – jede einzelne mit Zehntausenden anderen Nervenzellen direkt verschaltet – konzentriert sich auf eine optimale Raum-Zeit-Koordination der Bewegungsabläufe. Das Gehirn ist verantwortlich für Wahrnehmung und Erinnerung, Intelligenz und Kreativität, Gleichgewicht und Rhythmus, Feedback und Lernen, Fairplay und Charisma. Mittels unserer Sinnesorgane nehmen wir im Wachzustand die gewaltige Menge von einer Milliarde Informationseinheiten pro Sekunde wahr (*10^9 bits/sec.*). Nur ein verschwindend geringer Teil dieser Informationsflut gelangt ins Bewußtsein (*10 bis 100 bits/sec.*), der größte Anteil wird unbewußt verarbeitet oder gar nicht verwendet.

Der Mensch reagiert auf die Reize der Umwelt meistens mit Bewegtwerden (*emotion*) und Bewegung (*motion*), sei es durch Mimik und Gestik, durch Sprache und Stimme, durch Handlungen oder Fortschritte. Damit der Mensch sein Verhalten optimal auf seine Wahrnehmungen der Umwelt und Innenwelt abstimmen kann, müssen bestimmte Verarbeitungsmechanismen und Voraussetzungen erfüllt sein. Die Art und Weise, wie das Nervensystem aus sich selbst heraus lernt, zeigt uns Möglichkeiten, wie wir Bewegung sinnvoll wahrnehmen, verarbeiten und zum Ausdruck bringen können. Angesichts der Komplexität des Nervensystems weiß niemand genau, worin diese Lerngesetze bestehen. Trotzdem können bereits heute einige gültige Kernaussagen gemacht werden.

Absolut grundlegend für eine sinnvolle Verarbeitung im Gehirn scheint ein räumlich-zeitlich geordneter Ablauf der Wahrnehmung zu sein. Die zahlreichen Schaltungen im Nervensystem müssen geordnet erfolgen, räumlich differenziert und zeitlich aufeinander abgestimmt. Nur wenn diese Grundbedingung erfüllt ist, ist eine sinnvolle Interpretation der Wahrnehmung möglich. Wenn wir uns beispielsweise den Kopf heftig anschlagen, erfolgt auf mechanischem Wege eine ungeordnete, räumlich undifferenzierte und zeitlich simultane Stimulation großflächiger Rindenbezirke des Gehirns. Wir sehen deshalb „Sternchen", es entsteht die optische Empfindung tanzender Lichtpunkte. Dies entspricht einer räumlich-zeitlich ungeordneten, visuellen Wahrnehmung.

Ein zweites Grundgesetz scheint die Beschränkung auf das Wesentliche zu sein. Würde jeder in der Großhirnrinde eintreffende Wahrnehmungsimpuls zu einer bewußten Empfindung und einer entsprechenden Reaktion führen, wären wir wahrscheinlich den ganzen Tag lang von optischen, akustischen und kinästhetischen Halluzinationen geplagt. Die komplexe Vernetzung der Hirnzellen sorgt dafür, daß unwesentliche Meldungen herausgefiltert werden. Ein dritter Lerngrundsatz scheint darin zu bestehen, daß das neuronale Netzwerk des menschlichen Großhirns – im strengen Gegensatz zur heutigen Computertechnologie – ohne Programmierer auskommt. Ein organisatorisches Grundelement des neuronalen Netzwerks ist die *Parallelschaltung*. Jede Nervenzelle ist mit vielen anderen Zellen verbunden. Dadurch können sich viele Nervenzellen eine bestimmte Aufgabe teilen. Deshalb gibt es so viele Synapsen innerhalb des Nervennetzwerks. Alle Daten werden überall ein wenig (*holografisch*) gespeichert. Die Verarbeitung erfolgt assoziativ nach Inhalts- und Zielvorgaben. Unvollständige oder fehlerhafte Informationen können ergänzt oder korrigiert werden. Das System verbessert sich dabei selbst, es lernt eigenständig. Selbständiges Lernen wird neurologisch durch zwei Phänomene ermöglicht: Erstens können neue Nervenverschaltungen aufgebaut und ausprobiert werden, zweitens können erfolgreiche synaptische Verbindungen durch häufige Benutzung „trainiert“ werden. Mit der Zeit wird eine raschere, leichtere und zuverlässigere Benutzung möglich. Denk- und Gefühlsprozesse ebenso wie Bewegungsabläufe werden auf diese Weise *gebahnt*. Wie bei einer Schneise im Dschungeldickicht wird dadurch die Begehbarkeit einer Verbindung im neuronalen Netzwerk erleichtert.

8.10

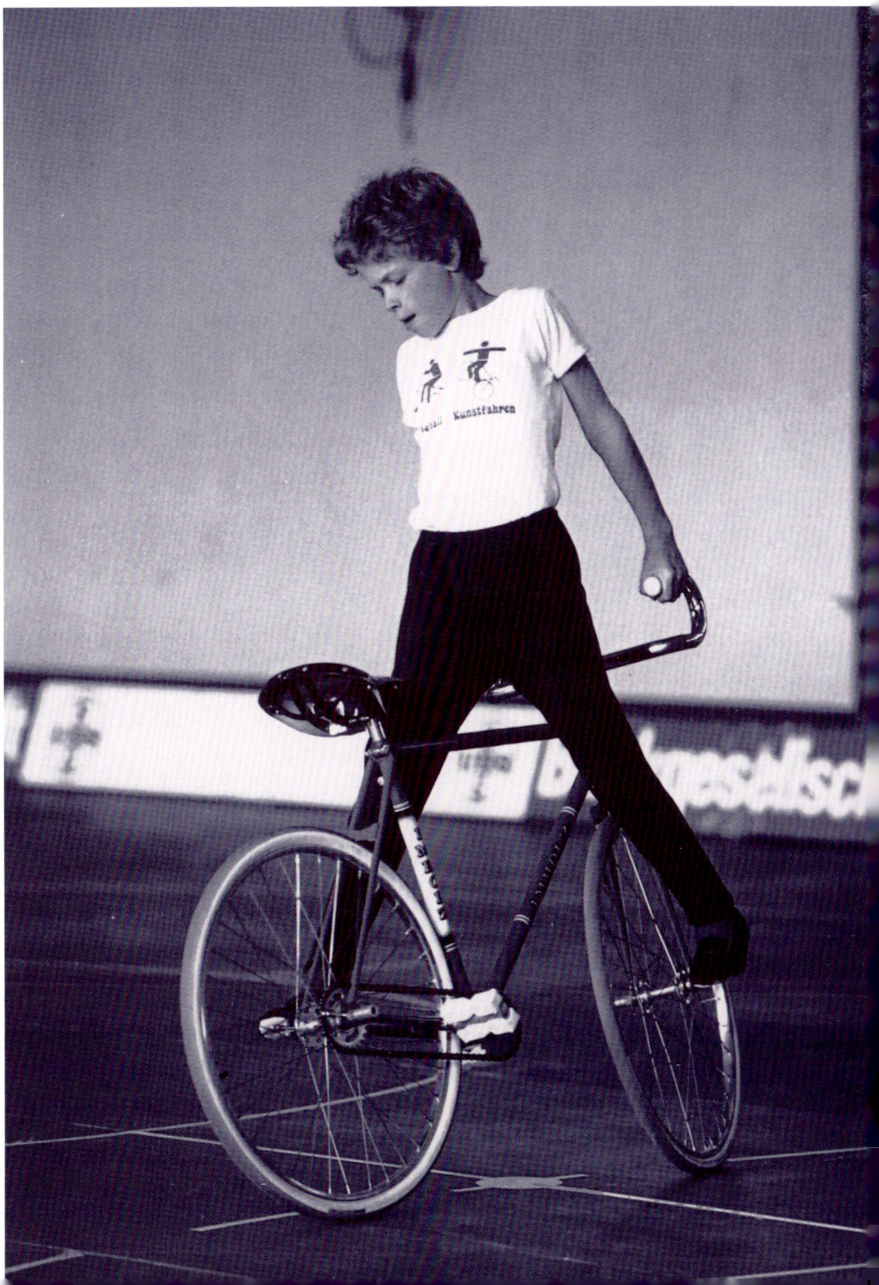

Von diesen Lernprinzipien des Gehirns lassen sich unschwer entsprechende Leitgedanken für den Umgang mit sich selbst beim Erlernen neuer Bewegungen ableiten. Zunächst gilt es, die räumlich-zeitlichen Gesetzmäßigkeiten koordinierter Bewegungsabläufe zu kennen und zu berücksichtigen, ansonsten wird dem Hirn zwangsläufig sinnlose oder gar sinnverkehrte Information zur Verarbeitung und Speicherung angeboten. Deshalb beginnt jede Bewegungsschulung sinnigerweise mit der Entfaltung sinnvoller Wahrnehmungsfähigkeiten.

Konzentration auf das Wesentliche bedingt die Fähigkeit, klar zwischen wesentlich und unwesentlich unterscheiden zu können. Würden wir auf jeden unwesentlichen Impuls von innen oder außen reagieren, verzetteln wir uns unweigerlich. Wesentlich hat mit dem Wesen der Dinge, mit ihrer inneren Natur zu tun. Das Wesentliche beim Erlernen einer Bewegungskunst ist das Erkennen und zum Ausdruckbringen der eigenen inneren Natur.

Im Brennpunkt des eigentlichen Lernprozesses stehen sinnvolles Üben und kreatives Experimentieren – die Entfaltung eines authentischen Körperbewußtseins. Dem Wort „üben" kommt hier besondere Bedeutung zu. Das deutsche Wort *üben* leitet sich vom lateinischen Wort *opus* – das Werk – ab. Jede Übung ist ein persönliches Kunstwerk und erfordert persönliches Engagement. Jede sinnvolle Übung ist ein Üben mit wachen Sinnen. Achtsamkeit und persönliches Engagiert-Sein machen die Wiederholung zur Übung. Dies ganz im Gegensatz zum gebräuchlichen Begriff des *exercise/exercice*. Exerzieren – vom lateinischen *exercere* abgeleitet – kann zwar ebenfalls mit üben übersetzt werden, hat aber den deutlichen Beigeschmack von drillmäßigem Einüben, von sich Abmühen bis hin zur Quälerei. Ruhelosigkeit und persönliches Nicht-Engagiert-Sein machen jede Übung zur sinnlosen Wiederholung.

Das *Experiment*, zurückgehend auf das lateinische *experimentum*, bedeutet schlicht und einfach „durch Erfahrung kennenlernen" oder „Erfahrungsbeweis". Der Kern des lateinischen Wortes *perire* heißt zugrunde gehen. *Ex* bedeutet: daraus wieder hervorgehen. Es geht bei jedem Experiment eine alte Idee zugrunde und eine neue daraus hervor. „Er-fahren" bedeutet in diesem Sinne dasselbe: eine Reise kehrt am fernsten Punkt um. Experiment und Erfahrung beim Wort genommen bedingen die Bereitschaft, einen „Versuch zu wagen, etwas aufs Spiel zu setzen, etwas zu unternehmen, etwas bis zum Ende durchzustehen und etwas Neues zu akzeptieren" – alles Bedeutungsnuancen, die im Wort *experimentum* enthalten sind. Persönliches Beteiligtsein ist unabdingbar für jedes echte Experiment.

Kreativ schließlich leitet sich von „erschaffen, erzeugen, ins Leben rufen, verursachen" ab. Kreatives Experimentieren bedeutet also die Erschaffung der eigenen Erfahrungsrealität, die Erfahrung der eigenen Schöpferkraft.

Zusammenfassung
Viele Eltern und Betreuer möchten die gesunde psychomotorische Entwicklung von Kindern fördern. Doch Vorsicht: Die spontane Bewegungsvielfalt des Kleinkindes wirkt bereits im Sinne eines natürlichen und umfassenden Bewegungstrainings. Der natürliche Bewegungsdrang soll nicht unterdrückt werden. Es ist wichtig, den Kindern Raum und Zeit zu lassen, sich in ihrem eigenen Rhythmus zu entfalten. Andererseits können individuelle Unterschiede von Körperhaltung und Bewegungsmustern bereits beim Kleinkind sehr ausgeprägt sein. Die Weichen werden früh gestellt! Wann und wie sollen und können wir nun unterstützend eingreifen? Für jegliche Art der Bewegungsförderung, Bewegungsschulung oder Bewegungstherapie gilt: Übung allein macht keinen Meister. Erst die Übungsqualität der Bewegung führt zu Veränderung. Sinnvolles Üben setzt voraus, die Arbeitsweise des menschlichen Zentralnervensystems zu kennen. Die drei wichtigsten Voraussetzungen für motorisches Lernen sind: räumlich-zeitlich geordneter Ablauf der Bewegung, Beschränkung auf das Wesentliche und drittens Lernen durch Nachahmung (*Imitation*) und kreatives Experimentieren (*Innovation*).

Jung bleiben durch Bewegung

Der Ruf der Schwerkraft

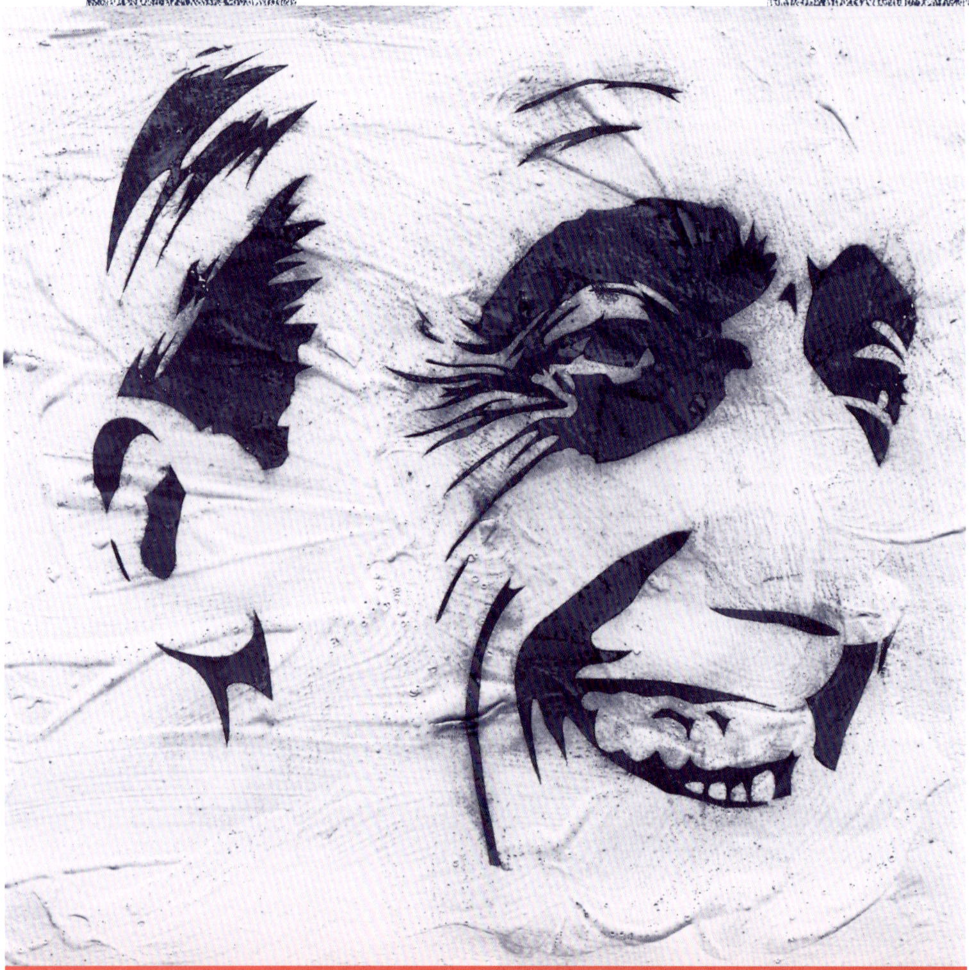

9

9.1 Wirbelsäule und Lebensalter: Die Wirbelsäule eines Säuglings kann sich noch kerzengrade aufrichten (a). Diese Fähigkeit geht später meist verloren. Die zunehmende Verkrümmung des Rückgrats bedeutet Verlust von Wohlbefinden und Aufrichtung. Wirbelsäule eines Säuglings (b), eines Kindes (c) und eines Erwachsenen (d). Die Schemas sind nach Röntgenbildern gezeichnet.

Jung bleiben durch Bewegung

Der Ruf der Schwerkraft

Warum altern wir eigentlich? Ist in unseren Genen ein Alterungs- und Sterbeprogramm festgeschrieben, welches die Lebensspanne eines menschlichen Körpers zeitlich begrenzt? Arterhaltung durch Fortpflanzung ist die sicherste und flexibelste Langzeit-Überlebensstrategie einer Spezies. Dazu ist das Erreichen des Fortpflanzungsalters in möglichst gesundem und fittem Zustand entscheidend. Nach der Fortpflanzungsphase ist das Individuum entbehrlich geworden, es altert und stirbt. Um auch Zeiten außerordentlicher Belastungen überleben zu können, sind wir mit gewissen Reserven an *élan vital* ausgestattet. Von diesen stillen Reserven zehren wir während unseres Lebensabends.

Die Frage, ob der Alterungsprozeß genetisch programmiert, durch äußerliche Einwirkungen oder durch spezifische Reaktionsweisen des Organismus auf innerliche und äußerliche Einflüsse zustandekommt, kann mit einem dreifachen Ja beantwortet werden. Alterungsprozesse, degenerative Erscheinungen und Fehlfunktionen sind nicht das Resultat einer einzelnen Ursache. Vielmehr stehen genetische Programme, zellschädigende Einflüsse sowie individuelle Verhaltensweise in lebendiger Wechselwirkung zueinander und sind gemeinsam für das WANN und WIE des Alterungsprozesses verantwortlich.

Für die Existenz von spezifischen, die Lebensdauer bestimmenden Genen bei einfachen Organismen gibt es zahlreiche experimentelle Hinweise. Durch Zuchtauswahl können langlebige Fliegen und Würmer gezüchtet werden. Diese Superfliegen und

9.1a

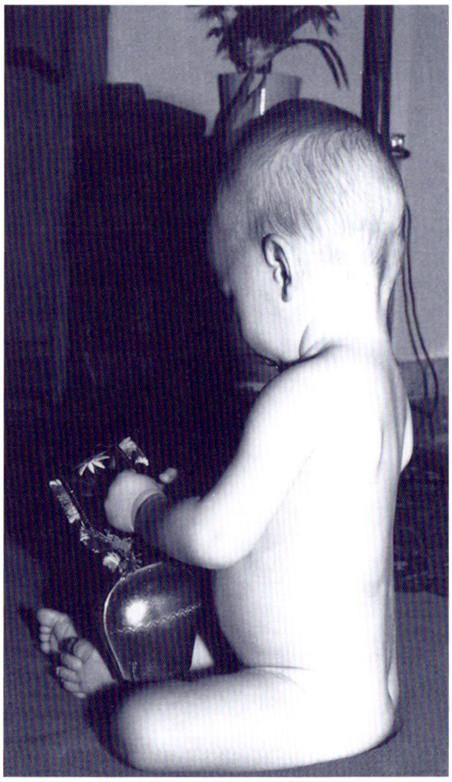

9.1b–d

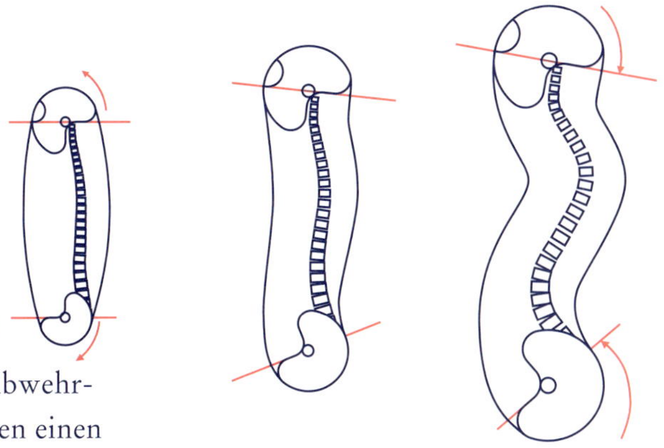

Superwürmer verfügen über besonders aktive Substanzen (*antioxidative Enzyme*), welche die allgemeine Resistenz gegenüber Hunger, Trockenheit und ähnlichem beträchtlich erhöhen und den Alterungsprozeß verlangsamen. Dies läßt sich im Sinne einer Veränderung der Erbsubstanz interpretieren. Bei einzelligen Lebewesen, z. B. der Bäckerhefe, konnten bereits mehrere Gene identifiziert werden, deren Aktivierung das Leben dieser Organismen zu verlängern imstande sind (*LAG, longevity assurance gene*). Beim Menschen ist die Existenz solcher Gene durchaus möglich, bis zum heutigen Tage aber nicht nachgewiesen.

Für die Existenz von spezifischen, die Lebensdauer von Zellen und Individuum bestimmenden Schadstoffen gibt es ebenfalls zahlreiche Hinweise. Durch Stoffwechselvorgänge und äußerliche Einwirkungen können in den Zellen potentiell zerstörerische Substanzen (*z. B. freie Sauerstoffradikale*) freigesetzt werden. Diese Zellschadstoffe können die Integrität von Zellmembranen verletzen, Eiweißstoffe, Enzyme, ja sogar die Erbsubstanz in den Chromosomen angreifen und negativ verändern. Die dabei entstehenden molekularen Schäden können größtenteils durch körpereigene Reparatursysteme ersetzt oder repariert werden. Der Alterungsprozeß korreliert stark mit dem Nachlassen dieser zellulären Reparaturkapazitäten. Die Zellen sind den Zellschadstoffen viel stärker ausgesetzt. Analoges gilt für das Individuum als Ganzes. Das Älterwerden ist von einem Nachlassen der Immunabwehr begleitet. Im Alter sind wir äußerlichen Krankheitserregern und inneren Krankheitsfaktoren viel stärker ausgesetzt. Die Abwehrkraft sinkt, Krankheiten zeigen einen entsprechend schwereren Verlauf, für die Erholungsphase nach durchgestandener Krankheit bedarf es mehr Zeit.

Auch für die Existenz von spezifischen, die Lebensdauer des Individuums bestimmenden Verhaltensweisen gibt es zahlreiche Hinweise. Sie können unter dem Motto: „Wer gesund lebt, lebt länger“, zusammengefaßt werden. Die Häufigkeit typischer Zivilisationskrankheiten – allen voran die Degeneration des Herzkreislaufsystems – legt Zeugnis für die Bedeutsamkeit einer gesunden Lebensweise ab. Ungesunde Ernährung, Bewegungsarmut, emotionaler Konfliktstreß, Übergewicht sowie übermäßiges Rauchen und Alkohol stellen bekannte, hochkarätige Risikofaktoren dar, die Leben und Lebensqualität drastisch beschneiden können. „Bewegung hält jung“, besagt ein Stehsatz. Bewegung ist tatsächlich, zusammen mit Ernährung, Atmung und Gefühlsleben, ein wirksames Antidot gegen den Alterungsprozeß.

Schauen wir uns die typischen Altersveränderungen des menschlichen Körpers noch etwas genauer an. Einerseits findet eine Funktionseinbuße der inneren Organe und Systeme statt. Als typische Beispiele seien Herzkreislaufsystem, Lunge, Nieren und Immunabwehr erwähnt. Andererseits betrifft ein Großteil der alterstypischen Veränderungen den Bewegungsapparat. Die Knochen werden brüchiger, die Gelenke unbeweglicher, die Muskeln verlieren ihre Spannkraft, die Haut ihre Straffheit, die Fettdepots wachsen. Der Körper als Ganzes wird langsamer, unbeweglicher und verliert an Anpassungsvermögen. All diese

9.2 Entfaltung des Körperbewußtseins: Jede Bewegung, die wir „üben", stellt einen Weg zu technischer Perfektion und innerer Meisterschaft dar.

9.3 Verjüngungsprozeß im Alter: Wer sich nicht bewegt, wird alt. Ein Wiedererlangen von Beweglichkeit und Aufrichtung ist auch im fortgeschrittenen Alter möglich (a–c).

typischen Alterserscheinungen lassen sich durch Bewegung positiv beeinflussen. Bewegung stellt für jeden Organismus eine unentbehrliche Herausforderung dar. Die inneren Organe kommen auf Touren, der Stoffwechsel wird aktiviert, der gesamte Bewegungsapparat wird durchgearbeitet. Treppensteigen statt Liftfahren senkt das Herzinfarktrisiko beträchtlich, kurze Strecken zu Fuß gehen, anstatt das Auto zu benützen, kräftigt den Körper und schont die Umwelt. Durch Bewegung werden Festigkeit der Knochen, Spannkraft der Muskeln und Elastizität des Bindegewebes verbessert. Immunabwehr und Widerstandskraft, Wohlbefinden und Ausstrahlungskraft können merklich gesteigert werden. „Bewegung hält jung" – der Satz hält, was er verspricht.

Ernährungs- und Bewegungsgewohnheiten unserer Zivilisation haben etwas Wichtiges gemeinsam. Das Ernährungsproblem Nummer eins besteht darin, daß viele Menschen zuviel essen; das Bewegungsproblem Nummer zwei besteht darin, daß sich viele Menschen, meist dieselben, zu wenig bewegen. In beiden Fällen ist das Maß, die Quantität, der entscheidende Faktor. Qualität von Ernährung und Bewegung kann erst zum Tragen kommen, wenn das Maß stimmt. Weniger essen und mehr bewegen – damit würden bereits sehr viele volksgesundheitliche und persönliche Probleme gelöst. Eine ausgewogene Kost, nach den Regeln der Ernährungskunst zusammengestellt, ein ausgeglichenes Bewegungstraining, stellen sozusagen die Aufbaustufe dar. Der Kreis zum Anfang dieses Exkurses schließt sich, die Qualität der Bewegungskoordination vermag den Alterungserscheinungen des Körpers spezifisch entgegenzuwirken.

Schauen wir uns die körperlichen Veränderungen im Alter an. Auffälligstes Merkmal ist die veränderte Körperhaltung: vornübergebeugter Oberkörper, Rundrücken, hochgezogene Schultern, verkürzter Nacken, gebeugte Hüftgelenke. Solche Veränderungen sind im wesentlichen auf zwei Faktoren zurückzuführen: einerseits auf die Schwerkraft, die alles nach unten zieht, und andererseits auf die Reaktionsweise des Körpers, der sich dagegen wehrt.

Die Schwerkraft zieht den Kopf vornüber, die Nackenmuskulatur gerät unter Dauerstreß, um ein weiteres Wegrutschen des Kopfes zu verhindern.

Die Schwerkraft läßt die Brust einfallen, das Hochziehen der Schultern stellt einen Versuch dar, diesem Prozeß Einhalt zu gebieten.

Die Schwerkraft zieht den Oberkörper vornüber – das vielleicht auffälligste Haltungsmerkmal des alternden Körpers. Dadurch geht das fundamentale Gleichgewicht des aufrechten Ganges verloren. Die gesamte Rükken-, Gesäß- und Oberschenkelmuskulatur muß sich chronisch anspannen, um ein Umkippen des Körpers nach vorne zu verhindern.

Der Zug der Schwerkraft nach unten und die verzweifelten Versuche des Körpers, sich dagegen zu stemmen, prägen das typische Erscheinungsbild des alternden Menschen. Diesen Kampf gegen die Schwerkraft können wir nur verlieren! Beides, sowohl der schwerkraftsbedingte Haltungszerfall wie auch die Dauerverspannungen des sich dagegen wehren-

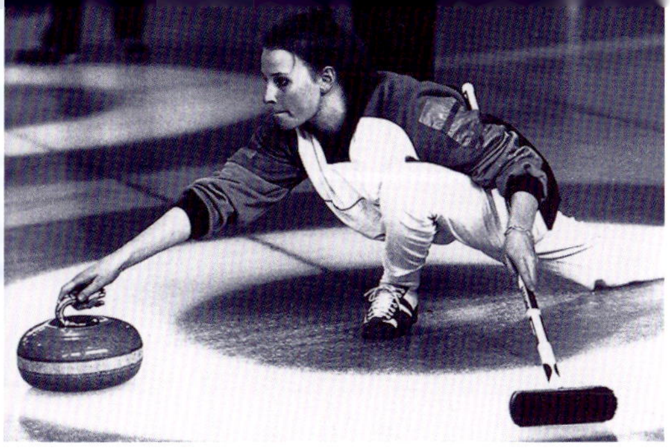

9.2

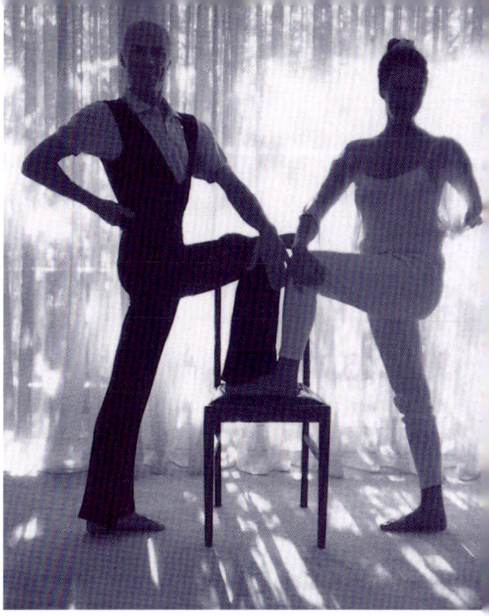

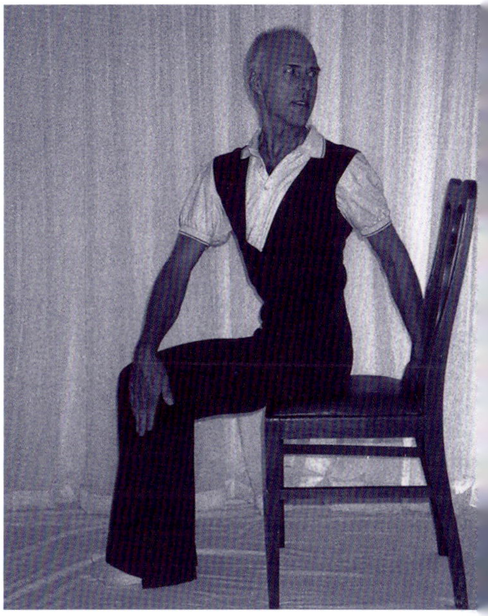

9.3a
9.3b
9.3c

den Körpers beschleunigen den Alterungsprozeß. Haltungszerfall bedeutet Verlust der natürlichen Aufrichtung. Dauerverspannung der Muskeln führt zur Einbuße der natürlichen Beweglichkeit. Der Verlust von Aufrichtung und Beweglichkeit gehen Hand in Hand, bedingen sich gegenseitig und stellen ein Kernelement des funktionellen Alterungsprozesses dar. Beide sind zumindest teilweise reversibel und können in gewissem Ausmaße wiedererlangt werden. Es ist nie zu spät, solange man lebt. Solange man lebt, ist es nie zu spät.

Die Aufrichtung erfolgt nicht gegen, sondern mit der Schwerkraft. Der Unterschied besteht darin, daß wir im ersten Fall gegen die Schwerkraft ankämpfen und dabei viel zu viel Muskelspannung aufbauen, was uns wiederum unbeweglicher macht. Mit der Schwerkraft zu gehen, bedeutet, die Schwerkraft als eine Leitlinie zu benutzen, den Körper möglichst ökonomisch ins Lot zu bringen. Der nach vorne geschobene Kopf wird langsam wieder zurückgenommen, die gebeugten Hüften werden allmählich wieder gestreckt. Dies bedingt und bewirkt automatisch eine Verbesserung der funktionellen Beweglichkeit – die verkürzte Nackenmuskulatur wird gedehnt, die verkürzte Hüftbeugemuskulatur gewinnt wiederum an Länge und Elastizität.

Ex-Sportler, Yogis und andere scheinbar besonders begabte Menschen zeigen uns immer wieder, daß das Fortschreiten des körperlichen Alterungsprozesses positiv beeinflußt werden kann. Sie zeugen von den individuellen Möglichkeiten, dem Altern entgegenzuwirken. Aufrichtung und gezieltes Beweglichkeitstrai-

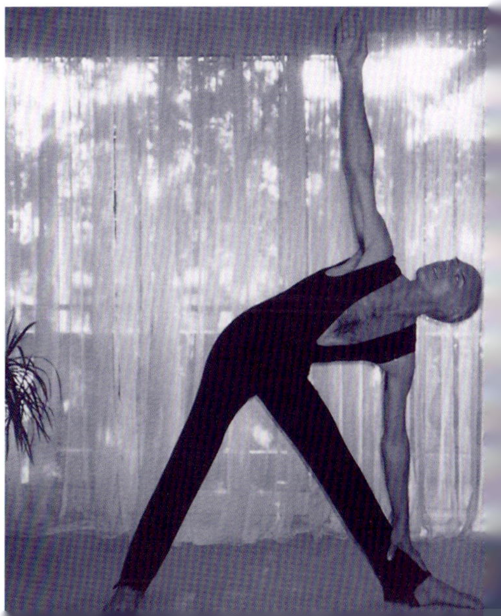

9.4 Die Macht der Gewohnheit: Alltägliche Haltungs- und Bewegungsmuster prägen die Gestalt des Körpers, im unkoordinierten (a) wie im koordinierten Sinne (b). Lohn der körperlichen Aktivität – auch im Seniorenalter (c) – sind Beweglichkeit, Aufrichtung und Wohlbefinden.

ning – nämlich dort, wo der individuelle Körper frühzeitig unbeweglich geworden ist – stellen Schlüsselelemente des Selbstverjüngungsprozesses dar. Dieses Potential bleibt jedoch häufig ungenützt aus Mangel an Motivation, aber auch aus Mangel an Information. Durch Aufrichtung, Beweglichkeit und Entspannung läßt sich der Alterungsprozeß natürlich nicht stoppen, aber verlangsamen und wesentlich angenehmer gestalten. Die entscheidende Frage ist, WIE wir älter werden. Ob wir schon in relativ jungen Jahren alt werden oder ob wir selbst in vorgerücktem Alter jung bleiben.

Zusammenfassung

„Bewegung hält jung und gesund". Das geflügelte Wort hält, was es verspricht. Für den Alterungsprozeß sind genetische Programme, äußerliche Einwirkungen und innere Einstellung verantwortlich. Viele typische Zeichen von Alter treten am Bewegungsapparat auf: Die Knochen werden brüchig, die Gelenke unbeweglich, die Muskeln verlieren ihre Spannkraft, die Haut ihre Straffheit. Auffälligstes Merkmal ist die veränderte Körperhaltung: gebeugter Oberkörper, hochgezogene Schultern, verkürzter Nacken, gebeugte Hüftgelenke. Solche Veränderungen sind auf zwei Faktoren zurückzuführen: erstens auf die Schwerkraft, die alles nach unten zieht, zweitens auf die Reaktionsweise des menschlichen Körpers, der sich gegen die Schwerkraft wehrt. Fast alle diese typischen Alterserscheinungen lassen sich durch sinnvolles und kraftvolles Bewegungstraining positiv beeinflussen. Dieses Potential bleibt häufig ungenutzt – aus Mangel an persönlicher Motivation, aber auch aus Mangel an spezifischer Information. Die alltägliche Haltungs- und Bewegungskoordination entscheidet darüber, ob wir schon in relativ jungen Jahren alt werden oder ob wir selbst in vorgerücktem Alter jung bleiben.

9.4a
9.4b
9.4c

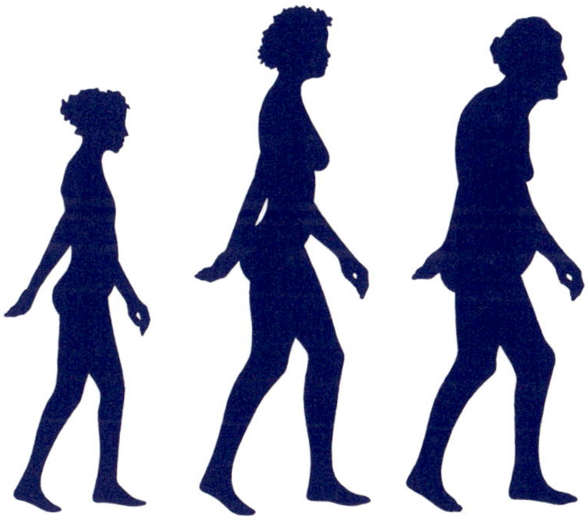

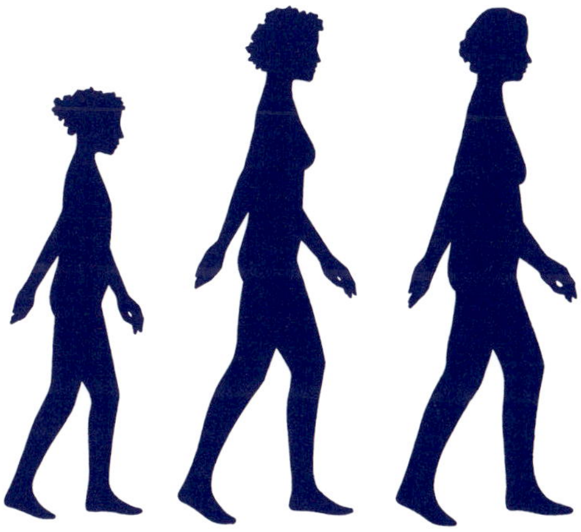

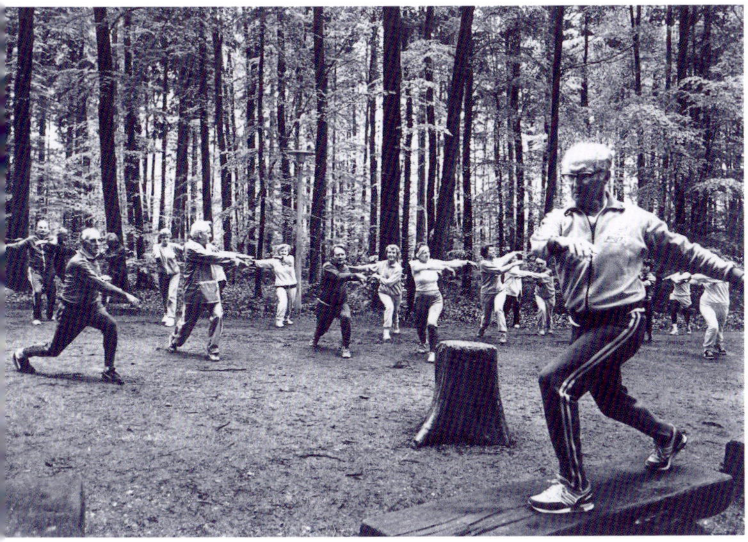

Metamorphose zum Schmetterling
Das Ganze ist mehr als die Summe seiner Vorteile

Hundert Jahre Zivilisation
Analyse schafft Wissen

Fünfzehn Milliarden Jahre Vernetzung
Integration bringt Erkenntnis

Fünfzehn Jahre Spiraldynamik
Die Kunst, Bewegung zu erforschen

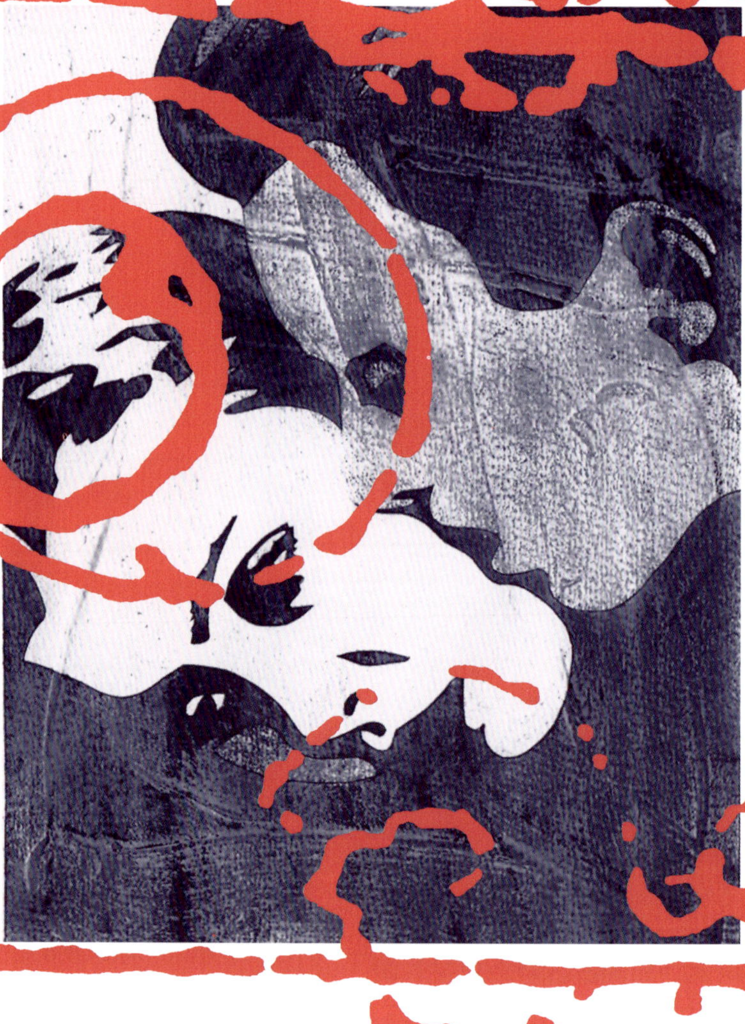

10

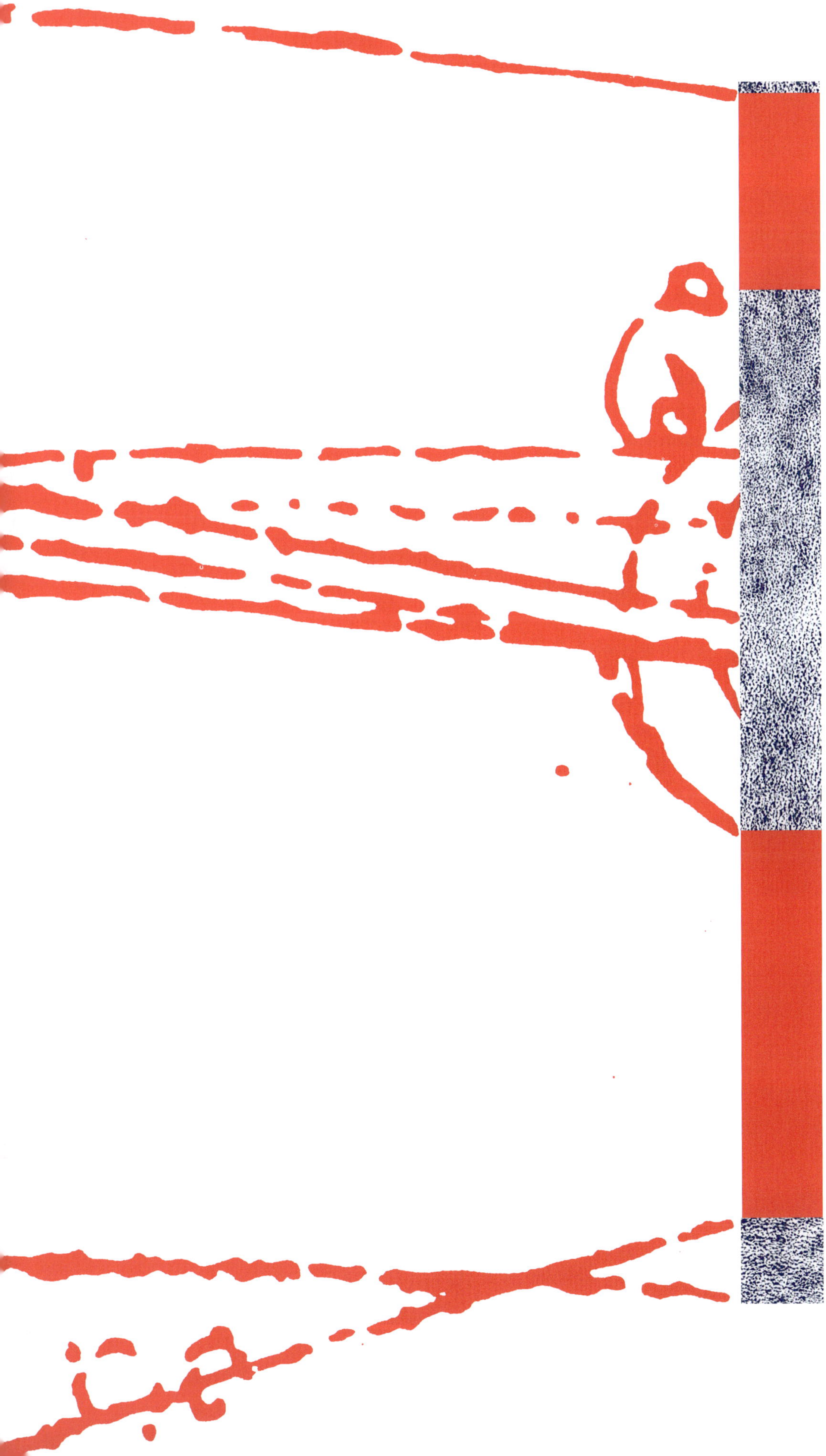

10.1 Wunder des Lebens: Ein zarter Schmetterling schlummert in der blätterfressenden Raupe. Die Metamorphose ist ein lebendiges Beispiel für die Unvorhersehbarkeit des Ganzen.

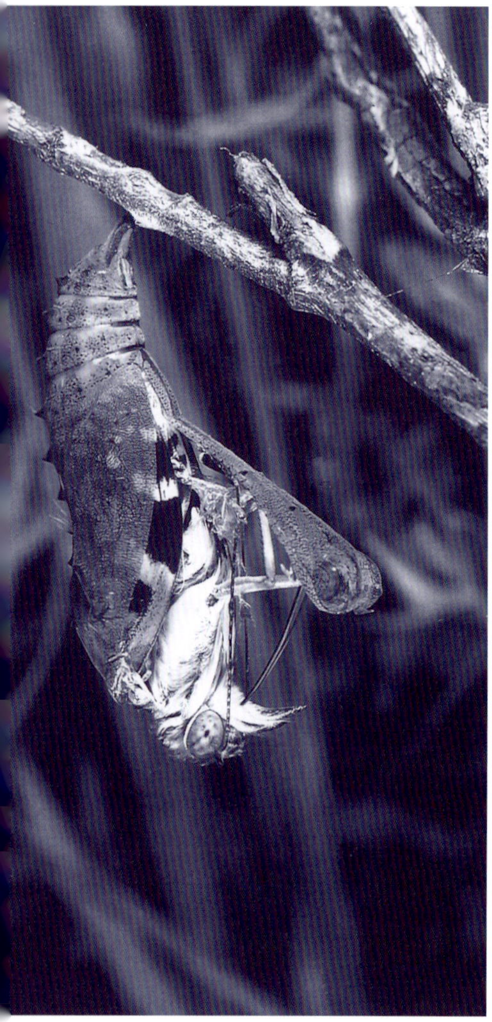

Metamorphose zum Schmetterling
Das Ganze ist mehr als die Summe seiner Vorteile

Was ist der Wesensunterschied zwischen Wissen und Erkenntnis? Beiden ist ein Informationsgewinn gemeinsam, und doch bestehen wesentliche Unterschiede. Die Auseinandersetzung mit dem Phänomen menschlicher Bewegungskoordination als Kunst und Wissenschaft setzt Klarheit über die Bedeutung dieser beiden Möglichkeiten voraus. Wir unternehmen deshalb jetzt einen Exkurs in die Welt der Erkenntnistheorie.

- *Wissenschaft* ist, was Wissen schafft! Die Naturwissenschaften erforschen und erklären in erster Linie kausale Zusammenhänge und fördern täglich neue Informationen zutage. Die Fülle der Daten ist für den Einzelnen immer schwieriger zu bewältigen. Wir sprechen von einer Informationsflut und bekunden zusehends Mühe, nicht darin unterzugehen. Es entspricht einem natürlichen Schutzmechanismus, sich durch Selektion und Spezialisierung gegen die Flut wissenswerter Daten zu schützen.
- *Erkenntnis* hingegen ordnet und vernetzt wesentliche Informationen zu einem erlebbaren Gesamtverständnis. Erkenntnis ist das inspirierte Aha-Erlebnis, wenn nach intensiver Auseinandersetzung mit der Materie die relativen Zusammenhänge plötzlich ersichtlich und verständlich werden. Während neue Information fortwährend neue Fragen aufwirft – und die Sache damit immer komplexer wird –, liegt es im Antwortcharakter der Erkenntnis, daß die Informationsfülle auf We-

sentliches fokussiert und damit übersichtlicher wird.

Auf das Phänomen menschlicher Bewegungskoordination übertragen, stehen wir einer unübersichtlichen Fülle von wissenschaftlichem Datenmaterial aus den Gebieten Anatomie, Biophysik, Psychoneurologie, Pädagogik, Tanz- und Sportwissenschaften, Physiotherapie, Trainingslehre etc. gegenüber. Sie haben in den letzten Jahrzehnten eine solide Wissensbasis für Bewegungskoordination in Training, Therapie und Alltag geschaffen. Schwierigkeiten tauchen auf bei Gewichtung, Vernetzung und praktischer Umsetzung der vorhandenen Informationsfülle. Die Gültigkeit einer Aussage ist oft auf eine spezifische Situation oder einen bestimmten Moment begrenzt. Die interdisziplinäre Vernetzung zwischen den einzelnen Wissenschaftszweigen ist oft mangelhaft oder gar fehlend. Nicht selten widersprechen sich die Ansichten der verschiedenen Disziplinen zum gleichen Thema. Dies stiftet erfahrungsgemäß Verwirrung. Verwirrung aber ist nur heilsam, wenn die Auseinandersetzung am Schluß des Lernprozesses zum Erkennen geordneter Zusammenhänge führt. Diese Vernetzung von Detailinformationen zu einer ganzheitlichen Erkenntnis ist essentiell, weil sie einen Quantensprung im langfristigen Nutzwert einer Aussage darstellt. „Das Ganze ist mehr als die Summe seiner (Vor-)Teile", ist eine Kernaussage, die nicht nur darauf hinweist, daß sich die Vorteile einzelner Teile in einem System summieren, sondern sich gegenseitig verstärken. Deshalb ist das Verhalten des Ganzen nicht durch das Verhalten seiner Einzelteile voraussehbar.

Legierungen sind Mischmetalle. Sie entstehen durch das Zusammenschmelzen mehrerer Komponenten zu einem neuen Werkstoff mit neuen, unerwarteten Eigenschaften. Ein Eßbesteck aus reinem Silber würde sich beim Schneiden des Sonntagsbratens bizarr verbiegen, ein Ehering aus reinem Gold würde sich beim ersten kräftigen Händedruck ebenfalls verformen. Um die mechanische Festigkeit zu erhöhen, wird Gold mit Kupfer (Rotgold) oder Platin (Weißgold) legiert.

Katalysatoren sind Reaktionsbeschleuniger, die bereits in kleinsten Mengen bestimmte Reaktionen ermöglichen, ohne sich dabei selbst zu verändern. *Enzyme* sind für den lebenden Organismus wichtige Eiweißstoffe mit biokatalytischer Wirkung. Die Verdauungsenzyme beispielsweise sind unentbehrlich für die biochemischen Vorgänge der Nahrungsaufnahme.

Auch die Fortpflanzungsbiologie liefert anschauliche Beispiele für das Prinzip synergistischer Verstärkung. Aus der Verschmelzung einer menschlichen Samenzelle mit einer Eizelle entsteht ein neues Individuum, etwas Einzigartiges, noch nie Dagewesenes. Analoges gilt auch für die Verhaltensweise des Menschen. Durch das Zusammenfinden von zwei oder mehreren Menschen zu einem Team vermag der einzelne über sich hinauszuwachsen und Unerwartetes zu vollbringen. Entscheidend ist wiederum die Verbundenheit *(Kohäsion)* zwischen den einzelnen Teilen, die zu Unerwartetem und Neuem beflügelt und befähigt. All diesen Beispielen ist etwas gemeinsam: Durch das Zusammenwirken zweier oder mehrerer Einzelteile

10.2 Analytisches Wissen: Ein räumlich definierter Gegenstand (Kugel) wird während einer bestimmten Zeitspanne (Wellenlinie) beobachtet. Wissenschaftliche Kriterien zur Erfassung von Veränderungen (Stern) sind Meßbarkeit und Reproduzierbarkeit. Dies prägte das kausal-analytische Denken des 20. Jahrhunderts.

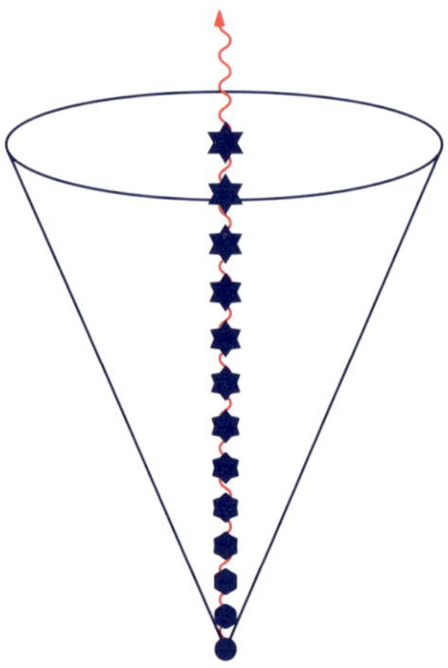

10.2

entsteht etwas Neues mit unerwarteten Eigenschaften.

Das Leben liefert eine Fülle von Beispielen für das synergistische Wirkungsprinzip und die damit verbundenen Nichtvoraussehbarkeit des Systemverhaltens. Beispiele für unerwartete Wandlungsdynamik des Ganzen sind das Huhn, das aus dem Ei schlüpft, die Verwandlung der Raupe zum Schmetterling, das Knospen der Bäume im Frühling, das Entstehen eines Baumes aus einem Samen. Auch die Bewegungskoordination des Menschen als Ganzes verhält sich oft unerwartet und sprunghaft und ist durch die Analyse von Einzelfaktoren kaum voraussagbar. Eine grundsätzlich Klärung des Verhältnisses zwischen Wissen und Erkenntnis ist deshalb notwendig.

Wie gelangen wir konkret zu Wissen und wie zu Erkenntnis? Worin bestehen die Unterschiede? Und wie können wir die beiden sinnvoll miteinander kombinieren?

Hundert Jahre Zivilisation
Analyse schafft Wissen

Die Menschheit ist heute etwa 5 Millionen Jahre alt *(Australopithecines)*, das Universum vielleicht 15 Milliarden. Das Universum befindet sich in einem evolutionären Gestaltungsprozeß begriffen. Die Entfaltung und Differenzierung von Leben auf unserem Planeten stellt eine wahrnehmbare Entsprechung dieses kosmischen Evolutionsprozesses dar. Vielfalt, Spezialisierung und Beschleunigung kennzeichnen das Wesen der Evolution. Der Lebensrhythmus im Mittelalter erscheint uns – im Vergleich zum Lebenstempo der heutigen Zivilisation – geradezu gemächlich. Dies ist höchstwahrscheinlich nicht nur eine Frage der Interpretation, sondern eine Realität. Die Zeit hat sich tatsächlich beschleunigt. Es liegt in der Natur der Evolution, daß sie eine Vervielfältigung vorhandener Möglichkeiten, eine zunehmende Komplexität und einen beschleunigten Informationsfluß mit sich bringt.

Der moderne Mensch befindet sich in einem derartigen Informationsdschungel. Das Leben wird immer schneller und komplexer. Die Anforderungen an den Einzelnen steigen. Immer mehr Information soll in immer weniger Zeit verarbeitet werden. Differenzierungsvermögen und rasche Auffassungsgabe sind heute Überlebensstrategie, „survival of the fittest".

Entwicklungen in der Computertechnologie sind ein instruktives Abbild dieser evolutionstypischen Entwicklung *(Diversifizierung)*. Es ist hilfreich zu erkennen, daß Beschleunigung und Spezialisierung zum dynamischen Inventar eines jeden sich immer mehr auffächernden, evolutiven Entfaltungsprozesses gehören. Ähnlich den verschiedenen Pflanzen- und Tierarten, die ihre Überlebensstrategie auf ein spezialisiertes ökologisches Milieu abstimmen müssen, besteht für uns Menschen von heute ebenfalls ein gewisser Spezialisierungszwang. Dieser Trend zur Wahrnehmung und Ausübung hochspezialisierter Aufgabenbereiche prägt aktuelle und künftige Berufsbilder. Er begünstigt das Entstehen immer neuer Forschungsrichtungen und Fachspezialitäten. Eine notwendige und auch sinnvolle Entwicklung – solange die einzelnen Disziplinen in ein übergeordnetes Ganzes eingebettet bleiben. Verselbständigt sich eine Disziplin unverhältnismäßig und auf Kosten des Gesamtzusammenhaltes, entstehen Fachidiotie und nutzloses Wissen. Trotz enormem Wissen und Erfahrung versagt das Spezialistentum mitunter bei der Lösung komplexer Aufgaben. Böse Zungen behaupten, ein Spezialist wisse von immer weniger immer mehr, bis er am Schluß von nichts alles wisse. Wir sind heute auf Spezialisten angewiesen und werden es auch in Zukunft bleiben. Es geht heute darum, die Möglichkeiten und Grenzen der analytischen Vorgehensweise zu erfassen. Von wachsender Bedeutung ist dabei die sinnvolle Koordination der Spezialisten durch Generalisten.

Das Wesen der analytischen Vorgehensweise besteht darin, einen bestimmten Raum zu definieren und diesen während einer bestimmten Zeitspanne zu beobachten. Nehmen wir als Beispiel für einen solchen „Raum" die Beinmuskulatur und schauen, wie sie sich im Verlaufe eines Trainings- oder Rehabilitationsprogrammes verändert. Wie verändern sich Maximalkraft, Aussehen, Elastizität und Leistungsfähigkeit der Muskeln durch ein entsprechendes Trainingsprogramm? In diesem Beispiel wird ein Körperteil als Raum definiert und durch spezifische Trainingsfaktoren zu beeinflussen versucht. Allfällige Veränderungen werden während einer bestimmten Zeitspanne beobachtet. In bezug auf die *Raum-Zeit* finden wir folgende Situation: Der Raum (Körperraum) ist festgelegt, die Zeit erstreckt sich über eine bestimmte Zeitspanne. Finden während dieser Zeit Veränderungen statt, so sind diese meist meßbar, beispielsweise als Zunahme von Beweglichkeit, Kraft oder Beschleunigungsvermögen. Durch Wiederholung und Ausprobieren neuer Varianten gelingt es, immer gezieltere und spezifischere Maßnahmen zu erforschen, um gewünschte Trainingseffekte zu erreichen. Diese Vorgehensweise ist primär analytisch, Ziel ist das Wissen um ursächliche Faktoren und deren spezifische Auswirkungen. Die gewonnenen Informationen sind naturgemäß punktuell, sie besitzen Gültigkeit nur in identischen oder zumindest vergleichbar ähnlichen Spezialsituationen. Wissenschaftliche Kriterien sind quantitative Meßbarkeit und Wiederholbarkeit der Experimente. Der damit verbundene Wissenszuwachs prägte das naturwissenschaftliche Denken des zwanzigsten Jahrhunderts und läßt sich als kausalanalytischer Ansatz beschreiben.

Fünfzehn Milliarden Jahre Vernetzung

Integration bringt Erkenntnis

Vergegenwärtigen wir uns Komplexität des Phänomens menschlicher Bewegungskoordination, so läßt sich unschwer erkennen, daß wir mit der analytischen Betrachtung einzelner Ausgangswerte und deren isolierten Veränderung wenig ausrichten können. Komplexe und dynamische Systeme können mitunter auf geringfügige Störfaktoren unberechenbar reagieren, weil die einzelnen Faktoren sich durch positive Rückkoppelungen zu dominanten Wirkkräften aufschaukeln. Solche komplexen Systeme mit mehrfach ineinander verschachtelten Regelkreisen neigen bei Überschreiten einer gewissen Toleranzschwelle oft zu unerwartet heftigen Umkippeffekten, zu scheinbar paradoxen Reaktio-

10.3 Vernetzende Erkenntnis: Alle in diesem Moment (Stern auf Wellenlinie) relevanten Wirkpositionen (kleine Kugeln) werden sinnvoll miteinander in Beziehung gesetzt. Interaktiv vernetzendes Denken, Fühlen und Handeln bilden die Grundlage für langfristige Lösungen komplexer Probleme.

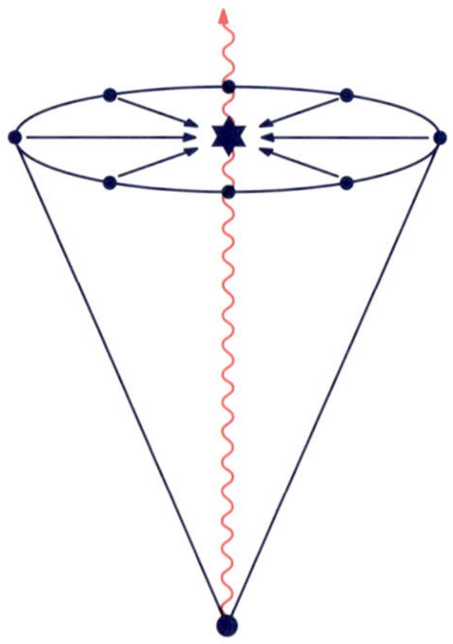

10.3

nen und zu scheinbar chaotischem Verhalten. Eine direkte kausale Verknüpfung von Ursache und Wirkung ist hier weder möglich noch sinnvoll noch wissenschaftlich nachweisbar.

Die junge Wissenschaft, die sich mit der erkenntnisorientierten Erfassung dynamischer und lebender Systeme befaßt, heißt *Biokybernetik*. Das griechische Wort *kybernes* meint Steuermann. Es geht darum, Einsicht in die interne Steuerungsdynamik komplexer Systeme zu bekommen. Der traditionelle kausalanalytische Ansatz hilft uns hier nicht weiter, weil die Anfangsbedingungen nicht in Form von exakten Zahlenwerten angegeben werden können. Die Ausgangssituation ist viel mehr durch die Vernetzung verschiedenster Wirkpositionen zu einer momentanen und einmaligen Konstellation charakterisiert. Kybernetische Forschung, Modelle und Vorhersagen müssen mit dieser systemimanenten Unschärfe umgehen können, um zu wesentlichen Aussagen zu gelangen.

Entsprechend mußte neue Computer-Software entwickelt werden, um durch Analogieschlüsse und Modellsimulationen zukünftige Entwicklung vorhersagen zu können. In den sprachlichen Begriffen spiegelt sich der Einzug der Unschärfe in die Wahrheitsfindung. *fuzzy logic* bedeutet unscharfe Logik – die Kunst und Wissenschaft, nicht exakt definierbare Wirkpositionen komplexer Systeme unter Beibehaltung ihrer Unschärfe zu mathematisieren. Dabei gilt 1 + 1 = 2 nicht mehr absolut, sondern nur noch mit einer Wahrscheinlichkeit von beispielsweise 70%. Die Wahrscheinlichkeit, daß 1 + 1 = 1,9 oder 2,1 ist, beträgt je 10 %. Resultaten wie 1,5 oder 2,5 können nur noch minimale Wahrscheinlichkeitswerte zugeordnet werden. Derartige unscharfe Computerlogik besitzt ein enormes Anwendungspotential und ist heute bereits zur automatischen Schärfeneinstellung von Fotoapparaten *(Autofocus)* im Einsatz. Der Einzug von Unschärfe, Eventualität und Wahrscheinlichkeit stellt vom wissenschaftlichen Standpunkt aus gesehen ein innovatives und sinnreiches Prinzip dar, weil es die klassischen Kategorien falsch und richtig um graduelle Abstufungen erweitert. Das Schwarz-Weiß-Denken wird um etliche Grau- und Farbtöne bereichert. Dies entspricht menschlicher Logik, praktischer Intelligenz, kreativer Entscheidungsfindung und gesundem Menschenverstand.

Was für Möglichkeiten haben wir nun, um in einem unübersichtlichen, verflochtenen Netz komplexer Wirkungen das Wesentliche herauszufinden. Für eine bestimmte Anzahl von Wirkpositionen gibt es eine bestimmte Anzahl möglicher Wechselwirkungen ($n^2 - n/2$). Jede Wirkung ist mit jeder verbunden, ähnlich den Kabelverbindungen eines Telefonnetzes. Bei der Vernetzung von Netzwerken *(internetting)* gestaltet sich der Überblick noch einmal schwieriger, weil jetzt hierarchische Strukturierungen mitzuspielen beginnen. Wir werden also zunächst die Anzahl möglicher Wechselwirkungen reduzieren und zweitens eine Gewichtung ihrer Rangordnung vornehmen müssen.

Im Gegensatz zum expansiven Wachstum und zur zunehmenden Komplexität des analytischen Wissens liegt dem Erkennen zugrundeliegender Gemeinsamkeiten eine Vereinfachung und damit eine Reduktion der

Informationsmenge zugrunde. Diese wird auf das Wesentliche fokussiert. Multifunktionale Elemente und Schlüsselvariablen werden als solche erkannt, übergeordnete Systemzusammenhänge werden ersichtlich. Mit Fortschreiten dieses Erkenntnisprozesses nimmt die Anzahl wichtiger Verknüpfungen kontinuierlich ab. Während quantitative Präzision und Meßbarkeit stetig abnehmen, steigen Qualität, Aussagekraft und potentieller Nutzwert entsprechend an. Im Gegensatz zur expansiven, sich zunehmend spezialisierenden Evolutionsspirale ist die Erkenntnisspirale nach innen gerichtet. Reduktion auf das Wesentliche, Gewichtung im Hinblick auf das Ganze sowie fortwährende Integration der Details lassen zugrundeliegende allgemeingültige Prinzipien erkennen. Dies führt mehr und mehr zum Verständnis kosmischer Gesetzmäßigkeiten *(kósmos = Ordnung)* im scheinbaren Chaos *(cháos = Leere)*. Ein Prinzip kann dann als universal gelten, wenn es überall und immer gültig ist. Am Schluß der Erkenntnis- oder Integrationsspirale steht das Erleben universaler Einheit. Die Weisheit unserer Sprache, die Erfahrung der Mystiker aller Zeiten zeugen von der erfahrbaren Wirklichkeit dieses Einsseins. Das lateinische Wort Universum bedeutet Einheit oder Gesamtheit, entsprechend dem deutschen Wort Weltall.

Das Wesen der erkenntnisorientierten Vorgehensweise besteht in der genauen Umkehrung des analytischen Vorgehens: Ein bestimmter Zeitpunkt wird festgelegt, und alle in diesem Moment relevanten Wirkpositionen werden miteinander interaktiv verknüpft. Als praktisches Beispiel für eine solche Momentaufnahme sei eine bestimmte Performance eines Tänzers, eines Sportlers oder einer Mannschaft erwähnt. Wie läßt sich die Vielfalt der in diesem Moment wichtigen Faktoren erfassen und steuern? Wie lassen sich Konzentrationsfähigkeit, inneres Gleichgewicht, Timing, Teamgeist, Selbstvertrauen und künstlerische Ausdruckskraft als Ganzes erkennen und beeinflussen? Das Beispiel verdeutlicht die im Vergleich zur analytischen Vorgehensweise entgegengesetzte Ausgangssituation. Ein definierter, einmaliger Moment liegt vor, dessen Qualität von einer Vielzahl bekannter und unbekannter Variablen mit schwer berechenbaren Wechselwirkungen bestimmt wird. Der Zeitpunkt ist also fixiert, die Wirkpositionen hingegen sind variabel. Es müssen Schlüsselbeziehungen im Beziehungsnetz der einzelnen Variablen etabliert werden. Diese sind allerdings kaum quantifizierbar. Dafür sind sie meist von entscheidender Bedeutung für das Gelingen einer anspruchsvollen Leistung. Im erwähnten Beispiel könnte es die momentane Kombination von innerer Gelassenheit, körperlicher Topform und inspirierendem Teamgeist sein, welche zu Sternmomenten befähigt. Es ist naheliegend, sich durch kreatives Ausprobieren neuer Kombinationen immer mehr an die eigentlichen Schlüsselbeziehungen heranzutasten, um das wiederholte Gelingen komplexer Leistungen zu ermöglichen. Diese Vorgehensweise ist ebenso wissenschaftlich wie die kausal-analytische, jedoch haben wir weder direkt meßbare Parameter, noch ist die Situation aufgrund ihrer Einmaligkeit reproduzierbar. Die Vorgehensweise ist vielmehr integrativ

10.4 Vielfalt und Einheit: Evolution (a) führt zu immer größer werdender Vielfalt und immer differenzierterem Spezialwissen. Integration (b) führt zu grundlegenden und vernetzenden Erkenntnissen.

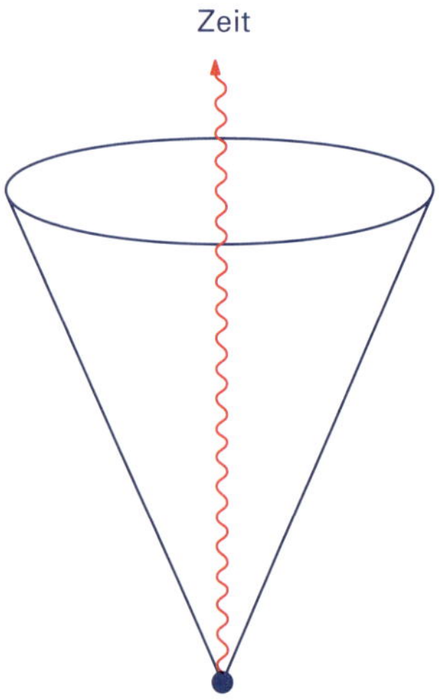

10.4a

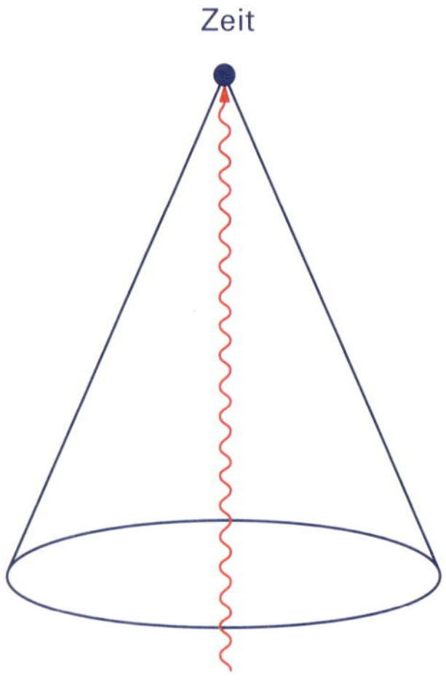

10.4b

und vernetzend. Das Ziel besteht darin, wesentliche Konstellationen richtig und rechtzeitig zu erkennen. Analoge Folgerichtigkeit und prinzipielle, langfristige Gültigkeit stellen die wissenschaftlichen Kriterien dar. Diese primär erkenntnisorientierte Vorgehensweise und die daraus resultierenden, transdisziplinären Ansätze für langfristige Problemlösungen werden die wissenschaftlichen Entwicklungen des nächsten Jahrhunderts prägen. Dieser erkenntnistheoretische Ansatz läßt sich als relational oder als interaktiv-vernetzend bezeichnen.

Wir haben jetzt die fundamentalen Forschungsansätze des kausalanalytischen Begreifens und der relationalen Vernetzung so weit kennengelernt, daß wir die sich ergänzende Gültigkeit beider Wege erkennen. Damit wird eine sinnvolle Anwendung möglich. Sinnvoll bedeutet analytisches Vorgehen für einfache kausale Beziehungen bzw. vernetzendes Denken und Handeln für komplexe Systementwicklungen. Wir möchten die Wesenszüge dieser beiden komplementären Wege übersichtlich zusammenstellen.

Evolution und Integration sind beide in ständiger Weiterwandlung begriffen. Evolution als Beschleunigung der Vielfalt führt zu immer entfernteren und spezialisierteren Funktionen *(Differenzierungsprinzip)*. Integration als allumspannendes, verbindendes Prinzip führt zu wachsendem Zusammenhalt *(Kohäsionsprinzip)*. Unser Verständnis, sowohl analytischer wie relationaler Forschungsansatz, wird sich weiterentwickeln müssen, um mit dem Fortschreiten der Zeit Schritt halten zu können. Neue Informationen werden bei der Klärung spezifischer Fragestellungen helfen. Grundlegende Erkenntnisse werden Ordnung und Struktur in die Informationsflut bringen. Wissen, auch irrelevantes, wird sich weiterhin anhäufen, neue Erkenntnisse, auch irrelevante, werden weiterhin entstehen.

Kriterium	*Analytisches Wissen*	*Relationale Erkenntnis*
Raum-Zeit	Raum definiert, Zeitspanne variabel	Zeit definiert, Wirkpositionen variabel
Studium von	Objekten	Beziehungen
Vorgehen	Analyse	Integration
Mathematik	binäre Logik, digital	fuzzy logic, analog
Informationsgewinn	präzise Einzeldaten mit qualitativer Unschärfe, Summation zu Wissen	qualitativ hochwertige Zusammenhänge mit quantitativer Unschärfe, Verdichtung zu Erkenntnis
Gültigkeit	in ähnlichen oder identischen Spezialfällen	Systemgültigkeit
Anwendung	einfache (*monocausale*) Beziehungsketten	komplexe *(interaktive)* Beziehungsnetze
Experte	Spezialist	Generalist
Verlaufsrichtung	Entropie	Syntropie
Dynamik	expansiv, beschleunigend, zunehmende Differenzierung	implosiv, verlangsamend, zunehmende Vereinheitlichung
Ziel	Evolution/Vielfalt	Integration/Einheit

Fünfzehn Jahre Spiraldynamik
Die Kunst, Bewegung zu erforschen

Bei der Erforschung des Phänomenes menschlicher Haltungs- und Bewegungskoordination befinden wir uns in einer typischen, eben nicht gerade gemütlichen Situation: Es steht uns eine immense Fülle präziser Einzelinformationen aus den Gebieten Biophysik, Physiologie, Anatomie, Medizin und Bewegungslehre zur Verfügung, bei deren Interpretation, Gewichtung und praktischer Umsetzung wir entsprechende Schwierigkeiten bekunden. Hinzu kommt, daß sich Erfahrungswerte von Disziplin zu Disziplin stark unterscheiden, sich mitunter gar widersprechen. Dies stiftet Verwirrung, provoziert, fordert heraus, auch zum Widerspruch. Welcher Weg führt zum Ziel? Die Kenntnis der Prinzipien menschlicher Haltungs- und Bewegungskoordination. Mit ihrer Hilfe lassen sich Informationen richtig ordnen und gewichten.

1. *Das Universum und dessen Bewegungskoordination ist unser Ausgangspunkt.* Das Universum ist das größte und umfassendste System, das wir kennen. Wir definieren das Universum als Gesamtheit aller Ereignisse, welche in diesem System stattfinden. Ereignisse sind immer Bewegung! Was universale Gültigkeit bezüglich Bewegungskoordination hat, ist definitionsgemäß auch für die Bewegungskoordination des Menschen wahr. Durch diesen universalen Ansatz können wir die für das Grundverständnis unnütze Überbewertung aller Spezialfälle, Besonderheiten und Ausnahmen vermeiden.
2. Unsere Strategie führt vom Universum zum Menschen, von universalen Bewegungsprinzipien zu den Gesetzmäßigkeiten menschlicher Bewegungskoordination. Der Makrokosmos umfaßt definitionsgemäß sämtliche Mikrokosmen. Wissenschaftsstrategisch wählen wir die Vorgehensweise *Makrokosmos → Mikrokosmos.* Sie gewährleistet die Berücksichtigung aller wesentlichen Faktoren. Für die umgekehrte Vorgehensweise *Mikrokosmos → Makrokosmos* gilt: Was für ein Teilsystem gilt, kann, aber muß nicht für das nächstgrößere System Gültigkeit haben.
3. *Universale Prinzipien* haben immer und überall Gültigkeit, sie kennen keine Ausnahme und dürfen einander nicht widersprechen *(Interkompatibilität).* Universale Prinzipien sind Naturgesetz, d. h. gewichtslose, masselose Konzepte der Natur. Solche Prinzipien manifestieren sich in der Vielfalt spezieller Ereignisse und Entwicklungen. Alle konkreten Bewegungen des physikalischen Universums werden durch das Zusammenwirken solcher Prinzipien gesteuert. Die Bewegungskoordination des Menschen stellt einen solchen räumlich und zeitlich begrenzten Spezialfall dar, durch welchen übergeordnete Bewegungsprinzipien zum Ausdruck kommen.
4. *Erfahrbarkeit:* Dank der dem Menschen angeborenen Erkenntnisfähigkeit ist es uns möglich, Bewegungsprinzipien durch persönliche Erfahrung zu verstehen und unser Verhalten darauf abzustimmen. Experimente dienen der Überprüfung

unseres diesbezüglichen Lernfortschrittes.

Der Knoten ist ein solches erfahrbares, abstrakt-geometrisch-mathematisches Konzept, bei welchem mindestens zwei Kreisbewegungen *(à 360°)* spiralig ineinander verschlauft werden. Dieses Bewegungsprinzip ist mit Hilfe eines Seiles oder zweier Schnürsenkel durch Erfahrung nachvollziehbar. „Affen können offensichtlich das Knotenprinzip erfinderisch nicht nachvollziehen, ansonsten die Lianen des Dschungels wahrscheinlich längst alle miteinander verknotet wären" *(B. Fuller)*.
Wenn wir von Erfahrbarkeit sprechen, müssen wir von subjektiver Wahrnehmung und objektivem Sachverhalt sprechen. Hierzu ein aufschlußreiches Experiment. Wenn ich während einiger Minuten meine linke Hand in eiskaltes und meine rechte Hand in heißes Wasser halte, um dann beide Hände gleichzeitig in einer Schale mit 20-grädigem Wasser zu baden, so wird sich dieses lauwarme Wasser für eine Hand warm und für die andere kühl anfühlen. Was stimmt jetzt? Die Wassertemperatur beträgt objektiv 20°. Das Thermometer erfaßt einen einfachen, monokausalen Zusammenhang, nämlich die Beziehung zwischen Temperatur und Ausdehnung von Quecksilber. Das menschliche Gehirn arbeitet relational, es verknüpft vorangehende und aktuelle Wahrnehmungen, vergleicht linke und rechte Seite etc. Wahrnehmung und Sachverhalt, subjektive und objektive Wirklichkeit scheinen sich zu widersprechen, ein Paradoxon, das nicht einfach zu lösen ist.

Erfahrbarkeit punkto Bewegungskoordination besitzt ebenfalls eine subjektive und objektive Dimension. Objektiv muß ein Bewegungsprinzip einleuchtend und logisch nachvollziehbar sein. Wir müssen in der Natur weitere Beispiele für dessen Gültigkeit finden. Es muß mit der Bewegungsanatomie des menschlichen Körpers kompatibel sein. Subjektiv muß es durch unsere Sinne, trotz anfänglicher Widersprüche, schließlich erlebbar sein.

Die meisten der bestehenden Theorien zum Thema Haltungs- und Bewegungskoordination des Menschen gehen ausschließlich vom Spezialfall Mensch aus und basieren damit auf einem Fundament stark eingeschränkter Gültigkeit. Oftmals basieren Interpretationen auf statistischen Durchschnittswerten eines bestimmten Kollektives und führen zu fragwürdigen Verallgemeinerungen, mitunter zu falschen Annahmen. Wenn solche Annahmen nicht mehr hinterfragt werden und sich zu Selbstverständlichkeiten und Konventionen entwickeln, so trübt dies den Blick zur Erforschung der wirklichen Zusammenhänge. Es ist noch nicht gar so lange her, da glaubte man ernsthaft, die Erde sei eine flache Scheibe, obwohl die Natur in jedem Tropfen Wasser die Kugelgestalt als eine bevorzugte räumliche Struktur augenfällig macht. Die Überprüfung einer Hypothese oder eines Modelles anhand eines universaleren Kontextes ist heute ein unentbehrliches wissenschaftliches Instrument. Eine primär erkenntnisorientierte Vorgehensweise hat deshalb gute Aussichten, wesentliche Einsichten zutage zu fördern.

Unsere Vorgehensweise ist deshalb durch folgende vier Punkte charakterisiert:

- Ausgangspunkt: Universum
- Makrokosmos → Mikrokosmos
- Prinzipiell → speziell
- Erfahrbarkeit: subjektiv und objektiv

Das Phänomen menschlicher Haltungs- und Bewegungskoordination läßt sich auf eine essentielle 3er-Konstellation reduzieren, auf drei miteinander verknüpfte, universale Prinzipien:

- Das Raum-Zeit-Prinzip (Gleichgewicht und Rhythmus)
- Das Bewegungsprinzip (Energie und Richtung)
- Das Intelligenzprinzip (Vielfalt und Einheit)

Die Kunst, das Phänomen menschlicher Bewegungskoordination wissenschaftlich zu erforschen, läßt sich deshalb wie folgt definieren: Erforschung der Raum-Zeit-Koordination menschlicher Bewegung durch Bewußtheit.

Zusammenfassung

Wissenschaft ist, was Wissen schafft. Die Naturwissenschaften analysieren kausale Zusammenhänge und fördern immer neue Details und immer mehr Fakten zutage. Erkenntnis hingegen ordnet und vernetzt vorhandene Information zu einem erlebbaren Gesamtverständnis, dem sogenannten Aha-Erlebnis. Es liegt in der Natur der analytischen Vorgehensweise, daß die Fülle wissenswerter Daten immer mehr und immer rascher zunimmt. Der erkenntnisorientierte Zugang hingegen erhellt die wesentlichen Zusammenhänge und liefert wertvolle Entscheidungshilfen bei komplexem Geschehen. Menschliche Bewegung stellt ein solches komplexes Steuerungsgeschehen dar, umfaßt sie doch alle psychoneurologischen Leistungen bis hin zur raum-zeitlich geordneten, biomechanischen Ausführung. Die Erforschung des Phänomens menschlicher Bewegungskoordination liefert eine verwirrende, zum Teil widersprüchliche Fülle präziser Einzelinformationen aus den Gebieten Biophysik, Anatomie, Trainingswissenschaften und Medizin. Um diese Faktoren zu sichten und gewichten, empfiehlt sich die Reise vom Prinzipiellen zum Speziellen. Was für ein ganzes System Gültigkeit besitzt, gilt definitionsgemäß auch für alle Teilsysteme, nicht aber umgekehrt. Das umfassendste System, das wir kennen, ist das Universum. Deshalb ist es sinnvoll und notwendig, die Bewegungskoordination der Natur als Ausgangspunkt zu nehmen, um von dort eine Brücke zur Bewegungskoordination des Menschen zu schlagen.

Koordination des Raumes

Das Rätsel der Entstehung
Am Anfang war ein Knall

Raum aus Raumeinheiten
Wie die Sterne am Himmel

Raumeinheit mit zwei Polen
Yin und Yang als Lebensprinzip

Ordnungsprinzip Spirale
Sprung in die dritte Dimension

Die zwölf Grade der Freiheit
Bewegung und Gegenbewegung

Koordination des Raumes
Dynamisches Gleichgewicht

„Jede Vertiefung des Verständnisses ist die Folge einer erneuten Durchsicht des sich spontan immer wieder umgestaltenden Inventars wesentlicher Faktoren. Die Wahrnehmung dieses Prozesses führt zu neuen Horizonten des Verstehens."

Buckminster Fuller

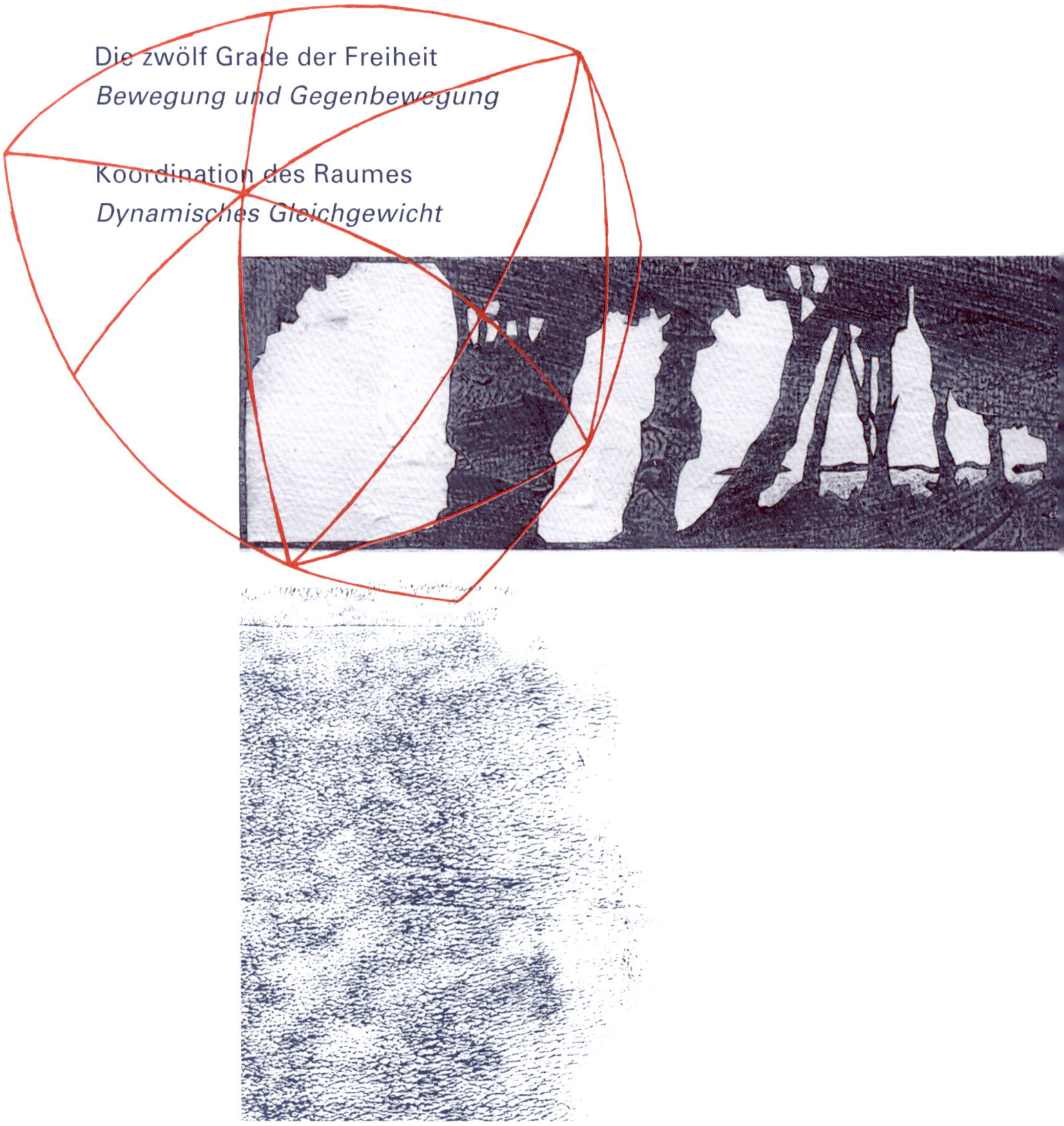

11

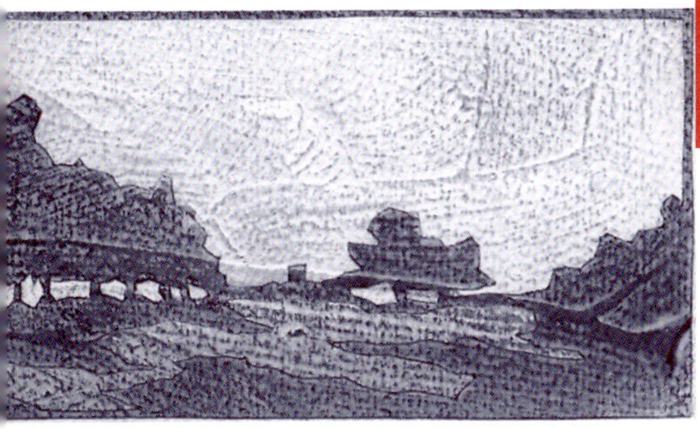

11.1 Blick ins All: Mit Hilfe von Röntgensatelliten ist es heute möglich, kosmische Gaswolken sichtbar zu machen. Man sieht eine riesige, 100 Millionen Grad heiße Gaswolke, die im sichtbaren Licht nicht zu sehen ist. Aus solch diffusen, rotierenden Gaswolken können neue Galaxien und Sterne entstehen.

11.2 Raumeinheit: Der Kreis, Symbol allumfassender Einheit.

11.3 Urknalltheorie: Der heiße Urknall gilt heute als wahrscheinliches, wenn auch unvollständiges Modell. Die Urknall-Kosmologie geht davon aus, daß eine Entstehung des Universums aus dem Nichts möglich ist.

11.1

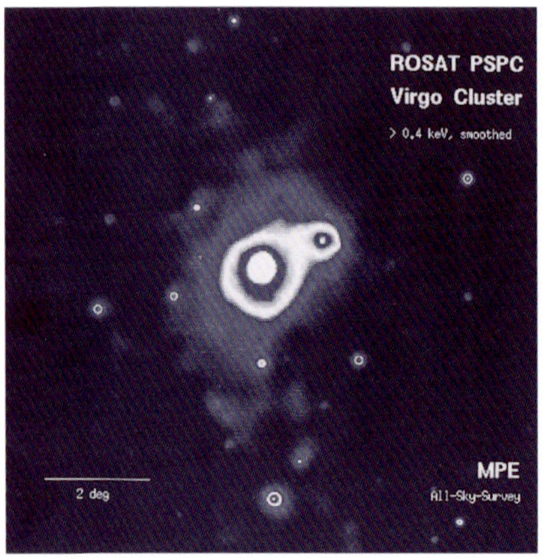

Das Rätsel der Entstehung
Am Anfang war ein Knall

Die Urknalltheorie ist hochinteressant, aber sie erklärt nicht, wie aus nichts endlicher Raum entstehen kann, warum es davor keine Zeit gab und was außerhalb unseres Universums existiert. Trotzdem soll sie, als weit verbreitetes Modell, stichwortartig aufgezeigt werden, um grundlegende Aspekte der Dimension „Raum“ zu verdeutlichen: Wie stellen wir uns die Entstehung des Raumes heute vor?

Die Urknallkosmologie beschäftigt sich mit dem Feuerzauber, der die Geburt des Universums begleitete, mit dem Rätsel der Entstehung von Raum und Zeit, von Energie und Materie. Die Urknalltheorie beschreibt das mögliche Entstehungsszenario des Universums etwa folgendermaßen: Vor rund 10 Milliarden Jahren (10^{10}) soll es aus dem Nichts kräftig geknallt haben. Es entstand Materie unendlicher Dichte und unendlicher Temperatur. Der Raum dehnte sich im Bruchteil eines Splittersekündchens (10^{30} Sekunden!) um einen gigantischen Faktor (10^{50}!) aus. Für den menschlichen Geist unvorstellbare Zeit-Raum-Dimensionen! Eine riesige Raum-Zeit-Kugel, die urplötzlich aus dem Nichts heraus entstand und die Energie gleich miterschuf. Strahlung wandelte sich spontan in Materie um.

In der ersten Sekunde nach dem Urknall entstanden aus dem immer noch sehr heißen (*10 Milliarden Grad*) und sich näherungsweise mit Lichtgeschwindigkeit ausdehnenden Elementarteilchenbrei (*Quarks*) die ersten regulären Fliegengewichte im Zoo der Elementarteilchen (*Photonen, Elektronen, Neutrinos*). Daraus wiederum entwickelten sich die ersten Atomker-

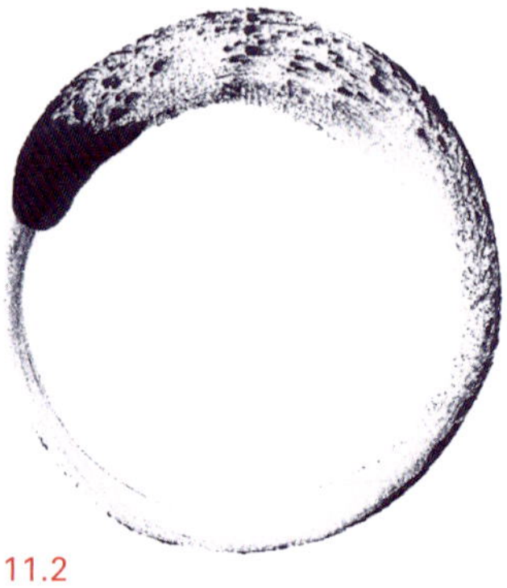

11.2

ne. Einige Stunden nach dem Urknall war die Entstehung von Helium und anderer Elemente abgeschlossen. Das Universum setzt seither seine Ausdehnung kontinuierlich fort, wie ein großer Luftballon, der sich immer weiter aufbläst. Darin bilden sich Regionen mit sich zunehmend verdichtenden Gaswolken, aus denen dann nach einigen Milliarden Jahren Galaxien hervorgehen. In unserem Universum gibt es etwa 100 Milliarden solcher Galaxien. Sterne werden geboren und verglühen wieder (*Supernovae*) und werden erneut zu rotierenden Gaswolken. Es entstehen wiederum neue Sterne – ein sich ständig wiederholender Zyklus. Unsere Sonne, vor etwa fünf Milliarden Jahren entstanden, ist ein solcher neuer Stern zweiter oder dritter Generation und befindet sich irgendwo in der Randzone eines gewöhnlichen Spiralnebels.

Raum aus Raumeinheiten
Wie die Sterne am Himmel

Was ist jenseits des Universums? Es ist nicht anzunehmen, daß es so etwas wie eine große Mauer gibt, hinter der sich ein anderes Universum versteckt. Und wenn es so wäre: Was ist jenseits jenes Universums? Als wahrscheinlich gilt die Annahme, daß das Universum in seiner heutigen Ausdehnung zwar endlich sei, aber trotzdem keine Grenzen kenne. Dies mag auf den ersten Blick paradox erscheinen, ist es aber nicht, wenn wir zwischen Raumprinzip und manifestem Raum unterscheiden.

Das *Raumprinzip* als solches ist ein abstraktes, metaphysisches Prinzip, das weder Maße noch Energie besitzt, das weder an Gewicht, Größe noch

11.3

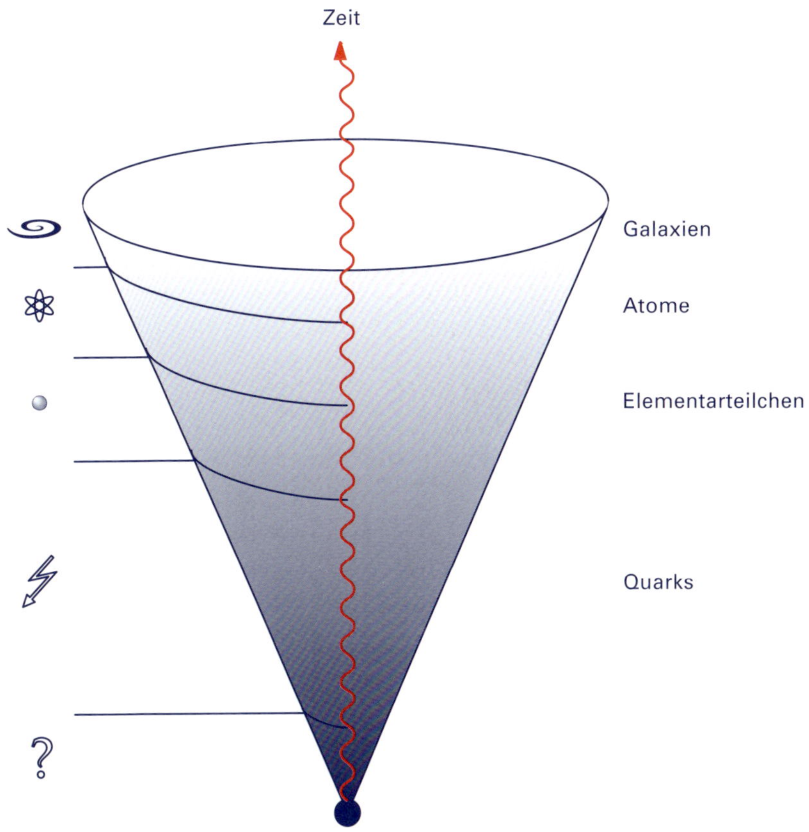

11.4 Yin und Yang: Altchinesisches Symbol universaler Polarität. Die dreidimensionale Verschraubung einer Kugel (a) entspricht der bekannten zweidimensionalen Darstellung (b).

Ausdehnung gebunden ist, dessen Gesetze sich aber immer und überall manifestieren, sobald sich Raum in irgendeiner Weise konkretisiert. Nur das Raumprinzip ist kontinuierlich und grenzenlos. Das physikalische Universum und alle seine Bestandteile hingegen bestehen aus begrenzten *Raumeinheiten*. Schon ein Blick in den nächtlichen Sternenhimmel veranschaulicht, daß unsere Milchstraße aus Zusammenballungen stellarer Raumeinheiten und interstellarer Zwischenräume besteht. Gleiches gilt für den Mikrokosmos.

Wenn wir die Dimensionen der atomaren Welt auf eine für den Menschen erfahrbare Größenordnung übertragen, so entspricht ein Atom in etwa dem Petersdom in Rom. Im Zentrum befindet sich ein Salzkorn (*Atomkern*) und entlang der Kuppel kreisen ein paar Staubkörnchen (*Elektronen*). Auch relativ kompakte Gegenstände des Alltages, wie Holz, Metall oder eine Brücke, sind nur scheinbar solide, durchlaufende Materie. In Wirklichkeit besteht alles aus kleinen Elementarteilchen und riesigen Zwischenräumen. Die räumliche Analogie zwischen Makro- und Mikrokosmos, zwischen Sternen und Atomen, ist offensichtlich.

Die Frage ist nun: Wie ist es möglich, auf nur scheinbar kompaktem Boden zu stehen und nicht einfach durch ihn durchzufallen? Das führt auf dem Weg zum Verständnis des Raumprinzipes zum Geheimnis räumlicher Ordnung – sei es nun Weltraum oder Körperraum. Ordnungsprinzipien sorgen für den Zusammenhalt innerhalb einer Raumeinheit, sei es als Gravitationskraft, die das Universum zusammenhält, sei es als Kernkraft, welche die Atombausteine stabilisiert oder als Druck- und Zugkräfte, die den Zusammenhalt des menschlichen Körpers gewährleistet. Ein praktisches Beispiel: Werden zwei lose Seilenden aneinandergelegt, so daß sie sich berühren, werden sie sich kaum miteinander verbinden. Erst, wenn sie mittels zweier Kreisbewegungen spiralig ineinander verknotet werden, bilden sie eine Einheit und bieten Zusammenhalt. Räumliche Einheiten sind so angeordnet, daß sie Zusammenhalt im Inneren und Begrenzung nach außen gewährleisten.

Raumeinheit mit zwei Polen
Yin und Yang als Lebensprinzip

Jede abgegrenzte Raumeinheit besitzt zwei Pole, die sich gegenseitig ergänzen und bedingen. Diesem Phänomen begegnen wir überall in der Natur. Der empirischen Lebenserforschung im alten China war dies bereits wohl vertraut. Yin und Yang gelten seit 4000 Jahren als universales, polares Wirkungsprinzip, als elementare Wertkonvention der chinesischen Hochkultur. Heute sind Yin und Yang vielen Menschen ein geläufiges Lebensprinzip. Naturwissenschaftliche Erkenntnisse unseres Jahrhunderts liefern eine breite Palette greifbaren Anschauungsmaterials für den universalen Charakter der Bipolarität. Magnetfelder (Nord- und Südpol), Elektrizität (Plus- und Minuspol), Wolkenbildungen (Zyklone, Antizyklone) Atome (Protonen, Elektronen) . Einige Beispiele sind weniger geläufig: Bis in unsere Gegenwart dauert die Kontinentenwanderung an, die Bewegungen der Erdkruste sind Ausdruck großräumiger, bipolarer Strömungs-

vorgänge des Erdmantels (*pazifische-* 11.4a
antipazifische Konvektionszellen). 11.4b
Auch die meisten biochemischen Prozesse verlaufen stereoselektiv und unterscheiden zwischen Bild- und Spiegelbildmolekülen (*optische Isomere*).

Diesem Polaritätsprinzip wohnt eine Dynamik inne. Zwei Pole sind nicht statisch, sondern stehen in Wechselwirkung zueinander. Sie bilden zusammen ein Ganzes. Ein Pol kann ohne den anderen nicht sein (*Komplementarität*). Die beiden Pole sind und wirken einander entgegengesetzt (*Opposition*) und gehen fließend ineinander über (*Transformation*), so, wie die Nacht langsam der Tagesdämmerung weicht und umgekehrt. Auf die Bewegungskoordination des Menschen und seine Anatomie bezogen bedeutet das: die verschiedenen Bewegungseinheiten – Stamm, Hände und Füße – weisen bipolare Struktur- und Funktionsmerkmale auf. Als Beispiel sei das Greifen von Daumen und Kleinfinger erwähnt. *Opposition* bedeutet, daß jede räumliche Bewegung ihre dreidimensionale Gegenbewegung bedingt. *Transformation*, den fließenden Übergang von einer Bewegung in ihre Gegenbewegung, steckt als Achterbewegungen in allen großen Gelenken.

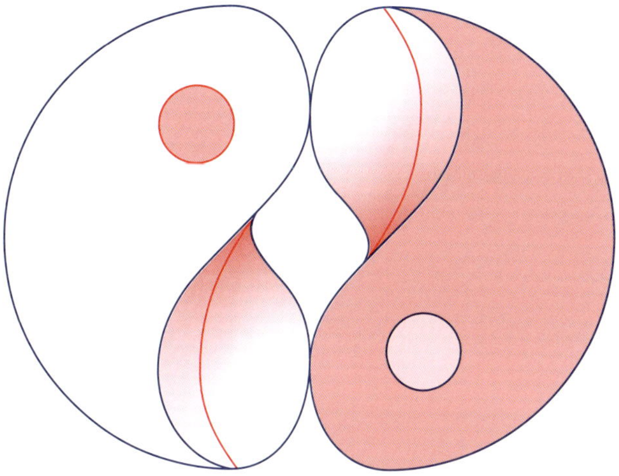

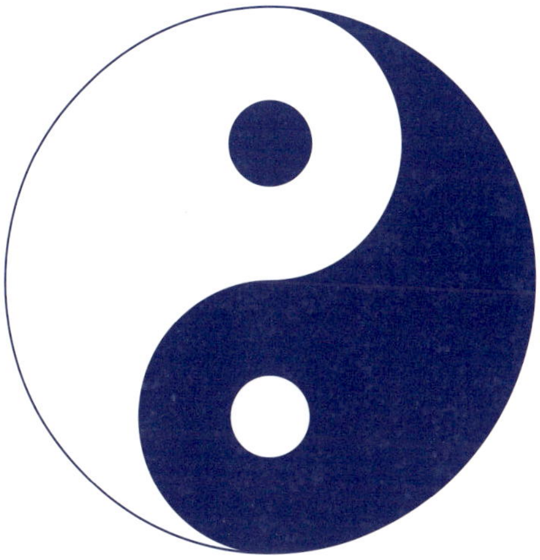

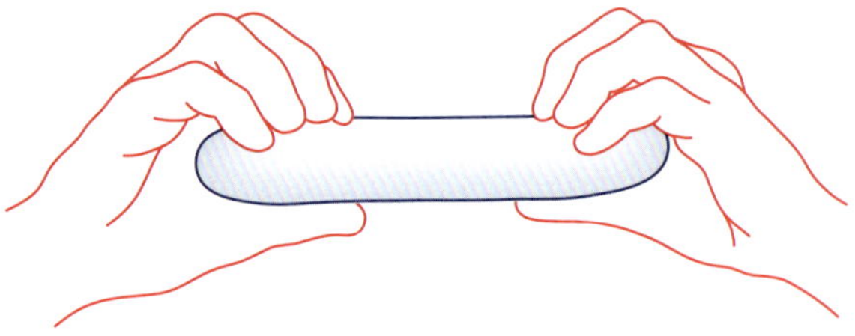

11.6a, b

11.5 Dreidimensionalität: Ein Winkel spannt eine 2D-Fläche auf (a). Der 3D-Raum bedingt ein Minimum von zwei Winkeln in verschiedenen Ebenen (b). Das Z-förmig aufgeklappte Dreieck ist die geometrische Variante der Spirale (c). Die Spirale stellt damit die einfachste, raumökonomischste Struktur des 3D-Raumes dar.

11.6 Bewegungsdynamik einer Spirale: Ein Stück Knetmasse (a), um seine Längsachse gedreht ergibt lediglich eine eindimensionale Rotationsbewegung. Die Erzeugung einer Schraubenspirale bedarf einer dreidimensionalen Bewegungsführung (b).

11.7 Spirale mit Ecken: Häufigste Strukturformen des Diamantes sind Oktaeder (a), Tetraeder (b) und Würfel (c). Sie zeigen exemplarisch, wie die Natur aus links- und rechtsdrehenden, z-förmigen ‚Spiralen' regelmäßige Vielecke aufbaut.

Ordnungsprinzip Spirale
Sprung in die dritte Dimension

Der Raum besitzt drei erfahrbare Dimensionen. Gemäß konventionellem Sprachgebrauch sprechen wir von Länge, Breite und Höhe. Drei senkrecht zueinander stehende Raumachsen ergeben das gebräuchliche xyz-Koordinatensystem. Um das Wesen der Dreidimensionalität zu erfassen, gilt es in Erfahrung zu bringen, wie dreidimensionale Räume überhaupt entstehen.

Beginnen wir mit der Fläche. Um eine 2D-Fläche aufzuspannen, bedarf es eines Winkels. Jeder Winkel beschreibt eine Fläche zwischen seinen beiden Schenkeln. Das Winkelprinzip ist eine Eigenschaft des Raumprinzips. Es ist nichtstofflicher Natur, also unabhängig von der Objektgröße. 60 Grad sind 60 Grad, egal wie groß oder wie klein die Fläche dazwischen ist.

Um einem zweidimensionalen Dreieck zum Sprung in die dritte Dimension zu verhelfen, müssen wir eine seiner Ecken öffnen und ein loses Ende in die Höhe ziehen. Dreidimensionalität bedingt ein Minimum von zwei Winkeln in verschiedenen Ebenen. Dadurch entsteht eine Z-Kobra mit zwei offenen Enden und zwei inneren Winkeln – die geometrische Variante einer Schraubenspirale.

Die Schraubenspirale ist die vielleicht einfachste und raumökonomischste Art, Dreidimensionalität zu manifestieren. Die Spirale stellt deshalb ein sehr häufig anzutreffendes Struktur- und Bewegungsprinzip dreidimensionaler Räumlichkeit dar – erinnern Sie sich an das Schneckengehäuse, das Pflanzenwachstum, den Wirbelwind, den Wasserstrudel, den Spiralnebel oder die Eiweißfäden und die Erbinformation des Menschen mit ihrer spiraligen Struktur (*DNA-Doppelhelix*).

Die Spirale stellt ein formales Organisationsprinzip des Raumes dar. Auch der menschliche Körper, seine anatomischen Strukturen und Funktionen, verkörpern dasselbe Prinzip der Schraubenspirale. In sich verschraubte Knochen (*Torsionswinkel*), Dreh-Scharniergelenke und spiralig verlaufende Muskeln sind die anatomische Grundlage unserer Bewegungskoordination.

Um die dynamische Natur der Schraubenspirale zu begreifen, ist die Tatsache von Bedeutung, daß sie zwei Enden besitzt. Für die Entstehung einer Schraubenspiralbewegung bedarf es einer Wirkung an beiden Polen, um das dazwischen liegende Volumen in Spiralbewegung zu versetzen. Eine

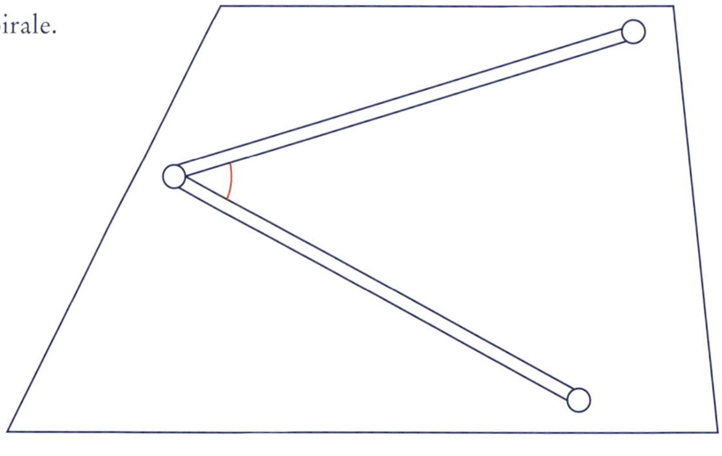

11.5a–c

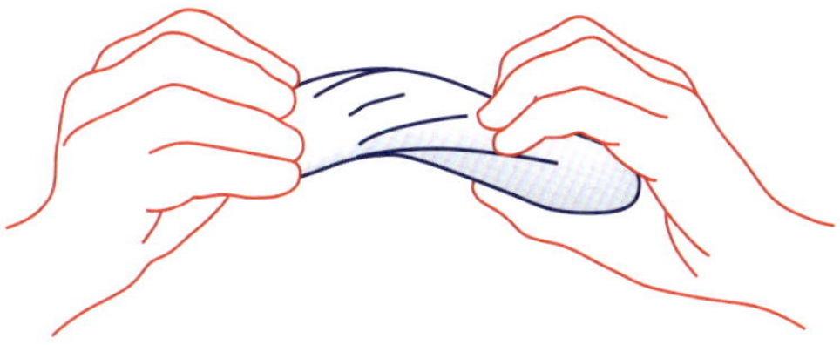

einfache Art, dies praktisch nachzuvollziehen, besteht darin, mit beiden Händen ein längliches Stück Knetmasse um einen Holzstab zu wickeln. Linke und rechte Hand drehen dabei in entgegengesetztem Richtungssinne. Die derart entstehende Schraubenspirale ist gleichmäßig um den Holzstab gewickelt. Die beiden Pole der Knetmasse bewegen sich bei der Entstehung der Spirale in einem bestimmten Symmetrieverhältnis zueinander, auf das wir später eingehen werden.

11.7a
11.7b
11.7c

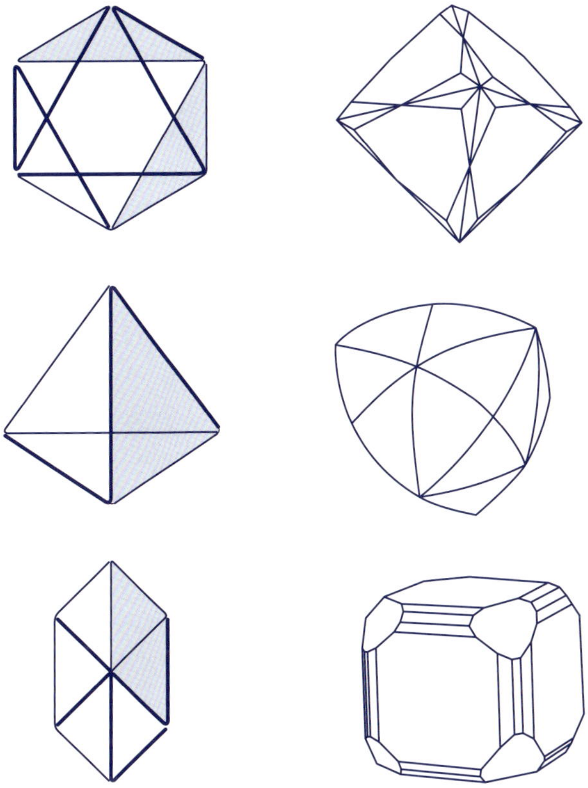

In der Natur gibt es sie manchmal als übergeordnete Spiralstrukturen (*Superhelix*), offensichtlich etwa bei Schneckenhäusern, rankenden Weinreben, eingerollten Farnblättern oder geschraubten Geweihen. Besonders schöne, gekreuzte Doppelspiralen entstehen bei Föhren- und Tannenzapfen. Manchmal ist die Spirale (*Helix*) als Grundbaustein nicht auf den ersten Blick ersichtlich. Im Bewegungsapparat des Menschen wimmelt es von Spiralen. Wir finden Spiralen als Strukturelement in den Knochen (*helicales Prokollagen*), Muskeln (*Aktinfilamente*) und Haaren (*-Keratin-Helix*), um nur einige Beispiele zu nennen.

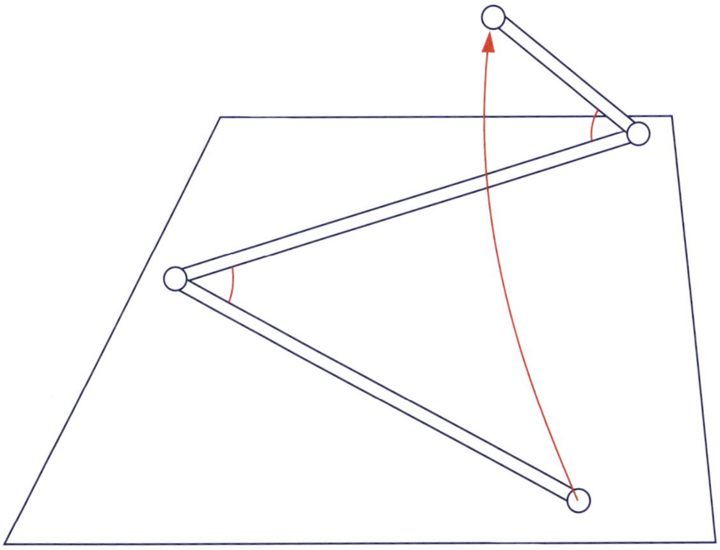

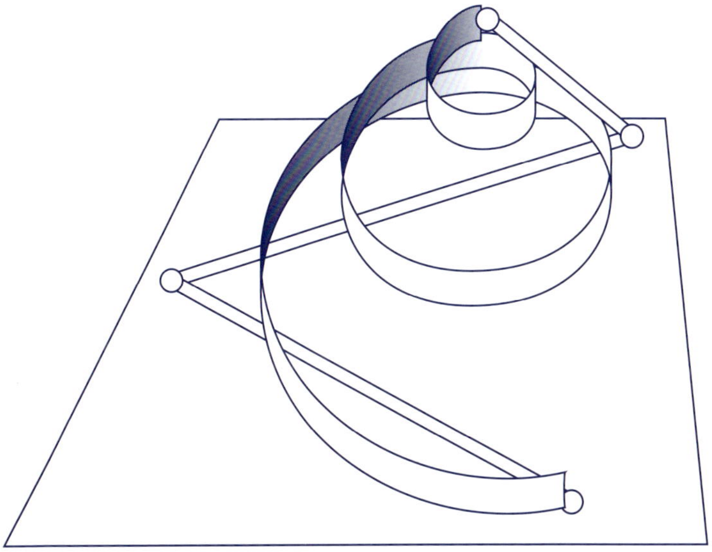

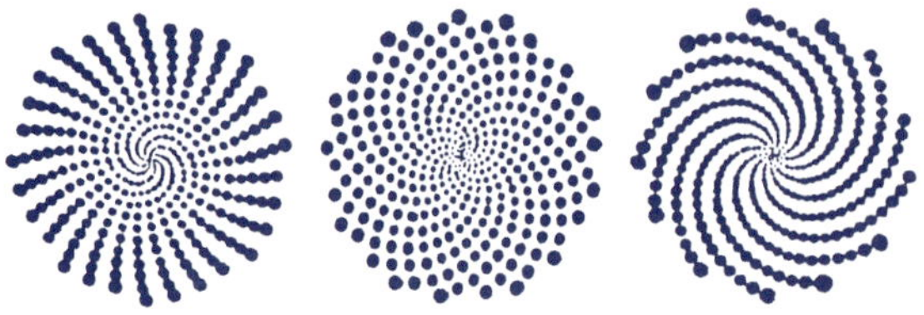

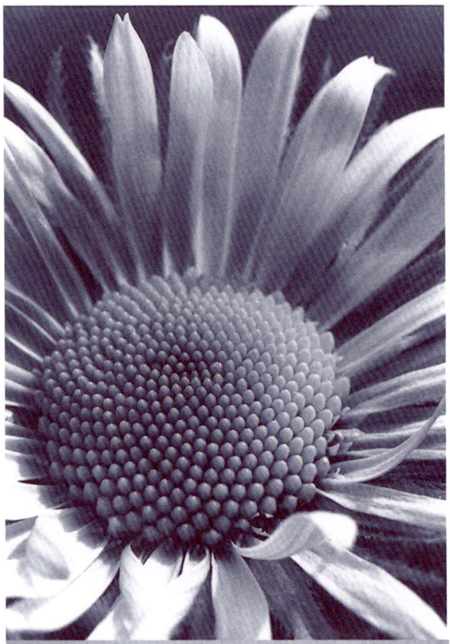

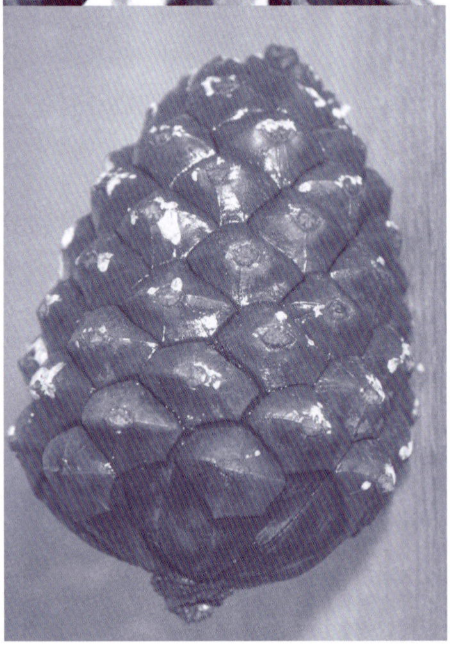

11.8a
11.8b
11.8c

11.8 Doppelspiralstrukturen: Die Schuppen dieses Föhrenzapfens (c) bilden sich überkreuzende Spiralen. Im Uhrzeigersinn zählen wir 8, im Gegenuhrzeigersinn 13 Spiralen. Das Verhältnis 13:8 entspricht dem Goldenen Schnitt. Blütenstand der Sonnenblume (b). Das Doppelspiralmuster (a, Mitte) entsteht nur bei Einhaltung eines ganz bestimmten Winkels (Divergenzwinkel links 136,5 Grad, Mitte 137,5 Grad, rechts 138 Grad).

11.9 Doppelspiralstruktur Mensch: Auch der Mensch als Ganzes (a) verkörpert durch seine Bewegungsanatomie das Prinzip der Doppelspirale. Dazu wird der menschliche Körper in Bewegungseinheiten gegliedert (b): Stamm, Arme und Beine. Die einzelnen Bewegungseinheiten sind in sich spiralig verschraubt (c): Der Stamm ermöglicht eine Verschraubung nach links und nach rechts, während Arme und Beine gerichtete Spiralstrukturen sind. Tanzender Harlekin mit Stock (d), gezeichnet von Picasso.

Auch der menschliche Körper als Ganzes, die Anatomie des Bewegungsapparates, verkörpert raumgeometrisch eine Doppelspirale. Dabei besitzt der Stamm eine links-rechts alternierende Beweglichkeit. Arme und Beine hingegen stellen einfache Spiralen dar. Die Drehrichtung der Spirale ist hier anatomisch vorgegeben und deshalb nur bedingt umkehrbar. Beide Oberschenkelknochen beispielsweise sind strukturell nach außen orientiert, erkennbar am Drehwinkel des Oberschenkelhalses (*Antetorsion*) oder am muskulären Überwiegen der Außendreher. Die Oberarme hingegen sind nach innen gedreht (*Retrotorsionswinkel, Überwiegen der Innenrotatoren*).

11.9a, b
11.9c

11.9d

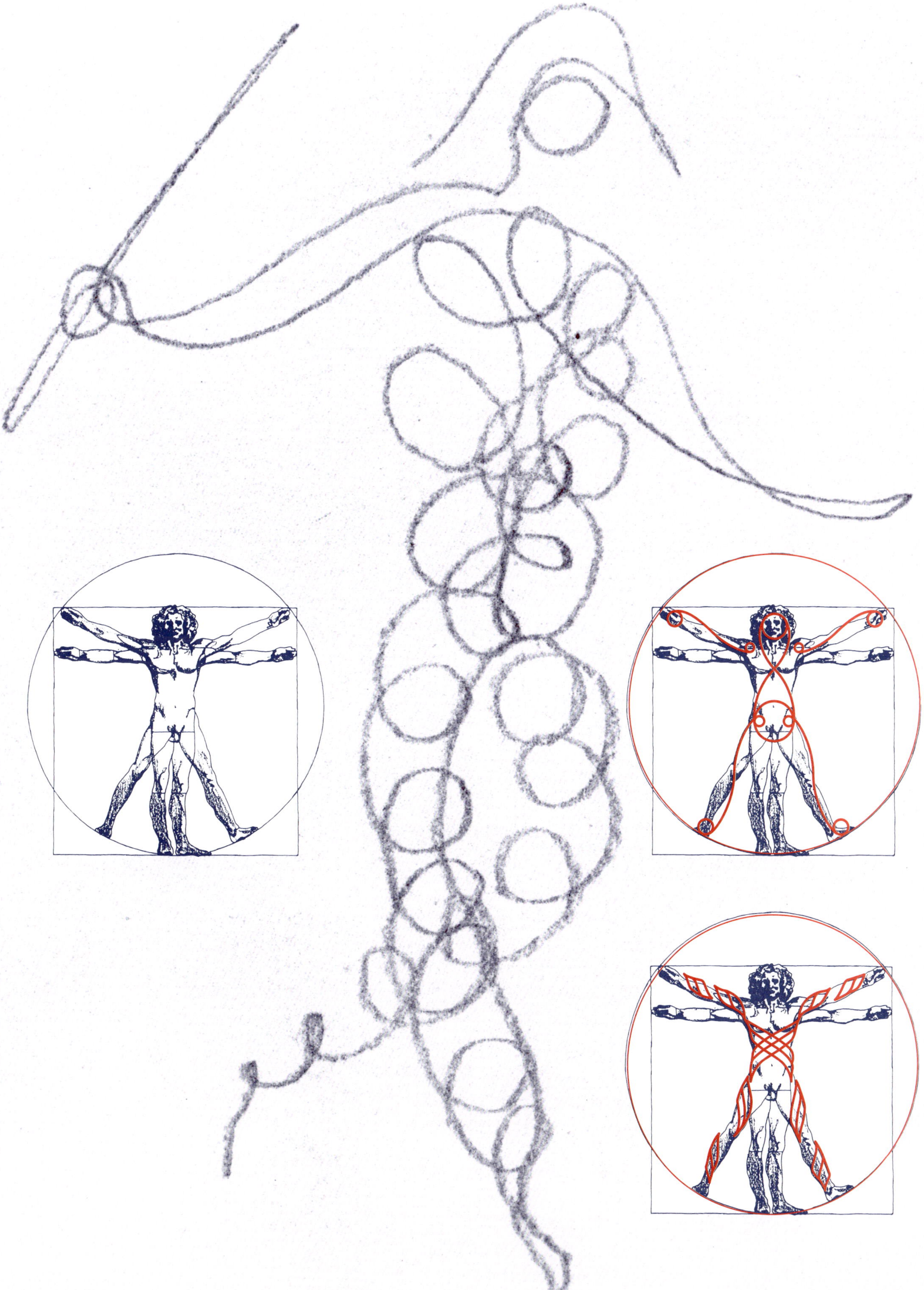

11.10 Die zwölf Grade der Freiheit: Der Raum besitzt drei senkrecht zueinander stehende Raumachsen. Eine Kugel kann um jede dieser Raumachsen drehen (a, 3D-Rotation) und den drei Raumachsen entlang gleiten (b, 3D-Translation). Daraus ergeben sich zwölf grundsätzliche Bewegungsrichtungen. Koordinierte Bewegungsabläufe nutzen die „zwölf Freiheitsgrade des Raumes" (c).

11.11 Dynamisches Gleichgewicht: Zwölf Kugeln gleicher Größe lassen sich gleichmäßig an die dunkle, im Zentrum gelegene Kugel anlagern (a). Beim Menschen haben sich zwölf Bewegungseinheiten nach vorne und zur Seite hin verlagert (b,c).

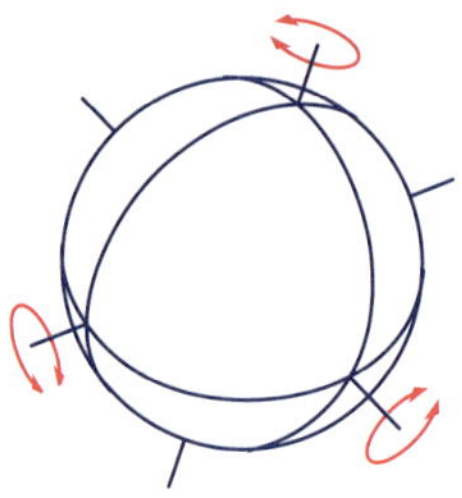

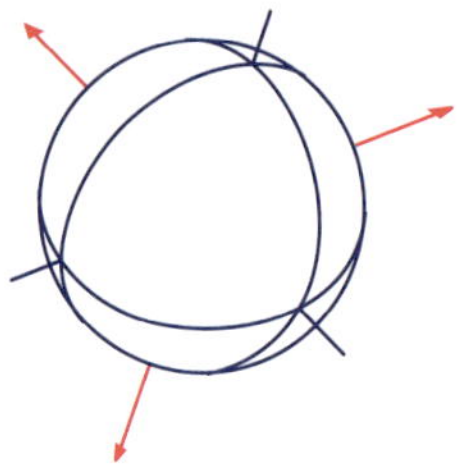

11.10a–c

Die zwölf Grade der Freiheit
Bewegung und Gegenbewegung

Die Anzahl möglicher Bewegungsrichtungen in bezug auf den dreidimensionalen Raum wird in *Freiheitsgraden* definiert. Ein klassisches Scharniergelenk, wie es zum Öffnen und Schließen von Türen und Schränken benutzt wird, besitzt nur einen Freiheitsgrad. Es vermag lediglich um eine Raumachse zu drehen und kann sich deshalb nur in zwei Richtungen bewegen. Ein Kugelgelenk hingegen vermag um alle seine Achsen zu rotieren. Gemäß dem üblichen xyz-Koordinatensystem sind Rotationen um alle drei Raumachsen möglich. Wir sprechen deshalb von drei bzw. von sechs Freiheitsgraden, je nach Definition, ob wir uns auf die Anzahl der Achsen oder auf die doppelt so große Anzahl möglicher Bewegungsrichtungen beziehen. Im Hinblick auf die Bewegungskoordination des Menschen ist es sinnvoll, von sechs Freiheitsgraden zu sprechen, weil erst das Wahrnehmen aller möglichen Richtungen Bewegungsfreiheit vermitteln kann.

Sechs weitere Bewegungsmöglichkeiten bestehen nun darin, daß wir dieselbe Kugel – ohne sie zu drehen – entlang den drei Raumachsen hin- und her-, vorwärts-, rückwärts, auf- und abbewegen können. Dies ergibt sechs weitere Freiheitsgrade, insgesamt also zwölf. Die zwölf Freiheitsgrade des Raumes setzen sich zusammen aus der Freiheit, sich um alle Raumachsen drehen zu können (*3D-Rotation*), und der Freiheit, sich an verschiedene Orte des Raumes begeben zu können (*3D-Translation*).

Auf eine Kugel bezogen gilt erst die Kombination von Drehbewegung und Positionsveränderung als umfassende Bewegungsfreiheit. Das Raumprinzip kennt zwölf Freiheitsgrade, sich zusammensetzend aus dreidimensionaler Drehbewegung und Fortbewegung (*3D-Rotation, 3D-Translation*).

Die Spiralbildung stellt also eine kombinierte Rotations-Translationsbewegung zweier Pole dar. Von einem Dutzend Freiheitsgraden zu sprechen, ist in der funktionellen Bewegungslehre des Menschen nicht üblich. Und doch – so viele sind es, wie jeder Mensch im realen Alltag selber erfahren kann!

Für die Wahrnehmungsschulung sind die zwölf Freiheitsgrade von großem Wert. Sie ermöglichen es, innere Körperräume und äußere Bewegungsräume dreidimensional zu erforschen, und führen dadurch zur Realisierung dynamischer Raumfreiheit durch Bewegung. Die zwölf Freiheitsgrade sind Grundlage für die Dreidimensionalität von Bewegung und Gegenbewegung. Wenn wir beispielsweise beim Essen die Hand zum Mund führen, orientiert sich die Hand als Kugelsphäre dreidimensional in Richtung Mund (*3D-Rotation*), während sie sich ebenfalls dreidimensional durch den Raum bewegt (*3D-Translation*). Gleichzeitig findet koordinierterweise im Schultergelenk eine entsprechende Gegenbewegung statt (*ebenfalls 3D-Rotation und 3D-Translation!*).

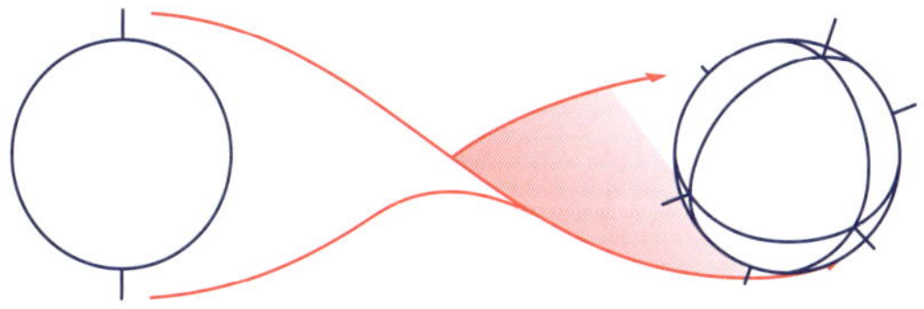

Koordination des Raumes

Dynamisches Gleichgewicht

Raumgleichgewicht bedeutet: Das umfassende räumliche Bewegungspotential (*zwölf Freiheitsgrade*) einer Bewegungseinheit ruht in sich. Ruhe bezeichnet dabei das Bestreben, eine optimale ökonomische Gleichgewichtslage einzunehmen und zu behalten. Zum Vergleich das Bewegungsverhalten von Wasser: Wasser ist immer bestrebt, eine kugelige Form anzunehmen, sei es als Regen- oder als Tautropfen. Der Planet Erde ist eine „Wasserkugel", Dreiviertel seiner Oberfläche werden durch die Weltmeere bedeckt. Die Kugel stellt ein zentrales Gleichgewichtsprinzip räumlicher Anordnung dar.

Das Zusammenlagerungsverhalten von Kugeln veranschaulicht das Prinzip. Um eine Billardkugel, die auf einem Tisch liegt, können wir sechs weitere Billardkugeln gleicher Größe lagern, so daß alle Kugeln möglichst eng beieinander liegen und die Zentrumskugel berühren. Die dreidimensionale Ausführung ermöglicht die Anlagerung von sechs weiteren Kugeln, drei oben und drei unten. Zwölf gleiche Kugeln um eine im Zentrum gelegene Kugel stellt das räumlich kompakteste Arrangement dar. Dabei entsteht wiederum ein kugeliges Gebilde. Gleichmäßig zusammengelagerte Kugeln nehmen sphärische Gestalt an, charakterisiert durch eine Kugel im Zentrum und zwölf angrenzende Kugeln. Die Formel 1+12 illustriert den Raumbezug zwischen einem Zentrum und zwölf möglichen, symmetrisch verteilten Bewegungsrichtungen (*60 Grad Koordinatensystem*). Alle zwölf Richtungen stehen im Gleich-

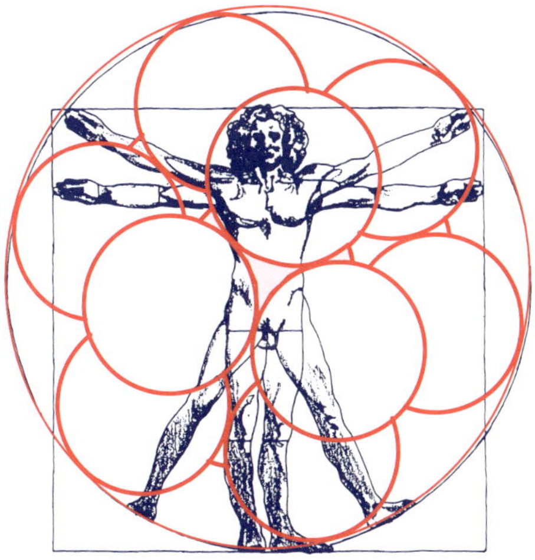

11.11a

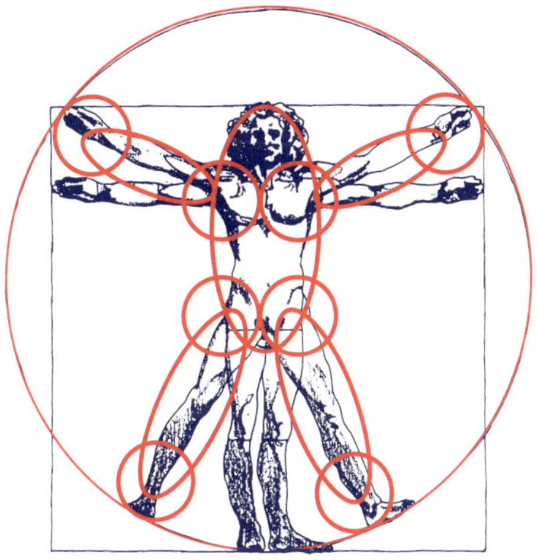

11.11b

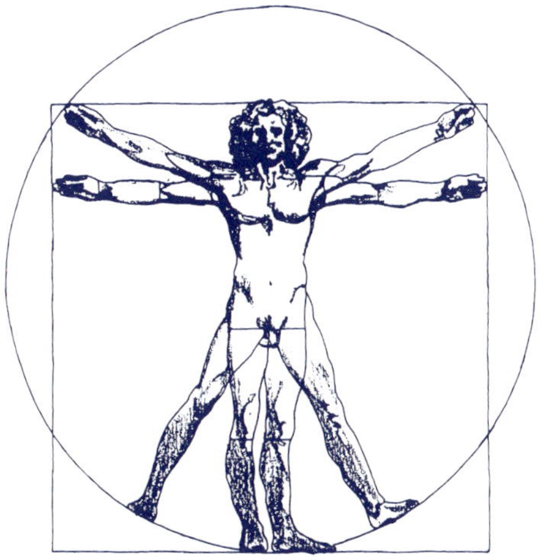

11.11c

11.12 Höhenflug: Der Mensch im Raum verkörpert Einheit, Polarität, Dreidimensionalität, umfassende Beweglichkeit und dynamisches Gleichgewicht.

gewicht zueinander (*Vektor-Equilibrium*).

Auch der Mensch verkörpert durch seine Anatomie das Prinzip des räumlichen Gleichgewichtes nach der Formel 1 + 12, wenn auch in abgewandelter Form: Der Stamm bildet die zentrale Bewegungseinheit. Die zwölf ihn umgebenden Bewegungseinheiten sind: zwei Schultern, zwei Hüften, zwei Arme, zwei Beine, zwei Hände und zwei Füße. Es sind anatomisch begründete Bewegungseinheiten mit je zwei definierten, sphärischen Polen. Die menschliche Bewegungsanatomie verkörpert sowohl das räumliche Organisationsprinzip der Doppelspirale wie auch dessen sphärisches Gleichgewichtsprinzip nach der Formel 1 + 12. Im Gegensatz zu den zwölf angelagerten Kugeln gilt es beim Menschen zu berücksichtigen, daß er einen primär nach vorne ausgerichteten Körper besitzt. Die räumliche Anordnung der zwölf Bewegungseinheiten ist deshalb nicht (*omni-*)symmetrisch, sondern zur Begünstigung von Handlung und Fortbewegung nach vorne und zur Seite hin ausgerichtet.

Gleichgewicht bedeutet nicht unbewegliches Verharren in einer Starre, sondern fortwährende Feineinstellung aller Bewegungseinheiten um ihre optimale Funktionslage zueinander. Dynamisches Gleichgewicht bedingt umfassende Beweglichkeit, denn ohne Mobilität ist ein Pendeln um die Gleichgewichtslage nicht möglich. Es gibt zwei Grundformen des körperlichen Gleichgewichtes – die vertikale Aufrichtung im Schwerkraftfeld (*vertikale Grundhaltung*) und die allseitige Bereitschaft (*dynamische Grundhaltung*).

Der Mensch stellt, raumgeometrisch betrachtet, ein Stück universaler Raumgeometrie dar. Seine Bewegungsanatomie ist eine perfekt organisierte Raumeinheit, Raffinierteres hat das Universum nicht zu bieten. Der Mensch verkörpert dynamisches Raumgleichgewicht, umfassende Beweglichkeit mit zwölf Freiheitsgraden, das Strukturprinzip der Doppelspirale, Polarität und Einheit.

Die zwölf Freiheitsgrade des Raumes ermöglichen uns ein Verständnis für die grundsätzliche Reversibilität des Raumes. Wir können räumlich umkehren und uns in eine andere, ja sogar in die entgegengesetzte Richtung bewegen. Raumfreiheit ist potentiell allseitig (*omnidirectional*) und reversibel. Zeit hingegen ist nicht reversibel.

11.12

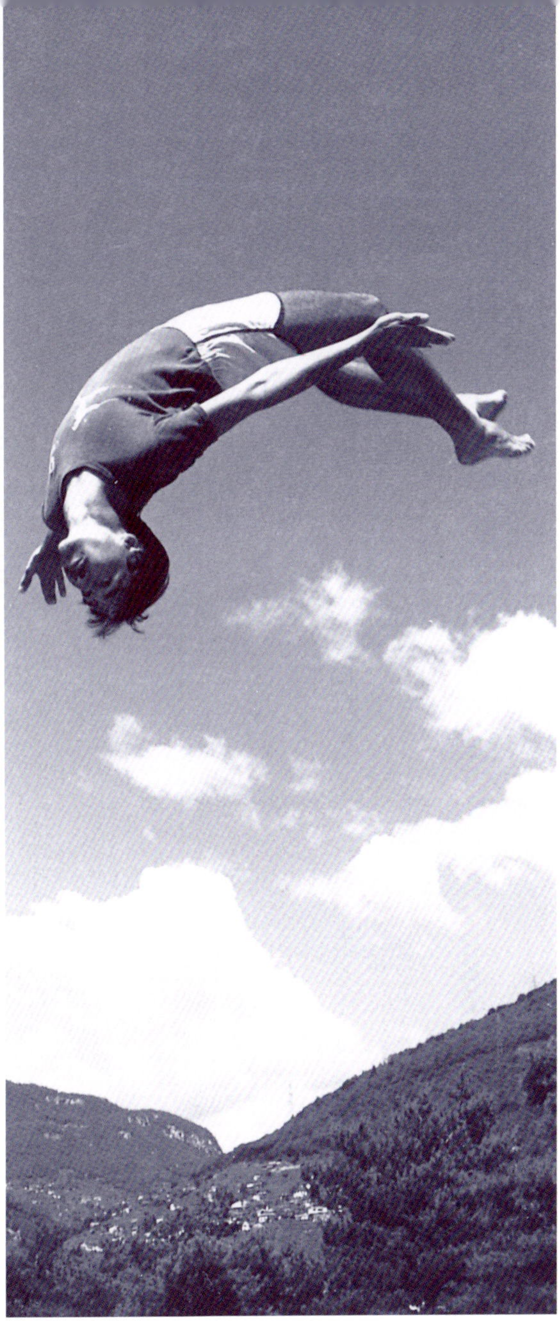

Zusammenfassung

Jede Bewegung besitzt die Dimension Raum. Jeder konkrete Raum – egal, ob Weltraum, menschlicher Körper oder eine Zelle – besitzt eine bestimmte Ausdehnung. Die menschliche Haut beispielsweise stellt die körperliche Grenze zwischen unserem Inneren und der Außenwelt dar. Raum manifestiert sich also in Einheiten. Diese sind polar organisiert, in Gegensatzpaaren wie oben und unten, Nord- und Südpol oder Plus- und Minuspol. Die Schraubenspirale (*Helix*) ist die einfachste, raum-ökonomischste Struktur, die außerdem in sich stabil ist. Deshalb ist das Prinzip der Schraubenspirale ein bevorzugter Grundbaustein der Natur. In Makro- wie Mikrokosmos wimmelt es von Spiralstrukturen – vom Spiralnebel über den DNA-Erbcode des Menschen bis hin zum menschlichen Bewegungsapparat. Einheit, Polarität, Dreidimensionalität, Spiralstruktur sowie Gleichgewicht während der Dynamik sind die räumlichen Grundlagen menschlicher Bewegungskoordination. So betrachtet, stellt der Mensch ein perfektes System universaler Raumgeometrie dar.

Koordination der Zeit

Das Geheimnis der Welle
Am Anfang tickte keine Uhr

Zeit aus Zeitzyklen
Augenblicke der Ewigkeit

Ordnungsprinzip Schwingung
Zyklus mit zwei Phasen

Frequenzmodulation
Der feingliedrige Klang

Resonanz
Wie Stimme Stimmung erzeugt

12

Synchronisation
Momente der Nicht-Gleichzeitigkeit

Koordination der Zeit
Pulsierender Rhythmus

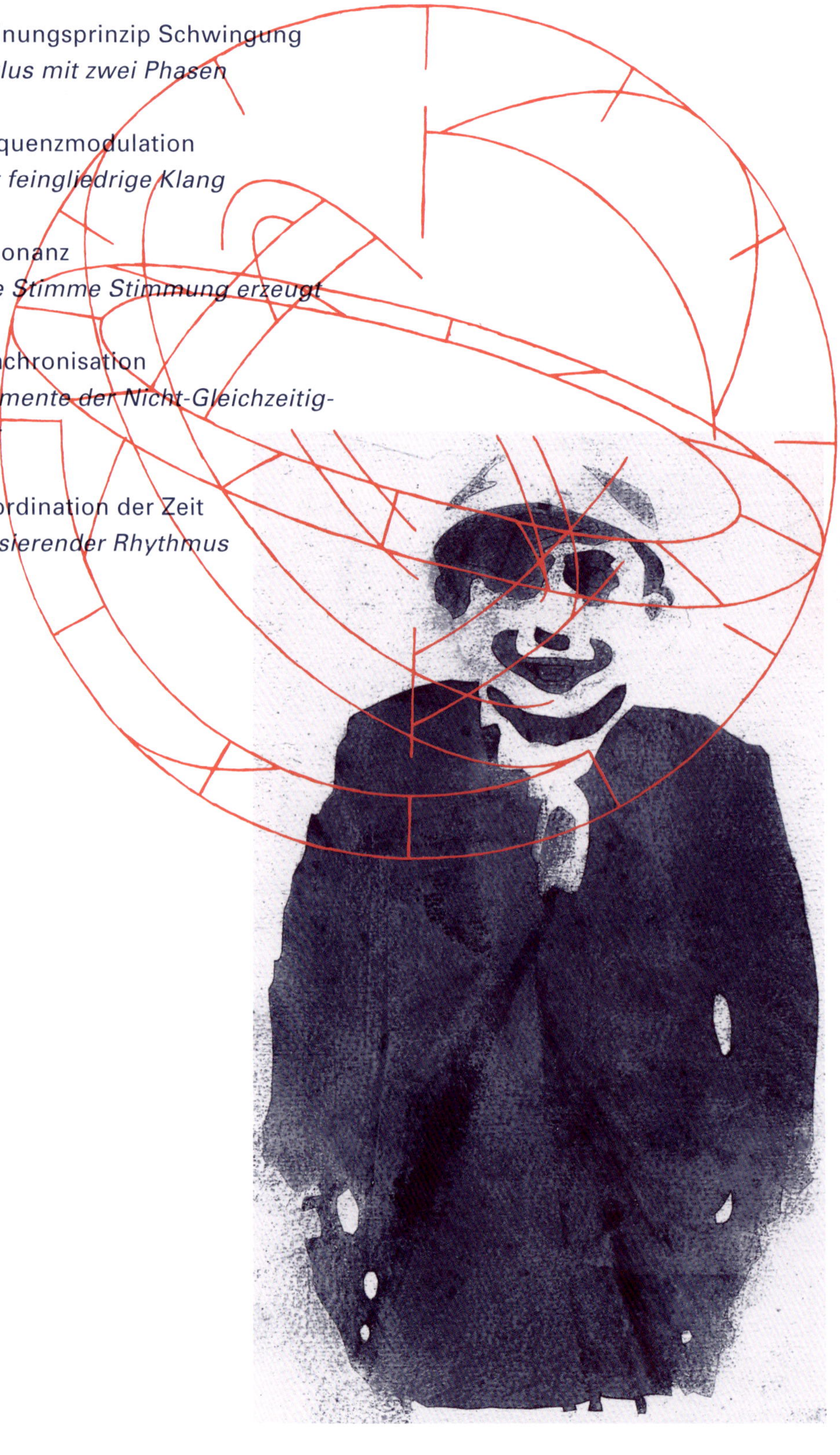

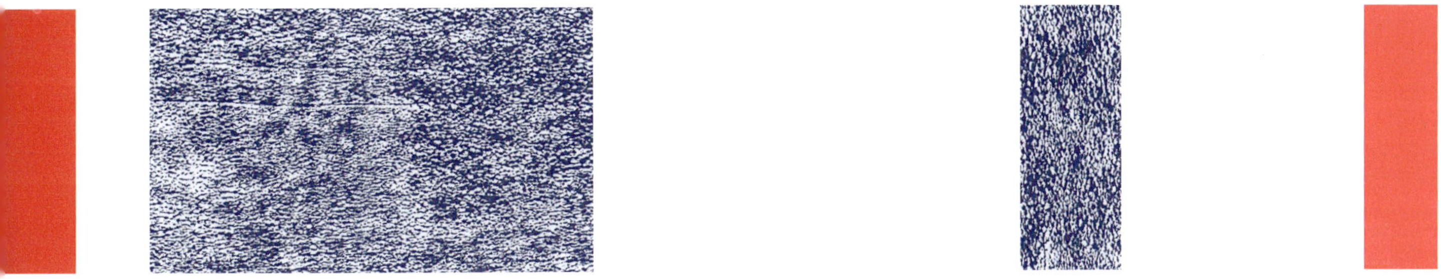

12.1 Ein offenes Geheimnis: Das Wesen der Zeit offenbart sich in Wellenform. Wellen machen Bewegung als Schwingungsprinzip in der Zeit sichtbar.

Das Geheimnis der Welle

Am Anfang tickte keine Uhr

Wie spät ist es? Ein Blick auf die Uhr gibt uns die Antwort. Allerdings nur Antwort auf die Frage nach der Uhrzeit, nicht aber nach der Weltzeit. Bewohner aus einer fremden Galaxie wüßten mit einer Angabe wie „17. Januar 2007, 12.34 Uhr" wenig anzufangen. Um das Wesen der Zeit zu entziffern, hilft uns die Uhrzeit recht wenig. Hilfreicher ist entspanntes Liegen auf einer Luftmatratze im offenen Meer. Ein Badevergnügen – und ein durch Erfahrung nachvollziehbares Modell des universalen Zeitphänomens.

Da liegt nun der Mensch auf seiner Luftmatratze und läßt sich auf der ruhigen, offenen See sanft auf- und abschaukeln. Er genießt die Ruhe und spürt die Bewegungen der Wellen. Eine große Welle nähert sich, bewegt sich gleichmäßig, vielleicht sogar ein bißchen drohend auf ihn zu.

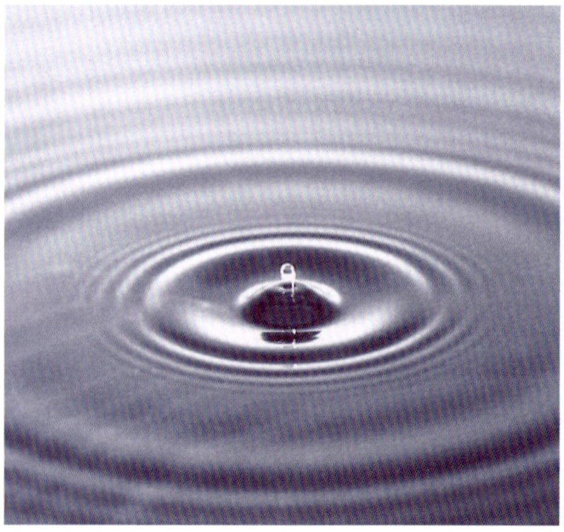

12.1

Sobald ihn die Welle erfaßt, beginnt sich seine Lage im Raume zu verändern. Der Mensch auf seiner Luftmatratze wird langsam nach oben getragen. Die Welle trägt ihn zum Gipfel des „Einwellenerlebnisses", um ihn wieder im Wellental sanft abzusetzen. Die Welle selbst zieht weiter. Der Mensch hingegen bleibt an Ort und Stelle, bis die nächste Welle kommt.

Das Interessante dabei ist, daß auch das Wasser unter uns an Ort und Stelle bleibt. Die Wellen, die wir sehen und erleben, sind keine Strömungswellen, sondern reines Bewegungsprinzip. Wellen sind Schwingungen und wandern als solche über die Oberfläche. Die Welle selbst ist ohne Materie und stellt ein Schwingungsprinzip in der Zeit dar. Diese Erfahrung – Erlebnis der Zeit als Welle –

entspricht dem Wesen der Weltzeit recht gut.

Ein häufig zitierter Vergleich ist jener der Zeit als Fluß: Der Strom der Zeit sei einer Fahrt flußabwärts vergleichbar. Die Zeit fließt aber nicht gleichmäßig vorbei, sondern zeigt sich uns als rhythmische Veränderung. Die Zeit bettet uns nicht in ihren Strom, um uns mit sich flußabwärts zu reißen, sondern sie läßt uns durch ihre wellenförmigen Rhythmen den Puls der Zeit erleben. Die gleichmäßige Talfahrt im Stundentakt der Uhrzeit ist eine praktische Zeitkonvention des Menschen. Bewegung und Wandlung im Takt der Lebensrhythmen entspricht der Zeitwirklichkeit. Dies gilt für Entstehung und Untergang der Sterne ebenso wie für nukleare Zerfallsraten. Auch die Zeitspanne unseres Lebens, vom ersten Atemzug bis zum letzten, wird durch die Wellennatur der Zeit geprägt, durch Tag-Nacht-Rhythmen, durch jahreszeitliche Wechsel, durch Kultur- und Trendwellen unserer Zeit, durch Ups und Downs unseres persönlichen Lebens.

Zeit aus Zeitzyklen
Augenblicke der Ewigkeit

Bei der Erforschung der Weltzeit kann ähnlich vorgegangen werden wie bei der Erforschung des Weltraumes. Dabei sind universal gültige und erlebbare Manifestationen des Zeitprinzipes für uns von Interesse. Beginnen wir wieder mit einem Blick in den Sternenhimmel. Dieser hat uns bereits enthüllt, daß Raum kein Kontinuum, sondern die räumliche Konstellation in sich begrenzter Raumeinheiten (*Sterne und Planeten*) ist. Raum konkretisiert sich immer und überall in Form begrenzter Raumeinheiten. Die Sterne gewähren nun auch Einblick in die Geheimnisse der Zeit.

Wer in die Sterne schaut, schaut de facto in die Vergangenheit. Das Licht der Sterne hat Tausende bis Millionen von Lichtjahren gebraucht, bis es jetzt unser Auge erreicht. Wir sehen die Sterne nicht so wie sie jetzt sind, sondern so, wie sie früher waren. Unzählige Sterne existieren gar nicht mehr, sind bereits erloschen. Andere, neu geborene Sterne können wir noch nicht sehen, weil uns ihr Licht noch nicht erreicht hat. Den Sternen geht es wie uns. Sie werden geboren und sterben. Die Weltzeit manifestiert sich nicht als Zeitkontinuum, sondern in Form von begrenzten *Zeiteinheiten*. Jede Manifestation hat einen Anfang und ein Ende und ist von zeitlich begrenzter Dauer. Selbst das Universum hat mit Knalleffekt und Feuerzauber begonnen, und heute schon orakeln wir über sein kommendes Ende, sei es, daß es sich immer weiter ausdehnt und zu einer Art Leichenstarre verflüchtigt, oder sei es, daß es wieder in sich zusammenstürzt. Das Gesetz von Anfang und Ende (*Biterminalität*), von Geburt und Sterben, ist universal gültig, drückt Sternen, Menschen und Elementarteilchen den gleichen Stempel begrenzter Lebensdauer auf.

Daß sich das Wesen der Weltzeit in Wellenform offenbart, ist ein offenes Naturgeheimnis: Wellen sind räumliche Bewegungsspuren der Zeit. Streicht der Wind während einer gewissen Zeit über Wüstensand, beginnt dieser in wogenden Dünen zu wandern. Streicht er über reife Kornfelder, entstehen wogende Getreidemeere. Oder beim Hören von Musik: Schall-

12.2 Zeitzyklen: Die Zeitwirklichkeit entspricht der Wellennatur des Zeitprinzipes. Wir erleben Zeit als Wandlungsphasen mit Anfang und Ende, als Geburt und Tod.

wellen sind wandernde Luftbewegungen in der Zeit. Analoges gilt für Lichtwellen. Wenn ich einen Stein in ruhendes Wasser werfe, entstehen aus der Mitte heraus kreisförmige Wellen, die sich mit der Zeit immer mehr ausbreiten. Wellen sind sich zyklisch wiederholende Bewegungen. Der Rhythmus von Wellenbewegungen ist die erfahrbare Wirklichkeit des Zeitprinzipes. Die Welle als zyklisch wiederkehrende Schwingung stellt die Leitlinie des Zeitflusses dar. *Zeit als Prinzip* besitzt – wie der Raum – weder Masse noch Gewicht. Schwingung ist das gewichtlose Strickmuster der Zeit, so wie der Winkel jenes des Raumes ist. Zeit ist kein kontinuierlicher Fluß, sondern ein sich wellenförmig in allen Dimensionen des Raumes ausbreitendes, universales Gesetz, für uns erlebbar durch alle zyklischen Phänomene der Natur. Wenn wir in den Sternenhimmel blicken, mögen wir das Gefühl haben, einen *Augenblick der Ewigkeit* zu erleben. Dem ist aber nicht so. Was wir am Firmament sehen, sofern der Smog nicht zu dicht ist, sind Millionen funkelnder Lichtquellen, von denen jede einzelne eine durch Anfang und Ende begrenzte Zeiteinheit darstellt. Ewigkeit ist hier ein Trugschluß, und die Augenblicklichkeit ist es ebenso. Das Gefühl, jetzt, unmittelbar in diesem Augenblick, etwas zu sehen, rührt von der verbreiteten Illusion her, Ereignisse könnten in Null Komma plötzlich, also in Nullzeit geschehen. Jedes wahrnehmbare Ereignis des physikalischen Universums hat seine Vorgeschichte. Das schnellste Ereignis überhaupt ist das Licht, das sich mit 1 Milliarde km/h (!) bewegt. Diese Geschwindigkeit ist im Vergleich zu Menschentempo unglaublich schnell, im Vergleich zur Fortbewegung in Nullzeit aber unglaublich langsam.

Wenn Licht beispielsweise eine Million Lichtjahre benötigt, um von einem Ort des Universums zu einem anderen zu gelangen, ist dies ein jämmerliches Schneckentempo im Vergleich zur Augenblicklichkeit, zur zeitlosen Unmittelbarkeit in Nullzeit. Alle Ereignisse, Gedanken und Gefühle sind zeitlich begrenzt, sind zeitgebunden, sind weder augenblicklich noch ewig. Jedes Jetzt ist zugleich verblassende Vergangenheit und dämmernde Zukunft. Zeitgebundenheit schließt Augenblicklichkeit und Ewigkeit aus. Augenblicklichkeit bedeutet nicht eine verschwindend kleine Zeitdauer, Ewigkeit bedeutet nicht das ewige Andauern von Zeit. Unmittelbarkeit und Ewigkeit bedingen beide Zeitlosigkeit, das Nichtvorhandensein von Zeit.

Alle Geschehnisse des physikalischen Universums sind Bewegung. Bewegung ist überall und immer zeitgebunden. Die zeitliche Begrenzung aller Bewegungen in beiden Richtungen bilden die Grenzen zur Zeitlosigkeit hin. Wir nehmen sie als Wandlungsphasen von Geburt und Sterben, von Neubeginn und Ende wahr.

Von der zyklischen Natur des Zeitprinzipes lassen sich wichtige Erkenntnisse für die Zeitkoordination menschlicher Bewegung ableiten:

Jede koordinierte Bewegung *beginnt im richtigen Moment*. Jeder Moment kennt ein zeitliches Vorher und Nachher. Deshalb gibt es auch ein Zu- früh und ein Zu-spät. Das merkt, wer den Start, den Einsatz oder den Zug verpaßt. Durch Erfahrung und Übung können wir unsere Inspiration für den richtigen Moment entwickeln. Inspiration ist jener Zustand des menschlichen Bewußtseins, welcher der Zeitlosigkeit am nächsten kommt. Das intuitive Zeitempfinden beruht auf der Unmittelbarkeit geistiger Präsenz. Logisches Denken als gedanklicher Prozeß ist viel stärker zeitgebunden und kommt deshalb häufig zu spät oder zu früh. Logisches Denken sucht als Minimalleistung zunächst eine erkennbare Abfolge und kreiert damit automatisch Zeitgebundenheit.

12.2

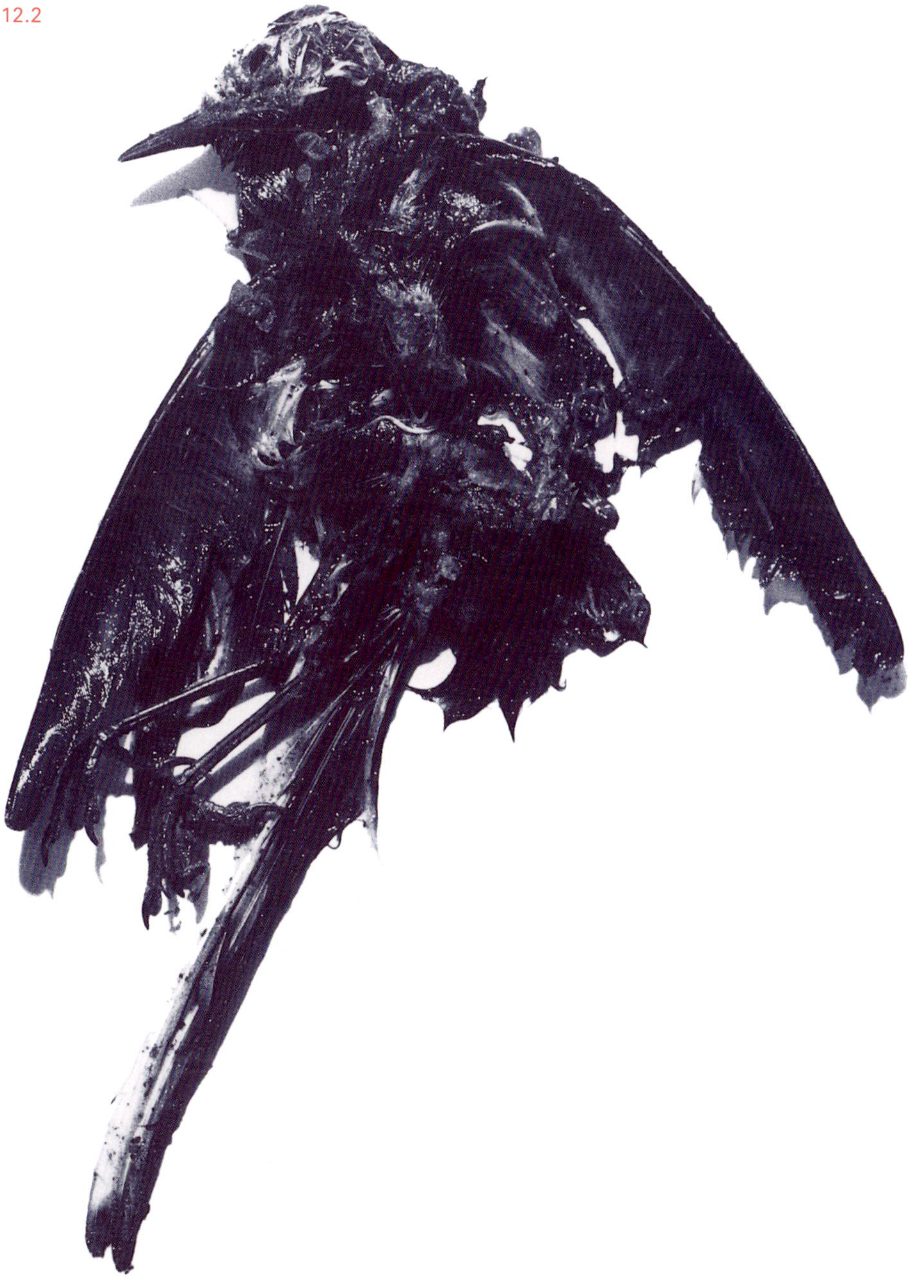

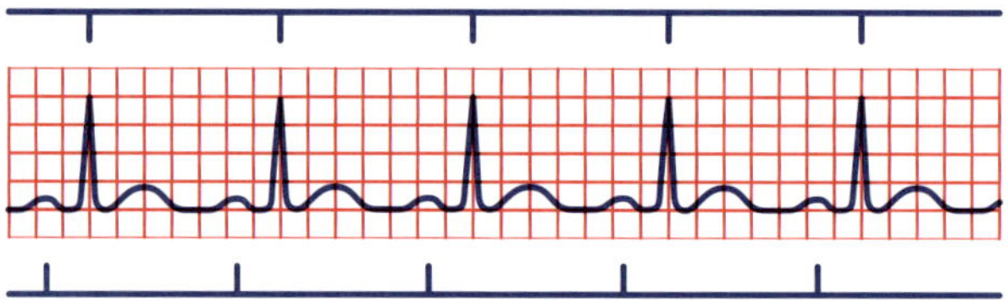

12.3 Elektrokardiogramm: Registriert werden die elektrischen Signale der Herztätigkeit. Der normale Herzrhythmus ist charakterisiert durch zyklische Wiederholung identischer Abläufe, erkennbar am konstanten Abstand zwischen gleichen Zacken.

Es gibt Möglichkeiten, das intuitive Zeitempfinden in sich zu erkennen. Aus einem Gefühl zeitloser Ruhe heraus die Bewegung im richtigen Moment entstehen lassen – so, wie das ruhende Wasser im richtigen Moment Wellen entstehen läßt, wenn ein Stein hineinfällt. Die Wasserwellen entstehen weder zu früh noch zu spät. Die Natur kennt immer den richtigen Moment, und weil wir Menschen auch ein Stück Natur sind, kennen auch wir den richtigen Moment. Am besten gehen wir uns selbst aus dem Weg und lassen die Bewegung einfach entstehen. Die Bewegung entsteht als Welle, von alleine, im richtigen Moment und ohne unser Zutun. Zeit manifestiert sich aus der Zeitlosigkeit heraus von selbst und dies immer zur richtigen Zeit. Der Beginn jeder Bewegung wird zur Kunst des richtigen Momentes, zum Weg, das richtige Timing entstehen zu lassen. Unser Wollen und Zutun ist dabei eher hinderlich. Darin liegt das einzige wirkliche Problem. Ungeduld, Unreife, Mutlosigkeit, Angst vor Neuem und Hinauszögern sind klassische Beispiele unbewußter Selbstsabotage.

Jede koordinierte Bewegung *endet im richtigen Moment*. Jede Welle hat ihre charakteristische Form, Dauer und Eigendynamik. Ob freier Fall oder Sprung, ob Sprint oder Stretch, jeder Ablauf ist wellenartig, baut sich auf (*crescendo*) und findet ein natürliches Ende (*decrescendo*). Bewegungsgefühl entspringt der menschlichen Begabung, das Erklingen der Bewegung aus der Mitte heraus zu vernehmen, die Wellen der Bewegung durch den Körper fließen zu lassen und ihrer Vollendung nicht im Wege zu stehen. Vollendung als leises Versiegen einer Quelle oder als temperamentvolles Ausklingen einer Welle.

Interessant ist, wie eine Brandungswelle die Zeit verläßt. Dem Strand zueilend, wird die Welle in ihren unteren Anteilen gebremst. Die Wasserschichten des Wellenrückens bewegen sich dadurch rascher als die Welle selbst und schieben sich über den Wellenkamm hinaus. Die Welle rollt sich dann spiralig ein und stürzt in sich zusammen. Nichts kann das Leben einer in sich selbst zusammenstürzenden Welle verlängern, kein sich Festklammern, weder Wunschdenken noch Kraftakt können die sterbende Welle künstlich am Leben erhalten. Die Welle findet immer und überall ihre natürliche Vollendung, weil das Zeitprinzip zyklischer Natur ist und weil die Natur den richtigen Moment der Vollendung kennt. Zeitkoordination menschlicher Bewegung offenbart sich als Kunst des Loslassens im richtigen Moment. Loslassen bedeutet weder Wegwerfen noch Festhalten. Bewegung wird zur Kunst der Vollendung.

Ordnungsprinzip Schwingung
Zyklus mit zwei Phasen

Zeit verläuft in Zyklen, in rhythmischer Wiederholung. Um einen Rhythmus zu erhalten, braucht es mindestens zwei Zyklen, also zwei volle „Umdrehungen" (*720 Grad*). Dadurch entsteht eine Pulsation, die einfachste Form des Rhythmus. Pulsation bedeutet mehrere gleiche Wellen nacheinander. Wenn wir den Pulsschlag unseres Herzens spüren, nehmen wir die fortgeleiteten Pulswellen unseres Herzrhythmus wahr. Die Frequenz charakterisiert die Anzahl der

Schwingungen während einer bestimmten Zeitspanne. Schwingung ist Wechsel in zyklischer Wiederholung, rhythmisches Wechselspiel von Bewegung und Nichtbewegung, Zeit und Zwischenzeit (*Intervall*), Spannung und Entspannung usw. Auf den Pulsschlag folgt die Pause, auf das Einatmen das Ausatmen, auf das Wachsein der Schlaf, auf das Leben der Tod. Zeit ist immer *relative Frequenz*, die relative Häufigkeit eines Geschehnisses, gemessen an einem festzulegenden zeitlichen Bezugsrahmen. Als sinnvolles Bezugssystem eignen sich alle in der Natur vorkommende Frequenzen, jedes sich konstant wiederholende, zyklische Verhalten der Natur (*recycling*). Zeit kann nur als relative Frequenz, nur im Vergleich zu anderen zyklischen Wiederholungen definiert und erlebt werden.

Die chronologische Zeiteinteilung des Menschen richtet sich nach den planetaren Gegebenheiten unseres Sonnensystems. Ein Tag entspricht einer Drehung der Erde um ihre eigene Achse, ein Jahr der Erdbewegung um die Sonne. Auch Präzisionsuhren beruhen auf einem Vergleich zu natürlich vorkommenden Frequenzen. Eine Cäsium-Atomuhr beispielsweise beruht auf der inneren Frequenz des Cäsium-Atoms (*Zerfallsrate 9'192'631'770 mal pro Sekunde*). Deshalb tickt die Atomuhr relativ genau.

Unsere innere Uhr hat ihren eigenen Rhythmus. Zeit ist Frequenz, und Frequenz ist immer relativ. Relativität ist kein Schwindel, sondern Realität. Deshalb kann die Zeit tatsächlich, also nicht nur subjektiv, sondern auch objektiv langsamer oder schneller verstreichen. Zeit bedeutet immer relative Frequenz. Die Anzahl möglicher Frequenzen ist unbegrenzt. Jede Individualität hat ihre Eigenfrequenz. Bewegung ist die Kunst, den eigenen, inneren Rhythmus auszudrücken, die Kunst der Übereinstimmung von Eigenfrequenz und Lebensrhythmus, die Kunst, Schwingung als Naturgesetz der Bewegungsgestaltung in sich selbst zu erkennen. Frequenzmodulation ist die rhythmische Gliederung von Schwingungen zu einer größeren Einheit.

Frequenzmodulation

Der feingliedrige Klang

Ein gut trainiertes Ohr kann bei einem Grundton das Mitschwingen der Obertöne mithören. Durch das Mitschwingen der oberhalb des Grundtones liegenden Teiltöne kommt es zum Klang. Die Entstehung der Obertonreihe bei der Klangerzeugung ist ein Naturgesetz und führt zur Klangverstärkung und -verfeinerung. Auch hier ist das Ganze mehr als die Summe seiner Teile (*Synergismus*). Wer Mut zu einem kleinen Exkurs in die Gesetzmäßigkeiten musikalischer Schwingungen hat, entdeckt dort eine Fülle inspirierender Analogien zwischen der Welt der Musik und der Welt der Bewegung. Schallwellen sind Bewegung in Raum und Zeit, sie folgen gleichen Gesetzmäßigkeiten. Die Komplexität des Gebietes erlaubt nur einen kurzen Streifzug in die bewegte Geometrie der Harmonik. Geometrie deshalb, weil Intervalle und Resonanzen Proportionen sind und somit nicht nur zeitlich tonal, sondern auch räumlich geometrisch dargestellt und wahrgenommen werden können.

Das Monocord besteht aus einer Saite, die über einen Resonanzkörper gespannt wird, bzw. aus mehreren Saiten, die aber alle auf den gleichen Ton gestimmt sind. Die Länge der Saite wird durch ihre Endstege bestimmt. Zur harmonischen Unterteilung dient ein verschiebbarer Steg dazwischen. Eine Halbierung der Saite mit dem Ton C führt zu C', gleicher Ton eine Oktave höher (*doppelte Frequenz*). Wir ordnen dem Grundton den Wert 1, seiner Oktave den Wert 2 zu. Durch die natürliche Zahlenreihe 1, 2, 3, 4... ergeben sich die Frequenzen der Obertonreihe. Musikalisch resultieren aus den Proportionen der ersten vier Zahlen bereits die am stärksten klingenden Intervalle (*Konsonanz*): 1/2 ist die Oktave; 2/3 die Quinte; 3/4 die Quarte usw.

Von Natur aus schwingt eine Saite oder eine Luftsäule in Obertönen. Wenn mehrere Töne zugleich klingen (*in nicht linearen Medien*), können auch Untertöne entstehen. Analog zur Obertonreihe existiert eine kaum hörbare Untertonreihe. Sie kann wiederum durch die natürlichen Zahlen, dieses Mal als Stammbruchreihe, wiedergegeben werden: 1/1, 1/2, 1/3, 1/4. Die Obertonreihe ist die harmonische Reihe, die zu immer höheren Frequenzen, die Untertonreihe jene, die zu immer tieferen Frequenzen strebt. Gemeinsam stellen Ober- und Untertonreihe das ganze Spektrum harmonischer Frequenzmodulation dar (*lambdoma*), wobei harmonisch die zeitliche Gliederung einer Vielzahl von Schwingungen zu einer größeren Gesamtheit bedeutet.

12.4

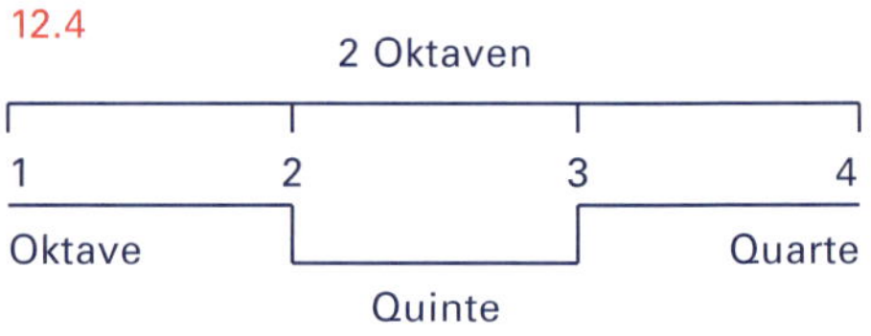

12.4 Hörbare Schwingung: Musikalisch ergeben sich aus den Zahlen 1 bis 4 die am stärksten klingenden Intervalle.

12.5 Sichtbare Schwingung: Klang kann in Form von Schwingungsbildern sichtbar gemacht werden (Lissajousfiguren). An die x- bzw. y-Achse eines Cartesisischen Koordinatensystemes wird je eine Sinusschwingung gelegt. Die beiden Schwingungskräfte stehen senkrecht zueinander, die Schwingungsfrequenzen stehen in ganzzahligem Verhältnis zueinander. Je nach Phasendifferenz (negative, keine, positive) entstehen unterschiedliche, geschlossene Schwingungskurven.

12.6 Akustisches Zahlenschema: das Lambdoma. Es erhellt grundlegende Zusammenhänge zwischen Zahlen und Harmonik. Die oberste Horizontalreihe mit der natürlichen Zahlenreihe 1 2 3 4 5 6 ... entspricht der Obertonreihe c c' g' c" e" g" ... Die senkrechte Kolonne ganz links mit der natürlichen Stammbruchreihe 1/1 1/2 1/3 1/4 ... ergibt die entsprechende Untertonreihe.

12.5
Schwingungsbilder

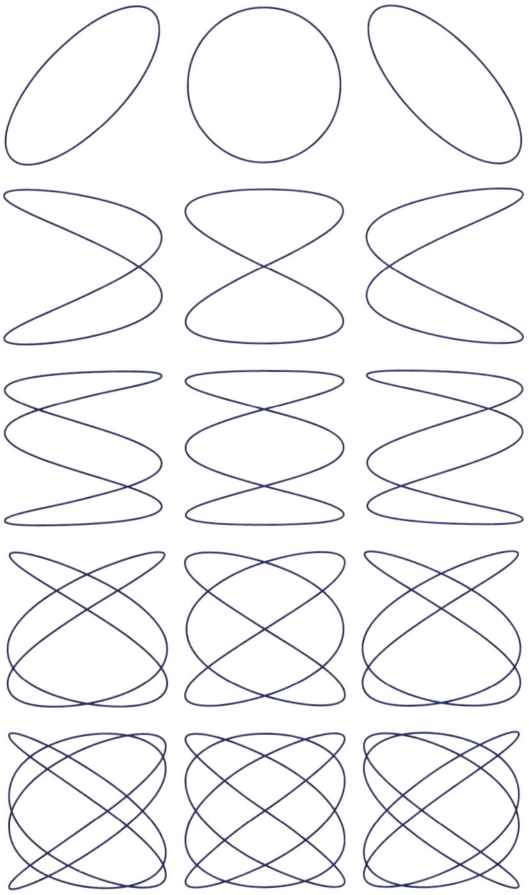

12.6
Lambdoma

$\frac{1}{1}$ c	2 c′	3 g′	4 c″	5 e″	6 g″
$\frac{1}{2}$ c,	1 c	$\frac{3}{2}$ g	2 c′	$\frac{5}{2}$ e′	3 g′
$\frac{1}{3}$ f,,	$\frac{2}{3}$ f,	1 c	$\frac{4}{3}$ f	$\frac{5}{3}$ a	2 c′
$\frac{1}{4}$ c,,	$\frac{1}{2}$ c,	$\frac{3}{4}$ g,	1 c	$\frac{5}{4}$ e	$\frac{3}{2}$ g
$\frac{1}{5}$ as,,,	$\frac{2}{5}$ as,,	$\frac{3}{5}$ es,	$\frac{4}{5}$ as,	1 c	$\frac{6}{5}$ es
$\frac{1}{6}$ f,,,	$\frac{1}{3}$ f,,	$\frac{1}{2}$ c,	$\frac{2}{3}$ f,	$\frac{5}{6}$ a,	1 c

12.7 Resonanzräume: Die Gehörschnecke ist frequenzspezifisch organisiert. In bestimmten Abschnitten der Schneckenwindungen nehmen wir Töne bestimmter Frequenzen wahr – an der Basis die hochfrequenten Töne, in der Spitze die tiefen Frequenzen. Rasterelektronenmikroskopische Aufnahme 60-fach vergrößert.

Resonanz
Wie Stimme Stimmung erzeugt

Resonanz ist ein universales Phänomen und bedeutet Mitschwingen, Angeregtwerden durch Schwingung gleicher Frequenz. Das klassische Resonanzexperiment besteht darin, eine Stimmgabel beispielsweise des Tones C anzuschlagen. Durch die Schallwellen werden von allen aufgestellten Stimmgabeln nur jene mit C-Ton angeregt. Diese beginnen mitzuschwingen, die Stimmgabeln aller anderen Töne jedoch nicht. Resonanz ist frequenzspezifisch. Die Übereinstimmung zwischenmenschlicher Schwingung – z. B. Sympathie und Antipathie – kann unschwer als Resonanzphänomen erkannt werden.

Bewegung ist Frequenzmodulation, die Innenräume des Körpers schwingen dabei mit. Der Körper wird zum Resonanzkörper der Bewegung. Dies bedingt Weichheit und Durchlässigkeit des Körpers, um die Klangwellen der Bewegung in sich entstehen und wieder vergehen lassen zu können. Die Resonanzräume der Bewegung entsprechen den Resonanzräumen der menschlichen Stimme. Stimmarbeit als Ausdrucksmittel ist eine seelisch-körperliche Arbeit, bei welcher der Körper zum Instrument, zum Resonanzkörper von Stimme und Stimmung wird. Die Stimmarbeit erschließt neue Resonanzräume, um Klang und Volumen der Stimme zu erweitern und zu verfeinern. Die lebendige Wechselwirkung zwischen Körper, Stimme, Atem und Gefühl bildet die Basis der Stimmarbeit: Beckenhaltung zur Atemführung, dynamisches Gleichgewicht zur Dosierung des Atemdruckes usw. Durch feine, unwillkürliche Bewegungen wird der Klangkörper fortwährend neu gestimmt. Geringste Veränderungen und Verspannungen sind beim Singen direkt hörbar. Dem Ohr, insbesondere dem geschulten Ohr, entgeht nicht so leicht etwas. Dieses hochpräzise Feedback via Ohren ermöglicht einen subtilen Strukturwandel des Körpers zum Klangkörper, ein Öffnen seiner Resonanzräume. Verkürzte und verspannte Bereiche, z. B. Nacken, Flanken oder Zwerchfell, können gedehnt und neu belebt werden.

Dieses Erschließen neuer Resonanzräume erfolgt durch Bewegung und Bewußtsein. Eine gute Körperresonanz bedeutet für die Stimmarbeit das Mitklingen der feinen Ober- und Untertöne, für die Bewegungsarbeit bedeutet sie das Mitschwingen feiner Bewegungsmodulationen. Damit ist das zeitlich koordinierte, gut verteilte Zusammenspiel aller Muskeln gemeint. Die unzähligen kleinen Muskeln verfeinern die Bewegung der großen Kraftmuskeln, modulieren sie und erweitern dadurch die Qualität des Bewegungsablaufes. Der Körper wird durchlässig, Spannkraft und Lockersein stehen in einem ausgeglichenen Verhältnis zueinander. Durch die fein modulierte Bewegungsvielfalt bleibt die Resonanzfähigkeit des Körpers für Klang und Bewegung erhalten. Durch Verarmung der Bewegungen, durch Verspannung und Verkürzung der Muskeln schließen sich die Resonanzräume. Die Resonanzfähigkeit des Körpers geht dabei mehr und mehr verloren. Dieser Prozeß ist reversibel. Neue Resonanzfähigkeit entsteht durch neuen Bewegungsspielraum, durch das Mitschwingen aller Strukturen bei jeder Bewegung. Bewegung ist Resonanz, durch welche wir die

Klangbewegungen des Lebens in uns selbst vernehmen.

Synchronisation
Momente der Nicht-Gleichzeitigkeit

Der Blick in den Sternenhimmel zeigt uns noch eine weitere Dynamik des Zeitprinzipes. Wenn heute von Zeit als *Illusion* die Rede ist, bedeutet das nicht, daß das Zeitprinzip als solches eine Illusion ist. Zeit und Raum gehören zu den realsten Prinzipien des physikalischen Universums. Die Illusion liegt vielmehr in unserer Gewohnheit, wie wir Zeit wahrnehmen und wie wir damit umgehen. Unser Verhältnis zur Zeit bekundet häufig mehr Mißverständnis als Verständnis. Die zwei vielleicht tiefgreifendsten Mißverständnisse bestehen darin, daß wir Zeit als Dauer statt als rhythmischen Wechsel auffassen, und zweitens, daß wir verschiedene Zeiten als Gleichzeitigkeit (*Simultaneität*) erleben. Wir sehen alle Sterne am Himmel gleichzeitig und leiten davon ab, daß der Nachthimmel andauernd mit Sternen übersät ist und daß alle Sterne gleichzeitig da sind. Wir schließen von der Gleichzeitigkeit der Wahrnehmung auf die Gleichzeitigkeit der Ereignisse. Wir kreieren die Illusion einer einzigen, andauernden, überall simultanen Zeit, nämlich unserer Zeit. In Wirklichkeit sind die Sterne verschiedenen Alters. Einige mögen Hunderte, Tausende oder Millionen von (Licht-)Jahren alt sein. Andere sind bereits erloschen, ihre Zeit ist vorbei und hat aufgehört zu existieren. In der Dimension Zeit sind Sterne nicht simultane Ereignisse. Jeder Stern hat seine eigene Zeit, seine Geburt und sein Ende. Wir haben die Fähig-

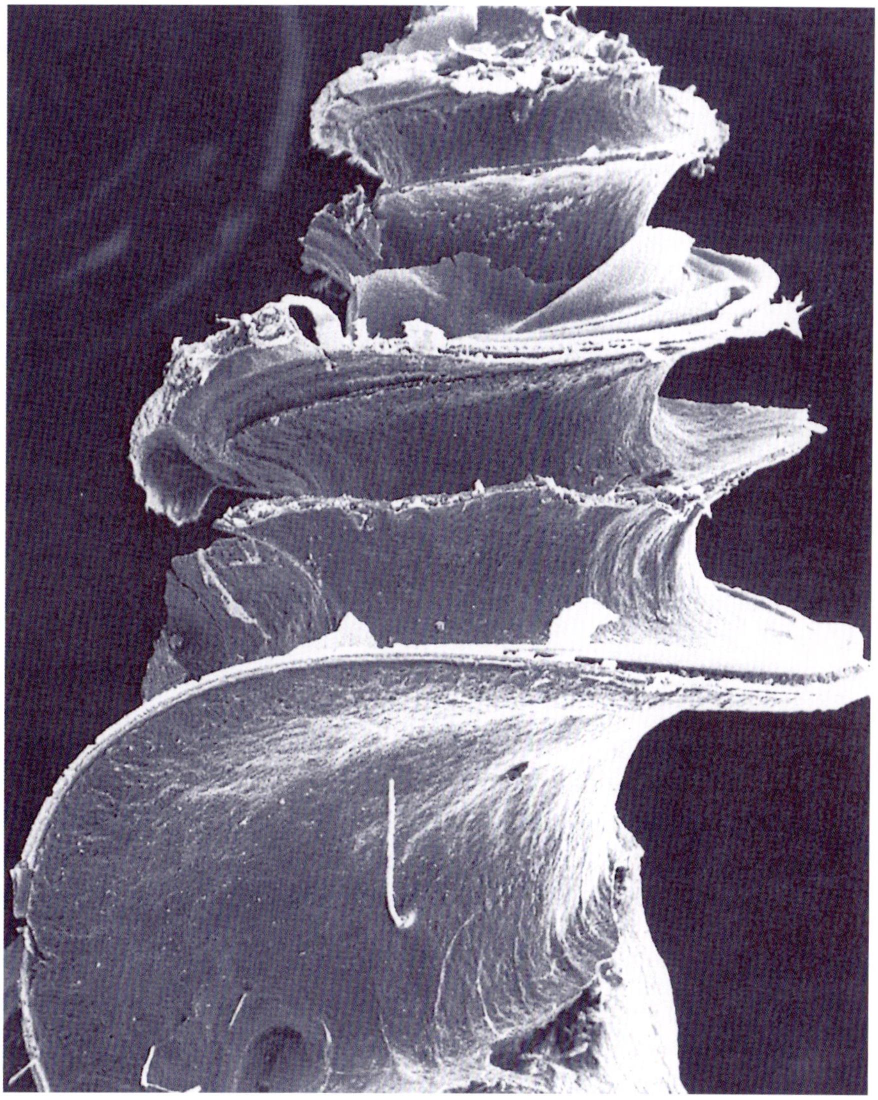

12.7

12.8 Synchronisation: Die Fähigkeit, verschiedene „Zeiten" im Jetzt zu koordinieren.

keit weitgehend verloren, nichts Simultanes als solches zu erkennen und es zeitlich korrekt in unserer Zeit zu koordinieren. Kindern ist die Fähigkeit, nicht simultane Ereignisse in der Eigenzeit zu koordinieren, oft noch selbstverständlicher. In Kinderzeichnungen sehen wir deshalb häufig Mond und Sonne auf derselben Zeichnung nebeneinander abgebildet.

Alle Ereignisse des Universums sind nichtsimultan, weil alle Ereignisse einmalig sind und die Zeit nicht reversibel ist. Der Wald, in dem wir spazieren, ist keine Simultanleistung der ortsansässigen Vegetation. Jeder Baum hat seine eigene Geschichte. Auch Simultanübersetzung ist nicht wirklich simultan. Konzertmusik besteht aus Instrumenten, von denen jedes seinen eigenen Einsatz, seine Intervalle, sein individuelles Crescendo und Decrescendo lebt. Selbst ein einzelner Klang, das Entstehen der Ober- und Untertonreihen, erfolgt nicht simultan, sondern sukzessive. Auch diese Worte, die Sie jetzt gerade lesen, bilden zwar einen Satz, aber sie bestehen aus einem Nacheinander von einzelnen Worteinheiten.

Verschiedene Ereignisse können sich zeitlich überlappen. Wenn wir den Sternenhimmel anschauen oder ein Musikerlebnis genießen, dann nehmen wir die zeitliche Überlappung nichtsimultaner Ereignisse wahr. Die Fähigkeit, Nichtsimultanes sinnvoll in der Eigenzeit zu koordinieren, bezeichnen wir als *Synchronisation*.

Die Bewegungen des Wassers vermögen uns den Unterschied zwischen simultan und synchron zu verdeutlichen. Auf den großen Meereswogen schaukeln kleinere Wellen; auf diesen reiten nochmals kleinere Wellen, und deren Oberfläche wird vom Wind zart gekräuselt. Jede Welle ist eine vielgestaltige, fein modulierte und synchronisierte Bewegung, bestehend aus vielen einzelnen, nichtsimultanen Bewegungen. Große Wellen können kleinere überholen, Wellen durchdrängen und überlagern sich gegenseitig (*Interferenzen*). Der Rhythmus der Brandung, so wie wir ihn erleben – eine Welle nach der anderen, rhythmisch synchronisiert – ist die Vollendung vieler nichtsimultan stattfindender Gestaltungsprozesse.

12.8

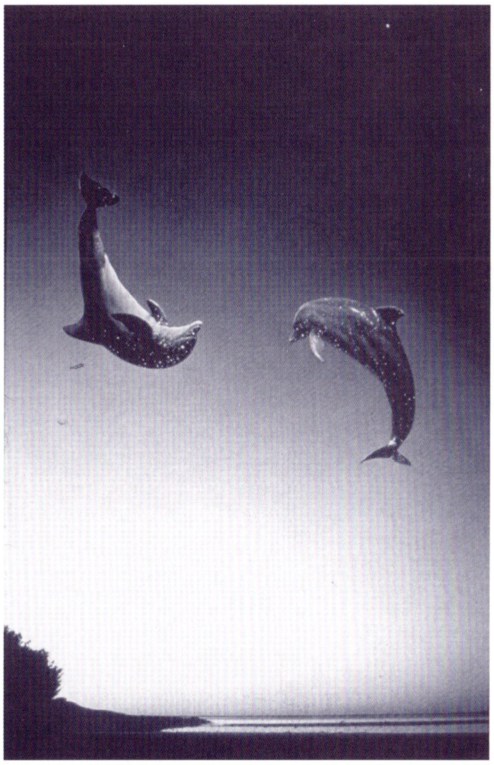

12.9 Bewegungsrhythmus: Feingliedrige Modulation und Resonanz, intelligente Synchronisation und dynamischer Rhythmus.

Koordination der Zeit

Pulsierender Rhythmus

Der menschliche Körper in seinen Bewegungsfunktionen ist ein wahres Meisterwerk zweckmäßiger Synchronisation. Die Nervenzellen des Gehirnes – sie sind so alt wie wir selber – steuern durch kurzlebige Elektroimpulse die Aktivität der Muskeln. Muskeln werden durch Eiweißauf- und -abbau fortwährend erneuert. Atemrhythmus und Pulsfrequenz werden on line synchronisiert und bedarfsgerecht angepaßt. Die roten Blutkörperchen, von denen das Knochenmark pro Sekunde Millionen produziert, sorgen für den Sauerstofftransport. Der Schreitreflex, stammesgeschichtliche Grundlage unserer Fortbewegung, reicht bis in die frühesten Anfänge der menschlichen Rasse zurück. Bewegungskoordination bedeutet zeitliche Koordination aller für die Bewegung relevanten Wechselwirkungen, von den archaischen Reflexen bis zur Wahrnehmung künftigen Evolutionspotentials des aufgerichteten Menschseins.

Rhythmische Koordination menschlicher Bewegung bedeutet Bewegungssynchronisation gemäß natürlicher, im Menschen vorkommender Rhythmen. Die offensichtlichsten Biorhythmen des Menschen sind Atmung, Herzschlag und Bewegungsrhythmus. Deshalb koordinieren wir beim Laufen automatisch Schrittrhythmus und Atemrhythmus. Wir suchen und finden instinktiv Übereinstimmung von Bewegungsrhythmus und Atemrhythmus beim Gehen und Hüpfen, beim Tanz ebenso wie beim Schwimmen. Bewegung entsteht als rhythmischer Ausdruck von Gefühlen und Temperament, im Einklang mit dem inneren Lebenspuls.

Die Kunst zeitlicher Bewegungskoordination besteht darin, alle Rhythmen von Körper, Gefühl und Umgebung sinnvoll miteinander zu synchronisieren. Wenn uns scheinbare Nebensächlichkeiten aus dem Konzept bringen, die Vergangenheit uns einholt oder Zukunftsängste uns unerwartet heimsuchen, dann sind dies negative Varianten zeitlicher Koordination (*Dyschronisation*). Wenn zwei Heuschreckenschwärme sich kreuzen und dichtgedrängt durcheinanderfliegen, gibt es erstaunlich wenig Abstürze. Das ist Synchronisation. Die Natur ist nie um Synchronisation und vorbildliches Time-Management verlegen. Zeit ist ein universales Prinzip, welches in allen Raumdimensionen wirksam ist. Zeit ist zyklisch und endlich, Wechselschwingung, harmonikale Resonanz, intelligente Synchronisation, rhythmische Bewegung. Bewegungskunst ist die Kunst, Zeit zu haben, um das Wesen der Zeit zu erkennen. Bewegung ist die Herausforderung, Zeit in sich zu koordinieren, die Bereitschaft, Bewegung entstehen- und gehenzulassen. Weil Zeit universal ist, Rhythmus ein Prinzip der Zeit ist und weil der Mensch ein Stück des Universums ist, besitzt er in sich ein intuitives Rhythmusempfinden, durch welches er die Prinzipien der Zeit erkennen und verkörpern kann (*Zeitmatrix*). Wenn sich alle Rhythmen und Schwingungen in uns derart synchronisieren, daß sie sich aufheben (*Zero Pulsation*), wird Bewegung zur bewegten Ruhe, zur Zeitlosigkeit, zur persönlichkeits-transzendierenden mystischen Erfahrung.

Zusammenfassung

Ein Blick in den Sternenhimmel bringt das Geheimnis der „Welt-Zeit" näher: Es gibt keine absolute, für alle verbindliche Zeit, sondern für jedes Ereignis und jedes Individuum eine eigene Zeit. Zeit ist relativ, und Relativität ist kein Schwindel! Jedes Individuum, jedes Ereignis und jede Bewegung ist einmalig und erfolgt im eigenen Rhythmus, in der eigenen Zeit. Jedes konkrete Ereignis ist von begrenzter Dauer. Die zeitliche Begrenzung in beide Richtungen erlebt der Mensch als Anfang und Ende, als Wandlung und Neubeginn, als Geburt und Sterben.

Der Stunden- und Sekundentakt der Uhrzeit stellt eine praktische Konvention des Menschen dar. Bewegung und Wandlung im Takt der Lebensrhythmen hingegen entspricht der Zeitwirklichkeit. Zyklische Wiederholung, Schwingungscharakter und Resonanz sind die zeitlichen Grundlagen menschlicher Bewegungskoordination. Von besonderer Bedeutung für die Praxis ist die Synchronisation verschiedener Rhythmen, beispielsweise das fein abgestimmte Zusammenspiel von Bewegung, Atmung und Gefühl.

12.9

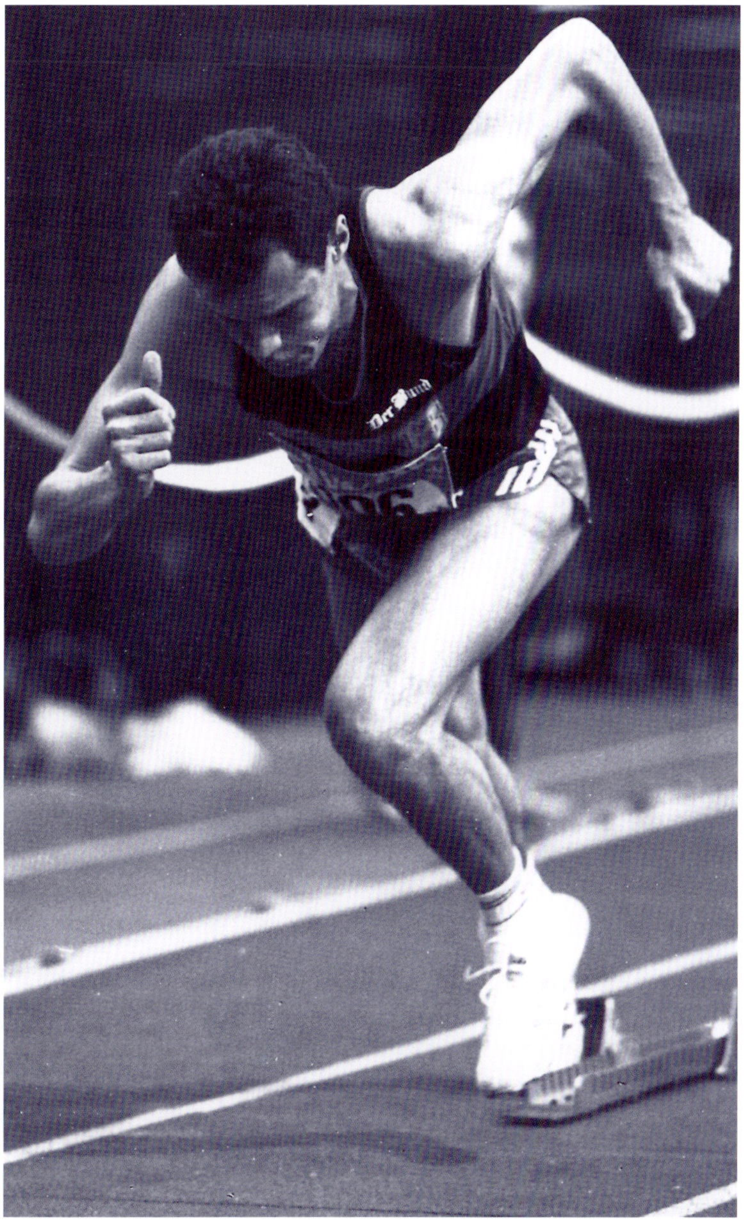

Koordination der Bewegung

Explosion im Kleinformat
Griff der Raumzeit auf die Billard-Kugel

Netz ohne Laufmaschen
Die subjektive Realität der Schwerkraft

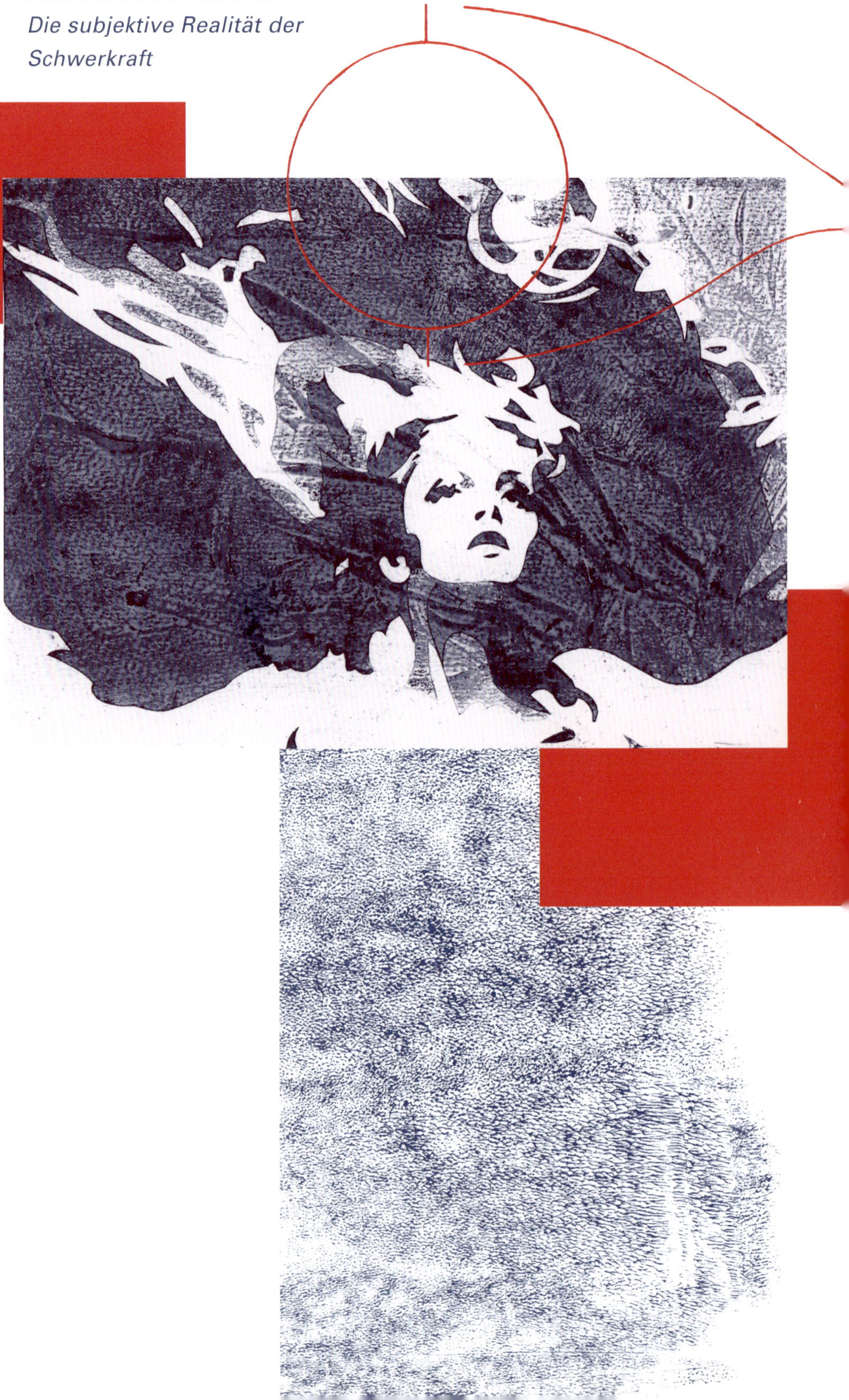

13

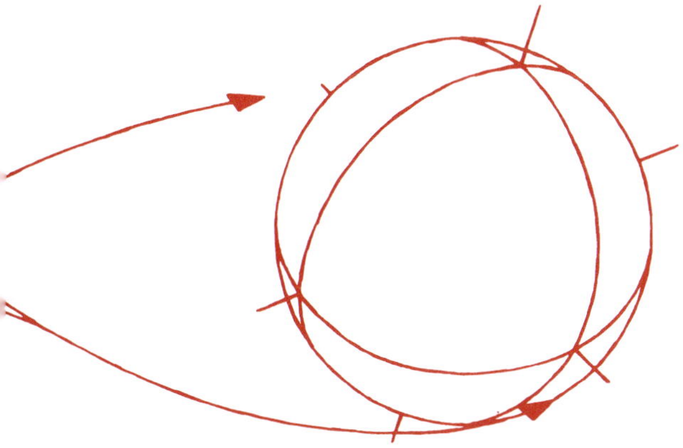

Explosion im Kleinformat

Griff der Raumzeit auf die Billardkugel

Bevor wir uns speziell mit der Bewegungskoordination des Menschen befassen, schaffen wir uns jetzt die Gelegenheit, das grundsätzliche Verhältnis zwischen Raumzeit und Bewegung zu klären. Was an dieser Wechselwirkung universale Gültigkeit hat, gilt definitionsgemäß auch für den Spezialfall Mensch.

Wie sich Materie in der Schwerelosigkeit des Alls oder im Schwerkraftfeld der Erde zu bewegen hat, wird nicht für jeden Spezialfall neu festgelegt, weder durch unsichtbare Kräfte im leeren Raum noch durch ein geheimnisvolles Zentrum der Schwerkraft im Erdmittelpunkt. Die Gesetzmäßigkeiten von Raum und Zeit gelten immer und überall, sie bestimmen die Bewegungen der Materie. Raum und Zeit sind universale Prinzipien, die bei jedem Ereignis durch lokale Winkel und spezifische Frequenzen wirksam werden. Die Raumzeit sagt zur Materie: „*Ich bin das ‚Medium', in dem du lebst und in dem du dich bewegst.*"

Zurück zur Billardkugel als Beispiel. Durch gekonntes, seitliches Anschneiden erhält die Kugel beim Anschlag den gewünschten Drall, prallt gegen die Bande, berührt eine zweite Kugel, und diese verschwindet im Loch. Die Raumzeit sorgt währenddessen dafür, daß alle Winkel und Vektoren korrekt übertragen werden, die Reibung des Stoffes und der Luftwiderstand berücksichtigt und die Impuls- und Energiebilanz (*Impenergie*) am Ende auch tatsächlich stimmen.

	Manifestation des Raumprinzips	*Manifestation des Zeitprinzips*
Kontinuität	innerhalb einer begrenzten Raumeinheit (System)	innerhalb einer begrenzten Zeiteinheit (Zyklus)
Diskretion	Zwischenräume	Zwischenzeit
Dualität	Polarität	Wechsel
Formales Prinzip	Spirale (Helix)	Schwingung (Welle)
Kenngröße	Winkel	Frequenz
Minimum	zwei Winkel (3 Dimensionen)	zwei Zyklen (Pulsation)
Raumzeit Geometrie	2 Winkel = subzyklisch < 360°	Frequenz = multizyklisch > 720°
Modulierbarkeit	12 Freiheitsgrade (3D-Rotation, 3D-Translation)	beliebige Frequenzmodulation
Reversibilität	reversibel	irreversibel
Synergie durch	Konstellation	Synchronisation
Bewegungskoordination	Gleichgewicht	Rhythmus

13.1 Urformen der Bewegung (siehe auch folgende Seiten): Minimalvarianten sind die Rotation um mindestens eine Achse (a) beziehungsweise die Fortbewegung entlang einer Raumachse. Planetare und atomare Fortbewegung erfolgen als Umkreisung (b) oder als Wellenbewegung (c). Weitere Urformen der Bewegung sind spiralige Verschraubung (d), Umstülpung (e) sowie Kontraktion-Expansion (f).

Die gleichen Gesetzmäßigkeiten kommen bei einer Explosion zum Tragen. Gasmoleküle prallen dabei zu Tausenden wie Billardkugeln aneinander. Nur sind die Raum-Zeit-Verhältnisse derart komplex, daß wir Menschen das Resultat nur noch mit Hilfe von Statistik und Wahrscheinlichkeitkeitsrechnung nachvollziehen können. Die Raum-Zeit-Koordination sorgt dafür, daß es mit den Bewegungen eines jeden Moleküls seine Richtigkeit hat. Der *Griff des Raum-Zeit-Prinzips auf die Materie* ist verbindlich, er wirkt immer und überall.

Es wird von der Zeit auch als der vierten Dimension des Raumes gesprochen. Dies kann mißverständlich sein, weil das Zeitprinzip in allen räumlichen Dimensionen wirksam ist. Der für uns Menschen direkt erfahrbare Raum besitzt offensichtlich nur drei Dimensionen. Wie sehr Raum und Zeit zusammengehören und wie sehr sie nur in bezug auf Bewegung verständlich sind, zeigt sich auch darin, daß Raum und Zeit beides Funktionen der *Geschwindigkeit* sind. Wir messen Geschwindigkeit in Metern pro Sekunde, also in Raumeinheit pro Zeiteinheit. Raum und Zeit sind Grunddimensionen der Bewegung. Wenn sich der Raum ändert, dann muß sich auch die Zeit entsprechend ändern. Raum und Zeit sind zwei komplementäre Aspekte desselben Prinzips, der *Raumzeit*. Komplementär bedeutet hier Zusammengehörigkeit zweier Möglichkeiten, dasselbe Prinzip in verschiedener Gestalt zu erfahren, als Raum, als Zeit. Raum und Zeit können deshalb ineinander umgerechnet werden. Wir messen große räumliche Distanzen beispielsweise in Lichtzeit (300 000 km = 1 Lichtsekunde). Raum und Zeit werden heute als Funktionen der Lichtgeschwindigkeit definiert. Dies ist zweckmäßig, weil die Bewegung des Lichtes eine Naturkonstante ist. Das Maß von Raum und Zeit hingegen ist immer relativ, in Abhängigkeit zur Eigenbewegung.

Für die praktischen Belange menschlicher Bewegungskoordination bleiben wir deshalb bei einem dreidimensionalen, durch lokale Winkel bestimmten Raum und einer relativen, durch Frequenzen modulierten Zeit. Bewegungskoordination des Menschen ist die Raum-Zeit-Koordination menschlicher Bewegung. Koordination von Raum und Zeit seien einander gegenübergestellt. An Analogien und Komplementarität fehlt es dabei nicht (siehe Seite 233).

Welche Arten von Bewegungen erlaubt der Griff der Raumzeit auf die Materie? Wenn die Gesetzmäßigkeiten der Raumzeit alle Bewegungen im physikalischen Universum steuern, dann ist es von Interesse zu wissen, welche Bewegungstypen universal erlaubt sind.

- Die Minimalvariante von Bewegung ist die Drehung (*Rotation*) um mindestens eine Achse, sei es makroskopisch als Drehung von Galaxien und Planeten um die eigene Achse oder mikroskopisch als Eigendrehimpuls (*spin*) von Elementarteilchen.

13.1a 3D-Rotation

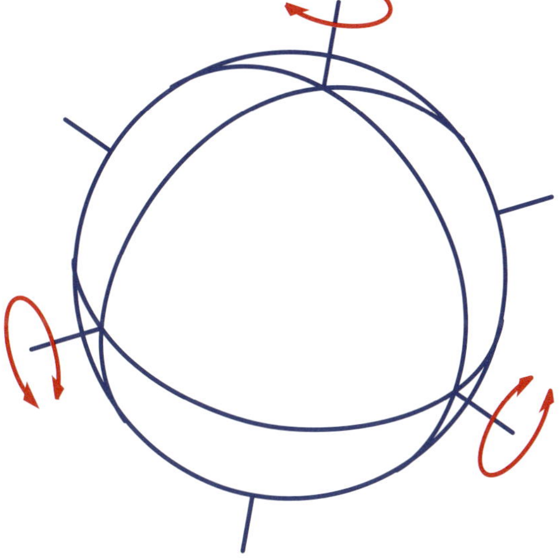

- Die zweite grundlegende Form ist die Fortbewegung (*Translokation*). Diese erfolgt entweder als Umkreisung (*Orbit*) , zum Beispiel als Kreisen der Erde um die Sonne, des Mondes um die Erde oder des Elektrons um den Atomkern. Oder als hin- und herschwingende Bewegung (*Oszillation*), zum Beispiel bei der Bewegung von Fischen und Reptilien, den Wellenbewegungen des Wassers, dem Hin- und Herpendeln eines Gletscherendes oder dem Auf und Ab der Schallwellen. Orbit und Oszillation sind kein Entweder-Oder. Die Umkreisung kann aus zwei definierten Oszillationen zusammengesetzt gedacht werden. Ein Kreis kann erzeugt werden durch zwei senkrecht zueinander stehenden *Sinusschwingungen* (vergleiche Abb. 12.5, Prim ohne Phasendifferenz).
- *Torsion* – spiralige Schraubenbewegung. Wir finden sie als Wirbelwind und Wasserstrudel, bei spiralig gewundenen Bakterien (*Spirochaetaceae*) oder beim rankenden Wachstum von Pflanzen. Die spiralige Verschraubung ist deswegen elementar, weil sie die Verbindung von Rotation, Translation sowie Kontraktion-Expansion ist.

13.1b Orbit

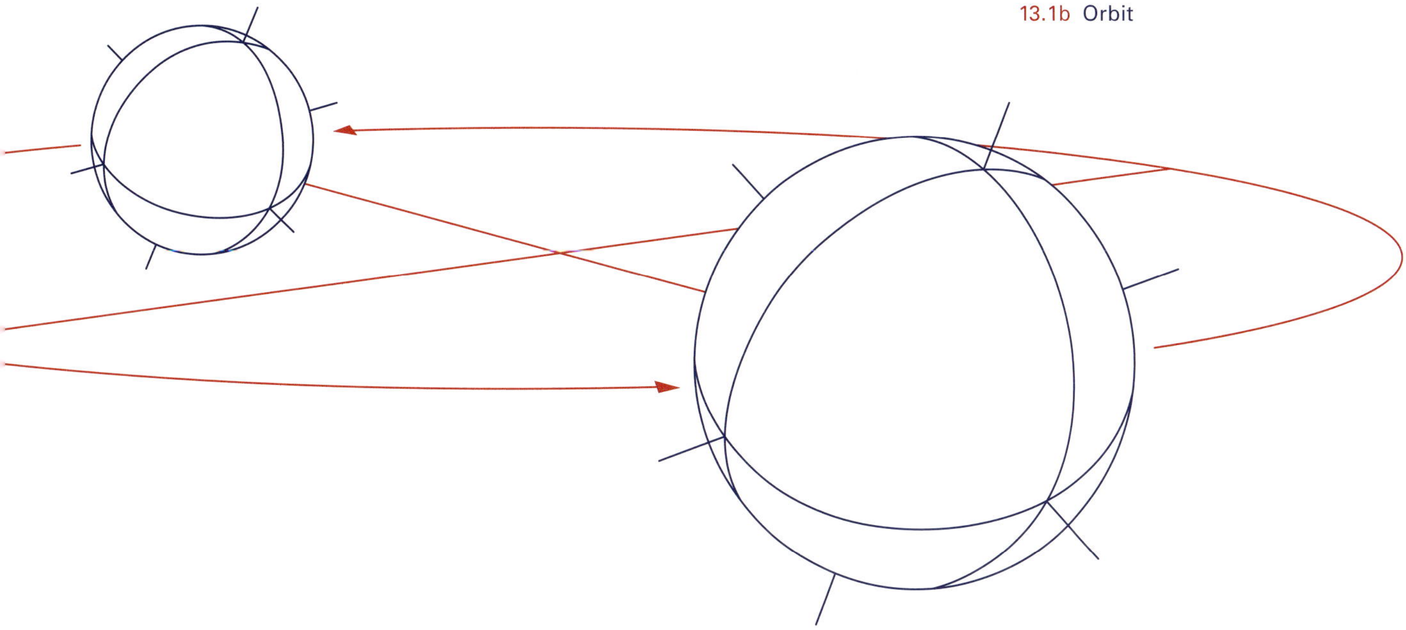

13.1c Oszillation

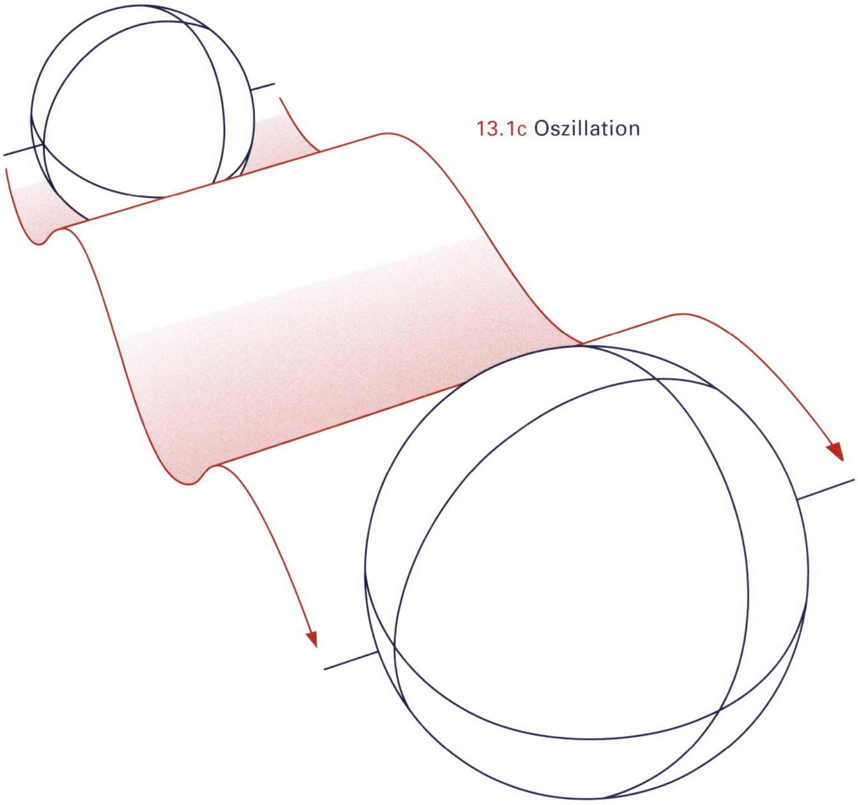

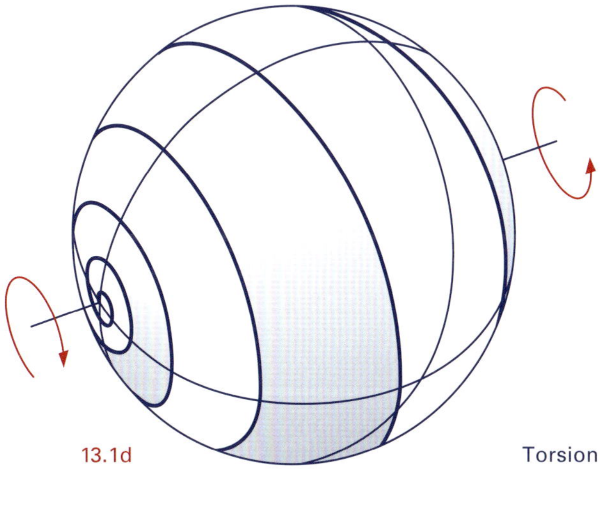

13.1d Torsion

- Eine andere universale Form der Bewegung ist die *Umstülpung*. Dabei wird, wie bei einem umgestülpten Handschuh, das Innere nach außen gekehrt. Beispiele sind Kernspaltung, Knochenbrüche oder das Öffnen und Schließen einer Knospe. Vulkanische Aktivitäten bringen das Erdinnere nach außen (*Eruption*), umgekehrt wird die Erdkruste auch wieder eingeschmolzen (*Subduktion der Lithosphäre*). Im übertragenen Sinne ist jeder kontinuierliche Umbau im menschlichen Körper eine Austauschbewegung zwischen außen und innen. Als Beispiele seien Sauerstoffaufnahme ins Blut oder Aufnahme von Mineralstoffen aus der Nahrung und Einbau in den Knochen erwähnt.
- *Kontraktion und Expansion* ist eine weitere Urform der Bewegung, beginnend mit dem Expansionsknall des Universums, endend vielleicht mit dessen Kontraktion. Auch Sterne blähen sich beim Verglühen zu lichtstarken Riesen auf (*Supernovae*) und enden als kontrahierte und kompakte Zwergsterne (*Weißer Zwerg*). Dabei kann Materie auch in sich zusammenstürzen (*Gravitationskollaps*), so daß die Masse eines ganzen Sternes auf einen Punkt unendlicher Dichte kollabiert – eine Umkehrung des Urknalles in Kleinformat? Kontraktion und Expansion gelten auch für alle lebenden Organismen: Jede Zelle kann anschwellen und schrumpfen.

Der Mensch verkörpert alle diese universalen Bewegungsformen in sich. Die Bewegungseinheiten des Menschen, zum Beispiel die Hand, besitzen eine dreidimensionale Bewegungsfreiheit. Um bei der Hand zu bleiben: Wir können sie dank des Armes innerhalb unseres Handlungsradius überall hin bewegen (*3D-Translokation*) und sie in jede gewünschte Stellung drehen (*3D-Rotation*). Beim Laufen verschraubt sich der Stamm abwechslungsweise nach links und rechts (*Torsion*). Die Muskulatur, unser Bewegungsmotor, ist ein ausgeklügeltes System elastischer Strukturen, die sich zusammenziehen und wieder ausdehnen können (*Kontraktion – Extension*). Die Bewegung von innen nach außen bedeutet im übertragenen Sinne das Nach-außen-Bringen innerer Gefühle (*E-motion*).

13.1e Umstülpung

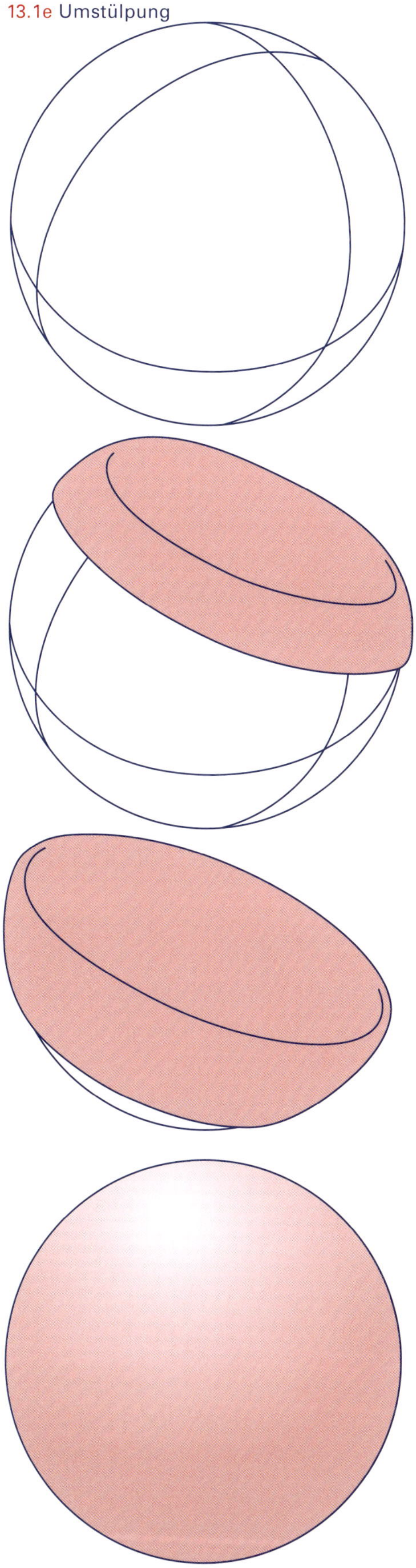

13.1f Kontraktion und Expansion

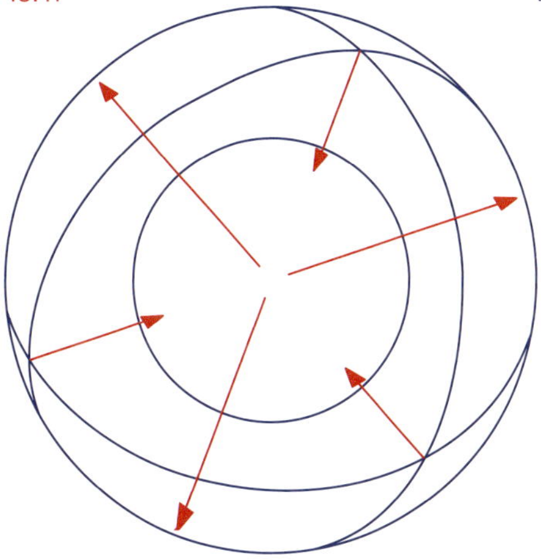

13.2 Schwerkraft: Raumzeit und Materie stehen in Wechselwirkung zueinander. Die Schwerkraft ist jene Kraft, durch welche die Materie das Koordinatennetz der Raumzeit krümmt, ähnlich einem Ball, der ein Netz eindellt. Je größer die Masse, desto stärker die Krümmung.

Bewegung zeigt sich als Kunst, Urformen der Bewegungen in sich selbst zu erkennen. Bewegungskoordination ist die Kunst, Raum- und Zeitprinzip in sich zu entdecken, die Spirale als formales Raumprinzip, die Dynamik der Welle als formales Zeitprinzip. Die Kunst der Bewegung beginnt damit, in sich selbst Raum und Zeit zu erschaffen.

Netz ohne Laufmaschen
Die subjektive Realität der Schwerkraft

Wenn wir einen Sonnenuntergang betrachten und beobachten, wie die Sonne als rote Feuerkugel den Horizont berührt, dann sehen wir bereits ein Stück Vergangenheit. Das Licht der untergehenden Sonne brauchte acht Minuten, um unser Auge zu erreichen. Gemäß unserer Eigenzeitrechnung ist die Sonne in diesem Moment bereits hinter dem Horizont „verschwunden", verursacht durch die Eigenrotation der Erde. Daß wir die Sonne trotzdem an einem Ort sehen, wo sie gar nicht mehr ist, beweist, daß unsere Sehachse, die Verbindung zwischen Auge und Sonne, gebogen sein muß. Wir schauen durch eine leicht gebogene Lichtröhre um den Horizont herum. Dies ist erlebbare Realität der gekrümmten Raumzeit.

Die Raumzeit ist wie ein feinmaschiges Netz (rißfest und ohne Laufmaschen, wohlverstanden), gemäß dessen Koordinaten Bewegung stattfindet. Deshalb ist die Natur nie um die richtige Antwort verlegen, egal, ob wir in die Sonne schauen, ob Kontinente wandern, neue chemische Verbindungen entstehen oder ob eine Kernexplosion stattfindet. Auch muß die Natur nicht zunächst einen interdisziplinären Ausschuß bilden, um die Gebiete Physik, Chemie, Biologie, Umweltschutz und Technologie aufeinander abzustimmen. Die Raum-Zeit-Koordination für Bewegung jeder Art gilt überall und immer.

Die Steuerung aller Ereignisse und Bewegungen erfolgt nicht im Sinne einer ständig wachsamen Kontrolle. Raumzeit und Bewegung-Materie stehen zueinander in dynamischer

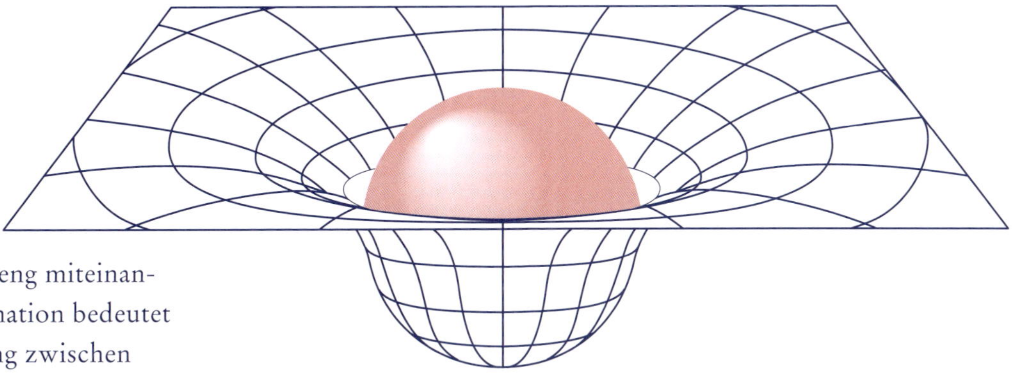

13.2

Wechselwirkung, sind eng miteinander verwoben. Koordination bedeutet ökonomische Beziehung zwischen Raumzeit und Bewegung-Materie. Die Materie beeinflußt ihrerseits die Raum-Zeit-Geometrie, indem sie diese krümmt. Bildlich gesprochen kann man sich vorstellen, daß die Materie ihr „Gewicht“ in das Koordinatennetz der Raumzeit wirft.

Bewegung führt zur Krümmung der Raumzeit. Das mag vielleicht etwas verwirrlich klingen, ist es aber nicht. Alles physikalisch Existierende ist mehr oder weniger gekrümmt, von den Sternen bis zu den Atomen. Die Schwierigkeit besteht darin, daß die Krümmung der Raumzeit auf der Erde für uns nicht sichtbar ist. Ist es noch relativ einfach, sich die Krümmung einer zweidimensionalen Fläche im dreidimensionalen Raum vorzustellen, so wird es ausgesprochen schwierig mit der Krümmung eines dreidimensionalen Raumes. Wir müßten uns einen vierdimensionalen Raum vorstellen, in den ein gekrümmter dreidimensionaler Raum eingebettet ist. Ein Blick auf die untergehende Sonne allerdings genügt, um uns durch eigene Erfahrung von dessen Existenz zu überzeugen.

Aber: Durch welche Kraft schafft es die Materie, das feine Koordinationsnetz der Raumzeit zu krümmen? Durch die Schwerkraft (*Gravitation*).

Was wir erleben, wenn ein Gegenstand zu Boden fällt, ist nur die oberste Spitze des unsichtbaren Eisberges, der sich hinter dem Phänomen Schwerkraft verbirgt. Entlang den Krümmungen dieses Koordinatennetzes, hervorgerufen durch den Griff der Materie auf die Raumzeit, kann die Raumzeit, um es bildlich auszu-

13.3 Koordinierte Bewegungsabläufe: Sie nutzen die Gesetzmäßigkeiten von Raum und Zeit. Körpergleichgewicht, Rhythmusgefühl und Bewegungsfluß finden zusammen. Schweizer Meisterin Sabine Eichenberger rauscht im Kajak-Einer durch die Wildwasser.

drücken, Materie von außen her abtasten. Dies ermöglicht eine automatische Anpassung des Koordinatennetzes an Impuls und Energie der Masse – analog einem Ball, den wir in ein Netz werfen. Die Krümmung der Raumzeit ist an das Vorhandensein von Materie gebunden. Dort, wo Materie vorhanden ist, krümmt sich die Raumzeit – ähnlich dem Ball im Netz. Das Netz wird durch das Gewicht des Balles eingedellt, und zwar genau dort, wo sich die Masse befindet. Die Tiefe der Eindellung ist abhängig vom Gewicht des Balles. Der *Griff der Materie auf die Raumzeit* beginnt lokal. Im Innern der Erde wirkt die Krümmung der Raumzeit zusammenziehend (*Kontraktion*): Die Raum-Zeit-Linien laufen hier eng zusammen (*positive Raumkrümmung*). Ähnlich wie beim Ball im Netz deformiert sich das Netz aber nicht nur an der Stelle der Masseneinwirkung, sondern auch in der umliegenden, näheren und ferneren Nachbarschaft. Je weiter entfernt, desto geringer wird die Krümmung des Netzes. Der Griff der Materie auf die Raum-Zeit-Geometrie wirkt also lokal und ist proportional zur Masse. Die Krümmung der Raum-Zeit-Geometrie pflanzt sich fort, kontinuierlich, rißfrei, und sie wird mit zunehmender Entfernung immer dünner.

Welches ist nun der Zusammenhang zwischen Krümmung der Raumzeit und der Eigenzeit? Je mehr sich die Raumzeit krümmt, je enger die Raum-Zeit-Linien sich zusammenlagern, desto langsamer wird die Zeit! Da es keine absolute Zeit, sondern nur relative Eigenfrequenzen gibt, ist das nicht weiter erstaunlich. Raum und Zeit bilden zusammen die Dimension Raumzeit, in der auch wir uns bewegen. Ändert sich das eine, ändert sich auch das andere. Das Zeitmaß ist relativ und hängt davon ab, wo wir uns befinden und wie wir uns bewegen. In einem schwarzen Loch, Materie von unendlicher Dichte mit entsprechend stark gekrümmter Raumzeit, bleibt die Zeit sogar stehen – so nimmt man heute wenigstens an. Zeit ist relativ, und Relativität ist kein Schwindel!

Die subjektive Bewegungserfahrung liefert hierzu faszinierende Analogien. Gleichgewicht bedingt eine entspannte Konzentriertheit – sei es eine Pirouette im Tanz oder das Überqueren eines Grabens auf einem schmalen Steg. Dabei scheint sich der Körperraum innerlich zu verdichten und zu zentrieren, während gleichzeitig die Zeit langsamer zu werden scheint. Je größer die Konzentration, desto länger werden die Sekunden. *Konzentration* bedeutet wörtlich Zusammenballung, Sammlung durch Zusammendrängen. Umgekehrt führen Oberflächlichkeit und routinierter Automatismus zu einem Verlust der inneren Sammlung und damit zu einer Beschleunigung der Zeit. Diese scheint im Flug zu vergehen. Dieser Zusammenhang zwischen Konzentration als Gefühl räumlicher Dichte und Verlangsamung des Zeitempfindens ist durch Bewegungserfahrung nachvollziehbar. Bewegungsgefühl und Körperbewußtsein bergen das Potential in sich, durch eigene Erfahrung Antworten auf das Rätsel der Raumzeit zu finden. Bewegungskoordination ist eine Herausforderung, Raum und Zeit in sich zu entdecken. Bewegungskoordination ist die Kunst, durch die Qualität der eigenen Bewegung Raum- und Zeitgefühl

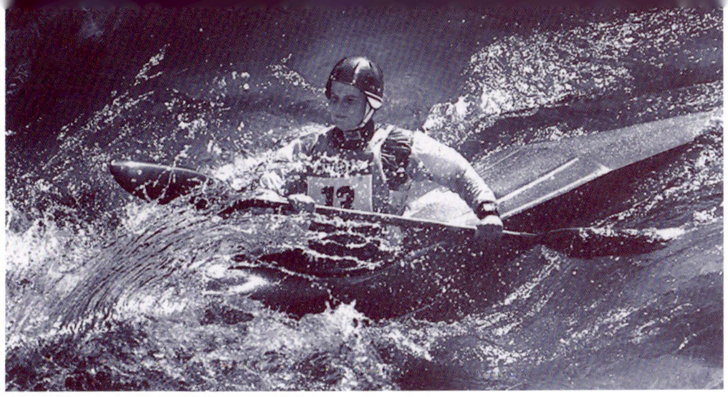
13.3

in sich zu verändern. Das Entstehenlassen von Raum und Zeit in sich kann zu einem vertieften Verständnis von Raum und Zeit führen.

Was passiert nun mit der Raumzeit außerhalb der Erdmasse? In den schalenartigen Sphären außerhalb der Erde – analog zur leicht gewölbten Fläche des Netzrandes – laufen die Raum-Zeit-Linien auseinander (*negative Raumkrümmung*). Dort wirken sie nicht mehr zusammenziehend. Auf Entfernung bewirkt die Erde kein Zusammenziehen der Raumzeit mehr, sondern eine Verformung ohne Volumenverminderung; ähnlich einem Regentropfen, der im freien Fall aerodynamisch verformt wird, ohne kleiner zu werden. Die Erdmasse bewirkt via Raumzeit eine Formänderung der Mondmasse und umgekehrt. Letzteres erleben wir als die Gezeiten, als Ebbe und Flut, der Weltmeere. Die Erdkugel wird durch den Mond rhythmisch zur Ellipse verformt. Dabei schwappt das Wasser von einer Seite des Meeresbeckens zur anderen. Die Höhe der Gezeiten ist unter anderem abhängig von Form und Größe des Meeresbekkens. Im großen Becken erfolgt das Hin- und Herbewegen der Wassermassen (*Schwingung*) etwa im Zwölfstundenrhythmus, das bedeutet im Gleichtakt mit den Bewegungen des Mondes um die Erde (*Synchronisation*). Dadurch kommt es zu besonders großen Gezeitenunterschieden zwischen Ebbe und Flut (*Resonanz*).

Das Phänomen der Schwerkraft ist ein Naturphänomen, das wissenschaftlich schwer zu enträtseln ist. Interessant sind deshalb Analogievergleiche zwischen naturwissenschaftlichen Forschungen einerseits und der persönlichen Erfahrungswelt bewegungsschaffender Menschen andererseits. Die Analogien sind nicht weiter erstaunlich, wenn man bedenkt, daß subjektive Realität als Kunst und objektive Realität als Wissenschaft sich nicht ausschließen. Das im Menschen intuitiv vorhandene Empfinden für Bewegung und Raum-Zeit-Koordination kann seinerseits wissenschaftliche Forschungen inspirieren. Folgender Abschnitt über die kosmologische Erforschung der Schwerkraft liest sich in der Sprache der Bewegungserfahrung folgendermaßen:

„Durch die Dichte einer Zentrumsmasse entsteht ein lokaler Eingriff in das Netz der Raumzeit. Lokal zieht sich die Raumzeit zusammen. Nach außen pflanzt sich die Veränderung unsichtbar und unbegrenzt fort und wird mit zunehmender Entfernung immer mehr verdünnt. Wo immer sich eine andere Masse befindet, zeigt sich die Wirkung der Zentrumsmasse. Ihre formgebende Wirkung auf die peripheren Massen erfolgt in Abhängigkeit von deren Plastizität. Die Wirkungen sind gegenseitig, also Wechselwirkungen. Die Wirkung sich bewegender Massen ist immer anziehender Natur und nie abstoßend. Das Phänomen der Gravitation ist universal, der genaue Mechanismus immer noch unbekannt.“ (nach John A. Wheeler)

„Der momentane Erkenntnisstand auf dem Gebiete menschlicher Bewegungskoordination: Durch Intensität und Qualität der Bewegungskoordination entstehen erlebnisbedingte (lokale) Veränderungen im Strukturnetz eines Körpers. Diese bewirken eine Zentrierung und sorgen für Zusammenhalt und Ordnung im Innern. Die Veränderungen wirken unsichtbar auf andere Körperteile. Mit zunehmender Entfernung wird dieser Effekt verdünnt, bleibt aber vorhanden. Wo immer Bewegung im Körper stattfindet, zeigt sich die Wirkung in anderen Teilen, und zwar wechselseitig, der Austausch erfolgt in Abhängigkeit der gegenseitigen Resonanz. Die Wirkung der Bewegungskoordination ist immer eine positive. Das Phänomen ist global, der genaue Mechanismus immer noch unbekannt.“

Zusammenfassung

Wie sich Materie in der Schwerelosigkeit des Weltraumes oder im Schwerkraftfeld der Erde zu bewegen hat, ist festgelegt. Die Gesetzmäßigkeiten von Raum und Zeit gelten überall und immer. Sie bestimmen die Bewegungen der Materie. Dieser Griff der Raum-Zeit auf die Materie führt dazu, daß bestimmte Bewegungsarten universal erlaubt sind. Spiral- und Wellenbewegungen sind solche Urformen dreidimensionaler Dynamik.

Umgekehrt beeinflussen Bewegung und Materie das „Koordinatennetz der Raum-Zeit“, indem sie zu einer Krümmung der Raum-Zeit-Geometrie führen. Konkret erlebbar ist dieser Griff der Materie auf die Raum-Zeit als Schwerkraft. Ein Blick auf die untergehende Sonne wird uns davon überzeugen, daß die Raum-Zeit in sich gekrümmt sein muß. Die Wirkung der Schwerkraft im Innern eines Körpers – der Erde beispielsweise – ist anders als die Wirkung außerhalb davon. Ein Vergleich zwischen naturwissenschaftlicher Betrachtung dieser Phänomene und dem subjektiven Erleben der Bewegungskunst eröffnet spannende Perspektiven.

Koordination der Information

Intelligenz

Das Steuerrad der Evolution

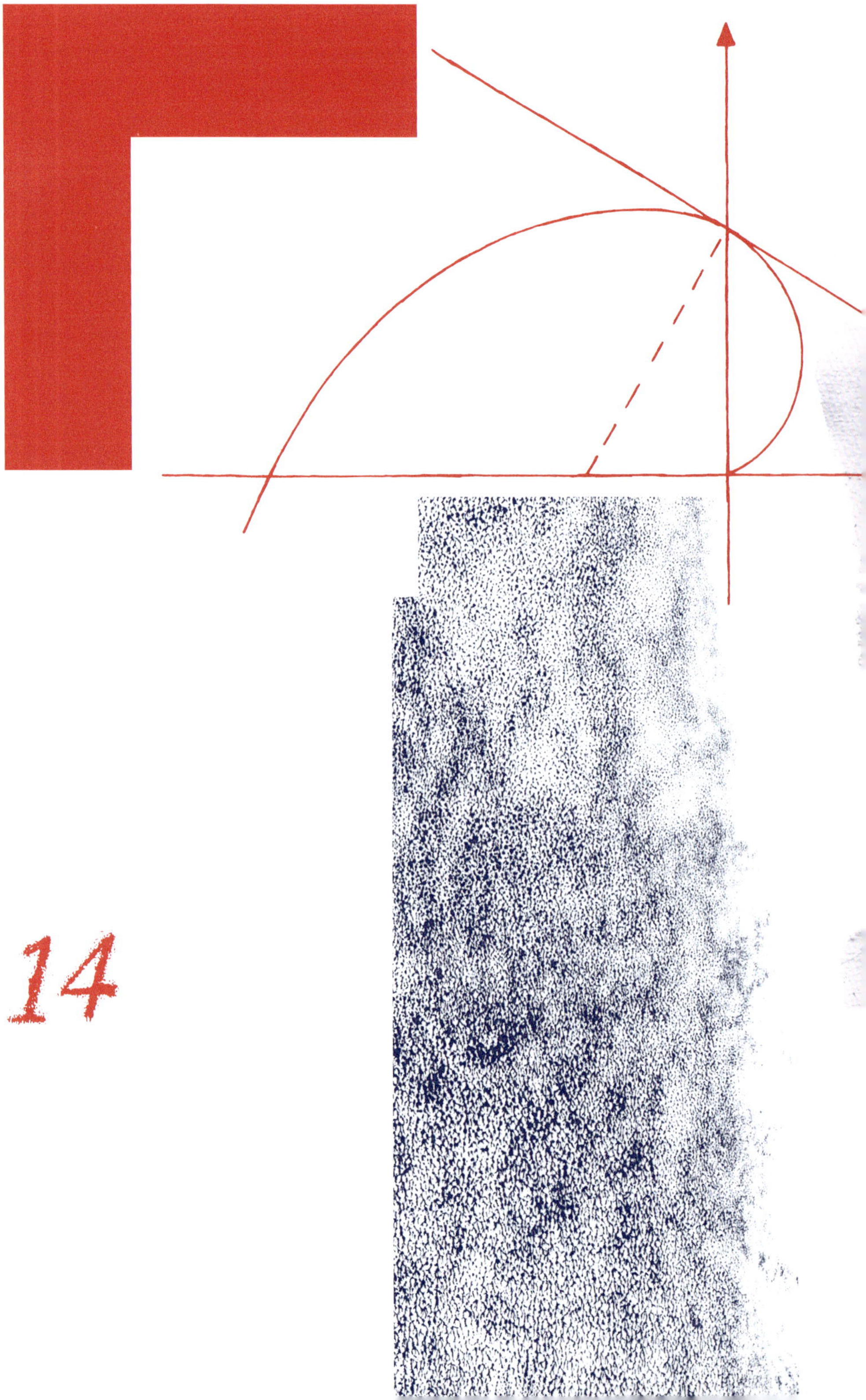

14

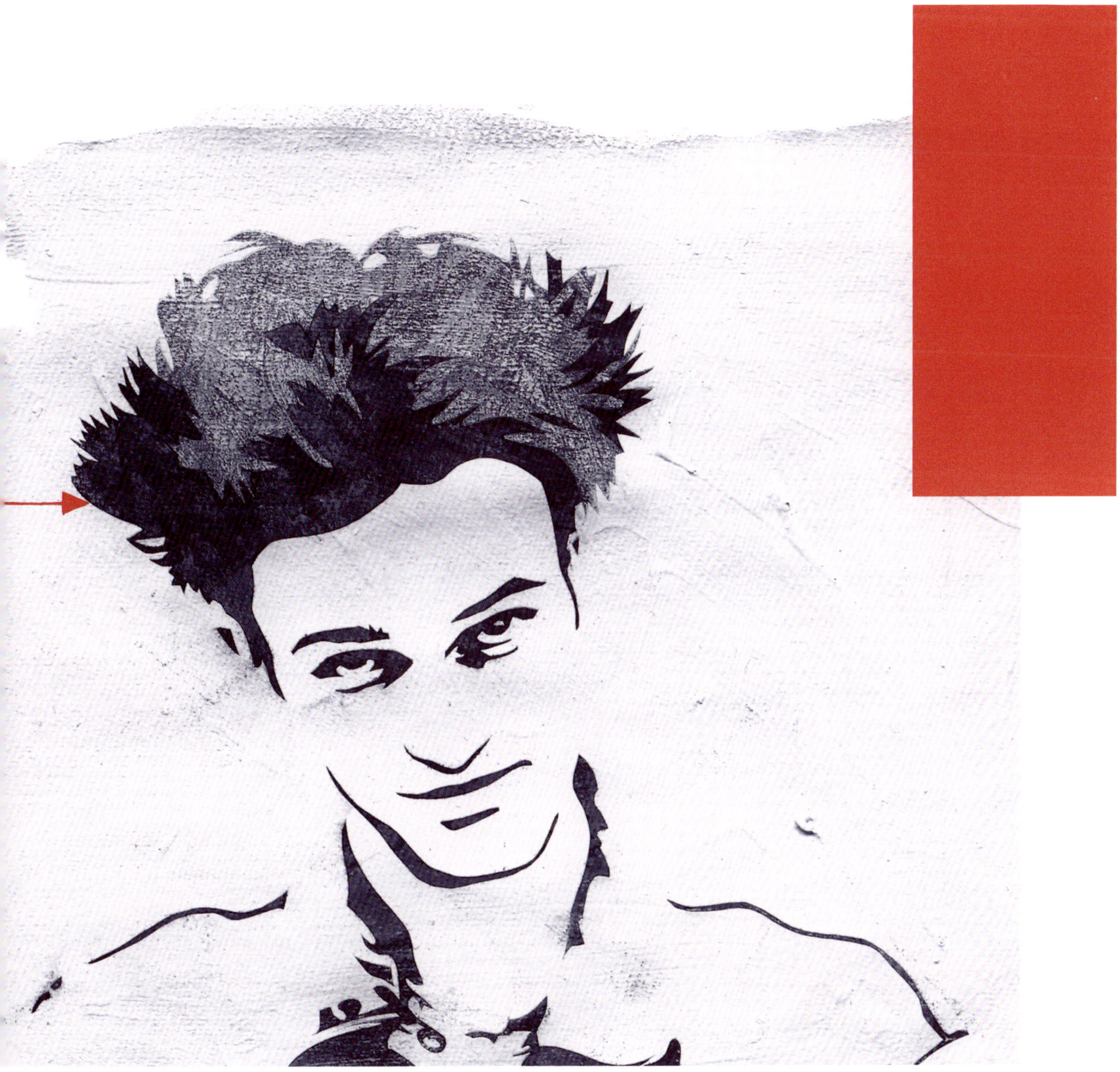

14.1 Seiltanz: Der „Herr der Ringe“ verbindet Raum, Zeit, Bewegung und Bewußtsein – ein Weg zu Gleichgewicht, Rhythmus und Inspiration.

Intelligenz

Das Steuerrad der Evolution

Das Universum als Gesamtheit aller Gesetzmäßigkeiten und Ereignisse – wenn nun der Mensch über das Universum nachdenkt, dann denkt das Universum über sich selber nach. Die Frage stellt sich, ob der Mensch als relativ intelligenter Spezialfall eine Ausnahme in einem sonst unintelligenten Universum darstellt oder ob der Mensch durch sein kreatives Bewußtsein ein universal gültiges Intelligenzprinzip verkörpert.

Wäre die Schwerkraft als Naturkonstante um einen Splitterbruchteil stärker, würden alle Sterne, Planeten und Galaxien bereits wieder in sich zusammenstürzen. „Wäre die Expansionsgeschwindigkeit eine Sekunde nach dem Urknall nur um einen Hunderttausend-Millionstel kleiner gewesen, so wäre das Universum wieder in sich zusammengefallen, bevor es seine gegenwärtige Größe erreicht“, schreibt Stephen Hawkins. Der Urknall muß also auf mindestens 17 Stellen nach dem Komma genau stimmen, damit überhaupt ein Universum wie das heutige entstehen konnte. Die Vermutung ist naheliegend: Da waren Intelligenz und Präzision am Werk!

Wenn wir der Intelligenz die Fähigkeit zuschreiben, alte Erfahrungswerte in neuen Situationen kreativ und sinnbringend anzuwenden, dann können wir dem Universum außerordentliche Intelligenz zugestehen. Im Vergleich zur Fähigkeit des Universums, sich selbst aus dem Nichts heraus zu erschaffen, nimmt sich die Fähigkeit des Menschen, aus alten Fehlern nichts zu lernen, relativ bescheiden aus. Alle Naturgesetze zeugen von Intelligenz. Diesem Intelligenzprinzip fällt eine

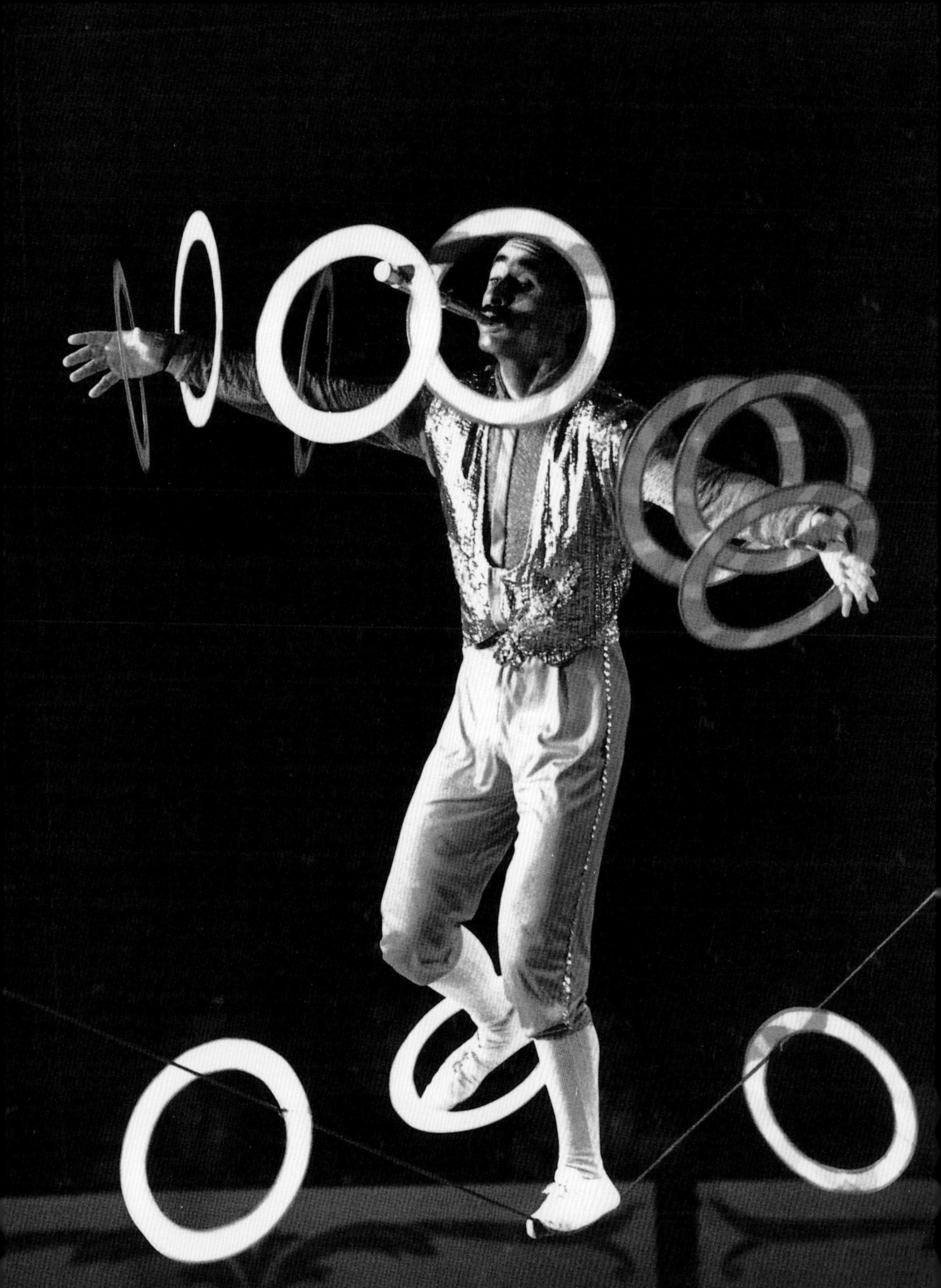

14.1

wesentliche Steuerungsfunktion in der Evolution zu, weil es den kreativen Umgang mit dem Unberechenbaren (*Zufallsprinzip*) miteinbezieht. Wenn wir ausrechnen, wie groß die Zufallschancen sind, daß überhaupt ein Universum wie das unsrige entstehen konnte, in welchem dann rein zufällig Leben entstand, aus dem nochmals zufällig das menschliche Bewußtsein hervorging, so muß man die Gesetzmäßigkeiten der Wahrscheinlichkeit arg strapazieren, um die Welt als reines Zufallsprodukt erklären zu können. In der Weltraumforschung gelangt man heute verschiedentlich zur Ansicht, daß der Anfangszustand und die Entstehungsgeschichte des Universums zumindest „menschenfreundlich" gewesen sein müssen. Die geringste Abweichung irgendeiner der Naturkonstanten, wie Schwerkraft, elektrische Ladung, Kernkräfte, würde die Existenz unseres Universums in Frage stellen. Alle großen Zusammenhänge zeugen mehr von verbindlichen Ordnungsprinzipien als von Zufälligkeiten. Wäre der Mensch ein Zufallsprodukt, dann wäre er ziemlich verloren und alleine im Universum. Wenn wir das Weltall als das umfassende All-Eine verstehen und der Mensch ein Teil davon ist, ist dann der Mensch allein oder All-Eins im Universum? Wie steht das Intelligenzprinzip konkret mit Raumzeit und Bewegung in Wechselwirkung? Welcher Art ist der Griff der Intelligenz auf Raumzeit und Bewegung?

Das *Raumprinzip* bietet immer eine große, aber begrenzte Anzahl neuer Möglichkeiten. Mit jedem vollzogenen Schritt wird eine neue Möglichkeit realisiert. Dieser Prozeß schafft immer mehr Raum für immer mehr und immer komplexere Möglichkeiten. Wir nennen das Evolution. Das Evolutionsprinzip, oftmals in Kegelform dargestellt, bietet dabei Entfaltungsmöglichkeit in alle Richtungen. Der Raum kennt keine Vorzugsrichtung, Raum ist allseitiges Wachstumspotential.

Das *Zeitprinzip* wirkt immer lokal, immer relativ und immer irreversibel. Deshalb können vollzogene Schritte nicht mehr rückgängig gemacht werden. Jede Veränderung bewirkt eine grundlegend neue Situation. Alte Möglichkeiten gehören der Vergangenheit an, Neues taucht am Zeithorizont auf. Raum und Zeit zusammen stellen das Koordinatennetz der Evolution dar.

Das *Bewegungsprinzip* bedeutet Veränderung. Alle Ereignisse des Universums – ob physikalisch, chemisch oder biologisch – sind in Bewegung. Das Universum ist in kontinuierlicher Veränderung begriffen, und Veränderung ist immer Bewegung. Evolution ist Synergismus aller Teilsysteme.

Das *Intelligenzprinzip* erkennt die sich anbietende Vielzahl neuer Möglichkeiten (*Raum*). Im richtigen Moment (*Zeit*) entscheidet es sich für überlebens- und entwicklungsfähige Veränderungen (*Bewegung*). Dadurch differenziert (*Evolution*) und vereinheitlicht (*Integration*) es sich selbst (= *Intelligenz*).

Auf die Kunst und Wissenschaft menschlicher Bewegung bezogen, bedeutet dies: Bewegungskoordination ist *Raum-Zeit-Koordination menschlicher Bewegung durch Intelligenz und Bewußtsein*. Raum, Zeit, Bewußtsein und Veränderung stellen das Rohmaterial unserer Bewegungserfahrung dar. Koordination ist ein Lernprozeß, Gesetzmäßigkeiten der Bewegung zu erkennen und zu verkörpern. Bewegungserfahrung ist das Erleben von Gleichgewicht, Rhythmus, Veränderung und Inspiration. Bewegungskoordination ist die Kunst, Innenraum und Eigenzeit zu kreieren, Bewegung in sich entstehen zu lassen; die Kunst, Bewegung auch gehen zu lassen, um Ruhe und Zeitlosigkeit in sich wahrzunehmen. Das Gegenteil von Bewegung ist nicht Stillstand, sondern Zeitlosigkeit. Die Inspiration ist jener Teil des menschlichen Bewußtseins, welcher der Zeitlosigkeit am nächsten kommt.

Zusammenfassung

Bewegungskoordination ist Raum-Zeit-Koordination menschlicher Bewegung durch Intelligenz und Bewußtsein. Raum, Zeit, Bewußtsein und Veränderung stellen das Rohmaterial unserer Bewegungserfahrung dar. Koordination ist ein Lernprozeß, Gesetzmäßigkeiten der Bewegung zu erkennen und zu verkörpern. Bewegungserfahrung ist das Erleben von Gleichgewicht, Rhythmus, Veränderung und Inspiration. Bewegungskoordination ist eine Kunst, Innenraum und Eigenzeit zu kreieren, um Bewegung in sich entstehen zu lassen; eine Kunst, Bewegung auch gehen zu lassen, um Ruhe und Zeitlosigkeit in sich wahrzunehmen. Das Gegenteil von Bewegung ist nicht Stillstand, sondern Zeitlosigkeit. Die Intuition ist jener Teil des menschlichen Bewußtseins, welcher der Zeitlosigkeit am nächsten kommt.

Vision einer neuen Anatomie

Spiraldynamik

Koordination menschlicher Bewegung

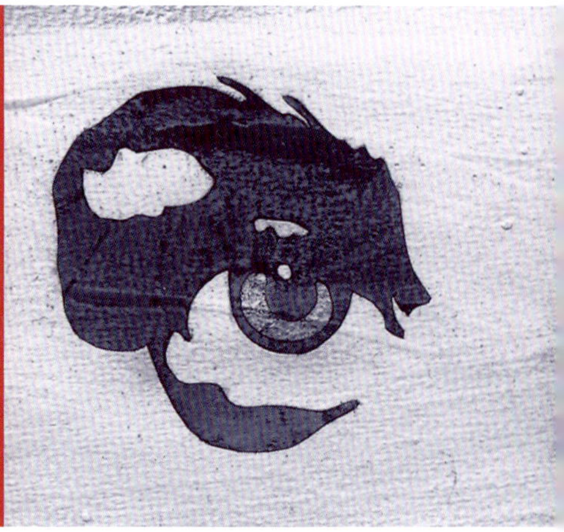

15

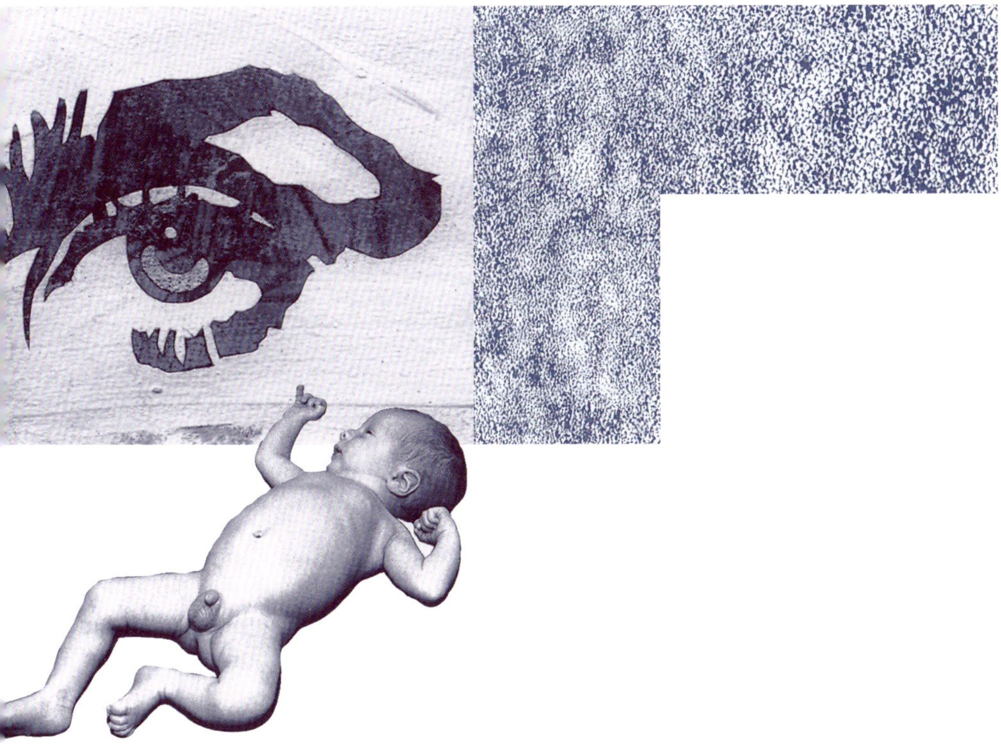

15.1 Besser als sein Ruf: Überlieferte Anatomiebilder zeigen den Menschen oftmals als „Fehlkonstruktion“ mit zweifach geknickter Wirbelsäule (a). Der Körper ist kein „Irrtum der Evolution“, der uns Kopfzerbrechen machen muß (b). Fehlende (c) bzw. vorhandene (d) Aufrichtung von Becken- und Kopfhaltung entscheidet, ob das Rückgrat sich krümmt (c) oder gerade bleibt (d).

Spiraldynamik
Koordination menschlicher Bewegung

Das spiraldynamische Modell erklärt und demonstriert Struktur und Funktionsweise des menschlichen Bewegungsapparates. Universale Struktur- und Funktionsprinzipien wurden systematisch und sorgfältig untersucht, um dadurch die wesentlichen Gesetzmäßigkeiten menschlicher Bewegungskoordination besser verstehen zu können. Das spiraldynamische Modell befaßt sich mit Beziehungen zwischen Raum, Zeit und menschlicher Anatomie – Zusammenhänge, die bisher wenig erhellt worden sind. Dabei steht das spiraldynamische Modell nicht im Widerspruch zu jenen Wissenschaftszweigen, die sich mit der menschlichen Haltungs- und Bewegungskoordination auseinandersetzen, wie Anatomie, Biophysik, Anthropologie, Sport- und Tanzwissenschaften usw. Alle Modelle der funktionellen Anatomie basieren auf denselben objektiven anatomischen Gegebenheiten des menschlichen Körpers. Blickwinkel und damit verbundene Interpretationsweise hingegen können sich grundlegend unterscheiden.

Von den meisten anderen Modellen funktioneller Anatomie unterscheidet sich das spiraldynamische durch seinen Ausgangspunkt. Grundlage bildet die Übereinstimmung von übergeordneten Bewegungsprinzipien mit der funktionellen Bewegungsanatomie des Menschen. Was für belebte und unbelebte Materie gilt, was universale Gültigkeit besitzt, was also immer und überall gilt, trifft auch für den Menschen zu. Dieser Ausgangspunkt erspart eine Vielzahl möglicher Trug-

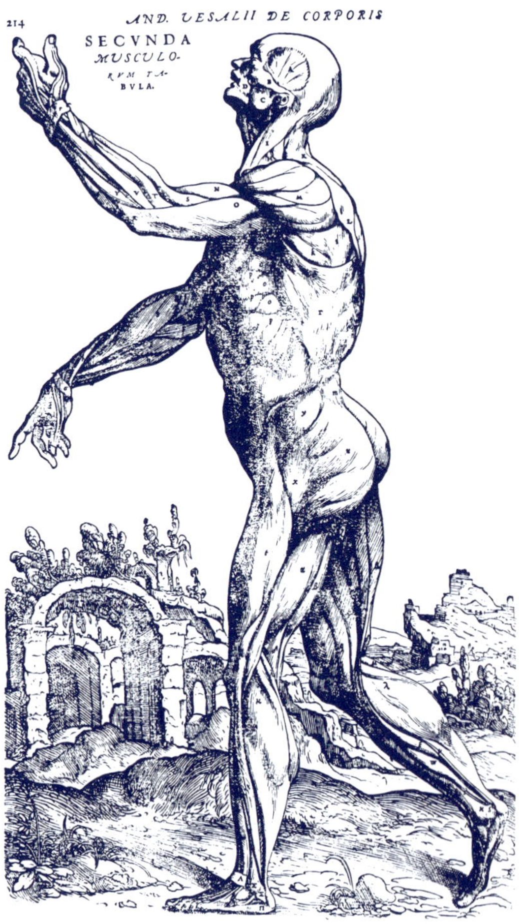

15.1a

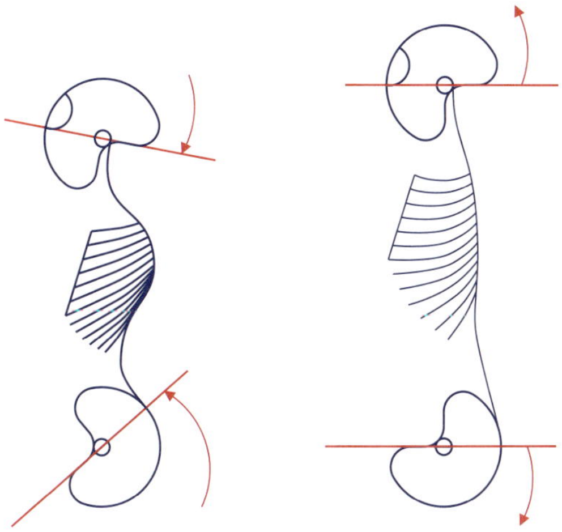

15.1c, d

und Fehlschlüsse, die meist unbemerkt beim Versuch entstehen, ein kleines Teilsystem aus sich selbst heraus erklären zu wollen, ohne die Zusammenhänge zu verstehen. Die Koordinationsprinzipien von Raum, Zeit, Bewegung und Bewußtsein stellen im spiraldynamischen Modell deshalb eine verbindliche Grundlage für die Interpretation der menschlichen Anatomie dar.

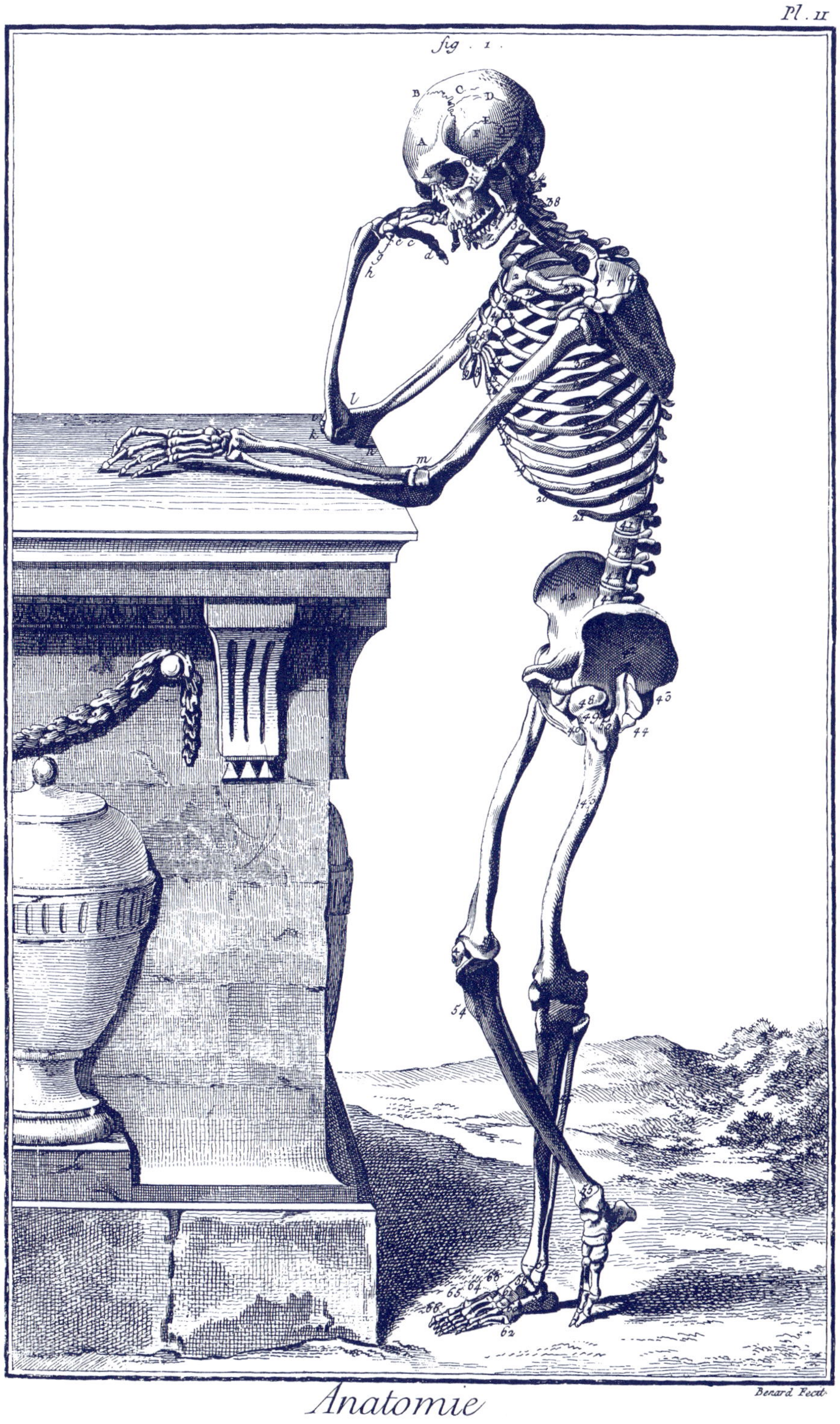

15.1b

15.2 Bewegungsanalyse: Im Schulbuch werden Bewegungen in ihre Einzelkomponenten zerlegt. Das Schultergelenk, dargestellt in drei Ebenen: Ante- und Retroversion (a), Innen- und Außenrotation (b) sowie Ad- und Abduktion (c).

Anatomie und Raumprinzip

- Das Raumprinzip manifestiert sich als Raumeinheit. Der menschliche Körper stellt eine solche Raumeinheit dar.
- Raumeinheiten bewegen sich als Ganzes. Der menschliche Bewegungsapparat ist eine funktionelle, dynamische Einheit.
- Jede Raumeinheit ist synergistisch organisiert, das Ganze ist mehr als die Summe seiner Teile. Im menschlichen Körper wirken alle Teile synergistisch zusammen; für das Ganze gibt es keine Antagonisten.
- Komplexe Raumeinheiten bestehen aus Untereinheiten. Der menschliche Bewegungsapparat besteht aus ineinandergreifenden Bewegungseinheiten (Stamm, Hände und Füße, Arme und Beine, Schultern und Hüften).
- Die ökonomischste und kompakteste Zusammenlagerung sphärischer Raumeinheiten erfolgt nach der Formel 1+12. Der menschliche Körperraum besitzt 13 Bewegungseinheiten: Einen Stamm und je zwei Schultern, Hüften, Arme, Beine, Hände, Füße.
- Jede Raumeinheit ist bipolarer Natur. Jede Bewegungseinheit des menschlichen Körpers ist durch zwei Pole und das dazwischenliegende Körpervolumen anatomisch definiert.
- Die dreidimensionale Spirale (*Helix*) ist ein formales Organisationsprinzip des Raumes. Der menschliche Körper besteht aus ineinandergreifenden Schraubenspiralen.
- Die Doppelspirale stellt einen universalen Grundbaustein des Raumes dar. Der menschliche Bewegungsapparat als Ganzes verkörpert das Prinzip der Doppelspirale.
- Der Raum besitzt drei Dimensionen und damit *zwölf Freiheitsgrade* der Bewegungsrichtung (3D-Rotation und 3D-Translation). Koordinierte Bewegungsabläufe nehmen vorhandenes Bewegungs- und Gleichgewichtspotential dreidimensional wahr.

15.2a

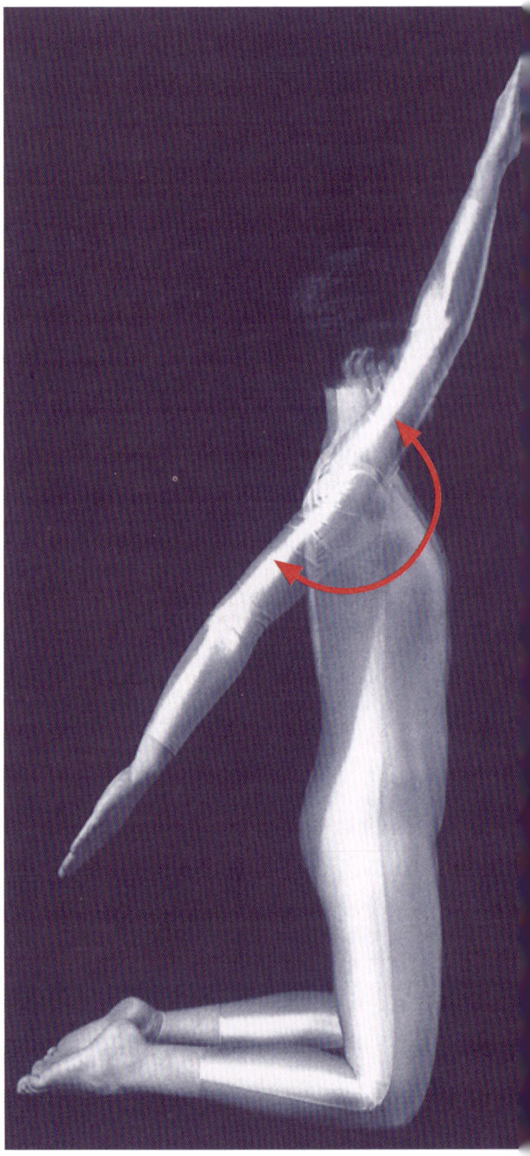

Anatomie und Zeitprinzip

- Das Zeitprinzip manifestiert sich als Zeiteinheit. Jede Bewegung des menschlichen Körpers stellt einen solchen Zyklus mit Anfang und Ende dar.
- Das formale Organisationsprinzip der Zeit ist die Schwingung, die Welle, der rhythmische Wechsel. Bewegungskoordination erfolgt deshalb wellenförmig alternierend, als Wechsel zwischen Spannung und Entspannung, Bewegung und Nicht-Bewegung, Verschraubung nach links und nach rechts, Flexion und Extension usw.
- Zeit ist relativ, es gibt keine absolute Zeit. Bewegung ist Eigenrhythmus, Eigenfrequenz. Bewegung ist etwas sehr Persönliches.
- Zeitliche Bewegungskoordination bedingt Frequenzmodulation, d. h. Verfeinerung und Erweiterung der Modulation aller Feinstrukturen.
- Synchronisation ist das sinnvolle Zusammenwirken verschiedener Frequenzen zu einem Ganzen. Zeitliche Bewegungskoordination des Menschen äußert sich als Synchronisation der verschiedenen Bewegungsabläufe und Körperrhythmen.

15.2b

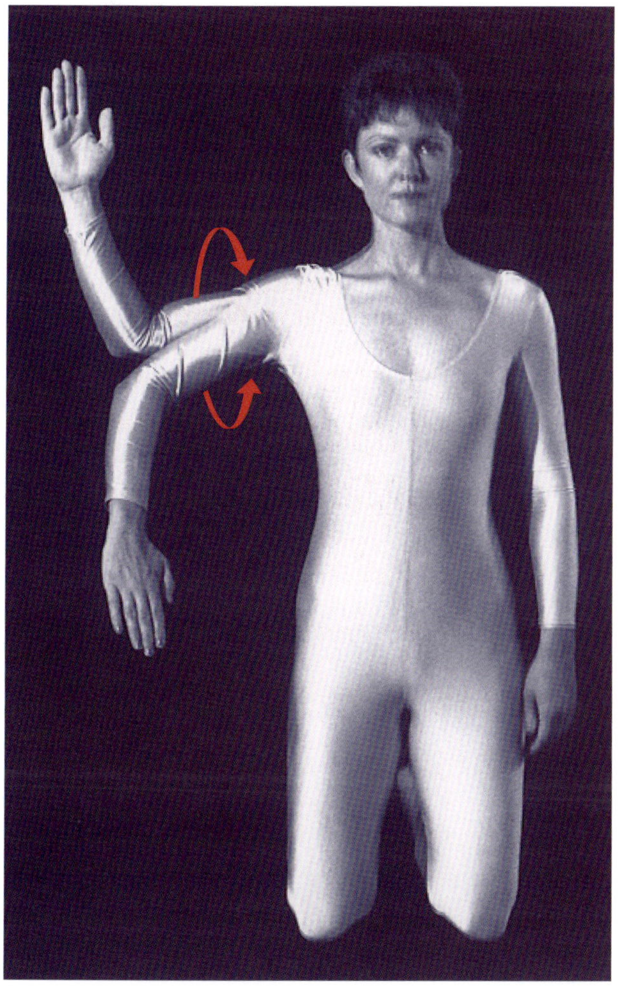

15.2c

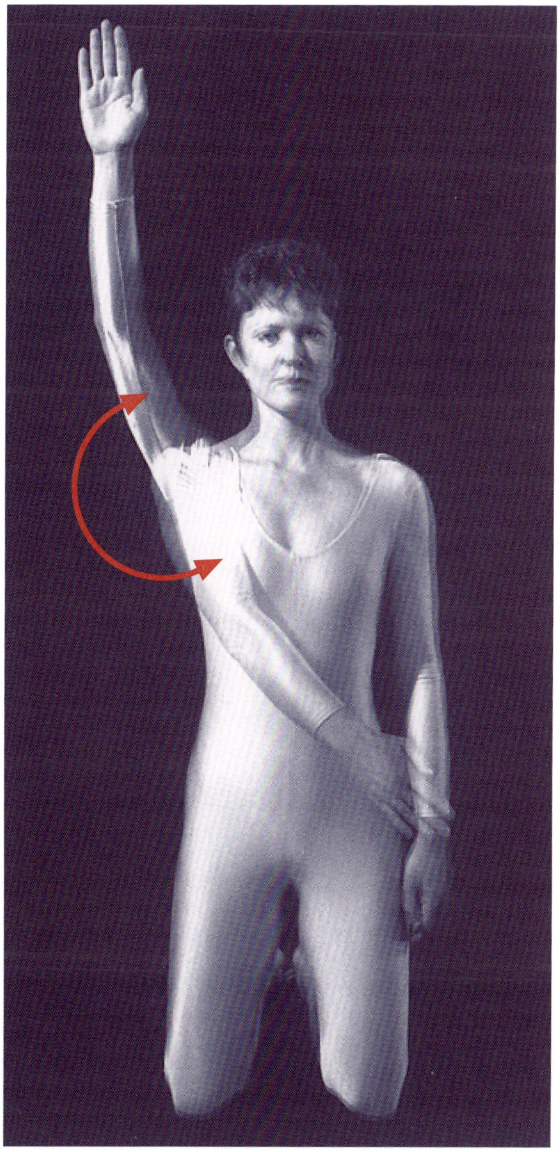

15.3 Vision einer neuen Anatomie: Dreidimensional und dynamisch. Die Gesetzmäßigkeiten der Koordination von Raum, Zeit, Bewegung und Bewußtsein stehen im Einklang mit der funktionellen Anatomie des Menschen. Die Stroboskopaufnahme zeigt einen Schrittzyklus des rechten Beines mit der Abstoßphase in der Bildmitte.

15.4 Ganganalyse: Infrarot-Kameras messen Werte und erlauben eine graphische Darstellung des Gehens von der Fersenablösung bis zum Fersenauftritt.

Anatomie und Strukturprinzip

- Alle Ereignisse des Universums stellen Bewegung und Veränderung dar. Es gibt nichts Statisches, nur Dynamik. Die Biostatik der menschlichen Anatomie ist das dynamische Pendeln des Körpers um ein inneres Gleichgewichtspotential.
- Struktur ist eine sich selbst stabilisierende, räumlich-energetische Konstellation. Die räumliche Stabilisierung erfolgt durch spezifische Winkel. Der menschliche Bewegungsapparat ist ein solcher sich selbst stabilisierender und sich selbst zentrierender Organismus. Seine strukturelle Stabilisierung erfolgt durch anatomische Winkelkonstellationen (Gestalt der Knochen, Verlauf der Bänder und Muskeln). Seine funktionelle Zentrierung erfolgt durch Veränderungen dieser Winkelkonstellationen während der Bewegung.
- Strukturen verkörpern komplementärere Funktionsprinzipien, wie z.B.
  Druckkräfte und Zugkräfte,
  Verschraubung und Gegenverschraubung,
  konvex und konkav,
  außen und innen.
  Der menschliche Bewegungsapparat verkörpert diese sich gegenseitig bedingenden und nur gemeinsam vorkommenden Funktionsprinzipien.
- Die Doppelspirale als strukturelles Grundelement besitzt zwei Richtungssinne. Sie ist sowohl links- wie auch rechtsdrehend und damit umkehrbar. Der Stamm des menschlichen Körpers mit seinen beiden Polen Kopf und Becken stellt eine Doppelspiralstruktur dar. Anordnung der kleinen Wirbelsäulengelenke sowie Anordnung der Muskulatur in zwei Schrägsystemen erlauben eine spiralige Verschraubung abwechslungsweise nach links und nach rechts.

15.3

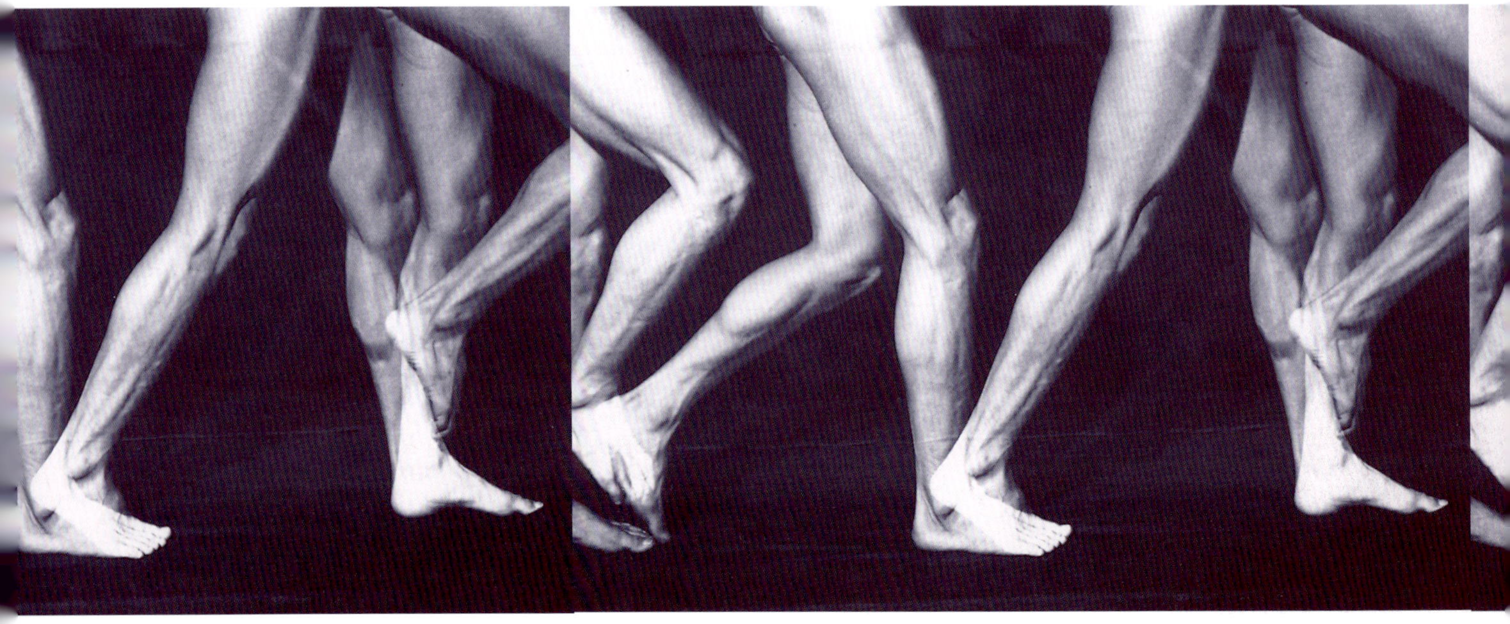

- Die Einfachspirale (*helix*) als strukturelles Grundelement besitzt immer einen Richtungssinn, d. h.. sie ist entweder links- oder rechtsdrehend. Die Drehrichtung ist strukturell festgelegt und damit nur bedingt umkehrbar. Die Extremitäten des menschlichen Körpers stellen solche Einfach-Spiralstrukturen dar. Torsionswinkel der Knochen, Dreh-Scharnier-Funktion von Knie- und Ellbogengelenk sowie spiralige Anordnung von Bändern und Muskeln legen Zeugnis davon ab. Ihre fundamentale Drehrichtung ist anatomisch festgelegt und damit nur bedingt umkehrbar (vergleiche Seite 46).

Anatomie und Funktionsprinzip

- Funktionen treten nur als Teilaspekte eines sich verändernden Ganzen auf. Das Ganze verändert sich nach synergistischen Prinzipien, durch das sinnvolle Zusammenwirken aller Teile. Das Ganze kennt keine Antagonisten.
- Funktionen treten nur als Funktionspaare auf: Protagonist und Antagonist, Druck- und Zugkräfte, Spirale und Gegenspirale usw.
- Das Bewegungsverhalten der Pole wirkt sich bestimmend auf das zwischen ihnen liegende Volumen aus (vergleiche Magnetfelder, Elektrofelder, Wolkenbildungen etc.). Die Bewegungsfunktionen des menschlichen Körpers werden durch das Bewegungsverhalten der Pole in Raum und Zeit bestimmt.
- Funktionelle Koordination des menschlichen Körpers manifestiert sich räumlich durch ein spezifisches Symmetrieverhalten der Pole (*Achsen- und Spiegelsymmetrie*).
- Funktionelle Koordination manifestiert sich in der Zeit als Beginn und Ende der Bewegung mit den Polen.
- Funktionelle Koordination des menschlichen Körpers als dynamische Einheit erfolgt durch das synergistische und synchronisierte Zusammenwirken aller Pole in Raum und Zeit: Konstellation und Synchronisation.
- Bewegungsfunktionen bedingen Masse (Energie) und Richtung (Impuls). Die Bewegungsfunktion des menschlichen Körpers ist primär nach vorne gerichtet (Fortbewegung, Handlungsradius, Blickfeld etc.). Aufgrund dieser funktionellen Ausrichtung des menschlichen Körpers nach vorne ist die Drehrichtung der Pole zumindest in dieser Dimension anatomisch festgelegt und nur bedingt umkehrbar (*z. B. Antetorsionswinkel des Femurs, Retrotorsionswinkel des Humerus*). Eine Umkehr bedeutet immer Koordinationseinbuße.

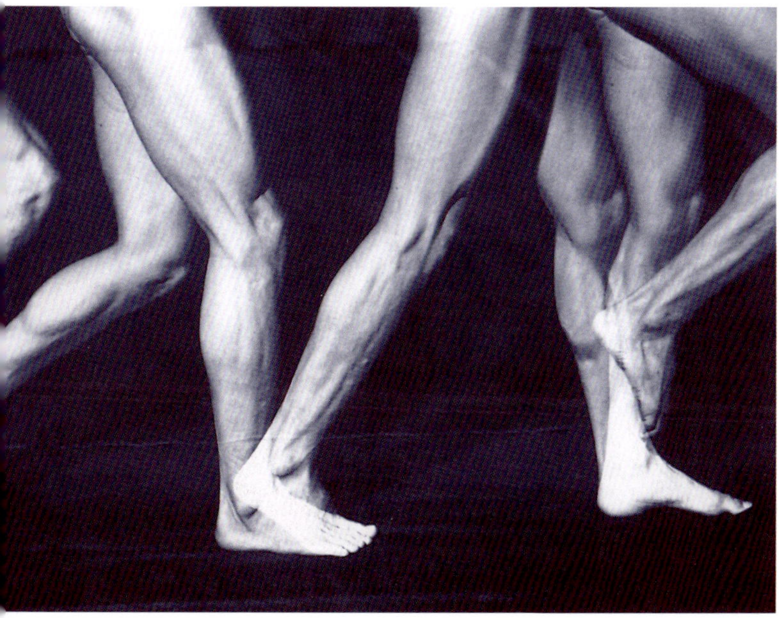

15.4

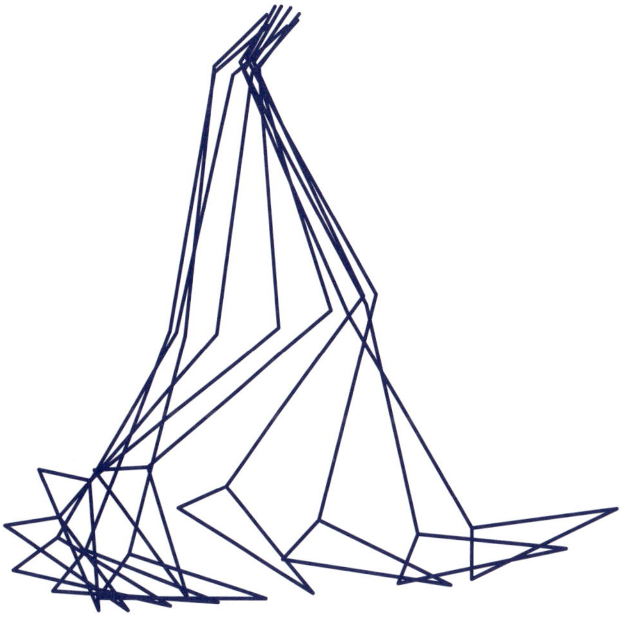

15.5 Bewegungsfluß im Tanz: Die Evolution des eigenen Körperbewußtseins ist eine persönliche Angelegenheit. Tyr Throne und Maki Fujita, Begründer der Körperarbeit „body evolution“.

Anatomie und Intelligenzprinzip

- Das Intelligenzprinzip erkennt neue Möglichkeiten (Raum) im richtigen Moment (Zeit) und entscheidet sich für überlebens- und entwicklungsfähige Veränderung (Bewegung). Durch diese Erfahrung lernt es (Intelligenz).
- In den stammesgeschichtlich ältesten Hirnstrukturen ist das Einmaleins der Bewegungskoordination in Form von vererbbarer und damit angeborener Bewegungsintelligenz enthalten. Die archaischen Bewegungsmuster von Neugeborenen illustrieren das räumlich-zeitliche Zusammenspiel koordinierter Bewegungsabläufe. Neugeborene verkörpern in ihren Bewegungen (unbewußt) Gleichgewicht durch Mobilität, sowie Effizienz durch Ökonomie.
- Die Steuerung menschlicher Bewegungskoordination erfolgt durch Gefühl und Bewußtsein (*Psychoneurologie*).
- Neurologische Ausfälle führen zu einem Koordinationsverlust. Dieser ist charakterisiert durch räumliche Umkehr anatomischfunktionell vorgegebener Drehrichtungen und/oder durch Verlust der Polführung in der Zeit (vergleiche Abbildung 1.5).

Zusammenfassung

Bewegungsabläufe werden heute meist analytisch angegangen, komplexe Bewegungsabläufe in einzelne Sequenzen und eindimensionale Komponenten zergliedert. Dies geschieht aus didaktischen Gründen. Eine reizvolle Alternative: Der Bewegungskoordination des Menschen wird die Bewegungskoordination der Natur vergleichend gegenübergestellt.

Spiraldynamik befaßt sich mit den Naturgesetzen der Bewegung. Übergeordnete Prinzipien der Bewegungskoordination bilden einen Brückenschlag zwischen Raum, Zeit und menschlicher Anatomie. Allgemeine Bewegungsprinzipien, die in der Natur überall und immer Gültigkeit haben, gelten definitionsgemäß auch für den Menschen. Diese Prinzipien von Raum und Zeit, Funktion und Struktur sowie Bewußtsein und Intelligenz verdichten sich zur „Raum-Zeit-Koordination menschlicher Bewegung durch Bewußtsein“.

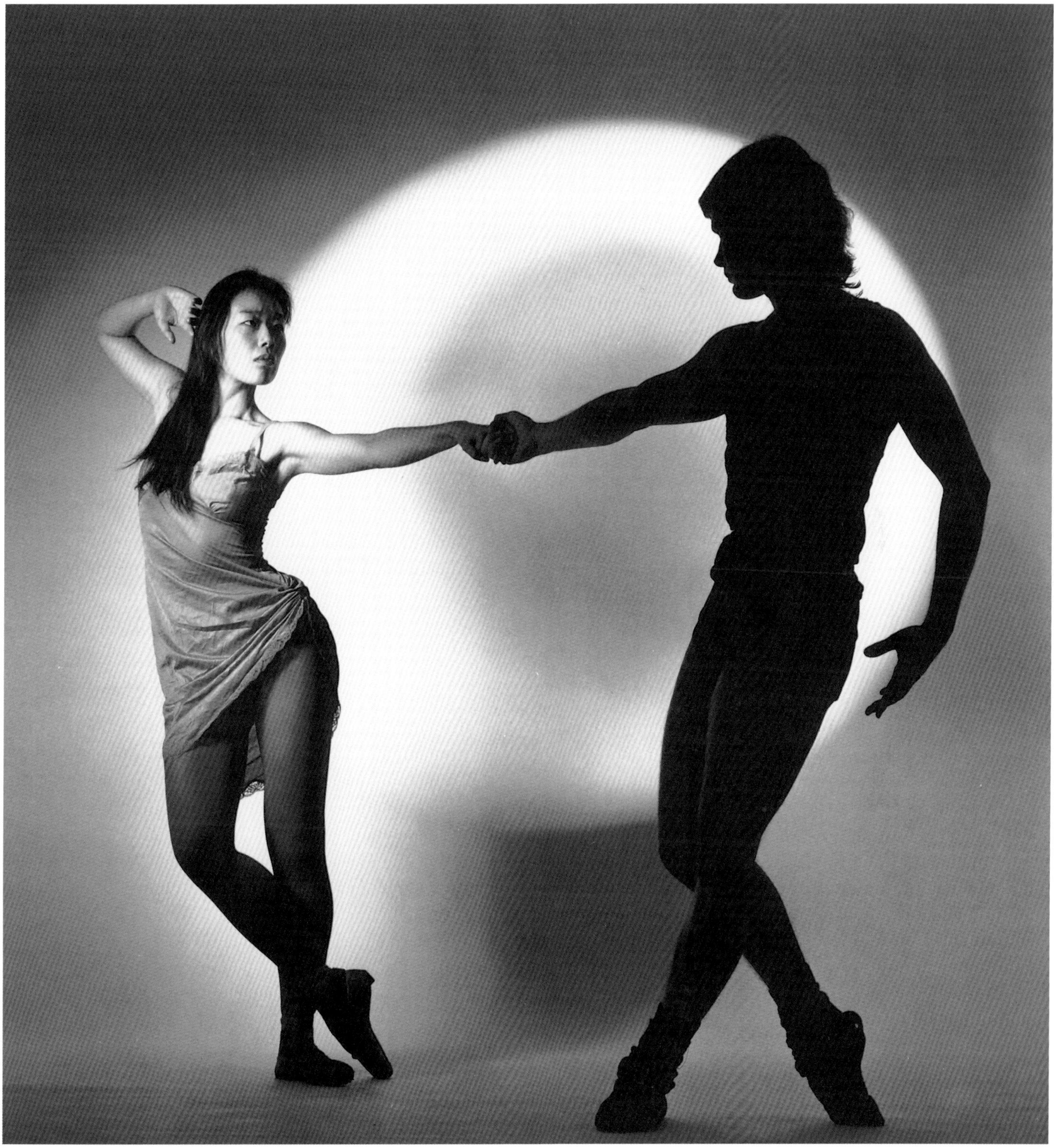

15.5

Neurologie **16**

Sensomotorik
Sitz der Körperintelligenz

Elemente des Nervensystems
Muskelzellen denken mit

Zum Beispiel Tennis
Ballwechsel mit Reflex

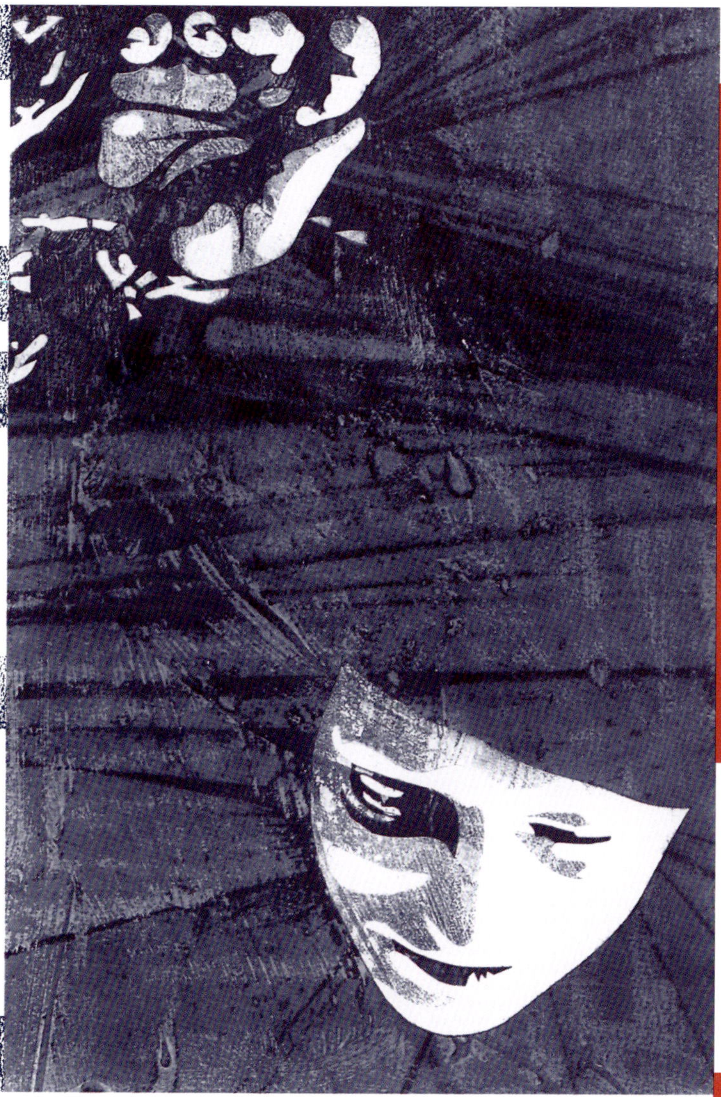

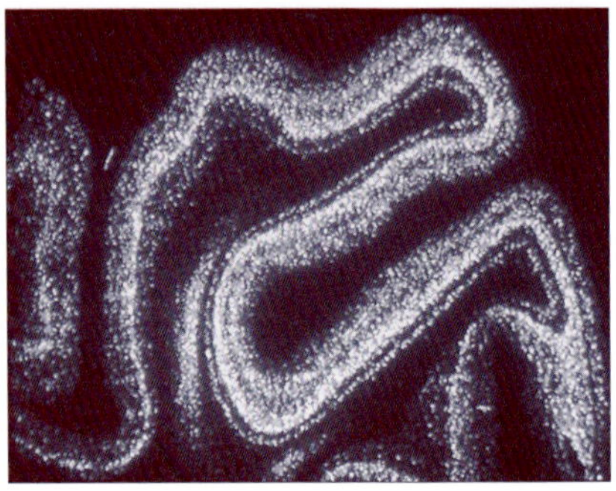

16.1 Großhirn: Was sich hier schlangenartig und geheimnisvoll windet, ist ein Teil der menschlichen Sehrinde. Die Lichtpunkte sind radioaktiv markierte Botenstoffe (m-RNA).

Sensomotorik

Sitz der Körperintelligenz

Neurologie ist die Wissenschaft von Aufbau und Funktion des Nervensystems. Sie ist anspruchsvoll, spannend und grundlegend für das Verständnis menschlicher Bewegungskoordination. Jede Bewegung ist das Resultat komplexer Steuerungsvorgänge, die durch das Nervensystem koordiniert werden. Das Nervensystem des Menschen entspricht der *Hardware* und der *Software* eines Computers, der Bewegungsapparat dem Drucker. Dieser steht ganz am Schluß eines langen und vielschichtigen Informationsprozesses.

Der Bewegungsausdruck ist das letzte Glied eines verschlungenen und nicht immer leicht nachvollziehbaren Steuerungsprozesses. Ein Vergleich zwischen menschlichem Nervensystem und Computertechnologie ist allerdings nur als Anschauungshilfe zulässig. Erstens, weil der Mensch ein lebendes und geistiges Wesen ist und keine technologische Wundermaschine. Vergleichbar ist lediglich die Art und Weise der Informationsverarbeitung. Zweitens sprengt der menschliche Biocomputer jeden Rahmen vorstellbarer Technologie.

Das menschliche Gehirn beherbergt etwa 100 Milliarden Nervenzellen. Diese astronomisch hohe Zahl entspricht der Anzahl Sterne in unserer Milchstraße! 100 Milliarden Nervenzellen bilden ein *neuronales* Netzwerk mit einem Vielfachen davon an Umschaltstellen zwischen den Nervenfortsätzen (*Synapsen*). Jede Zelle ist an viele andere Zellen angeschlossen und wird ihrerseits von einer großen Anzahl Zellen angesprochen. Dadurch erklären sich einige der grundsätzlichen Schwierigkeiten bei der Erforschung des menschlichen Nervensystems. Im Falle der Großhirnrinde ist es möglich, bestimmten Arealen spezifische Funktionen zuzuordnen. Lokalisierte neurologische Defekte, hervorgerufen durch Hirntumore, Blutungen oder Verletzungen, können über die Funktionen bestimmter Rindenbereiche Aufschluß geben. Fokale Epilepsieherde wie auch experimentelle Elektrostimulationen beim Tier haben Wesentliches zur Topografierung der Hirnrinde beigetragen. Ein Bezirk (*area Nr. 4*) beispielsweise ist der Sitz der Willkürmotorik, die sogenannte motorische Rinde (*gyrus praecentralis*). Von hier aus initiieren und steuern wir willentliche Bewegungen. Dieses Areal konnte dank der Methode „lokale Ausfälle – lokale Stimulation" recht genau kartografiert werden. Wir wissen, wo Fingerbewegungen entstehen und von wo aus der Zunge muskuläre Aufträge erteilt werden.

Dieselbe Methode versagt aber bei der Erforschung tiefergelegener und stammesgeschichtlich älterer Hirnstrukturen. Dort lassen sich einem bestimmten Areal keine klar definierten Aufgaben mehr zuordnen. Funktionen bzw. Funktionsstörungen besitzen hier viel diffusen Charakter.

Ein Hirnzentrum kann indes für ein anderes einspringen und dessen Funktion zumindest teilweise übernehmen. Es scheint, daß der Schlüssel zum Verständnis in der Vernetzung der Hirnstrukturen untereinander liegt. Deshalb kann niemand genau sagen, wozu dieser oder jener Teil des menschlichen Gehirns da ist oder was genau passieren wird, wenn er in seiner Funktion beeinträchtigt wird. Hierin liegt eine grundsätzliche Schwierigkeit bei der Erforschung der menschlichen Bewegungsneurologie.

Obwohl wir heute recht viel wissen, wissen wir eigentlich recht wenig. Nicht selten erscheint das Hirn als eine schwarze Zauberschachtel, die auf bestimmte Reize mit bestimmten Antworten reagiert. Sinneswahrnehmungen wie Sehen, Hören, Riechen oder Körperempfindungen lösen bestimmte Gedanken und Gefühle aus. Am Schluß steht eine Reaktion auf den ursprünglichen Reiz, meist eine motorische Antwort. Was aber währenddessen im Gehirn vor sich geht, versteht im wissenschaftlichen Sinne niemand genau.

Das Einmaleins der Bewegungsneurologie soll nun einen Einblick in vermutete neurologische Zusammenhänge menschlicher Bewegungskoordination gewähren. Etabliertes, neurologisches Grundwissen soll leicht verständlich und klar gegliedert präsentiert werden. Starke Vereinfachungen sind dabei angesichts der Komplexität und Genialität des menschlichen Nervensystems nicht zu umgehen.

Der Neurologie menschlicher Bewegungskoordination liegen zwei Prinzipien zugrunde: Erstens die Wechselwirkung zwischen Wahrnehmung (*Sensorik*) und Antwort (*Motorik*), zwischen Input und Output. Die Fähigkeit, auf Reize zu reagieren, gehört zur Grunddefinition des Lebens. Leben reagiert auf Licht, Wärme, chemisches Milieu und vieles andere mehr. Reaktion bedeutet Bewegung im weitesten Sinne. Die einfachste Art der Bewegung ist Zuwendung oder Abwendung. Pflanzen wachsen dem Licht entgegen, Einzeller streben mit chemischem Spürsinn das geeignetste Milieu an, der Mensch reagiert mit

Sympathie und Antipathie. Dieses erste neurologische Grundprinzip läßt sich als *sensomotorischer Schaltkreis* verstehen, als Wechselwirkung zwischen Reizwahrnehmung und Reizbeantwortung. Wechselwirkung deshalb, weil jede Antwort ihrerseits die Wahrnehmung beeinflußt. Einer äußerlich attraktiven Person gegenüber zeigen wir in der Regel mehr Interesse und Offenheit. Wenn wir – um etwas besser wahrnehmen zu können – unsere Ohren spitzen oder mit Adleraugen Ausschau halten, so verändern wir dadurch gezielt unsere Wahrnehmung. Beim Lauschen und Spähen werden die für das Bewußtsein wichtigen Informationen selektiv aufgenommen und verstärkt, während der ganze Rest nur unbewußt oder gar nicht verwendet wird.

Das zweite Prinzip ist die Wechselwirkung zwischen *hemmenden und fördernden Einflüssen*. In den verschiedenen Verbindungsstellen des sensomotorischen Schaltkreises können Impulse verstärkt oder geschwächt weitergeleitet oder gar gestoppt werden. Dies dient der Kontrastierung von Information. Das zentrale Nervensystem des Menschen ist zwischen Wahrnehmung (*Input*) und Verhalten (*Output*) geschaltet und stellt das materielle Substrat von Intelligenz, Kreativität, Gefühlen und Bewußtsein dar.

Verfolgen wir als nächstes diese beiden neurologischen Prinzipien – sensomotorischer Schaltkreis und dazwischengeschaltete Hemmung/Verstärkung – zu ihren evolutionsgeschichtlichen Wurzeln zurück. Die einfachsten Formen mehrzelliger Lebewesen (*Metazoen*) besitzen sensible Nervenfasern und kontraktile Muskelelemente in ein und derselben Zelle (*myoepitheliale Zellen*). Solche *sensomotorischen Zelleinheiten* finden sich auch bei Süßwasserpolypen (*Hydra*). Die chemosensiblen Rezeptoren sind oberflächlich gelegen, um Nähr- und Schadstoffgehalt im Wasser messen zu können. Diese Zellen besitzen nach außen fadenförmige Verlängerungen, die sich kontrahieren können. Mit diesen Fangarmen fächert sich der Süßwasserpolyp im nährstoffreichen Gewässer selbst Nahrung zu. Wahrnehmung und Reizbeantwortung erfolgen für jede Zelle getrennt. Es existiert keine synaptische Verschaltung der sensomotorischen Zelleinheiten.

In etwas höher entwickelten Lebensformen, beispielsweise bei Seeanemonen oder Quallen, sind eine zelluläre Aufteilung in eine sensible und eine motorische Komponente am Werk. Die oberflächlichen Schichten beherbergen ein Netz sensibler Zellen, während im Innern Muskelzellen zusammengelagert sind. Zusammen bilden sie ein primitives und diffuses *neuromuskuläres Netz*, welches eine spezifischere Koordination der Bewegung erlaubt – sei es als wogend-wedelnde Bewegung der Tentakeln einer Seeanemone, sei es als Preßstrahl im Falle einer Qualle. Quallen benutzen zur Fortbewegung im Meer einen selbstkreierten Wasserstrahl, welcher nach dem Prinzip des Düsenmotors eingesetzt wird.

Die nächste Stufe der neurologischen Evolutionsgeschichte im Zeitraffer führt zu den Würmern. Bei Niederen Würmern finden sich erstmals sensible Nervenzellen und ausführende Muskelzellen mit einer dazwischengeschalteten Nervenzellschicht. Die Organisationsweise dieser zweiten Nervenzellschicht ermöglicht eine gerichtete Impulsleitung, und zwar von vorne nach hinten. Erstmals in der Evolutionsgeschichte kann ein elektrischer Impuls der Kopfgegend eine muskuläre Reaktion des Schwanzendes auslösen. Dies sind erste Hinweise auf eine *Zentralisierung des Nervensystems*, Vorläufer eines bewegungskoordinierenden Gehirnes und eines längs verlaufenden, zentralen Nervenstranges im Rücken.

Die zentrale Nervenleitung läßt bereits bei Höheren Würmern eine deutliche, abschnittweise Gliederung erkennen. Dadurch können sensible Reize auf segmentaler Ebene direkt beantwortet werden. Die Vorzüge peripherer, reflexartiger Reizbeantwortung und zentraler Koordination können so miteinander kombiniert werden. Neu kommt auch die Differenzierung und *Spezialisierung der sensiblen Nervenzellen* zu primitiven Sinnesorganen hinzu. Schon Würmer besitzen unterschiedliche Sinneszellen für Licht, Schwerkraft, Geschmack, was zur Ausbildung größerer Nervenknotenpunkte (*Ganglien*) im Kopfbereich führt. Bestimmte Zellen sind nicht mehr direkt an Sinneswahrnehmung und Reizbeantwortung beteiligt, sondern als neue, eigenständige Einheit zwischen Sinnes- und Muskelzellen geschaltet. Sie dienen primär der *integralen Steuerung* von Bewegung, Ernährung und Fortpflanzung. Das Kopfzentrum beginnt die zur Perlenkette aufgereihten, segmentalen Zentren des Rückennervenstranges (*Spinalganglien*) zu koordinieren.

In der weiteren Evolution zu Niederen und Höheren Wirbeltieren, zu Säugetieren und Primaten, nimmt die zentrale Steuerungseinheit an Umfang und Komplexität immer mehr zu. Wachsende Präzision der Sinneswahrnehmung und verfeinerte Differenzierung der Bewegungsantwort führen zu immer mehr und immer neuen Verbindungen und Verschaltungen. Dieser Entfaltungsprozeß nimmt Jahrmillionen in Anspruch und führt vom primär reflexgesteuerten Verhalten Niederer Tiere zur selbstbewußten und selbstbestimmten *Handlungsfreiheit* des Menschen.

Das Gehirn des Menschen stellt das komplexeste und differenzierteste Zentralnervensystem dar, welches die Natur auf Erden kennt. Um seine Funktionsweise bezüglich Bewegungskoordination verstehen zu können – und auf diese möchten wir uns hier beschränken –, ist es notwendig, die *Grundelemente der zentralen Steuereinheit* kennenzulernen: Wir unterscheiden Rückenmark und Hirnstamm. Hinzu kommen zwei spezielle motorische Zentren, Kleinhirn und Basalganglien. Ferner das Zwischenhirn und schließlich das Großhirn, welches mit seiner gewundenen und gefurchten Oberfläche den größten und entwicklungsgeschichtlich jüngsten Teil des menschlichen Gehirns darstellt.

Jeder dieser Teile des zentralen Nervensystems ist mehrfach unterteilt, und diese Teile sind wiederum unterteilt. Zudem ist – zum Teil direkt, zum Teil indirekt – fast alles mit allem vernetzt. Dies macht das Zentralnervensystem des Menschen strukturell und funktionell so verschlungen und kompliziert. Um seine Funktionsweise verstehen zu können, kommen wir nicht umhin, die wesentlichen Elemente in ihren Grundzügen kennenzulernen. Das Einmaleins der Bewegungsneurologie gleicht einem Puzzle.

16.2 Motorische Systeme: Das Alpha-System, zentral gesteuert und willkürlich beeinflußbar, moduliert die zeitlichen Qualitäten der Bewegungskoordination. Das Gamma-System garantiert automatisch die räumliche Integrität von Bewegungsabläufen.

Wir vereinfachen uns die Arbeit nicht, indem wir die Hälfte der Puzzlesteine zur Seite legen. Im Gegenteil, wir brauchen alle wesentlichen Elemente, um uns ein Bild machen zu können. Zuerst ein kleines Porträt der wichtigsten Einzelelemente, dann das große Puzzle anhand eines praktischen Beispiels.

Elemente des Nervensystems *Muskelzellen denken mit*

Sensibles Nervensystem: Das sensible (*periphere*) Nervensystem dient der Wahrnehmung in dreifacher Hinsicht. Erstens können wir unsere unmittelbare, hautnahe Umgebung erfühlen und ertasten (*Exterozeptoren*). Die Haut kann als ein den ganzen Körper bedeckendes Sinnesorgan betrachtet werden, mit dessen Hilfe wir Berührung, Druck, Temperatur und Schmerzen wahrnehmen können. Zweitens besitzen wir Sinnesorgane wie Auge und Ohr, die uns Wahrnehmung auf Distanz ermöglichen (*Telerezeptoren*). Und schließlich verfügen wir über ein drittes Wahrnehmungssystem, welches über das Innenleben unseres Körpers, insbesondere über Haltung und Bewegung, informiert (*Propriorezeptoren*).

Propriozeption bedeutet wörtlich Eigenempfindung, der Körper setzt sich über seine eigene Lage selbst ins Bild. Zu diesem System der Eigenempfindung gehören einerseits das Gleichgewichtsorgan und andererseits die speziellen Sinneszellen in Muskeln, Sehnen und Gelenken. Die hier untergebrachten Rezeptoren informieren höhere Zentren über die Stellung aller Gelenke, über den Spannungszustand aller Muskeln und Sehnen sowie über die im Bewegungsapparat wirksamen Halte- und Beschleunigungskräfte.

Die in den Muskeln gelegenen Sinneszellen werden Muskelspindeln genannt. Dabei handelt es sich um in die Arbeitsmuskulatur eingebettete, spindelförmige Muskelzellen, die von spiralförmigen, feinsten Nervenfasern umschlungen werden. Diese spiralig gewickelten Nervenenden machen die Kontraktions-Extensionsbewegungen der Muskelfasern mit. Die Muskelspindeln messen so die aktuelle Muskellänge, um den Muskel vor Überdehnung zu schützen. Am Übergang vom Muskel zur Sehne befinden sich analog Sehnenspindeln (*Golgi-Propriozeptoren*). Sie informieren in erster Linie über den aktuellen Spannungszustand des Muskels und schützen ihn so vor Überspannung und zu hoher Zugbelastung. In den Gelenken leiten Rezeptoren Informationen über die aktuelle Stellung eines jeden Gelenks nach oben weiter.

Die Nervenverbindungen all dieser Spindelorgane zum Rückenmark zeichnen sich durch eine sehr hohe Leitgeschwindigkeit aus. Ein Signal der Spindelorgane wird etwa hundertmal schneller weitergeleitet als das Signal eines Schmerzrezeptors. Die sensiblen Nervenbahnen führen zur Hinterwurzel des Rückenmarks, wo sie zahlreiche Schaltungen zu anderen Nervenzellen eingehen. Der größte Teil der hier ankommenden Information bezüglich Haltung und Bewegung wird definitiv und direkt auf Rückenmarksebene beantwortet. Die Information dient der Erhaltung des Gleichgewichts und wird automatisch in Positionsreflexe, Korrektur- und Anpassungsbewegungen umgewandelt. Eingehende Meldungen werden reflexartig dazu verwendet, Muskelspannung und Gelenkstellung des gesamten Bewegungsapparates optimal aufeinander abzustimmen. Die entsprechenden Anweisungen werden direkt an die Muskeln zurückvermittelt. Teilweise gelangen die Meldungen der Propriozeptoren auch nach oben, zum Klein- und zum Großhirn. Wir sind uns dessen aber nur selten bewußt. Die reflexartige Eigenkontrolle der Motorik erfolgt primär auf Rückenmarksebene, ohne unser Bewußtsein in Anspruch zu nehmen.

Motorisches Nervensystem: Das Rückenmark ist entsprechend den Wirbelkörpern in einzelne Abschnitte, in sogenannte Segmente, gegliedert. In diesen Rückenmarkssegmenten wurzeln die Spinalnerven, welche das Rückenmark paarweise jeweils zwischen zwei benachbarten Wirbelkörpern verlassen. Diese Spinalnerven führen sensible, motorische und auch vegetative Fasern. Nehmen wir die motorischen Fasern etwas unter die Lupe, so unterscheiden wir zwei verschiedene Systeme, das Alpha- und das Gamma-System. Zusammen koordinieren sie die gesamte Muskelaktivität. Innerhalb dieser Kooperation erfüllen sie aber verschiedene Aufgaben.

16.2

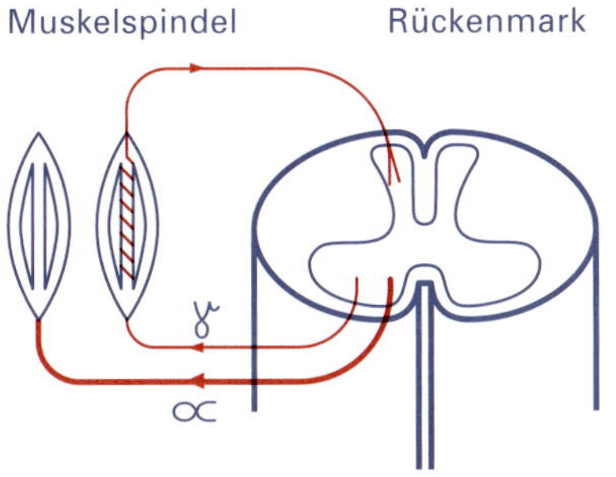

Worin unterscheiden sich die beiden Systeme, und wie arbeiten sie zusammen? *Das Alpha-System* nimmt seinen Ursprung ganz oben in der Großhirnrinde, in den bereits erwähnten Zentren der Willkürmotorik. Die hier angesiedelten Nervenzellen besitzen ausgesprochen lange Zellfortsätze, um die Distanz von der Hirnrinde bis hinunter ins Rückenmark zu überbrücken. Im Rückenmark erfolgt dann die Umschaltung auf jene motorischen Nervenzellen, deren Ausläufer vom Rückenmark bis zum entfernt gelegenen Muskel reicht. Das Verhältnis zwischen Anzahl Nervenfasern und Anzahl Muskelzellen kann sehr unterschiedlich sein. Muskeln mit fein differenziertem Bewegungsspiel (als Beispiel sei die Fingermuskulatur erwähnt) werden von sehr vielen Alpha-Motorzellen innerviert. Eine Nervenfaser versorgt hier etwa 4–5 Muskelfasern, während bei der Gesäßmuskulatur eine Nervenfaser für bis zu 500 Muskelfasern ausreichend ist. Dem Alpha-System kommt insgesamt die Funktion zu, willentliche Bewegungsimpulse auf die Arbeitsmuskulatur zu übertragen.

Das *Gamma-System* bezieht seine Information direkt aus dem Bewegungsapparat, aus den besprochenen Muskel- und Sehnenspindeln. Im Rückenmark werden die eingehenden Signale auf Gamma-Motorzellen umgeschaltet. Diese stehen auch mit höheren Zentren (*sog. Gamma-Schleife*) in Verbindung. Die motorischen Gamma-Fasern ziehen dann vom Rückenmark zur Muskulatur, wo sie an eigene Muskelzellen angeschlossen sind. Da das Gamma-System *on line* über aktuelle Muskellängen und -spannungen informiert ist, kann es

16.3 Zentrale Steuerung: An den komplexen Bewegungsabläufen sind Hirnstamm, Basalganglien, Kleinhirn und Großhirnrinde beteiligt.

die willkürlichen Bewegungsimpulse des Alpha-Systems in sichere Bahnen lenken. Auf diese Art und Weise können willkürliche, zentralgesteuerte und periphere, Feedback-vermittelte und meist unbewußte Bewegungsimpulse zusammenwirken. Alpha- und Gammasystem zusammen koordinieren die räumlich-zeitlichen Qualitäten der Bewegungsabläufe. Während die willkürliche Alpha-Motorik primär für Intensität und Dauer einer Muskelkontraktion verantwortlich ist, garantiert das Gamma-System automatisch die Berücksichtigung der räumlichen Verhältnismäßigkeit. Muskellänge und Dehnungszustand sind primär eine Funktion des Raumes, eine Frage der räumlichen Konstellation von Muskelursprung und -ansatz, während Intensität (*Frequenz*) und Dauer primär eine Funktion der Zeit darstellen. Alpha- und Gamma-System stellen eine neurologische Entsprechung der Raum-Zeit-Dimension von Bewegungsabläufen dar.

Rückenmark: Das Rückenmark ist der gebündelte Nervenstrang im Innern des Wirbelkanals und gehört bereits zum zentralen Nervensystem. Im Zentrum des Rückenmarks befindet sich ein graues, schmetterlingsförmiges Gebilde. Dabei handelt es sich um die *graue Substanz*, gebildet durch die Nervenzellkerne des Rückenmarks. Die *weiße Substanz* um den Schmetterling herum besteht aus Nervenleitbahnen, die sowohl auf- als auch absteigen.

Auf Rückenmarksebene finden zahlreichste Um- und Zwischenschaltungen statt. Dies ermöglicht dem Rückenmark ein beträchtliches Repertoire *spinaler* Reflexprogramme. Das einfachste und vielleicht auch bekannteste Reflexprogramm ist der sogenannte *Eigenreflex*. Er wird typischerweise mit dem Reflexhammer, z. B. unterhalb der Kniescheibe, ausgelöst (*Patellarsehnenreflex*). Durch den Schlag wird die Sehne abrupt gedehnt. Davon mitbetroffen sind auch die Muskel- und Sehnenspindeln. Diese senden das Signal, „Vorsicht, akute Dehnung", ans Rückenmark. Das Signal wird dort direkt auf die Alpha-Motorzelle desselben Muskels umgeschaltet, was zur Kontraktion führt. Die augenblickliche Kontraktion des Muskels – in diesem Falle des Quadrizeps – erfolgt innerhalb von Sekundenbruchteilen und stellt eine sinnvolle Not- und Sofortmaßnahme dar, den Muskel vor akuter Überdehnung zu schützen. Eigenreflexe besitzen im Rückenmark nur eine einzige Umschaltstelle (*monosynaptischer Dehnungsreflex*).

Wenn ich mir die Finger verbrenne und augenblicklich die Hand zurückziehe, handelt es sich ebenfalls um einen spinalen Reflex. Oder wenn ich beim Gehen mit dem Fuß auf einen Nagel trete, so sorgt die spinale Verarbeitung dafür, daß der schmerzende Fuß reflexartig entlastet und das Körpergewicht vom anderen Bein aufgefangen wird. Die spinalen Reflexprogramme sorgen für einige bereits recht anspruchsvolle neurologische Leistungen. Es gibt, insbesondere bei Tieren, Hinweise dafür, daß selbst Fortbewegung als stereotypes Bewegungsmuster durch spinale Programme ausgelöst werden kann.

Hirnstamm: Der Hirnstamm ist grundsätzlich gleich aufgebaut wie das Rückenmark. Das Rückenmark besteht, wie wir gesehen haben, aus Nervenzellen (*graue Substanz*) sowie aus auf- und absteigenden Nervenbahnen (*weiße Substanz*). Die Hirnstammareale mit Zellkörpern (*Kerngebiete*) sind allerdings nicht mehr schmetterlingsförmig angeordnet, sondern anders verteilt. So finden wir zwischen den auf- und absteigenden Nervenbahnen kugelrunde, halbmond-, oliven- bis linsenförmige Kerngebiete. Funktionen und Verbindungen dieser Kerngebiete sind komplex. Beispielsweise entspringen hier die Hirnnerven, welche unter anderem für die Bewegung der Augen, der Zunge und die mimische Muskulatur zuständig sind. Im Hirnstamm befinden sich auch vitale Steuerungszentren, beispielsweise das Herzkreislauf-Atemzentrum. Der Hirnstamm besteht aus drei Teilen, aus verlängertem Rückenmark, Brücke und Mittelhirn.

Welche Funktionen nimmt der Hirnstamm in unserem neurologischen Einmaleins der Bewegungskoordination wahr? Er verfügt, wie das Rückenmark, über vielfältige Reflexprogramme, welche sich sinnvollerweise auf die Reflexmotorik des Kopfes konzentrieren. Daß sich beide Augen miteinander bewegen, daß die Augen automatisch den Bewegungen eines Objektes nachfolgen und sich nötigenfalls auch der Kopf mitdreht, all dies sind Beispiele für die reflexgesteuerten Bewegungsprogramme des Hirnstammes. Als weitere Leistungen des Hirnstammes seien Saug- und Schluckreflex, Husten, Niesen, Tränenfluß sowie Fluchtreflexe erwähnt. Im Vergleich zum Rückenmark nimmt der Hirnstamm ebenfalls reflektorische, aber wesentlich anspruchsvollere

16.3

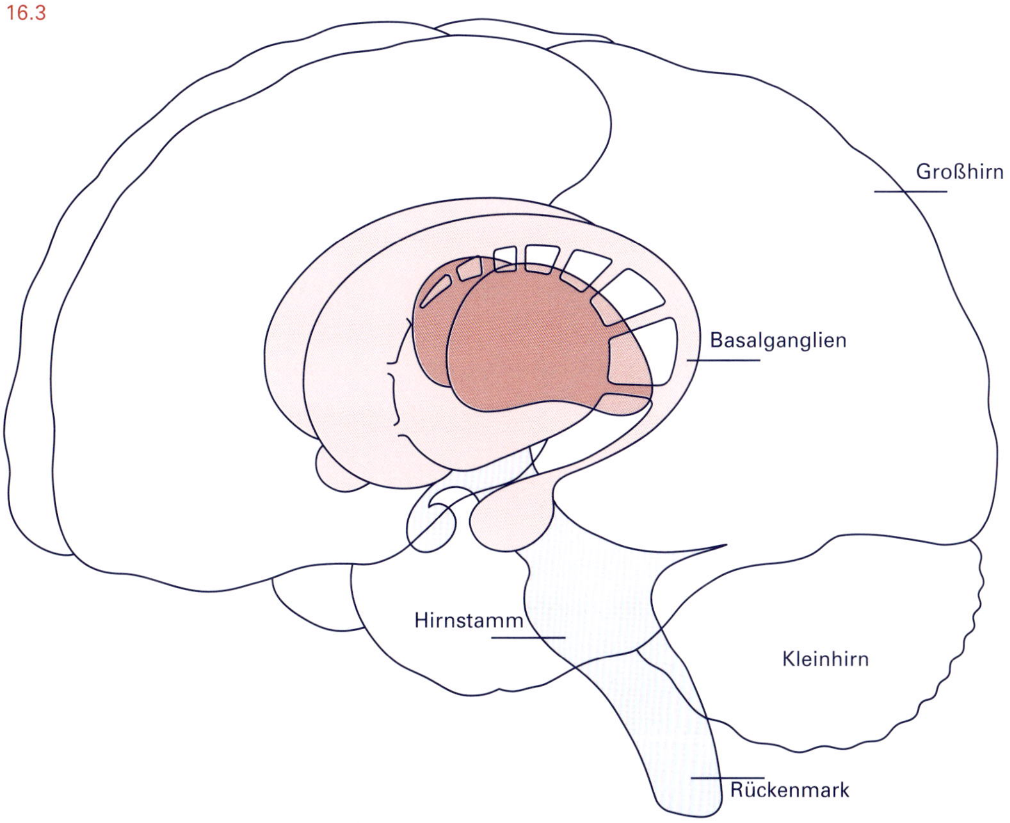

16.4 Gleichgewichtsorgane: Kleine Gleichgewichtssteinchen im flüssigkeitsgefülltem Gleichgewichtsorgan (Vorhofsystem) messen horizontale und vertikale Beschleunigung (3D-Translation). Das Bogengangsystem reagiert dreidimensional auf Drehbeschleunigung (3D-Rotation). Gemeinsam ermöglichen sie eine umfassende, räumlich-zeitliche Eigenempfindung des Körpers (vestibuläre Propriozeption).

Aufgaben wahr. Diese sogenannten komplexeren Reflexe beschränken sich nicht mehr auf einzelne Bewegungen, sondern umfassen ganze Bewegungssequenzen, wie das Beispiel des rhythmischen Saugens und Schluckens bereits beim Neugeborenen zeigt. Solche Reflexprogramme sind für das Überleben des Individuums und auch der Spezies unabdingbar. Sie sind deshalb Teil des genetisch vermittelten, angeborenen Bewegungsprogrammes. Obwohl es sich dabei um komplexe, mehrfach geschaltete Bewegungsabläufe handelt, werden sie als Reflexe bezeichnet, weil sie automatisch und ohne Zutun unseres Bewußtseins ablaufen.

Auf eine spezielle Struktur des Hirnstammes sei noch hingewiesen: Auf die ganze Länge des Hirnstammes verteilt finden sich diffus verstreute Kerne verschiedener Größe, welche stark miteinander vernetzt sind (*formatio reticularis*). Die Bedeutung dieses speziellen Netzwerkes wird erst allmählich erkannt. Man nimmt heute an, daß diese Region für den Wachzustand des Bewußtseins verantwortlich ist.

Auge und Ohr: Augen und Ohren dienen der Wahrnehmung der Umwelt auf Distanz (*Telerezeptoren*). Ein wesentlicher Unterschied zwischen Auge und Ohr besteht darin, daß der Gehörsinn nicht primär richtungsspezifisch konzipiert ist, sondern Geräusche aus allen Richtungen wahrnehmen kann. Typischerweise vernehmen wir irgendein Geräusch, lokalisieren ungefähr dessen Herkunft und benutzen dann sofort das Sehen, um die Quelle des Geräusches näher zu identifizieren. Im Tierreich ist diese Wahrnehmungsstrategie der immer offenen Ohren und des Nachschauens bei Bedarf weit verbreitet.

Der Sehsinn ist primär nach vorne gerichtet, das Blickfeld unserer Augen umfaßt etwa 180 Grad. Das Sehen ermöglicht uns zweierlei. Erstens können wir etwas peripher im Auge behalten, und zweitens können wir unsere Aufmerksamkeit auf eine Stelle des Raumes fokussieren. Die visuelle Wahrnehmung, welche für Form, Farbe und Bewegung getrennt erfolgt, wird an einen bestimmten Bezirk des Großhirnes, an die Sehrinde weitergeleitet. Sehbahn und Sehrinde besitzen zahlreiche Verbindungen zu anderen Teilen des Gehirnes. Dies ermöglicht es den Augen beispielsweise, ohne Zutun unseres Bewußtseins einem sich bewegenden Objekt zu folgen. Der Sehsinn stellt insofern, wie auch Bewegung und Atmung, eine Schnittstelle zwischen Bewußtsein und Unterbewußtsein dar. Eine willkürliche Einflußnahme ist möglich, aber nicht immer notwendig.

Auge und Ohr ergänzen sich gegenseitig in der Wahrnehmung von Raum und Zeit. Das Auge nimmt den Umgebungsraum wahr (*peripheres Sehen*) oder fokussiert auf einen Punkt des Raumes (*zentrales Sehen*). Durch Veränderung der Linsenbrechkraft können wir dreidimensional scharf sehen und mit unserem Blick jeden sichtbaren Ort des Raumes erreichen. Tiefenwahrnehmung, Entfernungssehen und plastisches Sehen sind Leistungen beider Augen zusammen und stellen ebenfalls Funktionen räumlicher Sinneswahrnehmung dar. Der Gehörsinn hingegen nimmt primär akustische Signale und Intervalle wahr. Musik, Geräusche, Sprache und Stimme beruhen primär auf der Modulation und

Synchronisation von Frequenzen. Auge und Ohr gemeinsam ermöglichen es, Raum und Zeit auf Distanz wahrzunehmen, um unser Verhalten gezielt und rechtzeitig den Gegebenheiten der Umwelt anpassen zu können. Diese Komplementarität der Sinnesorgane spiegelt wiederum die Zusammengehörigkeit von Raum und Zeit als Grunddimensionen des physikalischen Universums.

Das Gleichgewichtsorgan: Das Gleichgewichtsorgan befindet sich in unmittelbarer Nachbarschaft zum Innenohr und dient der Wahrnehmung der eigenen Befindlichkeit. Es wird deshalb der *Propriozeption* zugerechnet. Dienen Auge und Ohr der Raum-Zeit-Wahrnehmung nach außen, so dient das Gleichgewichtsorgan der Raum-Zeit-Wahrnehmung nach innen. Das Gleichgewichtsorgan des Menschen besteht aus einem Vorhofsystem und aus einem Bogengangsystem. In den Vorhöfen (*Utriculus und Sacculus*) hausen winzige Calciumcarbonat-Kristalle (*Statolithen*), welche als kleine Gleichgewichtssteinchen, in Gelatine eingebettet, auf einem Polster aus haarfeinen Sinneszellen ruhen. Bei jeder räumlichen Lageveränderung des Kopfes drücken die Gleichgewichtssteinchen aus geänderter Richtung auf diese Sinneshaare (*Scherkräfte*). Dies ermöglicht eine fortlaufende Information des Gehirnes über die aktuelle, räumliche Orientierung.

Im Ruhezustand üben die Kristalle einen konstanten Druck auf die Nervenendigungen aus. Bei raschen, geradlinigen Bewegungen, im freien Fall, bei der Benutzung eines Liftes oder beim raschen Senken des Kopfes ändert sich die Intensität des Druckes auf die Sinneszellen. Die Gleichgewichtssteinchen registrieren deshalb nicht nur die aktuelle Lage als eine Wahrnehmungsfunktion des Raumes, sondern auch die Beschleunigung als eine Wahrnehmungsfunktion in der Zeit. Das Vorhofsystem kann auf diese Art und Weise horizontale und vertikale Beschleunigungen messen (*3D-Translation*). Gemessen wird dabei die Linearbeschleunigung.

Das Bogengangsystem besteht aus drei senkrecht zueinanderstehenden Bogengängen, welche um das Vorhofsystem herum angeordnet sind. Im Innern ist das Gangsystem mit Flüssigkeit (*Endolymphe*) gefüllt. In jeden dieser drei Bogengänge ragt ein zukkerhutförmig ausgestülpter Gallertkörper (*Cupula*), welcher wiederum mit Sinneshaarzellen ausgestattet ist. Durch Drehbewegungen des Kopfes kommt es auf beiden Körperseiten zur relativen Beschleunigung der Flüssigkeit in den Bogengängen. Durch den entstehenden Flüssigkeitsstrom werden die Sinneszellen verbogen und senden entsprechende Impulse an das Gehirn. Das Bogengangsystem registriert dabei – wie bereits das Vorhofsystem – dreidimensionale Beschleunigungen als eine Wahrnehmungsfunktion von Raum und Zeit. Das Bogengangsystem kann Drehbewegungen in allen drei Ebenen messen (*3D–Rotation*). Gemessen wird dabei die Winkelbeschleunigung.

16.4

Gleichgewichtsorgan

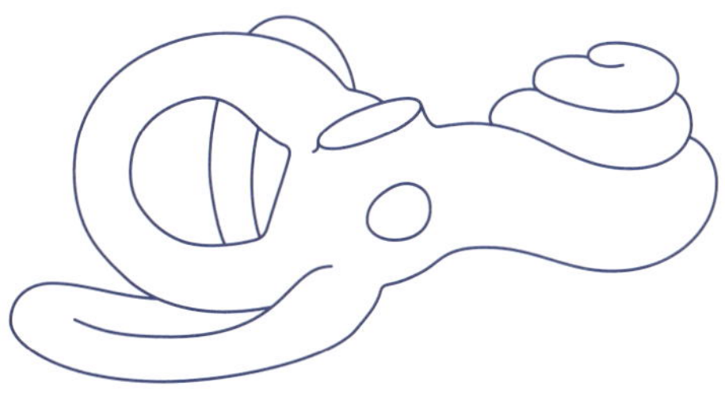

Durch das Zusammenspiel von Bogengang- und Vorhofsystem können alle Stellungen und Bewegungen des Kopfes in den Dimensionen Raum und Zeit gemessen und analysiert werden. Damit erfüllt das Gleichgewichtsorgan die wesentlichen Vorbedingungen einer sinnvollen, raumzeitlichen Eigenempfindung (*Propriozeption*).

Zwischenhirn (Dienzephalon): Das Zwischenhirn besteht aus einer Steuerungszentrale für sämtliche vegetativen Funktionen (*Hypothalamus*) sowie aus einer wichtigen Sammel- und Umschaltstelle fast aller Sinneswahrnehmungen (*Thalamus*). Im Thalamus laufen Nervenverbindungen der Augen, Ohren und der Haut – Wahrnehmungsorgane der Außenwelt – sowie propriozeptive Wahrnehmung der Körperinnenwelt zusammen. Ferner erhält der Thalamus auch Impulse von Groß- und Kleinhirn und von jenem Bereich des Hirnstammes, welcher die Aufmerksamkeit des Bewußtseins reguliert (*formatio reticularis*). Der Thalamus stellt eine zentrale Kontakt- und Austauschinstanz zwischen bewußter und unbewußter Wahrnehmung dar. Alle Empfindungen müssen den Thalamus passieren, um bewußt zu werden, weshalb der Thalamus auch als das „Tor zum Bewußtsein" bezeichnet wird.

Basalganglien und extrapyramidales System: Basalganglien und Kleinhirn stellen wichtige, stammesgeschichtlich ältere, motorische Zentren dar, welche in der hierarchischen Teamstruktur des menschlichen Gehirns dem Hirnstamm übergeordnet und dem Großhirn untergeordnet sind. Die Basalganglien bestehen aus mehreren, räumlich teilweise voneinander getrennten Kerngebieten. Die Hauptaufgabe der Basalganglien scheint in der Feinkoordination vertrauter, d. h. weitgehend automatisierter Bewegungsabläufe zu bestehen. Die Basalganglien üben einen kontrollierenden und regulierenden Einfluß auf die Impulse der Willkürmotorik aus, damit diese glatt und reibungslos ablaufen können. Wie eine Welle aus zahlreichen Überlagerungen größerer und kleinerer, älterer und jüngerer Wellen besteht, so setzt sich ein globaler Bewegungsablauf aus einer Vielzahl von Einzelbewegungen zusammen. Es scheint, daß die Basalganglien der Willkürmotorik bei der Auswahl und Aktivierung geeigneter Alpha-Motorzellen behilflich sind und die zeitliche Koordination aller Einzelbewegungen orchestrieren (*Synchronisation*).

Neben den Basalganglien gibt es noch ein paar andere Kerngebiete mit ähnlichen motorischen Funktionen. Zusammen mit den Basalganglien werden sie unter dem Begriff des *extrapyramidalen Nervensystems* zusammengefaßt, welches insgesamt eine Art Servohilfe der Willkürmotorik darstellt. Während komplexer Bewegungsabläufe können einzelne Körperteile bedarfsgerecht stabilisiert werden (*globus pallidus*). Ein anderes Kerngebiet (*substantia nigra*) besitzt besonders viele Zuleitungen von den Muskel- und Sehnenspindeln. Dieses Kerngebiet verwendet die zugeleitete Information zur Feinmodulation von Bewegungsabläufen. Diese schwarze Hirnsubstanz (*niger = schwarz*) hat traurige Berühmtheit erlangt, weil die Verminderung hier vorhandener Botenstoffe (*Dopamin*) zur Schüttellähmung führt (*Parkinson-Krankheit*). Einem anderen Kerngebiet des extrapyramidalen Nervensystems (*corpus striatum*) kommt eine übergeordnete Funktion beim Erlernen von Bewegungsabläufen zu. Dieses Zentrum dient der Automatisierung stereotyp wiederholter Bewegungen.

Zusammenfassend können wir folgendes feststellen: Die reflexartige Ausführung einzelner Bewegungssequenzen charakterisiert die Koordinationsleistung des Hirnstammes (*Primitivreflexe*). Auf Höhe der Basalganglien werden Primitivreflexe zu kohärenten, situationsgerechten und reflexartig abrufbaren Bewegungsmustern organisiert.

Kleinhirn (cerebellum): Das Kleinhirn hat sich, wie das Großhirn, im Verlaufe der stammesgeschichtlichen Entwicklung des Menschen rasch entwickelt und an Volumen und Leistungsfähigkeit stark zugenommen. Das Kleinhirn sitzt hinten dem Hirnstamm auf und ist mit diesem stielartig verbunden. Wir unterscheiden ein Ur-, ein Alt- und ein Neu-Kleinhirn. Letzteres hat sich mit der Fähigkeit zum aufrechten Gang stark entfaltet. Es besitzt, wie das Großhirn, zwei Hemisphären und eine gerillt-gefurchte Oberfläche, welche dem Kleinhirn sein typisches Aussehen gibt.

Das Kleinhirn besitzt mehrere wichtige Funktionen bei der motorischen Steuerung. Es kontrolliert, korrigiert und optimiert die *Stützmotorik*, deren Aufgabe es ist, die Stellung des Körpers im Raume jederzeit zu stabilisieren. Wenn ich beispielsweise im Stehen den linken Arm seitlich hochhebe, setzt diese nur scheinbar isolierte Bewegung eine ganze Serie stützender und kompensatorischer Muskelanspannung im Rumpf und in den Beinen voraus. Jede Bewegung verlangt eine Neueinstellung der Stützmotorik. Während der einzelnen Bewegungsabläufe muß der Körper als Ganzes immer wieder neu sein räumliches Gleichgewicht finden. Die Anpassungen der Stützmotorik erfolgen automatisch und unbewußt unter der Ägide des Kleinhirns.

Auch bei der Ausführung zielgerichteter Bewegungen (*Zielmotorik*) leistet das Kleinhirn unentbehrliche Hilfe. Bei sehr raschen Bewegungsabläufen liefert es abrufbare Bewegungsprogramme. Während langsamer Bewegungsabläufe kann es notwendige Kurskorrekturen koordinieren. Das Kleinhirn sorgt dafür, Stütz- und Zielmotorik aufeinander abzustimmen. Daß wir trotz impulsivem Bewegungseinsatz selten das Gleichgewicht, d. h. die Stellung im Raume verlieren, ist den koordinativen Fähigkeiten des Kleinhirns zu verdanken.

Zusammenfassend möchten wir den hohen Stellenwert des Kleinhirns als übergeordnetes Koordinationszentrum festhalten. Durch komplexe Regelkreise und Feedback-Mechanismen dient es der Gleichgewichtserhaltung und der motorischen Zielsicherheit des Körpers im Raume.

Kleinhirn und extrapyramidales System stellen wichtige *subcorticale* Zentren der Motorik dar. Beide sind Steuerungszentralen zwischen Hirnstamm und Großhirnrinde. Gemeinsam organisieren sie auf dieser Stufe die reibungslose Raum-Zeit-Koordination menschlicher Bewegungsabläufe. Das Kleinhirn ist dabei primär für die Dimension Raum verantwortlich.

Gleichgewicht bedeutet Aufrechterhaltung von Lage und Stellung im Raum. Zielgenauigkeit bedeutet das Erreichen bestimmter Lagen und Stel-

16.5 Großhirn: Lokalisation der Funktionen an der Großhirnrinde, Außenansicht der linken Hemisphäre. Motorische und sensorische Hirnrinde sind rot dargestellt.

lungen im Raum. Währenddessen sorgt das extrapyramidale System primär für das Timing. Es orchestriert zeitgemäßen Einsatz und Dauer der Arbeitsmuskulatur und sorgt für die gewünschte Synchronisation aller Einzelbewegungen. Diese Raum-Zeit-Komplementarität von Kleinhirn und extrapyramidalem System wird uns eindrücklich durch die Funktionsstörungen dieser beiden Zentren vor Augen geführt: Extrapyramidale Störungen zeigen sich beispielsweise in Form von Verlangsamung, Anlaufschwierigkeiten, Zittern, Zuckungen, unwillkürlichen Verrenkungen (*Athetose*), unmotiviert einschießenden Gestikulationen und Verrenkungen (*Chorea*) oder blitzartig auftretenden, ausfahrenden Schleuderbewegungen (*Ballismus*). Bei all diesen Symptomen handelt es sich um Störungen der Bewegungssynchronisation. Entweder bleibt dem Betroffenen im entscheidenden Moment die gewünschte Bewegung versagt, oder aber der Körper beginnt sich im falschen Moment auf skurrile Art und Weise zu bewegen. In beiden Fällen ist der harmonische Ablauf motorischer Aktivitäten behindert.

Funktionsstörungen des Kleinhirns hingegen sind primär durch eine Beeinträchtigung der räumlichen Koordination charakterisiert. Neben generellen Störungen von Lagesinn und Gleichgewicht finden wir einen Verlust der Fähigkeit, das richtige Ausmaß der Bewegungen zu finden (*Dysmetrie*). Bewegungen können nicht mehr gebremst werden und schießen über ihr Ziel hinaus (*Rebound-Phänomen*). Die Hand pendelt bei langsamen Zielbewegungen um die räumlich ideale Bewegungslinie (*Ataxie*) oder weicht mit der Annäherung an ein Ziel immer mehr von diesem ab (*Intentionstremor*). Die Arme können bei geschlossenen Augen nicht mehr ausgestreckt gehalten werden (*Positionsversuch*). Störungen der räumlichen Bewegungskoordination führt zu Unsicherheit im Sitzen und zu breitbeinigem, schwankendem Seemannsgang.

Großhirn (Cerebrum): Ein tiefer Spalt teilt das Großhirn in eine linke und eine rechte Hemisphäre. Die Oberfläche ist stark gefaltet und gefurcht. Das Großhirn besteht aus einer 2–3 mm dünnen Hirnrinde (*Cortex*) und einem voluminösen Marklager. Die Rinde setzt sich aus Nervenzellkernen zusammen, das Marklager aus Nervenfasern.

Das Großhirn sitzt seitlich und oben den stammesgeschichtlich älteren Hirnteilen auf. Evolutionsgeschichtlich hat es sich beim Menschen mächtig entwickelt, so daß es im Schädel den meisten Platz beansprucht. Es stellt die komplexeste und höchstentwickelte neurale Struktur dar, die wir kennen.

Die Hirnrinde ist eine dünne Nervenzellschicht, welche das ganze Großhirn überdeckt. Den verschiedenen Rindenarealen können bestimmte Funktionen zugeordnet werden. Im Bereiche der motorischen Rinde finden wir die sogenannten *Pyramidenzellen*, in welchen die Willkürmotorik ihren Ursprung nimmt. Die Pyramidenzellen besitzen lange Fortsätze, welche gebündelt als Pyramidenbahn (*tractus corticospinalis*) durch das weiße Hirnmark zum Hirnstamm hinabziehen. Auf Höhe des verlängerten Rückenmarkes wechseln die Pyramidenbahnfasern größtenteils zur Gegenseite (*Pyramidenkreuzung*) – das ist der Grund, weshalb die linke Hemisphäre die rechte Körperseite innerviert und umgekehrt. Die Fasern steigen dann das Rückenmark hinab und werden in den einzelnen Segmenten auf die unteren Motorzellen umgeschaltet. Von dort gelangen die Impulse über das Alpha-Nervensystem zu den Muskeln.

16.5

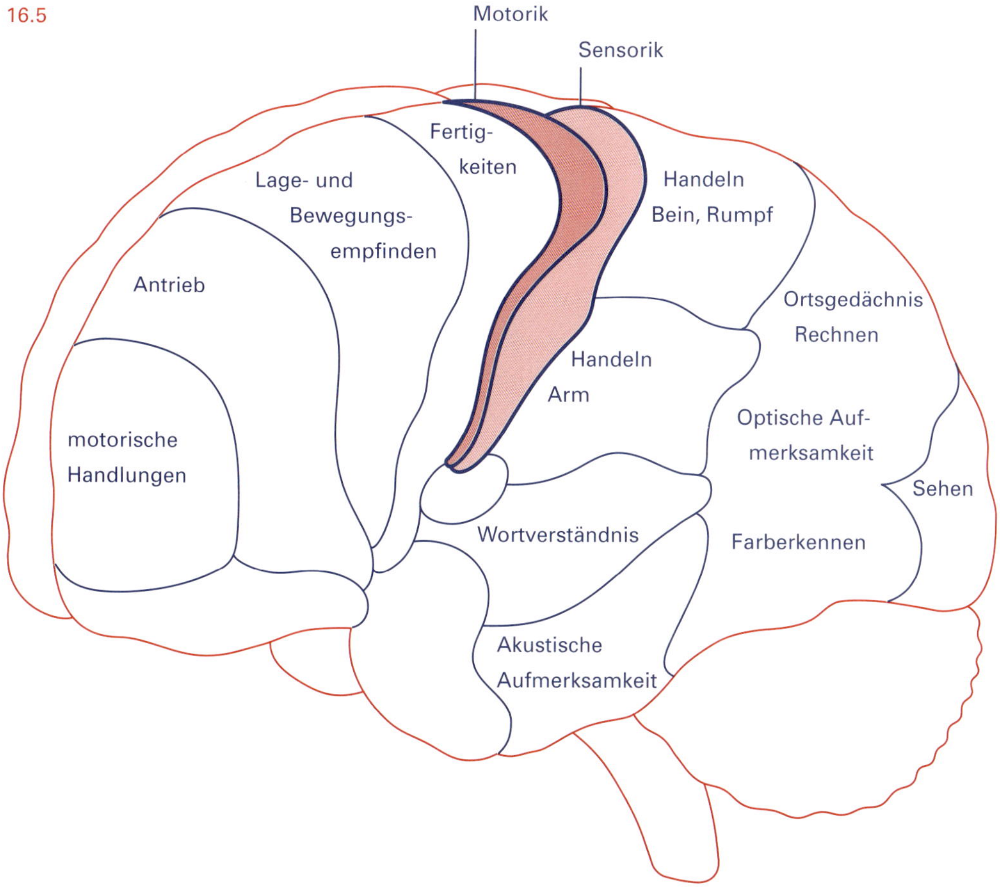

16.6 Motorischer Homunculus: Das motorische Rindenareal ist nach Muskelgruppen gegliedert. Daraus ergibt sich eine Bewegungsgestalt – ein verzerrtes Spiegelbild des Menschen. Die Größe der einzelnen Körperteile entspricht der Nervenversorgungsdichte.
16.7 Höchste Konzentration: Dynamik und Poesie des Aufschlages.

Die Beziehung zwischen motorischer Rinde und Arbeitsmuskulatur ist eine Punkt-zu-Punkt-Verbindung (*somatotopische Gliederung*). Bestimmten Arealen der Hirnrinde lassen sich ganz bestimmte Muskelgruppen zuordnen. Die Rinde ist dabei weniger nach muskelanatomischen Gesichtspunkten, sondern vielmehr nach Bewegungsgestalten gegliedert. So entsteht im motorischen Rindenbereich ein Abbild menschlicher Bewegungsgestalt. Es handelt sich dabei um ein ziemlich verzerrtes und auf dem Kopf stehendes Spiegelbild des Menschen (*motorischer Homunculus*).

In dem Ausmaß, wie sich höhere Hirnzentren bilden, geraten die niedrigeren unter deren Einfluß. Je höher entwickelt das Großhirn, desto schwieriger wird es für die stammesgeschichtlich älteren Hirnteile, ersatzweise einzuspringen. Die meisten Säugetiere können selbst nach einem totalen Ausfall der Großhirnrinde immerhin noch laufen. Subcorticale Zentren übernehmen die Fortbewegungsinnervation. Dem Menschen hingegen ist dies nicht mehr möglich. Die tieferen motorischen Zentren stehen unter der Kontrolle der Großhirnrinde und sind auf deren intaktes Funktionieren voll und ganz angewiesen. Die Evolution führt also von der Reflexbewegung über die Bewegungsautomatik hin zur frei wählbaren, bewußten Bewegungsgestaltung. Das Nervensystem offenbart damit seine Grundstruktur. Es gibt ganz klar über- und untergeordnete motorische Zentren. Diese hierarchische Ordnung ist festgelegt. Hingegen besitzen die tieferen Zentren maximale Autonomie und verbriefte Garantie, daß sich niemals eine höhere Instanz in ihren angestemmten Kompetenzbereich einmischt. Zur Illustration sei der Eigenreflex zitiert, der ganz am unteren Ende des hierarchischen Spektrums steht: Wird die Quadrizeps-Sehne mit dem Reflexhammer beklopft, schnellt der Fuß bei intaktem Reflexbogen in die Höhe, ganz egal, ob das Großhirn damit einverstanden ist oder nicht. Innerhalb der hierarchischen Ordnung schöpft jede Stufe vorhandenes Potential voll aus und funktioniert im besten Interesse des Gesamtorganismus. Man könnte von einer *Team-Hierarchie* sprechen.

Zum Beispiel Tennis
Ballwechsel mit Reflex

Trotz der brütenden Hitze herrscht gespannte Konzentration. Mit einer nervösen Armbewegung wischt er sich die perlenden Schweißtropfen von der Stirne, ohne den Gegner dabei aus den Augen zu verlieren. Leicht nervös spielt die linke Hand mit der filzigen Oberfläche des Tennisballs. Irgendwie wirkt das beruhigend. Jetzt ist es soweit. Gleich wird die linke Hand den Ball in die Luft werfen, der ganze Körper wird wie eine gespannte Feder in die Luft schnellen und... Sein Service wird aus gutem Grunde gefürchtet... In diesem kurzen Moment fließen so viele innere und äußere Einflüsse zusammen, all die Wünsche, die Erwartungen, das Training, die Hoffnung, die Nervosität... Die Anstrengung des gestrigen Tages steckt ihm immer noch in den Gliedern. Jeder Anflug von Müdigkeit wird jedoch sofort und zuverlässig mit gebündelter Willenskraft beantwortet und löst sich in Nichts auf. Er ist fest entschlossen, sein Bestes zu geben. Er hat heute den nötigen Biß, um zu gewinnen. Gestern

16.7

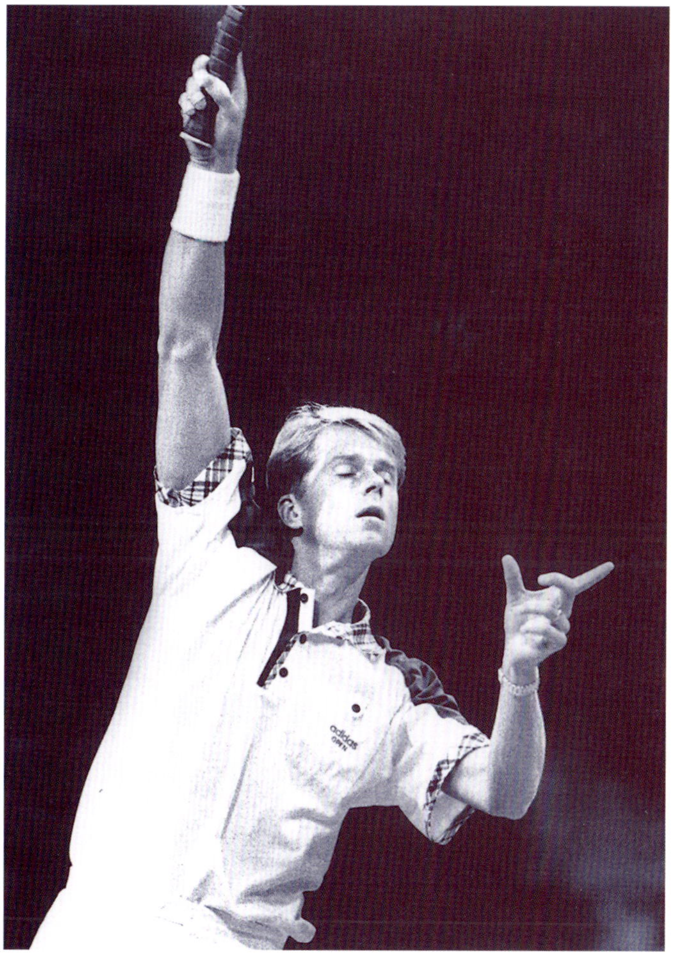

abend hatte er sich noch gefragt, „wozu eigentlich?". Eine klare Antwort hat er bis jetzt nicht gefunden. Im Grunde genommen weiß er es selbst nicht. Dies ist im Moment auch nicht so wichtig, was jetzt zählt, ist der Aufschlag, der erste Ballwechsel. Nur ruhig bleiben, nur nicht die Nerven verlieren...

16.6

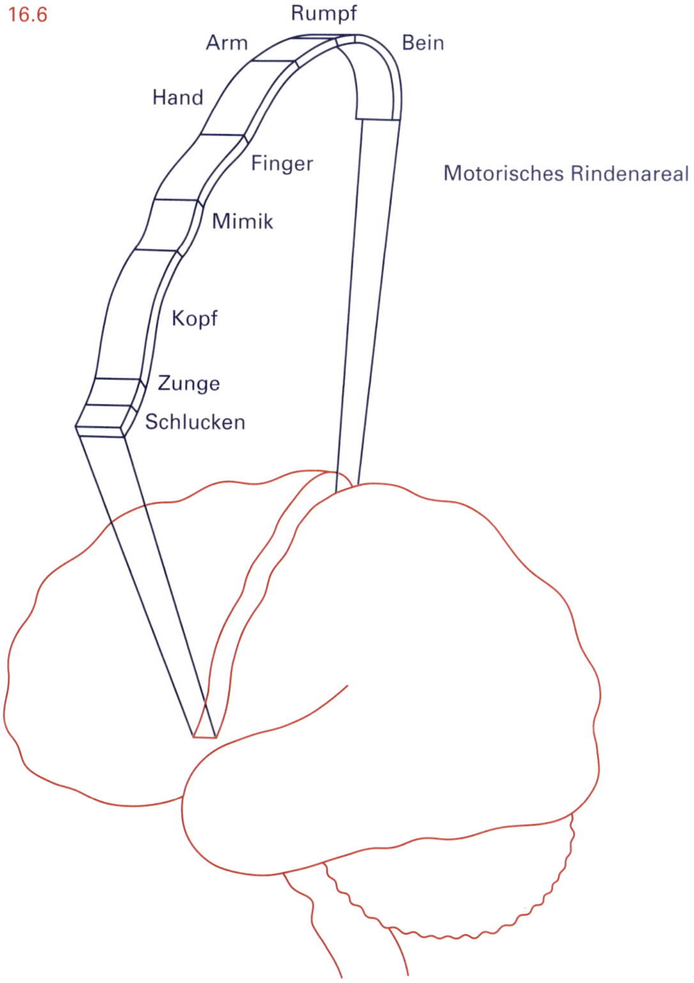

Emotionen und Antrieb dieser Art sind typische Ausdrucksformen des *limbischen Systems*. Hier werden Gefühle und Motive geboren, hier schlummern unsere wahren Beweggründe, hier befindet sich das alchemistische Labor für unsere Stimmungen. Das limbische System umfaßt eine bestimmte, ringartige Hirnstruktur an der Übergangszone zwischen Hirnstamm und Großhirn. Man nimmt heute an, daß Freude und Wut, Lust und Unlust von hier aus gesteuert werden. Wahrscheinlich ist auch die unterdrückte Nervosität unseres Tennisspielers eng mit dem limbischen System verbunden, weil Antrieb und Emotionen mit den vegetativen Steuerungszentren (*Hypothalamus*) in lebendiger Wechselwirkung stehen.

Es ist ja nicht das erste Mal, daß er vor Spielbeginn diese schizoide Mischung von stürmischem Tatendrang und lähmender Nervosität verspürt. Mittels mentalem Training hat er sich seit dem letzten Mal auf diesen Moment vorbereitet. Irgendwo in seinem Großhirn, dort wo Absichten, Pläne und Motivation koordiniert werden, ist der Leitsatz verankert: „Nur ruhig bleiben." Wie eine geheime Zauberformel, wie ein beruhigendes Mantra, geht es ihm immer wieder durch den Kopf, „nur ruhig bleiben". Und es scheint zu wirken. Die Nervosität ist zwar immer noch da, aber ihr Einfluß auf Konzentration und Befindlichkeit ist weniger störend. Die kraftvolle Bereitschaft des Körpers wirkt vertraueneinflößend, die innerliche Verkrampftheit läßt etwas nach. Der Körper antwortet prompt mit einem tiefen Atemzug. Jetzt ist es soweit. Die vegetativen Steuerungszentren sind einsatzbereit, die körpereigene Chemie läuft auf Hochtouren. Die Emotionen sind auf den bevorstehenden Spielbeginn gebündelt, das Bewußtsein ist hellwach. Die linke Hand ist bereit, den Tennisball hoch in die Luft zu werfen und...

JETZT! Irgendwo und irgendwie ist die Entscheidung gefallen, JETZT! Die Meldung gelangt zur Hirnrinde, jener millimeterdünnen Nervenzellschicht, welche das ganze Großhirn überzieht. Über dem ganzen Hirn läßt sich jetzt elektrophysiologisch ein Bereitschaftspotential ableiten. Die Meldung gelangt zu den sogenannten *assoziativen Rindenfeldern*, welche großflächig über die ganze Hirnrinde verteilt sind. Alle Sinneswahrnehmungen, geschmiedeten Pläne und Absichten werden hier zu einer Bewegungsidee integriert. Eine wichtige Rolle spielen dabei die Sinneseindrücke der Augen. Die Netzhaut ist übersät mit Lichtrezeptoren (*sog. Zäpfchen und Stäbchen*). Jeder Teil der Netzhaut überwacht einen kleinen Ausschnitt der sichtbaren Welt. Änderungen werden als elektrische Impulse sofort an das Großhirn geleitet. Knapp die Hälfte der Großhirnrinde dient beim Menschen direkt oder indirekt der Verarbeitung visueller Signale. Dies spiegelt die zentrale, den Umgebungsraum wahrnehmende Funktion des Gesichtssinnes. Menschen sind „Augentiere". Der Tennisspieler behält deshalb Ball, Netzhöhe, Spielfeld und seinen Gegner immer im Auge, um das eigene Verhalten fortwährend auf die sich ändernde Spielsituation abstimmen zu können.

Sämtliche aktuellen Sinneswahrnehmungen – Gesichts- und Gehörsinn sowie körperliche Eigenempfindung – werden in den *assoziativen Rindenfel-*

dern mit früher gespeicherten Informationen verglichen, um eine zweckmäßige Bewegungsgestalt entwerfen zu können. Dabei werden auch höhere psychische Leistungen wie spielstrategische Konzepte, Persönlichkeit und ethische Haltung mitberücksichtigt – Fähigkeiten, die dem Stirnbereich der Hirnrinde zugeordnet werden (*Orbitalhirn*). Ein anderes, in diesem Zusammenhang besonders wichtiges, Assoziationsfeld ist die sogenannte prämotorische Rinde (*areae 6a und 8*), die auf das Entwerfen zweckmäßiger Bewegungsabläufe spezialisiert ist. In diesem Gebiet, so nimmt man an, sind früher erlernte motorische Aktivitäten gespeichert (*motorische Engramme*). Diese Engramme werden als Erfahrungswerte in die aktuelle Planung integriert.

Die Gesamtheit der assoziativen Hirnrinde entwirft auf diese Art eine Bewegungsgestalt, die nun als nächstes dem Kleinhirn und den Basalganglien zugeleitet wird. Diese stammesgeschichtlich älteren, motorischen Zentren haben eine Vielzahl automatischer Bewegungsabläufe in Form von äußerst benutzerfreundlichen Bewegungsprogrammen gespeichert. Der Benutzer ist in diesem Falle das Großhirn. Der hohe Bedienungskomfort zeigt sich u. a. darin, daß die verschiedenen Programme von alleine, ohne Zutun des Bewußtseins, abgerufen, ausgewählt und aktiviert werden können. In unserem Beispiel wird jetzt das automatisierte Bewegungsprogramm Servicevariante XY aktiviert. Da beim Service hohe Zielgenauigkeit und Schnelligkeit gefragt sind, ist anzunehmen, daß das aktivierte Programm primär vom Kleinhirn bereitgestellt wird. Die Basalganglien sind möglicherweise am richtigen Timing mitbeteiligt.

Im nächsten Schritt wird das aktivierte Bewegungsprogramm nun der motorischen Hirnrinde zugeführt. Die zuvor gemachte Schleife von der assoziativen Hirnrinde (*Bewegungsentwurf*) zu Kleinhirn und Basalganglien (*Bewegungsprogramm*) führt nun über die zentrale Sammel- und Umschaltstation (*Thalamus*) zurück zum Großhirn, und zwar zur motorischen Rinde, dem eigentlichen Zentrum der Willkürmotorik. Hier wird die Ausführung der gewünschten Zielmotorik in Auftrag gegeben. Verschiedene Bereiche der motorischen Hirnrinde sind dabei für bestimmte Körperteile zuständig (*motorischer Homunculus*). Die Pyramidenzellen beginnen mit der synchronisierten und fein abgestimmten Befehlsausgabe, indem sie elektrische Signale feuern. Diese Impulse wechseln größtenteils zur Gegenseite (*Pyramidenkreuzung*) und werden mit hoher Leitgeschwindigkeit das Rückenmark hinab gesandt (*tractus corticospinalis*). Parallel dazu erreichen die motorischen Impulse anderer Hirnzentren auf separaten Bahnen und Wegen das Rückenmark (*extrapyramidale motorische Bahnen*). Das extrapyramidale System stellt ein eigenständiges System dar. Bei der Erfüllung seiner Funktion – Servolenkung der Willkürmotorik – besitzt es weitgehende Autonomie. Im Rückenmark werden beide, d. h. *pyramidale und extrapyramidale* Bahnen auf das periphere Nervensystem umgeschaltet. Als Alpha- bzw. Gamma-Motorzellen erreichen sie schließlich die entsprechende Muskulatur. Hier wird das elektrische Signal in eine mechanische Muskelkontraktion umgewandelt.

Jetzt erst beginnt die effektive Bewegung. All diese Vorgänge – vom Moment der Entscheidung JETZT! bis zum Beginn der effektiven Bewegung – erfolgen innerhalb eines Sekundenbruchteils und sind in Wirklichkeit noch viel komplexer als hier beschrieben. Die Anweisungen der Nervenzellen an die Muskulatur stellen eine integrierte Befehlsausgabe willkürlicher Impulse durch Training automatisierter Bewegungsabläufe und genetisch festgelegter Koordinationsprogramme dar.

Im Kleinhirn selbst werden keine Bewegungen generiert, hier werden Bewegungsimpulse verarbeitet, die irgendwo anders beginnen und enden. Eine Kopie der motorischen Befehlsausgabe gelangt direkt zum Kleinhirn, in die Koordinationszentrale menschlicher Bewegungsabläufe. Das Kleinhirn erhält vom Großhirn eine genaue Zielvorgabe des gewünschten Bewegungsablaufs (*Soll-Wert*). Laufend treffen die aktuellen Daten der Sinneswahrnehmung ein. Die Gleichgewichtsorgane melden die aktuelle Lage im Raum, die Augen überwachen den Umgebungsraum, Muskel- und Sehnenspindeln besorgen das Monitoring von Muskelspannung und -länge. Die Summe der eingehenden Information stellt den aktuellen *Ist-Wert* dar und wird mit dem gewünschten *Soll-Wert* kontinuierlich verglichen. In Abhängigkeit der Auswertung wird sich das Kleinhirn kurskorrigierend einschalten, um einen möglichst fein abgestimmten, präzisen Bewegungsablauf zu garantieren.

Dem Service unseres Tennisspielers geht also nicht nur eine komplexe, psycho-neurologische Verarbeitung voran. Letztere ist auch durch anspruchsvolle Biofeedbacks rückgekoppelt. In nahezu Echtzeit werden alle erfolgten Bewegungen registriert, analysiert und den Zielvorgaben gemäß abgeändert. Diese geniale Einrichtung der sensomotorischen Rückkopplung in beinahe Echtzeit erlaubt ein hohes Maß an fortlaufender und situationsgerechter Modifikation der aktivierten Bewegungsprogramme.

Während der Ball nun in die Luft geworfen wird und der Körper hochspringt, um den Ball mit höchster Kraft und Präzision über das Netz ins gegnerische Spielfeld zu schlagen, bedarf es einer unwahrscheinlich komplexen Stützmotorik. Ihr fällt die Aufgabe zu, das Gleichgewicht des Körpers aufrechtzuerhalten. Jede Positionsänderung, auch jede Bewegung einzelner Körperteile, machen eine Neueinstellung des körperlichen Gleichgewichts erforderlich. Unser Tennisspieler beispielsweise benutzt während des Abschlagens den freien linken Arm, um die Gewichtsverlagerung des Körpers in der Luft ausgleichen zu können. Dank solcher Korrekturbewegungen bleibt der Körper auch während akrobatischer Bewegungen optimal balanciert. Der Stützmotorik kommt die komplexe Aufgabe zu, das räumliche Gleichgewicht des Körpers in allen möglichen und unmöglichen Stellungen zu erhalten.

Eine Vielzahl notwendiger Korrektur- und Ausgleichbewegungen können direkt auf Rückenmarksebene erledigt werden. Spinale Reflexprogramme ermöglichen beispielsweise den koordinierten Einsatz der Beuge- und Streckmuskulatur der Beine.

Komplexere Positions- und Bewegungsreflexe werden durch den Hirnstamm koordiniert. Um dieser anspruchsvollen Aufgabe gerecht zu werden, erhält der Hirnstamm umfangreiche und ständig aktualisierte Daten vom Klein- und Großhirn, *pyramidalem* und *extrapyramidalem* System, von Muskel- und Gelenksspindeln, Gleichgewichtsorganen und Augen. Dabei ist er auf Korrektheit aller eingehenden Meldungen angewiesen. Funktionsbeeinträchtigungen der Gleichgewichtsorgane führen zu Schwindelgefühlen, Probleme der optischen Kontrolle zu Orientierungsschwierigkeiten, Störungen der Eigenempfindungen zu Gleichgewichtsstörungen. Von besonderer Bedeutung sind dabei Stellung und Haltung des Kopfes. Nicht nur sind Gleichgewichtsorgane (*vestibuläre Information*) und Blickfeld (*optische Information*) direkt mit der Kopfhaltung gekoppelt, sondern wir finden im Halswirbelsäulen- und Nackenbereich besonders viele Sinneszellen (*Mechanorezeptoren*), welche Kopfstellung und Bewegungen intensiv überwachen.

Der Hirnstamm stellt ein multisensorisches Integrationszentrum der Stützmotorik dar. In Zusammenarbeit mit anderen Hirnzentren werden hier räumliche Sinneswahrnehmung und Eigenbefindlichkeit reflexartig zu motorischen Befehlen für die gesamte Stützmotorik integriert. Die Befehlsausgabe erfolgt unbewußt in Form von *Haltungs- und Stellreflexen*. Haltungsreflexe dienen der Aufrechterhaltung des Muskeltonus, sie ermöglichen es, eine bestimmte Körperhaltung aufrechtzuerhalten. Stellreflexe hingegen bringen Kopf und Körper aus jeder ungünstigen Position wieder in eine Normalstellung zurück. Grundsätzlich wird zuerst der Kopf und dann der Rumpf in die Normalstellung zurückgebracht – gemäß dem Grundsatz: „Kopfpol führt – Körper folgt". Aufgrund der mannigfaltigen Verflechtung von Kopfhaltung und Koordination der Stützmotorik ist eine aufrechte und unverkrampfte Kopfhaltung auch für das Service des Tennisspielers von herausragender Bedeutung. Überblick, Gleichgewicht, Reflexbewegungen und Reaktionsvermögen erfolgen in direkter Abhängigkeit von der Kopfhaltung.

16.8 Koordination des Nervensystems: Reibungsloses Zusammenspiel aller höheren und tieferen Steuerungszentren. Entscheidung, assoziative Verarbeitung, Bewegungsentwurf, Überprüfung und Modifizierung, Bewegungsprogramme und schließlich Ausführung unter ständigem Feedback auf allen Stufen.

Inzwischen ist das Service erfolgt, präzise und kraftvoll. Werfen wir nun einen Blick in die neurologischen Abläufe des Spielpartners: Automatisch beginnt sich dieser in Richtung des zu erwartenden Ballaufschlags zu bewegen (*Zielmotorik*), wobei durch kontinuierliche Neueinstellung von Beinbelastung, Armbalance und Rumpfverlagerung das räumliche Gleichgewicht aufrechterhalten wird (*Stützmotorik*). Der Spieler behält den Ball im Auge (*Blickmotorik*), das Gehör registriert Abschlags- wie Aufschlagsgeräusche. Flugbahn und Flugzeit des Tennisballs werden unbewußt berechnet. Die assoziativen Rindenbezirke des Großhirns setzen spielstrategische Überlegungen und aktuelle Situation sofort in einen Bewegungsentwurf um, z. B. weiche Ballabnahme für Stoppball vor die Grundlinie. Dieser Bewegungsentwurf ruft im Kleinhirn und Basalganglien zweckmäßige Bewegungsprogramme ab. Spielpartner, Netz, Ball und Spielfeld werden fortlaufend analysiert und gebührend berücksichtigt. Im richtigen Moment feuert die sensomotorische Hirnrinde die notwendigen Elektroimpulse für eine gezielte und synchronisierte Bewegungsausführung. Die integrierte motorische Befehlsausgabe verbindet Willkürbewegung, Trainingserfahrung und Automatismen zu einer optimalen Bewegungskoordination. Daß Schwungmasse, Trägheit, Bremswege und Rückschlag automatisch mitberechnet und durch die Stützmotorik eigenständig ausgeglichen werden, gilt schon fast als selbstverständlich. Ganz zu schweigen von allen chemischen, vegetativen und hormonellen Steuerungsprozessen, welche durch das Gehirn koordiniert werden. Herzkreislauf sorgen für genügende Blutzufuhr, Atemrhythmus und -frequenz werden automatisch dem Spiel- und Bewegungsrhythmus angepaßt. Selbst der Adrenalinausstoß erfolgt zum richtigen Zeitpunkt.

Zusammenfassung

Um die Bewegungskoordination des Menschen besser verstehen zu können, sei noch einmal kurz in der Evolutionsgeschichte zurückgeblättert: Die primitivste Form der Reizbeantwortung ist das sensomotorische Einzellsystem des Süßwasserpolypen. Die Entwicklung führte zur diffusen Netzbildung zwischen Sinneszelle und Motorzelle bis hin zur Entwicklung eines eigenständigen Zentralnervensystems, welches der Koordination von Wahrnehmung und Verhalten dient. In Jahrmillionen entwickelten sich immer differenziertere und komplexere zentralnervöse Strukturen und Funktionen. Das niedrigste Zentrum dieses Systems ist das *Rückenmark*. Es führt einfache Reflexbewegungen aus. Als nächsthöher gelegenes Zentrum organisiert der *Hirnstamm* genetisch programmierte, reflexartige Bewegungsmuster. Die *Basalganglien* stellen ein wegbahnendes System dar, welches die primitiven Reflexmuster zu situationsgerechten, automatischen und halbautomatisierten Bewegungssequenzen orchestriert. Dem *Kleinhirn* kommt eine übergeordnete und ebenfalls automatisierte Koordinationsfunktion sämtlicher Bewegungsabläufe zu. Die *Großhirnrinde* schließlich befähigt uns zum bewußten Bewegungsausdruck.

16.8

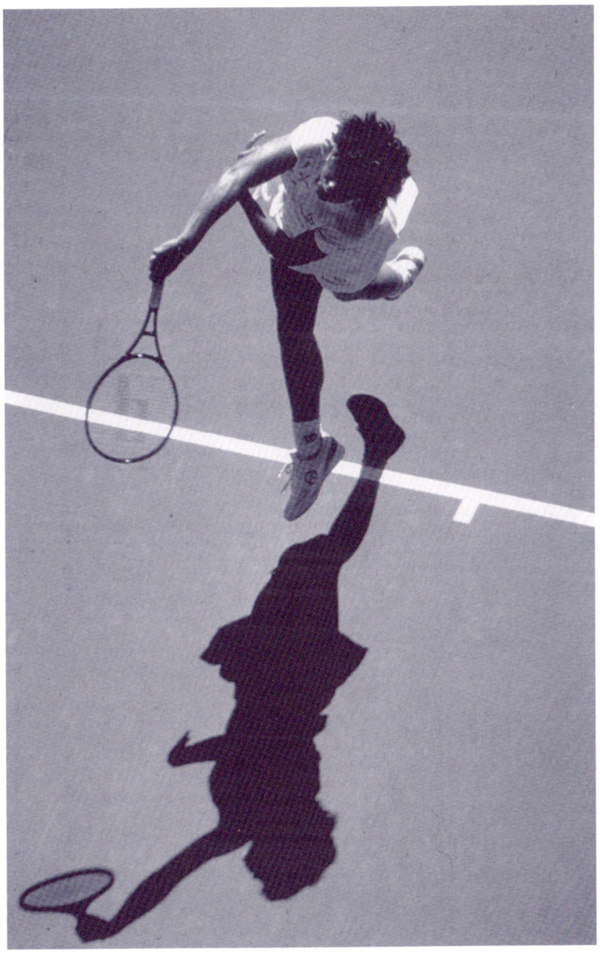

Psychologie

Psychomotorik
Drei Stufen zum Körper-Bewußt-Sein

Bewegungsfreiheit
Von den Anfangsschwierigkeiten zur Meisterschaft

Vision bedeutet, alles zu geben und an nichts festzuhalten
Charles Spezzano

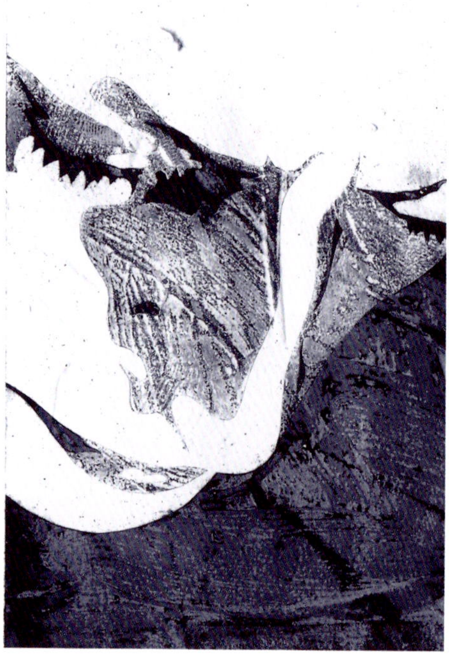

17

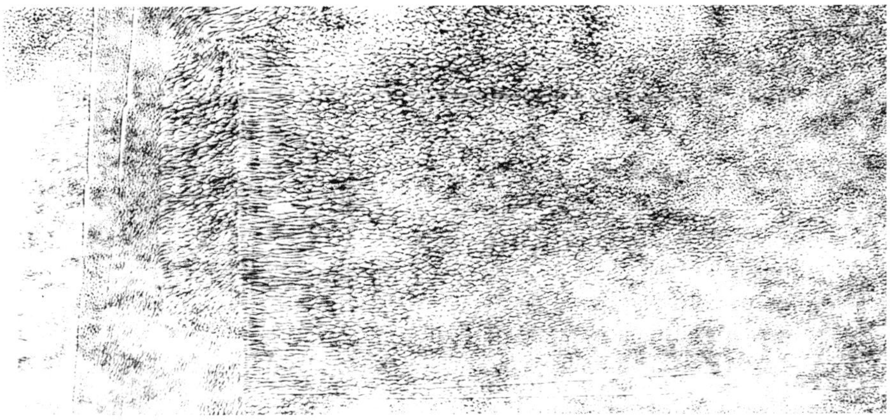

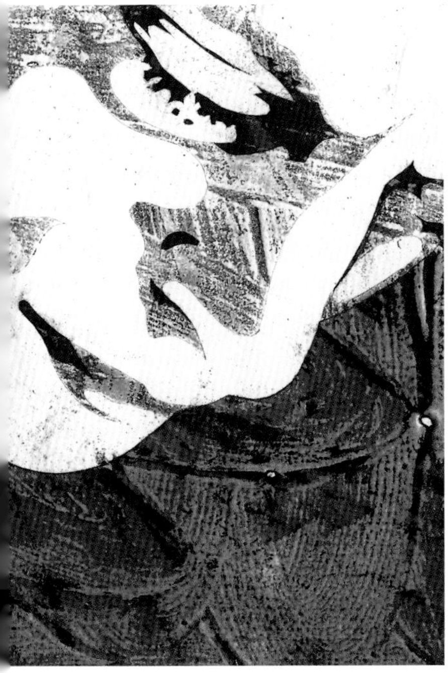

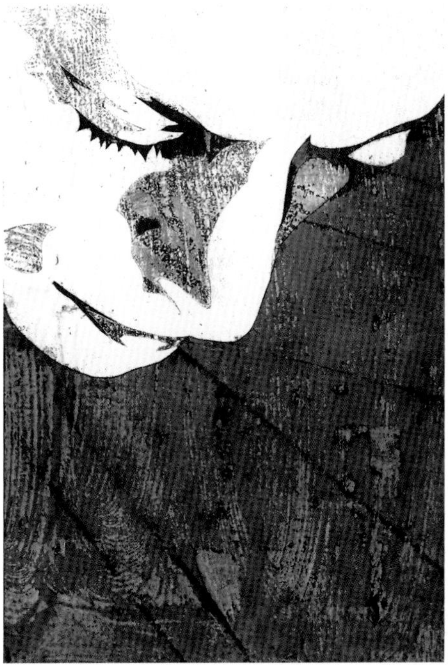

Psychomotorik

Drei Stufen zum Körper-Bewußt-Sein

Mit dem Ausdruck Körperbewußtsein wird jener Erfahrungsbereich des Menschen bezeichnet, in welchem sich Körperlichkeit und Bewußtsein miteinander verbinden. Ohne Beschränkung des Begriffs auf den leiblichen Körper, sondern erweitert um die Dimension der Verkörperung, um ausgeführte Handlungen und Fortschritte. Haltung, Bewegungsmuster sowie körperlich-seelischer Ausdruck eines jeden Menschen bilden sich in einer individuellen Art und Weise aus. Bewegungen werden erlebt, gelernt, bei Zweckmäßigkeit wiederholt und entwickeln sich so zu Mustern. Verhaltensweisen und Bewegungsmuster stellen Lernprozesse dar und sind deshalb veränderlich. Bei Bedarf können sie verbessert und weiterentwickelt, aber auch verändert und ersetzt werden. Bei der Entfaltung eines natürlichen Körperbewußtseins gibt es unzählige Hindernisse, bewußte und unbewußte, äußere und innere, körperliche und psychoemotionelle, die gelöst sein wollen.

Vorab auch hier ein Blick in die Evolutionsdynamik des menschlichen Körperbewußtseins. Auf körperlicher wie auch auf psychoemotioneller Ebene existieren Gesetzmäßigkeiten, gemäß denen sich das Körperbewußtsein entwickelt. Diese Prinzipien sind für alle Menschen verbindlich. Ihre Kenntnis ist deshalb eine wertvolle Orientierungshilfe. Grundlage dazu bildet die Entwicklungsdynamik des Menschen vom Säugling zum Kleinkind, vom Kindsein zum Erwachsenwerden.

Jedes Kind durchläuft in einer sinnvoll festgelegten Reihenfolge bestimmte Entwicklungsphasen. Wir kennen sie als Meilensteine der psychomotorischen Entwicklung wie Sitzen, Gehenlernen, Schuhebinden (Knotenprinzip), Fahrradfahren (Gleichgewicht), Pubertät. All diese Entwicklungsstufen führen Schritt für Schritt aus der Abhängigkeit des Kindseins hin zur Selbständigkeit des Erwachsenseins.

Vollzieht sich die psychomotorische Entwicklung des Kindes noch in mehr oder weniger geordneter Abfolge, so offenbart sich die Evolution des Körperbewußtseins im Erwachsenenalter in kaum zu überblickender und deshalb verwirrlicher Vielfalt. Wir finden so ziemlich alles, was wir uns vorstellen können: Weichlinge und *Iron Men*, Sinnlichkeit und Leistungsanspruch, Anbetung der Körperlichkeit und asketische Verneinung, Wissenschaftler und Künstler, Bewegungsgenies und Tolpatsche, Naturtalente und Techniker. Und doch – innerhalb dieser Vielfalt existieren verbindliche Gesetze für die Entfaltung des Körperbewußtseins.

Diese Entfaltung ist immer ein individueller Lernprozeß, ein erstes Mal durchlebt ihn jeder in seiner globalen Entwicklung vom Kind zum Erwachsenwerden. Im späteren Leben durchlaufen wir diesen Lernzyklus auf vielfältige Art und Weise immer wieder. Wir können das zyklische unserer Entwicklung daran erkennen, daß wir in unserem Leben den gleichen Problemen wiederholt begegnen, obwohl wir uns inzwischen weiterentwickelten. Das persönliche Wachstum ist deshalb einer Spirale vergleichbar. Ob die Windungen dieser spiraligen Entfaltung steil oder flach ansteigen, ob wir stehenbleiben oder ob wir uns gar zurückentwickeln, hängt in erster Linie von unserer inneren Bereitschaft ab, den nächsten Schritt in unserem persönlichen Leben zu tun. Hierzu ist es nicht unbedingt nötig, aber sehr hilfreich, die Richtung zu kennen, in welche uns der nächste Schritt führen wird. Im folgenden wird deshalb das zyklische Grundmuster dieser Entwicklungsdynamik aufgezeigt. Die Evolution des Körperbewußtseins läßt sich schematisch als persönliche Erfahrung mit drei Hauptabschnitten und zwölf Wandlungsphasen darstellen. Ob ich nun die globale Entwicklungsstufe meines Körperbewußtseins oder meine momentane Verfassung in Erfahrung bringen möchte, die zwölf Phasen vermitteln mir Orientierung über meinen aktuellen Standort und weisen die Richtung bevorstehender Entwicklungsschritte. Obwohl die Ausführungen angesichts der Komplexität der menschlichen Psyche und Gefühle rudimentär bleiben müssen, spiegeln sie Wesentliches der Entfaltungsdynamik des menschlichen Körperbewußtseins.

17.1 Abhängigkeit, Unabhängigkeit und Partnerschaft: Das stellt die drei Phasen menschlicher Entwicklung dar. Die natürliche Abhängigkeit des Kindes führt über die erreichte Unabhängigkeit des jungen Erwachsenen zur Partnerschaft mit sich selbst und anderen. Diesem Lernprozeß liegen Grundmuster zugrunde, denen wir zeitlebens immer wieder begegnen.

Die *erste Phase* unseres Lebens beginnt im Zustand körperlicher und psychischer Abhängigkeit. Säuglings- und Kleinkindesalter machen dies offensichtlich. Wir sind der Obhut anderer Menschen anvertraut und von ihnen abhängig. Unser Körper – Schlafbedürfnis, Wohlbefinden, Lust- und Unlustgefühle – bestimmt unser Dasein. Das Bewußtsein ist stark vom Körper und seinen Funktionen abhängig. In diesem Lebensabschnitt widerfahren uns zahlreiche Verletzungen, Trennungen und Verlusterlebnisse. Als gesunde Reaktion auf diese umfassende Abhängigkeit entwickeln wir uns zur Selbständigkeit hin. Dies ermöglicht es, uns aus der primären Abhängigkeit des Körpers zu lösen, und weist den Übergang in die Unabhängigkeit.

Die *zweite Phase* beginnt an der Schwelle vom Jugendlichen zum Erwachsenen. Die Verhältnisse kehren sich um: Das Bewußtsein übt jetzt die Kontrolle über den Körper aus und bestimmt, wann und wie oft dem Körper Ruhe, Auslauf und Vergnügen zuteil werden sollen. Vom Körper erwarten wir, daß er funktioniert und sich nach unseren Wünschen richtet. Wir formen den Körper nach unserem Gutdünken, beurteilen sein Aussehen und seine Funktionstüchtigkeit und laufen dabei Gefahr, uns immer mehr von unserer natürlichen Körperlichkeit zu entfernen. Dies führt mit dem Älterwerden unweigerlich zu Erschöpfung und Erstarrung. Das Gefühl des Ausgebranntseins (z. B. *midlife crisis*) deutet dann auf die dringliche Notwendigkeit grundlegender Veränderungen hin. Die Veränderung besteht darin, die lange Auseinandersetzung zwischen Körper und Bewußtsein um die Vorherrschaft zu beenden.

Die *dritte Phase,* sie kann irgendwann im Erwachsenenleben einsetzen, steht im Zeichen echter Verbundenheit von Bewußtsein und Körperlichkeit. Gemeint ist damit nicht, daß Körper und Bewußtsein gleich oder gleichwertig sind. Der Mensch ist ein geistiges Wesen, der Körper sein Instrument. Darin besteht eine natürliche Hierarchie. Gemeint ist vielmehr, daß der Kampf zwischen Körperlichkeit und Bewußtsein aufhört. Statt Kampf um Vorherrschaft und Dominanz entstehen jetzt Einvernehmen und echte Partnerschaft. Dies eröffnet neue Dimensionen des Körperbewußtseins, stellt die Vollendung eines Zyklus und gleichzeitig einen Neubeginn dar.

Die *drei Hauptphasen* sind:

- Abhängigkeit des Bewußtseins vom Körper (*Dependenz*)
- Unabhängigkeit des Bewußtseins vom Körper (*Independenz*)
- Partnerschaft von Bewußtsein und Körper (*Interdependenz*)

Die Sprache bringt dies im Wort „Körperbewußtsein" sehr treffend zum Ausdruck. Die Wortzusammensetzung „Körper-Bewußt-Sein" deutet auf das Vorhandensein eines dreifachen Lernprozesses hin. Das Wort „Körper → Bewußt → Sein" schärft unsere Aufmerksamkeit für den zeitlichen Ablauf dieser Entwicklung. Jeweils eine Funktion ist dominant: zuerst die Körperlichkeit, dann das Sich-Bewußtwerden und zuletzt das Sein. Diese drei Hauptabschnitte stellen den großen Bewegungsrahmen der Evolution des Körperbewußtseins dar und können insgesamt in zwölf Stufen differenziert werden.

17.1

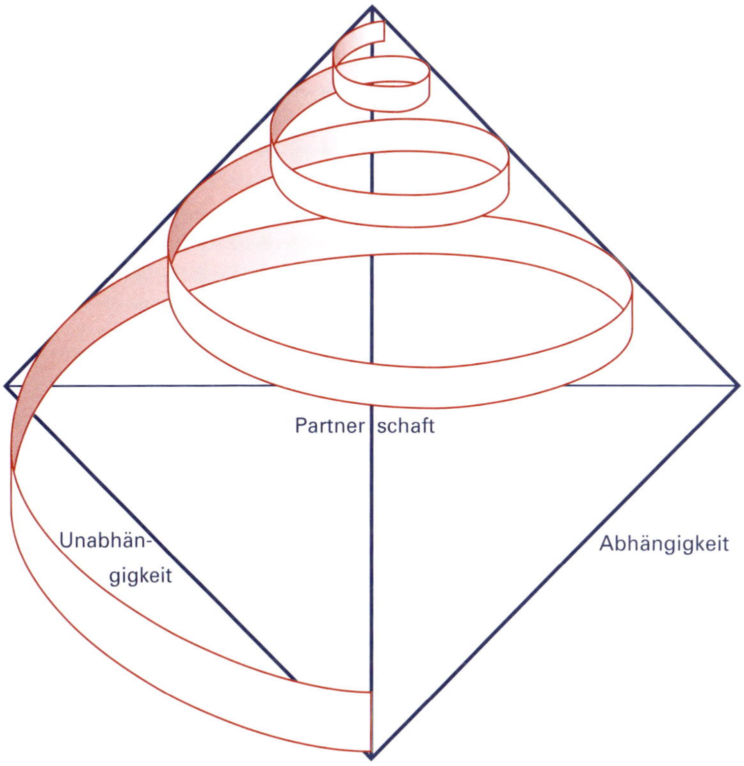

17.2 Zwölf Freiheitsgrade: Der Entfaltungsprozeß des menschlichen Körperbewußtseins läßt ein zyklisches Grundmuster erkennen. Kenntnis ermöglicht globale Standortbestimmung ebenso wie Einschätzung der momentanen Lebenssituation.Die Begriffe außerhalb des Dreiecks kennzeichnen wichtige Entwicklungsstufen des Menschen. Im Innern des Dreiecks ein Schlüssel zur Lösung der jeweiligen Herausforderung.

Bewegungsfreiheit

Von den Anfangsschwierigkeiten zur Meisterschaft

1. Überwindung der Hilflosigkeit

Entwicklung des Kindes: Neugeboren-Sein kennzeichnet den Zustand anfänglicher Hilflosigkeit. Beim Säugling stehen die körperlichen Bedürfnisse im Vordergrund und beherrschen sein Denken, Fühlen und Handeln. Jeder Neuanfang beginnt mit einer natürlichen Unselbständigkeit. Dieser Hilflosigkeit begegnen wir auch im späteren Leben immer wieder. Und zwar immer dann, wenn wir etwas ganz Neues versuchen: Unbeholfenheit, Unsicherheit und Anfangsschwierigkeiten tauchen zu Beginn jeder neuen Herausforderung auf.

Körperbewußtsein: Wenn uns das Leben als Erwachsene wieder in diese Phase des Neubeginns führt, können wir sie am Gefühl der Hilflosigkeit leicht erkennen. Die Bewegungen und Handlungen erfolgen nicht mehr mit der gewohnten Selbstsicherheit. Wir beginnen wieder von vorne, alles wird in Frage gestellt. Die Hilflosigkeit kann dabei sehr unterschiedliche Gestalt annehmen. Ein hochsensibler Körper mag unser Bewußtsein mit Sinneseindrücken überschwemmen, so daß wir außerstande sind, vernünftig zu handeln. Ein aktiv-dynamischer Körper mag vor Bewegungs- und Tatendrang platzen, blind für gebotene Vorsicht und Muße, ohne Rücksicht auf Gefühle und Verluste. Oftmals werden wir unerwartet in Abhängigkeit geworfen und empfinden ein Gefühl des Gefangenseins oder des Ertrinkens in grenzenloser Offenheit. Krankheiten und Unfälle beispielsweise reißen uns aus unserem gewohnten Lebensrhythmus, versetzen uns unerwartet in Abhängigkeit und erfordern mitunter eine grundlegende Neuorientierung im Verhältnis zwischen Körper und Bewußtsein.

Problemsituation: Es liegt in der Natur eines jeden Neubeginns, daß wir uns zunächst hilflos, ungeschickt oder irgendwie ausgeliefert fühlen. Dadurch entwickeln wir die Bereitschaft, Neues auch wirklich zuzulassen und anzunehmen. Die problematische Variante des Neubeginnes besteht darin, daß wir die anfängliche Hilflosigkeit als etwas Besonderes hervorheben, uns daran festklammern und sie in eine chronische Unselbständigkeit umwandeln. Der scheinbare Gewinn – es ist immer jemand da, der mir hilft – ist nur ein vermeintlicher. Nur allzu leicht benutzen wir unsere Abhängigkeit als Entschuldigung, bevorstehende Entwicklungsschritte hinauszuzögern. Dadurch können wir uns zu regelrechten Energievampiren entwickeln und andere Menschen, lediglich durch unsere Präsenz auslaugen. Ein Säugling soll und muß gestillt werden, nicht aber ein Schulkind. Wenn wir als Schulkinder immer noch nach der Brust schreien, dann haben wir ein echtes Problem: Wir sind den Anfangsschwierigkeiten entwachsen, ohne es realisiert zu haben.

Lösungsansatz: Die natürlichen Entwicklungsphasen des Kindesalters führen uns nicht nur Reihenfolge und Charakteristika der ersten Entwicklungsphasen vor Augen, sondern sie weisen uns auch auf deren Lösung hin. Wir wissen beispielsweise um die enorme Bedeutung des Bonding zwischen Eltern und Kind in der ersten Lebensphase. In gleicher Weise kann ich mich meiner selbst annehmen, wenn ich als Erwachsener eine solche

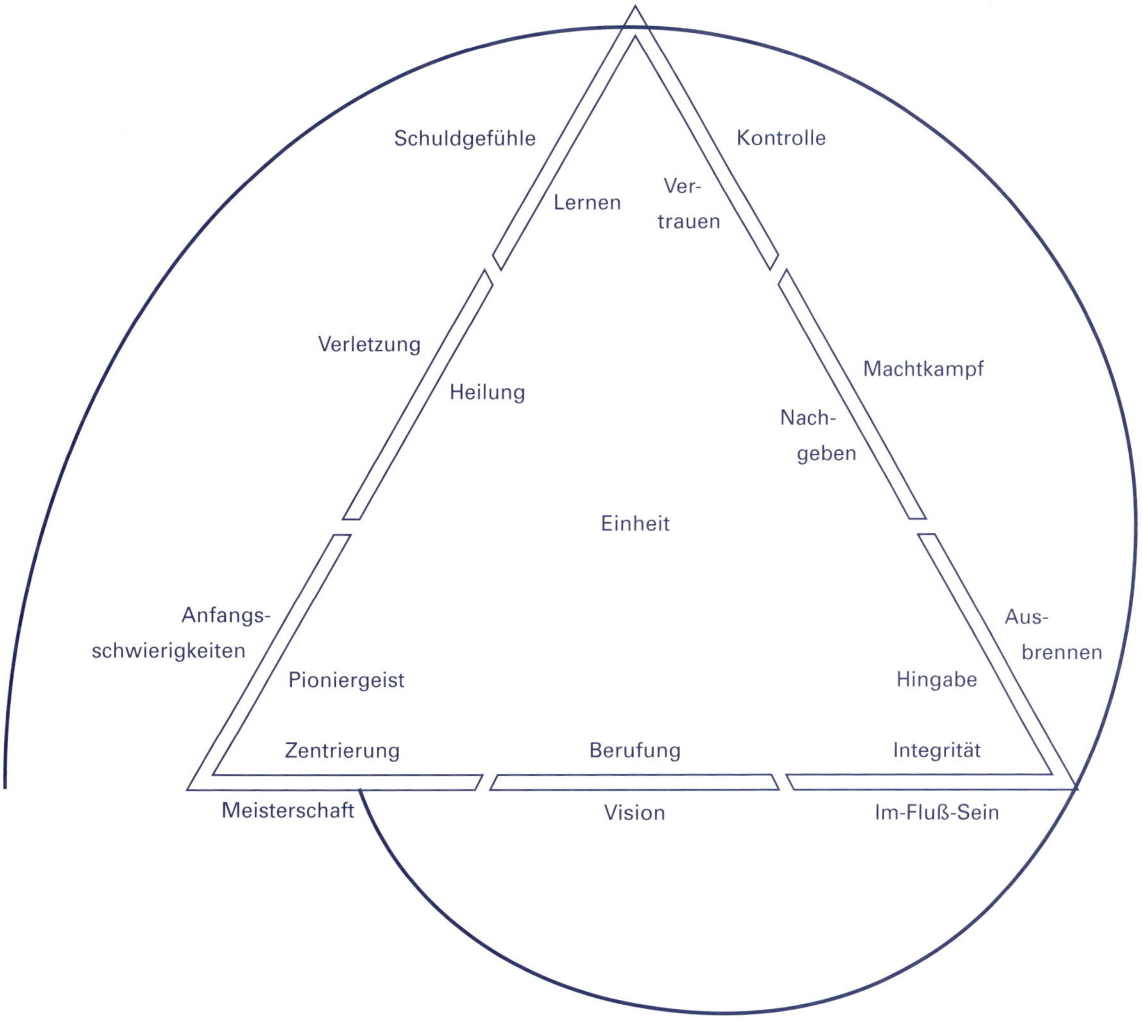
Schuldgefühle
Kontrolle
Lernen
Ver-
trauen
Verletzung
Heilung
Machtkampf
Nach-
geben
Einheit
Anfangs-
schwierigkeiten
Pioniergeist
Aus-
brennen
Hingabe
Zentrierung
Berufung
Integrität
Meisterschaft
Vision
Im-Fluß-Sein

Phase des Ausgeliefertseins und der Bedürftigkeit durchlebe. Geduld, Fürsorge und Verständnis im Umgang mit sich selbst sind hilfreich auf dem Wege vorwärts in die Selbständigkeit. Pioniergeist und Mut zu Neuem lassen uns fortschreiten und verhindern, daß wir im Sumpf falscher Abhängigkeit steckenbleiben.

2. Verletzung und Heilung

Entwicklung des Kindes: Als Kleinkind entwickeln wir ein Gefühl für unsere eigene Identität, unser Ich-Bewußtsein. Wir lernen, zwischen dir und mir zu unterscheiden. In diesem frühkindlichen Alter erleben wir eine Vielzahl kleinerer und größerer, körperlicher und psychischer Traumata. Wir geraten in Verlustsituationen und erleben Trennungen. Wir reagieren auf diese Erlebnisse mit primären Emotionen wie Wut und Ärger, Trauer, Angst und Verletztsein. Aus den Erfahrungen des Sich-verletzt-Fühlens entsteht die Angst vor weiteren Verletzungen. Wir beginnen, uns entsprechend zu schützen und bauen Abwehrstrategien auf, um uns aus der Abhängigkeit und dem Ausgeliefertsein herauslösen zu können.

Körperbewußtsein: Die Entwicklungsstufe des Körperbewußtseins, welche dieser frühkindlichen Phase entspricht, ist geprägt vom Gefühl des Verletztwerdens oder Im-Stich-Gelassenwerdens. Unser Bewußtsein hat kein Vertrauen mehr in unseren Körper. Wir haben eine unerklärliche Angst, der Körper könnte im entscheidenden Moment versagen und uns einen Strich durch die Rechnung machen. Vielleicht packen uns auch plötzlich Wut- und Rachegefühle gegen uns selbst. Vital- und Existenzängste können diese Entwicklungsphase begleiten. Manchmal finden diese Gefühle auch indirekten Ausdruck als psychosomatische Beschwerden oder lavierte Unfälle.

Problemsituation: Jeder Anfang bringt die berühmten Anfangsschwierigkeiten mit sich, jede Pioniertat durchlebt zunächst ihre Kinderkrankheiten. Körper und Bewußtsein müssen sich immer wieder neu aufeinander einspielen. Die ersten Gehversuche eines Kleinkindes symbolisieren dies bildhaft. Dabei kommt es immer wieder zu Mißtritten und Fehlgriffen, zu Mißverständnissen und Fehlentscheidungen. Es sind mitunter schmerzhafte Lernerfahrungen, aber völlig normal. Erst, wenn wir die falschen Schlüsse aus einer solchen Lernsituation ziehen, wenn sich aus Trennungs- und Verlusterlebnissen das schleichende Gift des Mißtrauens entwickelt, wenn wir anderen und uns selbst einen Fehler nicht mehr verzeihen können – dann haben wir ein echtes Problem. Wir sabotieren uns fortan selbst. Eine schmerzhafte Lernsituation wird erst dann zum Problem, wenn wir ihre Heilung nicht mehr zulassen.

Lösungsansatz: Wie gehen Kinder mit Angst oder Trauer um? Kreatives Spielen, insbesondere das Rollenspiel, stellt eine Urform dar, Gefühle zu durchleben und aktiv zu verarbeiten. Kinder haben noch die natürliche Fähigkeit, sich durch Gefühle zu bewegen, ohne darin steckenzubleiben. An lebendigen, intensiven Gefühlen ist wahrscheinlich noch niemand gestorben. Emotionale Unbeweglichkeit hingegen, das krampfhafte Festhalten an einem Gefühl – sei es Trauer, Rache oder Ängstlichkeit – dürfte schon bedeutend mehr Opfer gefordert haben. Uns Erwachsenen bietet sich in solchen Momenten des Verletztseins, der Angst oder der Trauer dieselbe Möglichkeit. Wir können Ja sagen zu dem, was ist und wie es ist, die damit verbundenen Gefühle durchleben, ohne sie zu verdrängen und ohne uns in sie hineinzusteigern. Wir können dem Ernst des Lebens mit spielerischer Kreativität und Humor statt mit todbitterer Seriosität begegnen. Spiel bedeutet Bewegung und bringt Veränderung, ein Auflösen vorhandener Blockierungen.

3. Schuldgefühle verlernen

Entwicklung des Kindes: Als Schulkinder lernen wir täglich unsere Lektionen, nicht nur in der Schule, sondern vor allem im Leben. Schon früh werden wir mit den Erwartungen der Außenwelt konfrontiert. Wenn wir diesen nicht genügen oder Fehler begehen, entwickeln wir bewußt oder unbewußt Schuldgefühle. Um die Schuldgefühle erträglicher zu machen, ändern wir unser Verhalten, wollen alles irgendwie wieder gutmachen. Dieses sich persönlich Betroffenfühlen kann uns helfen, echte Fehler von vermeintlichen zu trennen, ohne uns sinnlos in Schuldgefühle zu verstrikken. Die Fähigkeit, aus Fehlern zu lernen, aus Bestehendem Neues zu kreieren, stellt eine entscheidende Dynamik dieser Lernphase dar.

Körperbewußtsein: Schuldgefühle – und als Menschen haben wir alle eine beträchtliche Menge davon angesammelt – sind meistens unbewußt. Woran können wir sie erkennen? Am Gefühl, wert- oder nutzlos, minderwertig oder ungenügend zu sein. Diese Gefühle uns selbst gegenüber können sich auf unseren Körper, sein Aussehen und seine Leistungsfähigkeit beziehen oder auch allgemeiner auf die Realität (Verkörperung) unseres Lebens. Zugrunde liegen in erster Linie begangene Fehler und „Unterlassungssünden“, überstürzte oder hinausgezögerte Fortschritte in unserer eigenen Entwicklung. Wir bereuen, derart mit uns selbst umgegangen zu sein, und ein unscheinbarer Anstoß genügt, um wieder unangenehm daran erinnert zu werden. Schuldgefühle sind sinnlos, weil wir die Vergangenheit bedauern, anstatt in der Gegenwart zu handeln. Schuldgefühle sind Negativmotivation, jetzt etwas zu ändern. Ihr Sinn besteht darin, uns dies klar zu machen und uns solange keine Ruhe zu lassen, bis wir richtig schalten und entsprechend handeln. Schuldgefühle dem eigenen Körper oder unserer Handlungsweise gegenüber verlangen – wie alle Schuldgefühle – nach Ent-Schuldigung, nach dem Ende der Schuld. Schuldgefühle bezwecken, als eine Art interner Nachhilfemechanismus der menschlichen Psyche, daß wir eine bestimmte Lektion lernen, daß wir ein bestimmtes Ereignis anders sehen. Damit haben sie ihre Schuldigkeit getan. Schuldgefühle können uns im Erwachsenenalter als feinfühlige Richtschnur zum Aufspüren unerkannter und ungelöster Konflikte zwischen Körper und Bewußtsein dienen.

Problemsituation: Meist praktizieren wir das genaue Gegenteil. Wir glauben, für unsere vermeintliche Schuld während des Rests unseres Lebens bezahlen zu müssen. Deshalb hegen und pflegen wir Fehler der Vergangenheit, erbauen ihnen ein ehrwürdiges Denkmal, und jedesmal, wenn wir daran vorbeikommen, erschauern wir vor Scham und Schuld. Vor lauter Schuldgefühlen verlernen wir dabei unsere Fähigkeit, aus Fehlern zu lernen. Das Gegenteil vom Ende der Schuld stellt sich ein, die Schuld auf ewig.

Falsch verstandene Entsagung und Aufopferung sind häufige und typische Folgeerscheinungen. Hinter jeder übertriebenen Bereitschaft, alles für einen gesunden Körper, sein Aussehen oder seine Fitneß zu tun, stehen meistens ungelöste Schuldgefühle. Bewegung und Gesundheit ist selbstverständlich etwas vom Allerbesten, das wir uns antun können. Aber es besteht ein wesentlicher Unterschied, ob unsere Motivation innerer Freiheit entspringt oder ob wir lediglich dabei sind, für unbewußte Schuldgefühle zu kompensieren. Es ist einfach, den Unterschied zu erkennen. Jede Form inneren Zwanges, etwas tun zu müssen, ist höchst suspekt, auch wenn das eigene Verhalten noch so plausibel erklärbar ist. Wenn Sie die Feuerprobe machen möchten, fragen Sie sich einfach, wie Sie andere Menschen beurteilen, die exzessiv das Gegenteil dessen praktizieren, woran Sie glauben. Wenn ein ernährungsbewußter Vegetarier im Bodybuilding eine systematische Selbstfolterung fleischfressender und hirnloser Muskelprotze sieht oder wenn umgekehrt der fitneßbewußte Bodybuilder den innerer Stille zugewandten Vegetarier als körnerbeißenden, verweichlichten Bio-Waschlappen belächelt, dann sind mit Gewißheit unbewußte Schuldgefühle am Werk.

Lösungsansatz: Was würden Sie einem Kinde raten, das einen Fehler begangen hat und deswegen Schuldgefühle empfindet? Die meisten Fehler sind übrigens keine echten Fehler, sondern neue, erstmalige Lernsituationen. Aber nehmen wir an, das Kind hat wissentlich und tatsächlich einen Fehler begangen. Kindern bringen wir bei, sich aufrichtig zu entschuldigen, und wenn sie dies tun, dann sind wir meistens bereit, ihnen leicht und gern zu vergeben. Als Erwachsene können wir desgleichen tun und uns selbst ent-schuldigen. Es bedarf der Erkenntnis, einen Fehler begangen zu haben, und der Bereitschaft, eine verpaßte Lektion jetzt nachzuholen, um uns selbst diesen Fehler verzeihen zu können. Dadurch befreien wir unser Körperbewußtsein vom bleiernen Ballast unnützer Schuldgefühle.

4. Von der Abhängigkeit in der Unabhängigkeit

Entwicklung des Menschen: Diesen ersten Wendepunkt erreichen wir mit dem Erwachsenwerden. Am Ende der Pubertät sind wir körperlich und bewußtseinsmäßig erwachsen und stehen auf eigenen Füßen. Natürlich können wir in einzelnen Bereichen schon sehr viel früher erwachsen werden bzw. dies erst viel später nachholen. Es geht hier nicht um Details, sondern um die globale Entwicklung des Menschen, um den Wendepunkt von Abhängigkeit zu Unabhängigkeit. Mit der Eigenständigkeit gewinnen wir auch eine erweiterte Kontrolle über unseren Körper. Haben früher körperliche Empfindungen unser Verhalten maßgeblich bestimmt, so wird der Körper jetzt zum Objekt des Bewußtseins. Der Körper wird instrumentalisiert zur Leistungsmaschine, zum Lustobjekt, zur Quelle der Sinnlichkeit, zum Feindbild oder zu was auch immer.

Diese Instrumentalisierung des Körpers ist der Wendepunkt in der Evolutionsdynamik des Körperbewußtseins am Übergang von der Abhängigkeit zur Unabhängigkeit. Diese Wende ist weder gut noch böse, weder richtig noch falsch, sondern einfach not-wendig.

Die Wendezeit stellt eine Wende dar, weil sich jetzt die Spielregeln zur weiteren Entfaltung des Körperbewußtseins ändern. Ging es bisher darum, Selbständigkeit zu entwickeln, indem wir uns Schritt für Schritt aus alten Abhängigkeitsverhältnissen gelöst haben, wird es jetzt neu darum gehen, wiederum Schritt für Schritt, die erreichte Unabhängigkeit loszulassen. Während 20 Jahren war Unabhängigkeit das erklärte Ziel, und nun plötzlich soll sie wieder aufgegeben werden? Das mag verwirrlich klingen, aber es entspricht der Evolutionsdynamik des Körperbewußtseins. Aufgeben der Unabhängigkeit meint keinesfalls Regression in frühere Abhängigkeiten, sondern Aufgabe des manchmal zwanghaften Bedürfnisses, über den Körper herrschen und bestimmen zu können. Diese Phase ausgeprägter Unabhängigkeit des Bewußtseins vom Körper kann verschiedenste Formen annehmen. Ob ich meinen Körper in eine gewünschte Topform zwinge oder ob ich ihn jämmerlich vernachlässige ob ich meinen Körper asketisch stähle, oder ihn bis zum Erschöpfung (miß)-brauche – allen Versionen ist eines gemeinsam: Ich bestimme, und der Körper muß sich meinen Wünschen beugen.

Unabhängigkeit vom Körper bedeutet getrennt sein vom Körper. Deshalb möchten wir jetzt die Unabhängigkeit zugunsten echter Partnerschaft mit dem eigenen Körper aufgeben. Wir haben unsere Unabhängigkeit vom Körper erreicht, indem wir uns Schritt für Schritt aus der Abhängigkeit losgeeist haben. Wir haben Trauer, Verletzungen und Schuldgefühle in die Verbannung geschickt. Nur so war es möglich, unabhängig zu werden. Jetzt geht es neu darum, all jene Empfindungen und Körpergefühle, die uns früher so stark bewegt haben, aus ihrem Exil zurückzuholen, um sie wieder in unser Körperbewußtsein zu integrieren. Nur so wird es möglich, die Unabhängigkeit loszulassen. Unsere Unabhängigkeit war ein sinnvoller Entwicklungsschritt zum Schutz gegen Gefühle des Ausgeliefertseins. Jetzt, nach Erreichen der Selbständigkeit, hat sie ihren Zweck erfüllt und wird selbst zum Hindernis. In Wirklichkeit geht es nicht darum, die Unabhängigkeit loszuwerden (Dissoziation), sondern darum, die Voraussetzungen für echte Partnerschaft zu kreieren. Dies geschieht durch Integration vergangener Abhängigkeit, früherer Verletzungen und immer noch vorhandener Schuldgefühle. Wird die ursprüngliche Abhängigkeit integriert, löst sich auch die korrespondierende Unabhängigkeit in Nichts auf, weil sie lediglich eine Form der Kompensation darstellte.

5. *Kontrolle und Vertrauen*

Entwicklung des Menschen: Als junge Erwachsene erlangen wir Kontrolle und Selbständigkeit. Wir stehen auf eigenen Füßen und nehmen unser Schicksal selbst in die Hand. Familienplanung und Berufsziele sind Ausdruck dieser Aufbauphase. Klare Zielsetzungen, Entscheidungskraft und

Selbstvertrauen charakterisieren diese Entwicklungsphase.

Körperbewußtsein: Der Körper wird zum Objekt und als solches vom Bewußtsein gemanagt. Wir gestalten unsere Körperlichkeit entsprechend den Vorstellungen unseres Bewußtseins. Wir stellen Erwartungen an unseren Körper (dies tun Kleinkinder noch nicht), wir begegnen unserem Körper fordernd und fördernd punkto Aussehen, Leistungsfähigkeit und Ausstrahlung. Diese Phase ist gekennzeichnet durch Orientierung, Aufbau und aktive Gestaltung unseres Körperbewußtseins.

Problemsituation: Auf Kontrolle in ihrer gesteigerten oder in ihrer fehlenden Form reagiert der Körper mit Streß-Symptomen, weil er entweder über- oder unterfordert wird. Eine übertriebene Instrumentalisierung des Körpers, beispielsweise in Form von asketischer Kontrolle oder von sträflicher Gleichgültigkeit, forcieren die gesunde Unabhängigkeit von körperlichen Bedürfnissen in unnatürliche Bereiche. Streß und Selbstentfremdung sind die Folge. Eine feindliche Grundstimmung gegen den eigenen Körper kann sich einstellen. Am liebsten würden wir – wenn wir ehrlich sind – aus der eigenen Haut fahren. Es lohnt sich, derartige Signale frühzeitig zu erkennen und das eigene Verhalten entsprechend zu ändern. Konfliktstreß im Umgang mit dem eigenen Körper, gleich welcher Art, ist ein untrügerisches Zeichen und erfordert eine Umorientierung.

Lösungsansatz: Hilfreich ist die Bereitschaft, eigene Überzeugungen in Frage zu stellen, sich neu zu orientieren, neue Maßstäbe und andere Zielsetzungen in Betracht zu ziehen. Die Betonung liegt hierbei auf neu und anders. Wenn ich versuche, der alten Tour ein paar neue Gesichtspunkte abzugewinnen, werde ich nicht viel erreichen. Der flexible und intelligente Umgang mit dem eigenen Körper und seinen Ressourcen beinhaltet ein Gleichgewicht zwischen Aktion und Erholung, zwischen gesundem Leistungsstreß und sinnlicher Verwöhnung, zwischen Stehvermögen und Sensibilität.

6. Machtprobe und Nachgeben

Entwicklung des Menschen: Jedes Entweder-Oder ist eine Machtprobe, ist eine Frage, wer oder welcher Teil in mir sich behaupten kann. Als Erwachsene stehen wir aktiv im Berufs- und Familienleben und machen innige Bekanntschaft mit den darwinistischen Aspekten des modernen Lebens. Dauernd werden wir mit neuen Bewährungs- und Belastungsproben konfrontiert. Mitunter wird das Leben zum Überlebenskampf. Es liegt auf der Hand, daß es nicht darum geht, diesen Kampf zu gewinnen, sondern ihn zu bestehen. Dazwischen liegt ein gewaltiger Unterschied. Wenn ich den Kampf gewinne, so muß ihn jemand anderes verlieren. Wenn ich den Kampf bestehe, können andere neben mir bestehen bleiben. Dabei erlernen wir die Kunst nachzugeben.

Körperbewußtsein: In der Evolutionsdynamik des Körperbewußtseins – als logische Folge der Kontrollübernahme durch das Bewußtsein – kommt es unweigerlich zur Machtprobe zwischen Körper und Psyche. Dieser Machtkampf ist eine oftmals schwierige, aber notwendige Etappe in der Evolution des Körperbewußtseins.

In dieser Auseinandersetzung keimt das Potential künftiger Partnerschaft.

Problemsituation: In ihrer übertriebenen oder chronifizierten Form wird die Machtprobe exzessiv und immer wieder aufs neue ausgespielt. Falsch verstandene Entsagung, unnachgiebige Härte gegen sich selbst oder systematische Vernachlässigung drücken dem Körper ihren Stempel auf. Der Körper wird ungesund forciert, ausgemergelt, vergewaltigt oder zu Tode gelangweilt. Derart destruktives Verhalten neigt zur ständigen Wiederholung. Der endlose Abnutzungskampf zwischen Körper und Bewußtsein ist sinnlos, weil am Schluß beide verlieren.

Lösungsansatz: Zwanghaftes Verhalten, lebensfeindliche Automatismen sowie krampfhaftes Festhalten an irgendwelchen Rollen, Ritualen oder Wertvorstellungen können und müssen jetzt losgelassen werden. Besinnung auf Wesentliches und Gemeinsames tritt anstelle des verbissenen Weiterkämpfens. Die Fähigkeit nachzugeben, flexibel und locker zu reagieren, steht jetzt im Zentrum des Interesses. Die Bereitschaft, den Machtkampf gegen sich selbst aufzugeben, öffnet die Türe zum Wiederentdecken der Körpersensibilität. Eine Rückbesinnung auf die Sinnlichkeit des Körpers ist jetzt sinnvoll.

7. Erstarrung und Hingabe

Entwicklung des Menschen: Ob wir einen Kampf gewonnen oder verloren haben – typischerweise macht sich danach ein Gefühl der Leere in uns breit. Wenn wir eine Niederlage erlitten haben, ist dies logisch. Aber auch wenn wir den Kampf gewonnen haben, schleicht sich dieses Gefühl der Leere in unseren Körper. Der Kampf war uns Ansporn, gab unserem Leben Sinn und Inhalt. Danach scheint vieles irgendwie sinnentleert und endgültig verloren. Diese Momente stellen eigentliche Wachstumskrisen des Lebens dar. Die bekannteste davon ist die *Midlife-Crisis.*

Körperbewußtsein: Nach der Machtprobe zwischen Körper und Bewußtsein stellt sich typischerweise ein Gefühl innerer Leere ein, weil ich im Kampf gegen mich selbst so oder so der Verlierer bin, egal ob sich der Körper durchgesetzt hat oder ob mein Bewußtsein die Oberhand behalten hat. Entweder fordert der Körper jetzt mit Verspätung seine Rechte ein oder das siegreiche Bewußtsein macht sich den Körper zum gefügigen, aber gefühllosen Instrument. Diese Augenblicke der inneren Leere sind Momente tiefster Beziehungskrisen zwischen Körper und Bewußtsein. Obwohl alles andere als angenehm, sind sie notwendig, weil erst in der Ruhe nach dem Kampf Versöhnung stattfinden kann.

Problemsituation: Bleiben wir in dieser Schachmatt-Situation des Körperbewußtseins stecken, schicken wir damit unsere Körperlichkeit endgültig in die Wüste. Wir fördern oder foltern des Körpers Sensibilität zu Tode, bis er folgsam aber ausgebrannt zu Diensten steht. Es gibt tausend Möglichkeiten, den Körper zur Aufgabe seiner natürlichen Sensibilität zu zwingen. Berühmte Beispiele sind Workaholismus bis zur Erschöpfung, Sturheit bis zur Erstarrung bei lebendigem Leibe, Unterdrückung der Gefühle bis der letzte Funken Spontaneität erloschen, Pseudo-Optimismus, bis der letzte Zweifel in superpositivem Denken ertränkt ist, bohrende Selbstkritik, bis der Körper an Langeweile und Bewegungslosigkeit zugrunde geht, Beziehungskrisen, die uns jeder Freude am Dasein berauben, depressive Verstimmungen, die uns in wandelnde Leichen verwandeln. Viele Wege führen zu Erstarrung, zu Erschöpfung und Leblosigkeit des Körpers.

Lösungsansatz: Eine solche Entwicklung stellt nicht nur eine Sackgasse dar, sondern auch eine Falle. Falle deshalb, weil wir selbst meist gar nicht realisieren, in welchem Schlamassel wir uns befinden. Aber andere Menschen, Freunde und Bekannte, haben es schon lange bemerkt und werden es uns wissen lassen, wenn wir sie darum bitten. So wie wir einen Verdurstenden in der Wüste laben würden, gilt es jetzt, unsere Körperlichkeit zu reanimieren, Sensibilität und Sinnlichkeit wieder zu beleben. Wir können durch Kommunikation und Hingabe eine neue Intimität zum eigenen Körper entdecken. Dies bedingt die Bereitschaft, zu fühlen und emotionale Risiken einzugehen. Dazu braucht es Mut. Diese Investitionen lohnen sich, weil sie uns der inneren Totenstarre entreißen und unseren Körper mit neuem Leben beseelen.

8. Von der Unabhängigkeit zur Partnerschaft

In unserer Gesamtentwicklung als Mensch erreichen wir diesen zweiten Wendepunkt irgendwann als Erwachsene. Wir haben vieles erreicht und blicken auf eine mehr oder weniger erfolgreiche Vergangenheit zurück. Wir haben unser Bestes gegeben und stehen jetzt trotzdem irgendwie vor einem Scherbenhaufen. Abermals ist eine Not-Wende erforderlich. Die Spielregeln ändern sich erneut. Ging es in der ersten Hauptphase darum, uns aus Abhängigkeitsverhältnissen zu lösen, und in der zweiten Phase darum, unser Unabhängigkeitsbedürfnis loszulassen, so geht es jetzt darum, wirklich beziehungsfähig zu werden, die Partnerschaft zwischen Körper und Bewußtsein voll zur Entfaltung zu bringen und zu genießen.

Erst wenn wir diesen Wendepunkt hinter uns gebracht haben, realisieren wir, wieviel Energie uns dieser Abnützungskampf gekostet hat. Partnerschaft zwischen Körper und Bewußtsein beendet den Kampf um Abhängigkeit und Unabhängigkeit. Körper und Bewußtsein arbeiten jetzt als Team zusammen, realisieren instinktiv, daß sie beide im gleichen Boot sitzen und sich gemeinsam am besten verwirklichen können. Die Partnerschaft beginnt als Kooperation, führt über gemeinsame Kreativität bis hin zur echten Verbundenheit. Hier wirkt das beste von beiden synergistisch zusammen. Wir sind im Fluß, authentisch und inspiriert. Ebenso sind es unsere Arbeit und unsere Beziehungen.

Die meisten Menschen kennen solche Sternmomente des Lebens aus eigener Erfahrung. Diese Momente sind wertvoll, weil sie richtungsweisend sind. Sie zeigen uns, wie es ist, wenn wir im Fluß sind, wenn unser Bewußtsein inspiriert ist und wenn wir die Fähigkeit haben, inspirierte Ideen umzusetzen und zu verkörpern. Solche Momente sind Wegweiser in unserem Wachstumsprozeß, diese Entwicklungsstufe als Gesamtperson zu erreichen.

9. Im Fluß sein

Entwicklung des Menschen: Im Leben zeigt sich diese Entwicklungsstufe als Leadership-Qualität. Der Kampf, die harte Arbeit, Aufopferung und Erschöpfung liegen hinter uns. Wir sind im Fluß, die richtigen Menschen und Dinge kommen im richtigen Moment auf uns zu. Das Leben scheint auf unserer Seite zu stehen. Wir sind eine Quelle der Inspiration für andere und entwickeln dadurch natürliche Führungs- und Lehrfähigkeiten.

Körperbewußtsein: Der neue Teamgeist zwischen Körper und Bewußtsein erschließt neue Ressourcen. Zunächst einmal fühlen wir uns pudelwohl und energetisch. Des Körpers Sensibilität und Weisheit werden zur wertvollen Stütze in allen persönlichen und professionellen Bereichen. Es versteht sich von selbst, daß wir – ohne uns groß Mühe zu geben – jetzt haushälterisch mit unseren Ressourcen umgehen. Wir erkennen, daß unsere Ressourcen zwar nicht unerschöpflich, aber regenerierbar sind. Aktion und Erholung sind im Gleichgewicht. Dadurch gewinnen wir an Effizienz. Es fällt uns alles leichter. Mehr Effizienz bedeutet weniger Anstrengung. Dies mag zunächst paradox erscheinen, wenn wir mit der Überzeugung großgeworden sind, daß mehr Leistung zwangsläufig mehr Anstrengung erfordert. Aber erinnern wir uns, die Spielregeln haben sich erneut geändert. Wir schwimmen nicht mehr heroisch gegen den Strom und damit gegen uns selbst, sondern wir schwimmen mit dem Strom. Diese Entwicklungsstufe des Körperbewußtseins führt uns zur natürlichen Entfaltung unserer besten Seiten. Wir setzen um, woran wir glauben, und es gelingt uns. Wir entwickeln Charisma, Anziehungskraft kombiniert mit Integrität. Wir sind authentisch. Unsere Präsenz stimuliert andere Menschen, das Beste in sich selbst zu finden.

Problemsituation: Die Gefahr des Im-Fluß-Seins ist doppelter Natur: Einerseits können wir Charisma, Instinktsicherheit und Handlungsschwung mißbrauchen. Der Mißbrauch kann offensichtlich, aber auch versteckt und subtil sein. Andererseits können wir uns in das Im-Fluß-Sein verlieben und auf dieser Stufe stecken bleiben. Im Gegensatz zu früher, wo offensichtlich Sand im Getriebe war und etwas spürbar nicht stimmte, scheint uns jetzt alles zu gelingen. Wir sind im Fluß, haben Erfolg und haben gelernt, diesen anzunehmen. Damit entfällt die Negativmotivation, etwas zu ändern. Wir laufen damit Gefahr, das Im-Fluß-Sein nicht mehr aufgeben zu wollen, es festhalten zu wollen.

Lösungsansatz: Der nächste Schritt besteht darin, unser Im-Fluß-Sein aus dem rein persönlich-privaten Bereich zu lösen und in einen größeren Rahmen zu stellen. Es eröffnen sich uns neue Perspektiven, persönliche Erfolge in einem größeren Zusammenhang zu sehen. Weitsicht und Umsicht, Einblick und Überblick sind Qualitäten, die uns den Weg vom *Leader zum Visionär* weisen. Diese Entwicklung setzt eine gesunde Ethik, Menschlichkeit und Liebesfähigkeit voraus.

10. Vision und Kreativität

Entwicklung des Menschen: Vision bedeutet das frühzeitige Erkennen künftigen Entwicklungspotentials. Wir entwickeln visionäre Fähigkeiten, wenn wir nicht mehr unter dem Diktat vergangener Erfahrungen stehen, sondern wenn unsere Handlungen von der Zukunft bestimmt werden. Der Unterschied zwischen Vision und Illusion besteht darin, daß Visionen ein Geschenk des Himmels sind, während wir uns Illusionen selber machen. Visionen sind für die Weiterentwicklung des Ganzen richtig und wichtig. Illusionen entpuppen sich als unrelevant. Visionen manifestieren sich naturgemäß, sie stellen innere Bilder der Wirklichkeit von morgen dar. Illusionen bleiben Fantasiegebilde.

Körperbewußtsein: Auf dieser Entwicklungsstufe sind wir mehr im Fluß denn je und haben eine neue Dimension dazugewonnen. Unser Bewußt-Sein wird zum Empfangskanal für Inspiration. Unser Körper-Sein ermöglicht deren natürliche Umsetzung. Das Wort Körperbewußtsein bekommt jetzt eine viel weiter reichende Bedeutung. Es geht generell um die Verkörperung von Bewußtsein, um die Realisierung von Visionen. Wir können jetzt die Bewegungen unseres eigenen Lebens neu choreografieren, wir können Höhenflüge riskieren und nach den Sternen greifen, ohne beim ersten Widerstand gleich abzustürzen. Wir entwickeln die Fähigkeit, gekonnt zu improvisieren und neuen Herausforderungen mit Gelassenheit und eleganter Einfachheit zu begegnen. Wir werden kreativ und beginnen Neues, noch nie Dagewesenes zu erschaffen. Gleichzeitig beginnen wir Altes, schon immer Dagewesenes zu verstehen.

Problemsituation: Die Gefahr visionärer Fähigkeiten besteht wiederum in deren Mißbrauch. Eine einfache Möglichkeit, sich darüber Rechenschaft abzulegen, besteht darin, sein Umfeld unter die Lupe zu nehmen. Können sich die Menschen, mit denen ich zusammenlebe oder zusammenarbeite, selbständig und mit gesunder Selbstkritik entfalten? Oder sind sie von meinen Visionen geblendet? Ein Visionär zeigt anderen Menschen vor allem auch, was sie bereits können und zeigt von sich selbst, was er noch nicht kann. Er kennt seine Grenzen und ist bescheiden.

Die andere, subtilere Gefahr besteht darin, visionäre Fähigkeiten überzubewerten und als persönlichen Erfolg zu verbuchen. Dadurch verlieren wir den Blick für das Wesentliche. Wir können Visionen nicht wünschen, machen oder steuern. Dies wäre ein Rückfall auf das Niveau von Kontrolle und Zielsetzungsstrategien. Visionen sind ein Geschenk, das von *all-eine* kommt. Visionen im Dienste egozentrischer Selbstbezogenheit führen immer in die Sackgasse. Es geht um viel mehr als nur um uns selbst.

Lösungsansatz: Durch Visionen offenbaren sich uns neue Welten des Bewußtseins, neue Perspektiven der Umsetzung. Der nächste Schritt besteht darin, aus der Vielzahl visionärer, das heißt realer Möglichkeiten, das Wesentliche herauszuspüren und es auf den Punkt zu bringen. Dies ist der erste Schritt auf dem Boden der Meisterschaft.

11. Meisterschaft

Entwicklung des Menschen: Meisterschaft bedeutet Zentrierung, Beschränkung auf das Wesentliche. Wenn wir von Meisterschaft reden, ist nicht eine besondere technische Fertigkeit, sondern eine umfassende Persönlichkeitsreife gemeint. Integration von Abhängigkeit und Unabhängigkeit, Authentizität und Im-Fluß-Sein, Vision,

Menschlichkeit und Ethik sind Voraussetzungen hierzu. Nicht alle Menschen erreichen diese Entwicklungsstufe auf Anhieb. Viele Menschen jedoch erleben die Kraft der inneren Meisterschaft für kurze Momente in ihrem Leben.

Körperbewußtsein: Das Körperbewußtsein beginnt sich auf dieser Entwicklungsstufe von visionärer Vielfalt auf das Einfache und Wesentliche zu konzentrieren. Meisterschaft bedeutet Zentrierung, inneres Gleichgewicht und Frieden. Die Bewegungen eines Meisters beeindrucken nicht nur durch Präzision und Timing, in erster Linie berühren sie den Kern des Mensch-Seins durch ihre Zentriertheit. Wenn ein Meister der Kunst des Bogenschießens mit verbundenen Augen ins Zentrum der Scheibe trifft und dann mit einem zweiten Pfeil den ersten spaltet, scheint die Zeit stillzustehen. Meister treffen ihr Ziel, weil sie selbst im Zentrum sind. Außen und Innen sind nicht mehr getrennt, dafür unterscheiden wir zwischen wesentlich und unwesentlich, zwischen Realität und Scheinwelt. Bewußtsein und Umsetzung werden mehr und mehr eins. Nicht, weil die Meisterschaft irgendwelche magischen Kräfte verleiht, dank derer Wundertaten vollbracht werden können, sondern weil Gedanken, Gefühle und Handlungen im Einklang mit dem Ganzen stehen. Der Bewegungsausdruck zeugt von der Kunst, bewußt im Körper zu sein, von der Kunst, Bewußtheit im Sein zu verkörpern.

Problemsituation: Es gibt wiederum zwei Hauptgefahren der Meisterschaft. Beide sind gefährlich. Die erste besteht darin, sich selbst oder jemand anderen für einen Meister zu halten, der gar keiner ist. Pseudo-Meisterschaften werden früher oder später wie eine Seifenblase platzen, weil sie eine Illusion sind. Ihre Auswirkungen jedoch können überaus real und tragisch sein. Die zweite Gefahr besteht darin, daß man mit Erreichen der Meisterschaft zur Zielscheibe verschiedenster gewöhnlicher und außergewöhnlicher Kräfte wird.

Lösungsansatz: Um es gleich ehrlich vorwegzunehmen: Es steht mir nicht zu, auf dieser Entwicklungsstufe Lösungsvorschläge zu unterbreiten. Schlicht und einfach aus dem Grunde, weil ich in meiner persönlichen Entwicklung noch nicht soweit bin. Meister jeglicher Herkunft und aller Zeiten sind sich indessen einig: Das erreichbare Ziel ist die Einheit. Und wir finden sie in unserem Innern. Der Weg der Meisterschaft ist ein Weg nach innen, zum Kern der menschlichen Natur. Jeder Mensch wird seinen eigenen Weg wählen: Meditation oder Musik, Ritual oder Reinheit, Beziehung oder Bewegung, Kultur oder Natur...alle Wege können letztlich zum konkreten Erlebnis der Einheit führen. Wahrheit bedingt Ehrlichkeit sich selbst und dem Leben gegenüber, was immer wieder großen Mut verlangt. Liebe bedeutet Geben, Vergeben und Hingabe – und dies ohne Bedingungen stellen zu wollen, ohne eine Antwort zu erwarten. „Vision... bedeutet, alles zu geben und nichts festzuhalten. Meisterschaft... nichts mehr zu tun, dafür alles zu sein.“ (Charles Spezzano).

17.3 Die Zwölf Freiheitsgrade des Körper-Bewußt-Seins: Von den Anfangsschwierigkeiten (b) zur Meisterschaft (a).

12. Wiedergeburt und Neubeginn

Jetzt, am dritten Wendepunkt der Evolutionsdynamik von Bewußtsein und Verkörperung, ändern sich die Spielregeln erneut. Allerdings nicht derart, daß die früher gültigen Regeln „*Partnerschaft und Integration*" annulliert werden. Vielmehr werden sie erweitert, indem sie sich selbst auflösen, um etwas Neuem und Größerem Platz zu machen. Wir beginnen an diesem Wendepunkt, unser persönliches Bewußtsein und unsere persönliche Körperlichkeit zu transzendieren. Praktisch heißt das, daß wir immer weniger an unserer eigenen Person festhalten, dafür immer durchlässiger und offener werden. Das deutsche Wort Person kommt vom lateinischen *per-sonare*, was soviel bedeutet wie „durchtönen" oder „durchklingen", die akustische Entsprechung der Transparenz. Die Zentrierung der Meisterschaft führt zur Transzendierung, zur Wiedergeburt, zum Neubeginn.

Zusammenfassung

Vollzieht sich die psychomotorische Entwicklung des Kindes noch in mehr oder weniger geordneter Abfolge, so offenbart sich ihre Fortsetzung beim Erwachsenen in kaum zu überblickender Vielfalt. Deshalb stiften Versuche einer Orientierung oft mehr Verwirrung. Die Evolution des Körperbewußtseins ist jedoch ein individueller Lernprozeß, der bestimmten Gesetzmäßigkeiten folgt. Am Anfang stehen immer und immer wieder die sprichwörtlichen Anfangsschwierigkeiten. Sie spiegeln einen Zustand der Abhängigkeit. Nachdem wir uns Schritt für Schritt aus dieser Abhängigkeit lösen, beginnen wir unsere Eigenständigkeit zu finden. Danach ändern sich jedoch die Spielregeln. Wir müssen uns nun Schritt für Schritt von unserem Ideal der Unabhängigkeit lösen, um die Bereitschaft zu Kreativität und Partnerschaft zu gewinnen. Die Partnerschaft zwischen Körper und Bewußtsein führt uns weiter an die Schwelle der Meisterschaft – der Kunst, bewußt im Körper zu sein.

Lebensabschnitt	*Körper-Bewußt-Sein*	*Lösungsansatz*
Säugling	Hilflosigkeit	Bonding
Kleinkind	Verletzbarkeit	Spiel
Schulkind	Schuldgefühl	Lernen
Wendezeit: Übergang von der Abhängigkeit zur Unabhängigkeit		
Adoleszenz	Kontrolle	Aufbau
Beruf und Familie	Machtkampf	Besinnung
Midlife-Crisis	Erschöpfung	Integration
Wendezeit: Übergang von der Unabhängigkeit zur Partnerschaft		
Leadership	Im-Fluß-Sein	Entfaltung
Vision	Kreativität	Sinngebung
Meisterschaft	Meisterschaft	Zentrierung
Wendezeit: Transzendenz und Neubeginn		

17.3a, b

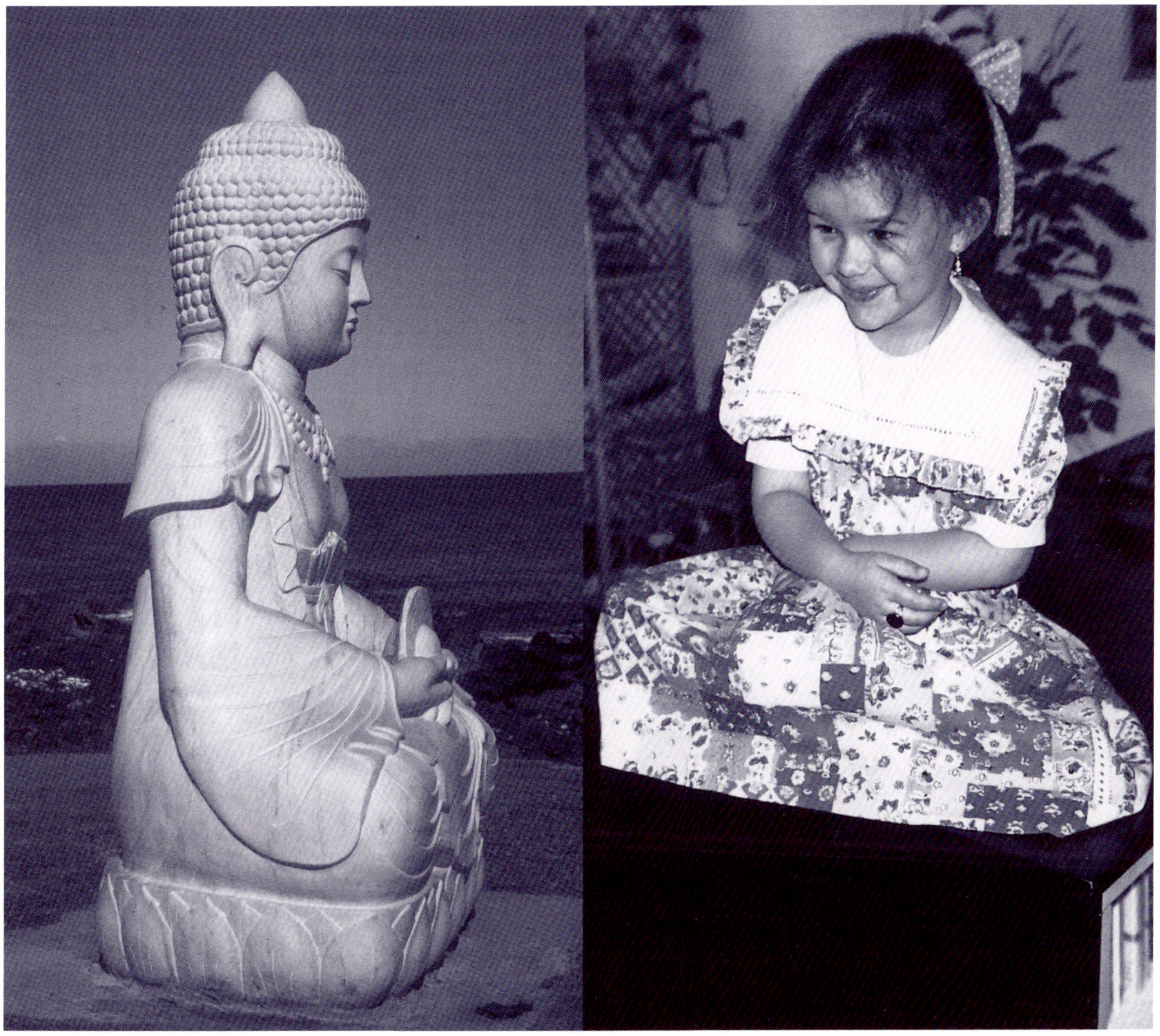

Bildnachweis

1.1 Tanztheatergruppe Zwioh Thia aus Salzburg in ‚Bewegungslos'. Foto/©: mit freundlicher Genehmigung Osterheld, Wolfgang, Luxembourg

1.2 Dmitri und Alexandre Charkov, Estland. Foto: Fred Leiser, Bern, ©: Spiraldynamik International

1.3 Flamencotänzerin Elvira Andrés, Spanien. Foto: Benavides Javier, Spanien, ©: mit freundlicher Genehmigung Elvira Andrés

1.4 Aikido-Lehrer Gérard Blaize, 6. Dan Aikikai. Foto: Georges Bel, Paris ©: mit freundlicher Genehmigung Gérard Blaize

1.5 a) Stabhochsprung Weltmeister Sergei Bubka. Foto/©: Widler, Felix, Fotoagentur, Zürich

1.5 b) Neugeborener, decerebriert infolge schwerster Hypoxämie während der Geburt. Foto/©: O'Doherty Neil, Dublin

1.6 a) Hahnenkammrennen Kitzbühel, 1992, Sieger Franz Heinzer. Foto/©: Hofer, Karl, Fotoagentur, Richterswil

1.6 b) Leichtathletikmeeting Zürich, 1991. Foto/©: Hofer, Karl, Fotoagentur, Richterswil

1.7 Handballer Stefan Lanker, Yellow Cup 1989. ©: Keystone Agentur, Zürich

1.8 a) Foto/©: mit freundlicher Genehmigung Gabriela und Regula Oppliger

1.8 b) Eusébio da Silva, 1966, ©: Reuter, Agentur, Zürich

1.9 a) Kindertrainerin mit Stars, Leichtathletikmeeting Zürich, 1993. Foto/©: Hofer, Karl, Fotoagentur, Richterswil

1.9 b) Gail Devers, Leichtathletikmeeting Zürich, 1993. Foto/©: Hofer, Karl, Fotoagentur, Richterswil

1.9 c) Junger Tennisspieler. Foto/©: mit freundlicher Genehmigung Fotoservice ESSM, Eidgenössische Sporthochschule Magglingen

1.9 d–g) Steffi Graf, European Indoors Zürich, 1989. ©: Widler, Felix/Ex-press, Fotoagenturen, Zürich

1.10 a, b) Rollschuhläufer. Foto/©: mit freundlicher Genehmigung Fotoservice ESSM, Eidgenössische Sporthochschule Magglingen

1.11 a–c) Entdeckungsreise. Foto: Lisa Schäublin, Bern, ©: Spiraldynamik International

1.12 a, b) Foto: Lisa Schäublin, Bern, ©: Spiraldynamik International

1.13 a) Perfekter Sprung ins Wasser. Foto/©: mit freundlicher Genehmigung Fotoservice ESSM, Eidgenössische Sporthochschule Magglingen

1.13 b) Sprung ins Olympiabecken, Weltmeisterschaften 1986. Foto: Tony Duffy, ©: Vandystadt, Paris

1.14 a–d) Aktives Sitzen. Foto: Lisa Schäublin, Bern, ©: Spiraldynamik International

1.15 a, b) Die Macht der Gewohnheit. Foto: Lisa Schäublin, Bern, ©: Spiraldynamik International

1.16 Schweizer Meisterin Regula Zürcher-Scalabrin über 400m (# 539), Schweizer Leichtathletik-Meisterschaften St. Gallen, 1993. Foto/©: Hofer, Karl, Fotoagentur, Richterswil

1.17 a, b) Konservative Therapie halux valgus. Foto: Lisa Schäublin, Bern, ©: Spiraldynamik International

2.1 a, b) Bewegungskoordination im Handball. Foto/©: mit freundlicher Genehmigung Fotoservice ESSM, Eidgenössische Sporthochschule Magglingen. © grafische Bearbeitung: Spiraldynamik International

2.2 a, b) Wirbelsäule unter Zugspannung. Foto: Lisa Schäublin, Bern, ©: Spiraldynamik International

2.3 a, b) Bewegung und Gegenbewegung. Foto: Lisa Schäublin, Bern, ©: Spiraldynamik International

2.3 c) Boris Becker, Start der ATP-WP in Frankfurt, 1994. ©: Reuter, Agentur Zürich

2.4 a–d) Außenbelastung der Ferse. Foto: Lisa Schäublin, Bern, ©: Spiraldynamik International
2.5 a–c) Koordination des Vorfußes. Foto: Lisa Schäublin, Bern, ©: Spiraldynamik International
2.6 a, b) Spiralige Verschraubung Stamm. Foto: Lisa Schäublin, Bern, ©: Spiraldynamik International
2.7 a, b) Harmonisches Einrollen. Foto: Lisa Schäublin, Bern, ©: Spiraldynamik International
2.8 a, b) Aufrichtung. Foto: Lisa Schäublin, Bern, ©: Spiraldynamik International
2.9 Jackie Joyner, Leichtathletikmeeting Zürich, 1992. Foto/©: Hofer, Karl, Fotoagentur, Richterswil
2.10 a) Rhythma in Zürich, 1991. Foto/©: Hofer Karl, Fotoagentur, Richterswil
2.10 b) Yogaübung. Bildherkunft nicht eruierbar (Kalenderblatt ohne Angaben)
2.11 a) Schweizer Kunstturner. Foto/©: mit freundlicher Genehmigung Fotoservice ESSM, Eidgenössische Sporthochschule Magglingen
2.11 b) Dmitri Charkov, Equilibrist Estland. Foto: Fred Leiser, Bern, ©: Spiraldynamik International
2.12 a) Schweizerischer Kunstturner, Länderkampf Montpellier, 1987. ©: Widler, Felix, Fotoagentur, Zürich
2.12 b) Rhythmische Sportgymnastik, Weltmeisterschaft in München, 1981. Foto/©: Hofer, Karl, Fotoagentur, Richterswil
2.13 a) Swetlana Boginskaja aus Rußland. Turnweltmeisterschaften in Stuttgart, 1989. ©: Werek, Bildagentur, München
2.13 b) Vitali Scherbo aus Weiß-Rußland, Turnweltmeisterschaften Brisbane. Foto/©: Hofer, Karl, Fotoagentur, Richterswil
3.1 Dmitri und Alexander Charkov, Equilibristen Estland. Foto: Fred Leiser, Bern, ©: Spiraldynamik International
3.2 a–d) Übung 1: Aktives Sitzen. Foto: Lisa Schäublin, Bern, ©: Spiraldynamik International
3.3 a–d) Übung 2: Aufstehen – Hinsetzen. Foto: Lisa Schäublin, Bern, ©: Spiraldynamik International
3.4 a–d) Übung 3: Stromlinienförmiges Stehen. Foto: Lisa Schäublin, Bern, ©: Spiraldynamik International
3.5 a–d) Übung 4: Fortschritt für Schritt. Foto: Lisa Schäublin, Bern, ©: Spiraldynamik International
3.6 a–c) Übung 5: Tragen und Getragenwerden. Foto: Lisa Schäublin, Bern, ©: Spiraldynamik International
3.7 a–d) Übung 6: Greifen und Begreifen. Foto: Lisa Schäublin, Bern, ©: Spiraldynamik International
3.8 Übung 7: Körperintelligenz wecken. Foto: Fred Leiser, Bern, ©: Spiraldynamik International
3.9 a–c) Übung 8: Konstruktive Entspannung. Foto: Lisa Schäublin, Bern, ©: Spiraldynamik International
4.1 a) Milchstraße, NGC 1232 mit Projektion junger Sternhaufen. 216.1/1197/01.95. ©: mit freundlicher Genehmigung Astronomisches Institut der Universität Basel
4.1 b) Andromeda Nebel (M 31)/216.3/1197. ©: mit freundlicher Genehmigung Astronomisches Institut der Universität Basel
4.2 a) Tornado. Foto/©: Frank Lane
4.2 b) Wolkenwirbel. ©: mit freundlicher Genehmigung Thomas Gutermann, Schweizerische Meteorologische Anstalt, Zürich
4.3 a) Wasserstrudel. ©: Martin Kers, Art Unlimited, Amsterdam
4.3 b) Wasserstrudel Schema. ©: Spiraldynamik International
4.4 Seeanemone: Spirobranchus giganteus, Christmas-tree, Puerto Rico. ©: Sandved Kjell B., Washington DC
4.5 a) Muskuläre Leitstrukturen des menschlichen Beines. ©: Spiraldynamik International
4.5 b) DNA-Doppelhelix. Modifiziert aus „Atlas of the Body and Mind", Mitchell Beazley Publishers Ltd., London, 1976
4.5 c, d) Faserverlauf Gehörnerv/Herzkammer. Modifiziert nach Schwenk, Theodor „Das sensible Chaos" (Seiten 89/47), Verlag Freies Geistesleben, Stuttgart, 1988
4.6 Grafik von N. Snearl aus der Sammlung „Falsche Irrtümer" nach der Idee von J. Frazer, A New Visual Illusion of Direction, British Journal of Psychology, Cambridge, 1908. Entnommen aus Mislin Hans „Die Spirale" (Seite 18), Gewerbemuseum Basel, 1985. © mit freundlicher Genehmigung Verlag C. J. Bucher GmbH, München
4.7a–d) Mathematische Spiralen. © Schemas: Spiraldynamik International, Fotos/©: mit freundlicher Genehmigung Benno Zimmermann, Wittnau
4.8 Dynamische Spiralen. © Schemas: Spiraldynamik International, Foto: Zufic Darinka, ©: Spiraldynamik International
4.9 Umkehrbarkeit Handschuh. © Schemas: Spiraldynamik International
4.10 Doppelspiralen. © Schemas: Spiraldynamik International
4.11 a–c) Wellenphänomene. Fotos: Larsen, Christian, ©: Spiraldynamik International
4.11 d) Wolkenwellen. ©: mit freundlicher Genehmigung Thomas Gutermann, Schweiz. Meteorologische Anstalt
4.12 Wellendynamik. Fotos: Larsen, Christian, ©: Spiraldynamik International
4.13 Bob is running. Foto: Edgerton, Harold E., 1939, ©: The Harold E. Edgerton 1992 Trust, courtesy of Palm Press Inc., Massachusetts
4.14 Welle rollt sich ein. © Schema: Spiraldynamik International. Foto/© nicht eruierbar

4.15 a) Dictyostelium discoideum. Fotos mit freundlicher Genehmigung Müller, Stefan, Max Planck Institut für Molekulare Physiologie, Dortmund, ©: The Company of Biologists Ltd., 1990

4.15 b) Dictyostelium discoideum. Foto/©: mit freundlicher Genehmigung Baumann, Karl Heinz, Gomaringen

4.16 a) Seitenansicht einer freipräparierten Cochlea (Meerschweinchen), REM 35-fach. Fotos/©: Universitätsklinik für Hals-, Nasen- und Ohrenheilkunde, Utrecht, 1983. Foto mit freundlicher Genehmigung entnommen aus „Bild-Atlas Innenohr", Duphar Pharma GmbH, Hannover, 1983

4.16 b) Schema Gehörschnecke. © Spiraldynamik International

5.1 Wellenfortbewegung. Modifiziert nach Grey James, aus „Animal Locomotion", Weidenfeld and Nicolson, London, 1968

5.2 Schraubende Fortbewegung. Modifiziert nach Grey, James, aus „Animal Locomotion", Weidenfeld and Nicolson, London, 1968

5.3 Geißeltierchen. Modifiziert nach Kahl, aus Schwenk Theodor „Das sensible Chaos" (Seite 19), Verlag Freies Geistesleben, Stuttgart, 1988

5.4 Transversale Wellenbewegung des Aales (a, Anguilla vulgaris) bzw. des Katzenhais (b). Modifiziert nach Grey, James, aus „Animal Locomotion", Weidenfeld and Nicolson, London, 1968

5.5 Fortbewegungsmuster Reptil (Triton Cristatus). Modifiziert nach Grey, James, aus „Animal Locomotion", Weidenfeld and Nicolson, London, 1968

5.6 Weiße Muskelfasern bei Fischen. Modifiziert nach McNeill, Alexander, „Exploring Biomechanics", Scientific American Library, New York, 1992

5.7 Flügelschlag Kolibri. Modifiziert nach Stolpe und Zimmer, 1939, aus „Animal Locomotion", Weidenfeld and Nicolson, London, 1968

5.8 Gepard im Galopp. Umgesetzt nach Photographien aus Edward R. Ricciuti „The Audubon Society, Book of Wild Cats", Abrams Inc, New York, 1985

5.9 Pferd im Galopp. Muybridge Eadweard, „Animals in Motion", Dover Publications, New York, 1957

5.10 Leopard Zirkus Royal, 1992. Foto Karin Hofer, ©: Hofer, Karl, Fotoagentur, Richterswil

5.11 a, b) Dolphin Quest. Fotos: Jeffrey Smith ©: mit freundlicher Genehmigung Dolphin Quest, Waikaloa, Big Island Hawaii

5.12 Lemuren Madagaskar (Propithecus Verreauxi Verreauxi). Foto/©: Visage Albert, Paris

5.13 Aufrechter Gang. ©: Spiraldynamik International

6.1 Frühgeborenes 420 g: Foto: Katana F. in „Developping Consciousness", Gondola Ed., Budapest, 1979. Entnommen aus Klaus M. and Fanoroff A. „Care of the highrisk neonate", page 356, Saunders Company, 1986

6.2 Embryo 15,5 cm. Foto: Blechschmidt, Erich. ©: Christiana-Verlag, Stein am Rhein, 1984

6.3 Dermatome, modifiziert nach „Berner Datenbuch der Pädiatrie" (Seite 561), Gustav Fischer Verlag, Stuttgart, 1988

6.4 a) Jan Langman, „Medizinische Embryologie"(Seite 139), Thieme Verlag, 1974

6.4 b) Dermatome, modifiziert nach „Berner Datenbuch der Pädiatrie" (Seite 561), Gustav Fischer Verlag, Stuttgart, 1988

6.5 Allesschutz. Foto: Lennhardt Nilsson, ©: Mosaik Verlag, München

6.6 a) Fabian in Badewanne. Foto/©: mit freundlicher Genehmigung Sabine Kern, Nijmegen

6.6 b) Baby unter Wasser. Foto: Sidenbladh, Erik „Wasserbabys", ©: Synthesis Verlag, Essen, 1983

6.7 a, b) Wassertanzen Arjana Brunschwiler, Amon Schröter, Foto/©: Graf, Werner, Zürich

7.1 Bonding. Foto: Lisa Schäublin, Bern, ©: Spiraldynamik International

7.2 Strampeln und Greifen. Foto: Lisa Schäublin, Bern, ©: Spiraldynamik International

7.3 a, b) Schreit- und Greifreflex: Foto/©: O'Doherty, Neill, Dublin

7.4 a, b) Liberierte motorische Aktivität. Foto/©: Grenier, Albert, Bayonne, F

7.5 Jaspers Höhenflug. Foto: Lisa Schäublin, Bern, ©: Spiraldynamik International

7.6 Wirbelsäulen-Beweglichkeit. Foto: Lisa Schäublin, Bern, ©: Spiraldynamik International

8.1 a–d) Lernen durch Bewegung. Foto: Lisa Schäublin, Bern, ©: Spiraldynamik International

8.2 Die ersten Schritte. Foto: Lisa Schäublin, Bern, ©: Spiraldynamik International

8.3 Auf Entdeckungsreisen. ©: mit freundlicher Genehmigung Chris Griscom, New Mexico

8.4 Seitai Praxis. Foto/©: mit freundlicher Genehmigung Peter Shapiro, Bern

8.5 Themenbild zur Volksabstimmung Schweiz 17.5.92 „Bundesgesetz über den Schutz der Gewässer“. ©: Widler, Felix, Fotoagentur, Zürich

8.6 a–c) Die Kunst des Seinlassens. Foto/©: mit freundlicher Genehmigung Sabine Kern, Nijmegen

8.7 Eltern und Betreuer. Foto/©: mit freundlicher Genehmigung Gertrude Reum

8.8 a–c) Ballettunterricht. Fotos/©: mit freundlicher Genehmigung Ruth Rückert

8.8 d, e) Cellospiel. Foto: Yolande Deswarte, ©: Spiraldynamik International

8.9 a) Martina Hinggis, Burgdorf-Halle, 1992. Foto/©: Hofer, Karl, Fotoagentur, Richterswil

8.9 b) Manuela Maleeva Fragnière, European Indoors Zürich, 1991. Foto/©: Hofer, Karl, Fotoagentur, Richterswil

8.10 Kind auf Fahrrad. Foto/©: mit freundlicher Genehmigung Fotoservice ESSM, Eidgenössische Sporthochschule Magglingen

9.1 a Aufgerichtete Wirbelsäule beim Baby. Foto/©: mit freundlicher Genehmigung Barbara Rieben

9.1 b–d) Wirbelsäulenentwicklung, schematisiert nach Röntgenbildern. ©: Spiraldynamik International

9.2 Curling. Foto/©: Widler, Felx, Fotoagentur, Zürich

9.3 a–c) Verjüngungsprozeß im Alter, Foto/© mit freundlicher Genehmigung Carlos G. Liebetruth, München

9.4 a, b) Macht der Gewohnheit, Schema. ©: Spiraldynamik International

9.4 c) Seniorensport. Foto/©: Hofer, Karl, Fotoagentur, Richterswil

10.1 Distelfalter schlüpft aus der Puppe. Foto/© mit freundlicher Genehmigung Krebs, Albert, Agasul, CH

10.2 Analytisches Wissen. ©: Spiraldynamik International

10.3 Vernetzte Erkenntnis. ©: Spiraldynamik International

10.4 Vielfalt und Einheit. ©: Spiraldynamik International

11.1 Röntgenbild des Galaxiehaufens im Sternbild Jungfrau, aufgenommen mit ROSAT. Was man im Röntgenbild sieht, ist eine riesige, ca. 100 Mio Grad heiße Gaswolke, die im sichtbaren Licht nicht zu sehen ist. ©: ROSAT, mit freundlicher Genehmigung Max-Planck-Institut für extraterrestrische Physik, Garching bei München

11.2 Kreis. ©: mit freundlicher Genehmigung Lilo Brentrup, Todtmoos

11.3 Urknalltheorie. ©: Spiraldynamik International

11.4 Yin-Yang 3D und 2D. ©: Spiraldynamik International

11.5 a–c) Dreidimensionalität. Modifiziert nach Buckminster Fuller „Synergetics“ (page 5), Macmillan Publishing Company, New York, 1982

11.6 a, b) Bewegungsdynamik Spirale. ©: Spiraldynamik International

11.7 a–c) Strukturformen Diamant. Modifiziert nach Buckminster Fuller „Synergetics“ (page 322), Macmillan Publishing Company, New York, 1982

11.8 a Sonnenblume, Schema nach Köhler, Werner „Musterbildung und Mustererkennung“, Vorträge der Leopoldina-Jahresversammlung, Deutsche Akademie der Naturforscher Leopoldina, Halle, 1992

11.8 b) Sonnenblume. Foto/©: mit freundlicher Genehmigung Benno Zimmermann, Wittnau

11.8 c) Föhrenzapfen. Foto/©: Spiraldynamik International

11.9 a–c) Doppelspiralstruktur Mensch. ©: Spiraldynamik International

11.9 d)c Tanzender Harlekin mit Stock, Picasso, 1918. Foto/©: Musée Picasso, Paris

11.10 a–c) Zwölf Grade der Freiheit. ©: Spiraldynamik International

11.11 a–c) Dynamisches Gleichgewicht „12 + 1“. ©: Spiraldynamik International. a) Modifiziert nach Buckminster Fuller „Synergetics“ (page 118), Macmillan Publishing Company, New York, 1982

11.12 Höhenflug. Foto/©: mit freundlicher Genehmigung Fotoservice ESSM, Eidgenössische Sporthochschule Magglingen

12.1 Wassertropfen. ©: Baumann Bildagentur, Würenlingen, Katalogdia D 812957.61 Kat BAV 2, Seite 40

12.2 Zeitzyklen. Foto/©: mit freundlicher Genehmigung Lorenzo Conti, Bern

12.3 EKG. ©: Spiraldynamik International

12.4 Konsonanz. Nach Rudolf Stössel, Freunde um Hans Kayser, Mitteilung Nr. 24, Bern, 1990

12.5 Lissajousfiguren. In Anlehnung an A. Studer, Schriften über die Harmonik Nr. 18, Bern, 1990, im Computer generiert von Jules Zimmermann, Basel
12.6 Lambdoma. Nach Rudolf Stössel, Freunde um Hans Kayser, Mitteilung Nr. 24, Bern, 1990
12.7 Aufsicht auf eine freipräparierte Cochlea (Meerschweinchen). REM 60-fach, gleiches Präparat wie Abb. 4.16 a). Fotos/©: Universitätsklinik für Hals-, Nasen- und Ohrenheilkunde, Utrecht, 1983. Foto mit freundlicher Genehmigung entnommen aus „Bild-Atlas Innenohr“, Duphar Pharma GmbH, Hannover, 1983
12.8 Synchronizität. Foto: McCulloch Daniel, ©: Dukas Fotoagentur, Zürich
12.9 Bewegungsrhythmus, Start von Bernhard Notz, 400 m. Foto/©: mit freundlicher Genehmigung Fotoservice ESSM, Eidgenössische Sporthochschule Magglingen
13.1 Urformen der Bewegung (a–f). ©: Spiraldynamik International
13.2 Schwerkraft. Modifiziert nach Wheeler, John A., „Gravitation und Raumzeit“, Seite 137, Spektrum der Wissenschaft, Heidelberg, 1989
13.3 Sabine Eichenberger, Schweizer Meisterin im Kajak-Einer. Foto/©: Keller, Ruedi, Zurzach
14.1 Seiltanz. Foto/©: mit freundlicher Genehmigung Fotoservice ESSM, Eidgenössische Sporthochschule Magglingen
15.1 a) Andreas Vesal „De humani corporis fabrica“, Basel, 1543. ©: mit freundlicher Genehmigung Anatomisches Institut der Universität Basel
15.1 b) Kopfzerbrechen, aus Encyclopédie di Diderot e D'Alembert (1751–1772)
15.1 c, d) Schema Zugspannung. ©: Spiraldynamik International
15.2 a–c) Bewegungsanalyse. Foto: Lisa Schäublin, Bern, ©: Spiraldynamik International
15.3 Schrittzyklus im Stroboskop. Foto: Fred Leiser, Bern, ©: Spiraldynamik International
15.4 Ganganalyse, durchgeführt im Orthopädie-Labor Biedermann Veit, Berlin
15.5 Body Evolution Tyr Throne und Maki Fujita. Foto/©: Friedrich, Carl-Georg, New York
16.1 Visueller Cortex des menschlichen Gehirnes, Boten-RNA markiert. ©: mit freundlicher Genehmigung Foto ROCHE, Basel
16.2 Motorische Systeme. Modifiziert nach Juhan Deane „Job's Body“, page 197, Station Hill Press, New York, 1987
16.3 Zentrale Steuerung: Modifiziert nach Duus Peter „Neurologisch-topische Diagnostik“, Seite 301, Thieme, Stuttgart, 1980
16.4 Gleichgewichtsorgan. Gezeichnet nach Sobotta/Becher „Atlas der Anatomie des Menschen“, 3. Band, Seite 171, Urban-Schwarzenberg, München, 1973
16.5 Großhirnfunktionen. Nach Kleist K. „Gehirnpathologie“, Handbuch der ärztlichen Erfahrung im Weltkrieg 1914/18, Band IV, Barth Verlag
16.6 Motorischer Homuculus. Modifiziert nach Penfield, W. „The Cerebral Cortex of Man“, Macmillan, New York, 1950
16.7 Stefan Edberg, Swiss Indoors Basel, 1994. Foto: Hofer, Nicole, ©: Hofer, Karl, Fotoagentur, Richterswil
16.8 Tennisspielerin. ©: Keystone Agentur, Zürich
17.1 Drei Phasen. ©: Spiraldynamik International und Psychology of Vision, Hawaii
17.2 Zwölf Freiheitsgrade. ©: Spiraldynamik International und Psychology of Vision, Hawaii
17.3 a) Buddha statue, Point Buddha, Waikaloha, Big Island Hawaii. Foto: Larsen, Christian, ©: Spiraldynamik International
17.3 b) Sarah-Sophie. Foto/©: mit freundlicher Genehmigung Gruber, Monika

Literaturnachweis

- Amiel-Tison, Claudine et Grenier, Albert. La surveillance neurologique. Masson Paris, 1985.
- Basmajian, John V. and de Luca, Carlo J. Muscles Alive. Williams & Wilkins Baltimore, 1962.
- Benninghoff, A. Anatomie 1. Urban & Schwarzenberg München, 1985.
- Blechschmidt, Erich. Wie beginnt das menschliche Leben? Christiana-Verlag Stein am Rhein, 1984.
- Dunn, Beryl. Dance! Therapy for Dancers. Heinemann Health Books London, 1974.
- Duus, Peter. Neurologisch-topische Diagnostik. Georg Thieme Verlag Stuttgart, 1980.
- Dyson, Geoffrey. Dyson's Mechanics of Athletics. Hodder and Stoughton London, 1962.
- Fuller, R. Buckminster. Synergetics. Macmillan Publishing Company New York, 1982.
- Genz, Henning und Decker, Roger. Symmetrie und Symmetriebrechung in der Physik. Friedr. Vieweg & Sohn Verlagsgesellschaft mbH, Braunschweig/Wiesbaden, 1991.
- Gerhardt, John J. und Rippstein, Jules R. Gelenk und Bewegung. Verlag Hans Huber Bern, 1992.
- Hale, Robert Bevery and Coyle, Terence. Albinus on Anatomy. Dover Publications, Inc. New York, 1988.
- Hartmann, Hans und Mislin, Hans. Die Spirale. Birkhäuser AG Basel und Reinach, 1985.
- Hawking, Stephen W. Eine Kurze Geschichte der Zeit. Rowohlt Verlag GmbH, Reinbek bei Hamburg, 1988.
- Juhan, Deane. Job's Body. Station Hill Press New York, 1987.
- Kahle, Werner et al. Taschenatlas der Anatomie. Georg Thieme Verlag Stuttgart, 1979.
- Kapandji, I.A. Funktionelle Anatomie der Gelenke. Band 1 Obere Extremität. Enke Verlag Stuttgart, 1984.
- Kapandji, I.A. Funktionelle Anatomie der Gelenke. Band 2 Untere Extremität. Enke Verlag Stuttgart, 1985.
- Kapandji, I.A. Funktionelle Anatomie der Gelenke. Band 3 Rumpf und Wirbelsäule. Ende Verlag Stuttgart, 1985.
- Lippert, Herbert. Anatomie Text und Atlas. Urban & Schwarzenberg, 1979.
- Magee, David J. Orthopedic Physical Assessment. W. B. Saunders Comp. Philadelphia, 1992.
- McNeill, Alexander, R. The Human Machine. Natural History Museum Publications London, 1992.
- Netter, Frank H. Atlas of Human Anatomy. Ciba-Geigy, Pharmaceuticas Division, 1989.
- Nilsson, Lennart. Ein Kind entsteht. Buchclub Ex Libris Zürich, 1992.
- Piret, S. et Béziers, M.M. La Coordination Motrice. Peeters Louvain-Paris, 1986.
- Purce, Jill. The Mystic Spiral. Thames and Hudson London, 1975.
- Rasch, Philip J. Kinesiology and Applied Anatomy. Lea & Febiger Philadelphia, London, 1989.
- Schmitt, Johannes Ludwig. Atemheilkunst. Humata Verlag Harold S. Blume Bern, 1966.
- Schwenk, Theodor. Das sensible Chaos. Verlag freies Geistesleben Stuttgart, 1988.
- Sidenbladh, Erik. Wasserbabys. Synthesis Verlag Essen, 1983.
- Sobotta, J. und Becher, H. Atlas der Anatomie des Menschen 1. Band. Urban & Schwarzenberg, 1972.
- Springer, Sally P. und Deutsch, Georg. Linkes Rechtes Gehirn. Spektrum der Wissenschaft Heidelberg, 1987.
- Studer, André M. Vernimm das Lied des Alls in dir! Schriften über Harmonik Nr. 18. Kreis der Freunde um Hans Kayser Bern, Walter Ammann Hrsg., 1990.
- Verny, Thomas und Kelly, John. Das Seelenleben des Ungeborenen.Verlag Ullstein GmbH, Frankfurt/Main, 1986.
- Wallechinsky, David. The Complete Book of the Olympics. 1992 Edition. Aurum Press London, 1992.
- Weineck, J. Sportanatomie. perimed-Fachbuch-Verlagsgesellschaft Erlangen, 1988.
- Wheeler, John Archibald. Gravitation und Raumzeit. Spektrum der Wissenschaft Heidelberg, 1989.
- Williams, Marian and Lissner, Herbert R. Biomechanics of Human Motion. W.B. Saunders Company Philadelphia, 1962.
- Wirhed, Rolf. Sport-Anatomie und Bewegungslehre. Schattauer Stuttgart-New York, 1988.

Sachwortregister

Danksagung

Hinter diesem Buch steht ein ganzes Team von Menschen, ohne deren Vision und Mithilfe das Werk nicht zustande gekommen wäre. Während der fünfjährigen Entwicklungs- und Schreibarbeiten habe ich sehr viel persönliche und professionelle Unterstützung erlebt – eine Erfahrung, die mich mit tiefer Freude und Dankbarkeit erfüllt.

Yolande Deswarte hat in mir vor 15 Jahren das heilige Feuer für die menschliche Bewegungskoordination entfacht. Therese Storm gilt mein besonderer Dank. Ohne ihre liebevolle und immerwährende Unterstützung wäre ich an einer der unzähligen Krisenklippen zerschellt. Die gestalterische Präsentation ist das Werk von Lorenzo Conti; Entwicklung von Bildsprache und Buchkonzept entstanden unter seiner Federführung. Benita Cantieni war es, die das Werk mit Feingefühl und Sachverstand einer sprachlichen Generalrevision unterzogen hat.

Jasper, Fabian sowie die anderen Säuglinge und Kinder haben uns immer wieder erleben lassen, was natürlich koordinierter Bewegungsfluß bedeutet. Lisa Schäublin und Fred Leiser haben im richtigen Moment und aus der richtigen Perspektive auf den Auslöser gedrückt. Esther Lehmann, die Tänzerin, und Ekke Hager, der Sportler, zeigten bewundernswerte Bereitschaft, sich vor der Kamera immer wieder zu verändern. Tanja Glauser hat bei der Entwicklung der Bildsprache mitgewirkt. Teak Glauser hat mit Geduld und Präzision alle schematischen Reinzeichnungen im Computer digitalisiert. Fredy Wermuth hat per Computer abenteuerliche Bildvorlagen in druckfähige Vorlagen verwandelt. Für das engagierte Entgegenkommen bei der Nutzung von Archivbildern danken wir speziell Daniel Käsermann und Hugo Lörtscher von der Eidg. Sporthochschule Magglingen sowie den Fotoagenturen Karl Hofer und Felix Widler.

Für die Durchsicht des Manuskriptes danke ich Christoph Kolb, dessen scharfer Verstand Fehlüberlegungen instinktsicher aufgespürt hat, sowie Karl Helmut für sein literarisch-philosophisches Feingefühl. Santoshi Marti hat bei der Manuskriptbearbeitung bis zum letzten Buchstaben standhaft durchgehalten. Yvonne Rohrer hat sich professionell um die administrativen Belange gekümmert, und Carine Palmer war immer zur Stelle, wenn es darauf ankam. Dieter Kliem hat keine Mühe gescheut, das Layout termingerecht und sorgfältig fertigzustellen.

Werner Vogel antwortete auf meine Frage, warum er dieses Buch überhaupt verlegen wolle: „Spiraldynamik leistet einen wesentlichen Beitrag zur Entwicklung eines neuen Körper-Bewußt-Seins. Dieses will ich unterstützen.“ Dank seiner Vision und Großzügigkeit entstand ein hochwertiges Buch zu einem sehr günstigen Preis.

Drei Menschen – geistige Mütter und Väter dieses Buches – sei für ihr inspiriertes Leben und ihre bahnbrechenden Arbeiten gedankt: Der französischen Physiotherapeutin Suzanne Piret (La coordination motrice), dem amerikanischen Mathematiker Buckminster Fuller (Synergetics) und dem amerikanischen Psychologen Charles Spezzano (Psychology of Vision). Tiefe Dankbarkeit empfinde ich für meine Eltern, die mir Liebe und Menschlichkeit vorgelebt haben.

Zum Autor

Dr. med. Christian Larsen wurde am 14. Juli 1956 in Basel geboren. Er studierte Medizin in Basel und Bern mit dem Berufsziel Kinderarzt. Die Kinder, Säuglinge und Kleinkinder, lehrten ihn die Genialität menschlicher Bewegungskoordination zu erkennen und systematisch zu ergründen. Bewegung und ihre Grenzen, ihre Möglichkeiten und ihre Vollendung sind durch die Jahre zu Christian Larsens Lebenswerk geworden. Seine Studienreisen führten ihn an die Quellen traditioneller Medizinkulturen: Er ergründete die Gesundheitsstrategien verschiedener Völker in Tibet, China, Japan, Alaska, den Philippinen und in der Sahara. In Bern führte er als Träger des Schwarzen Gürtels eine Aikido Schule und verband das Wissen aus Ost und West mit seinen eigenen Bewegungsstudien. Auf diesem Weg lernte er die französische Physiotherapeutin Yolande Deswarte kennen. Mit ihr erforschte er die dreidimensionale Funktionsweise des menschlichen Körpers. So entstand Spiraldynamik, das wissenschaftliche Konzept bewegter, funktioneller Anatomie.
Nach den Pionierjahren machen Larsen und sein interdisziplinäres Team Spiraldynamik in Therapie, Sport, Kunst und Erziehung der Öffentlichkeit zugänglich. Seine Spiraldynamik-Bücher wurden Bestseller. Das Konzept Spiraldynamik wurde 2002 mit dem SNE Förderpreis für die Zusammenarbeit zwischen Schulmedizin und Naturheilkunde ausgezeichnet. Dabei bleibt der Visionär Larsen das, was er im Innersten immer war: Arzt mit eigener Praxis und oft verblüffenden Therapieansätzen und -erfolgen. Sein Umgang mit Bewegung ist bewegend!

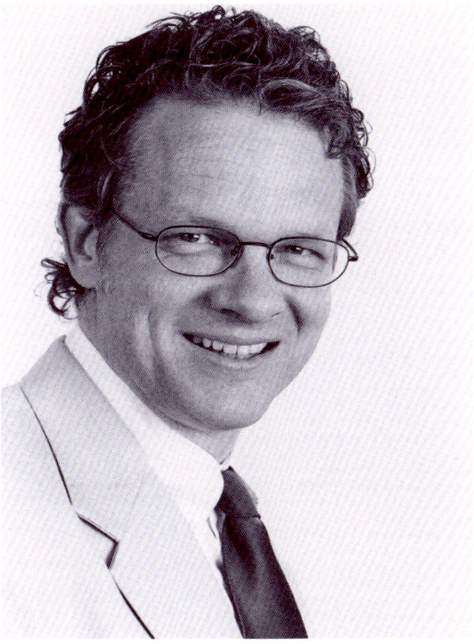

Larsen praktiziert im medizinischen Zentrum für Spiraldynamik an der Privatklinik Bethanien in Zürich.
Er wohnt mit seiner Frau und zwei Töchtern am Zürichsee. Seiner Familie gehört die spärlich gewordene Freizeit.

Für weitere Informationen,

Kursangebote, Bücher und Videos wenden Sie sich bitte an:

Institut für Spiraldynamik
Privatklinik Bethanien
Toblerstraße 51
CH-8044 Zürich
Internet: www.spiraldynamik.com
Tel.: +41 (0) 878 886 888
Fax: +41 (0) 878 886 889
kontakt@spiraldynamik.com

Weitere Publikationen vom Verfasser Christian Larsen:

Bücher zum Thema Spiraldynamik:

Christian Larsen: Gut zu Fuß ein Leben lang, Trias, Stuttgart 2004
ISBN 3-8304-3301-8

Christian Larsen: Füße in guten Händen, Thieme, Stuttgart, 2003
ISBN 3-1313-5551-4

Larsen/Miescher/Wickihalter: Gesunde Füße für Ihr Kind, Trias, Stuttgart 2002.
ISBN 3-8304-3024-8

Christian Heel, Ulrich Betz: Bewegungssystem, Thieme, Stuttgart 2002
ISBN 3-13-130141-4

Renate Lauper: Von Kopf bis Fuß in Bewegung
ISBN 3-7152-1037-0
Pro Juventute 2001

DVD und Booklet Serie von Kopf bis Fuß Gesamtausgabe (10 Bücher mit DVDs)

Spiraldynamik® von Kopf bis Fuß – die Box
Trias | Buch und DVD | Larsen, Christian | 2006 | ISBN 3830433344

Einzelausgaben (Buch und DVD)

Präzise Hände: schmerzfrei und beweglich
Trias | Buch und DVD | Larsen, Christian | 2006 | ISBN 3830433123

Entspannter Kiefer: schmerzfrei und beweglich
Trias | Buch und DVD | Larsen, Christian | 2006 | ISBN 3830433115

Aufrechter Nacken: schmerzfrei und beweglich
Trias | Buch und DVD | Larsen, Christian | 2006 | ISBN 3830433107

Beweglicher Brustkorb: schmerzfrei und beweglich
Trias | Buch und DVD | Larsen, Christian | 2006 | ISBN 3830433093

Starke Schultern: schmerzfrei und beweglich
Trias | Buch und DVD | Larsen, Christian | 2006 | ISBN 3830433085

Stabiles Kreuz: schmerzfrei und beweglich
Trias | Buch und DVD | Larsen, Christian | 2006 | ISBN 3830433077

Vitales Becken: schmerzfrei und beweglich
Trias | Buch und DVD | Larsen, Christian | 2006 | ISBN 3830433069

Starke Knie: schmerzfrei und beweglich
Trias | Buch und DVD | Larsen, Christian | 2006 | ISBN 3830433050

Gesunde Füße: schmerzfrei und beweglich
Trias | Buch und DVD | Larsen, Christian | 2006 | ISBN 3830433042

Freie Hüften: schmerzfrei und beweglich
Trias | Buch und DVD | Larsen, Christian | 2006 | ISBN 3830433034

Weitere Bücher aus dem Verlag Via Nova:

Die inneren Heilkräfte erwecken

Heilung von • Krankheiten
• Beziehungen • Lebensumständen
Chuck Spezzano

Hardcover, 256 Seiten, ISBN 978-3-86616-259-4

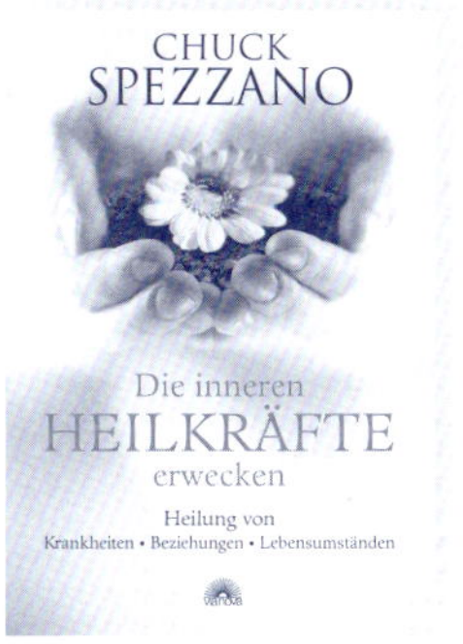

Hinter unseren Krankheiten, Beziehungs- und Lebensproblemen stecken sehr oft unbewusste und unterbewusste Lebensmuster. Diese in ihrer ganzen Tiefe zu erkennen und aufzulösen, um ein gesundes und erfülltes Leben zu führen, dazu lädt das neue Buch von Chuck Spezzano ein. Das Besondere dieses neuen Meisterwerkes ist, dass der Leser hier Erkenntnisse, Methoden und Techniken findet, die aus Spezzanos unmittelbarer, über 35-jährigen therapeutischen Arbeit stammen. Dieses Buch vermittelt lebendiges Wissen und vitale Weisheiten mit sehr praxisbezogenen Methoden und Übungen. Ein heilsamer Ratgeber und weiser Begleiter auf der Reise zu sich selbst, zu mehr Gesundheit, Zufriedenheit und Lebensfreude.

Yoga für Rücken und Hüfte

Die innere Weisheit nutzen – Probleme lösen
Remo Rittiner / Eva Hager-Forstenlechner

DVD, Laufzeit: 80 Minuten, ISBN 978-3-86616-274-7

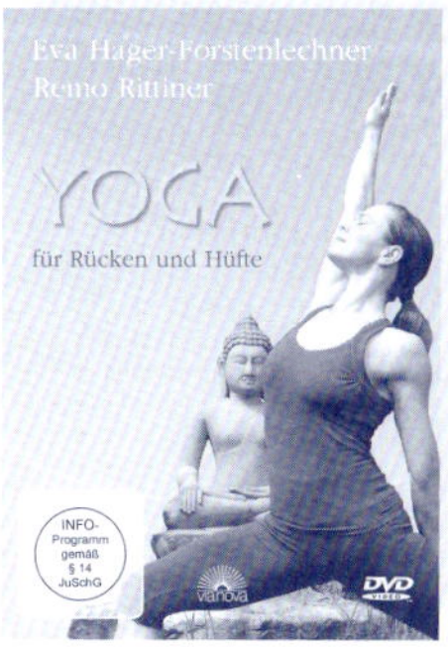

Auf dieser DVD stellen Ihnen der bekannte Yogatherapeut und Buchautor Remo Rittiner und die Yoga-/Spiraldynamik®-Lehrerin Eva Hager-Forstenlechner zwei innovative Yogaprogramme für den Rücken und die Hüfte vor. Diese DVD eignet sich für alle, die diese Körperregionen entspannen und kräftigen möchten. Bewährte und sehr effektive Yogaübungen werden klar angeleitet und anatomisch vorbildlich vorgestellt, so dass sie leicht und wirksam durchzuführen sind. In dieser DVD vermitteln die Autoren ihre langjährige und wertvolle Yogaerfahrung in der Yogatherapie und der Spiraldynamik® so, dass sowohl AnfängerInnen als auch fortgeschrittene Yogaübende viel Freude und an diesen Yogaprogrammen haben.

Resilienz – Was die Psyche stark macht!

Mit Stehaufmännchen-Methoden Blockaden lösen, das eigene Potenzial entfalten und Krisen meistern
Gerda M. Kolf

Paperback, 144 Seiten, 50 mehrfarbige Fotos,
ISBN 978-3-86616-264-8

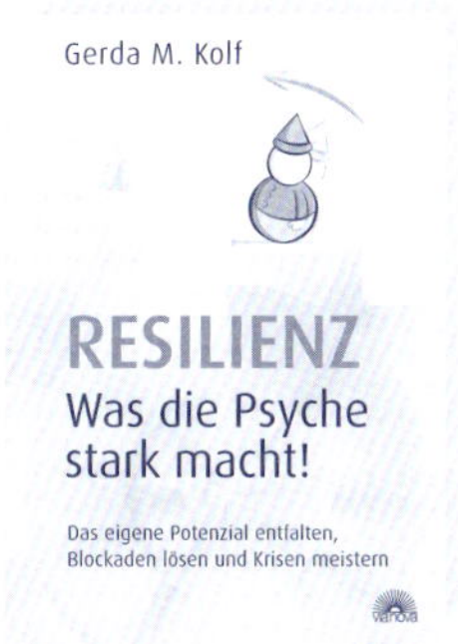

Es gibt Situationen und Phasen im Leben, in denen wir unseren Mut und unsere Kraft erst wieder finden müssen, um dem Leben neu und freudvoll zu begegnen. Die „Stehaufmännchen-Methode" zeigt, wie erstaunlich einfach es sein kann, innere Hindernisse zu überwinden und sein eigenes Potential zu befreien. Ob Ängste, Phobien, innere Blockaden, Schlafstörungen, körperliche Verspannungen – für fast jedes Problem gibt es die passende „Stehaufmännchen-Methode". Sie sind von der Autorin in der Praxis erprobt und nun erstmals in diesem Buch genau beschrieben. Wenn wir ausprobieren, werden wir staunen, was alles möglich ist, wenn wir der Vergangenheit die Macht über unser heutiges Leben nehmen und Lebensfreude und Leistungsvermögen wieder erfahren.

Yoga für Nacken und Schultern

Remo Rittiner, Eva Hager-Forstenlechner

DVD, Laufzeit: 79 Minuten, ISBN 978-3-86616-220-4

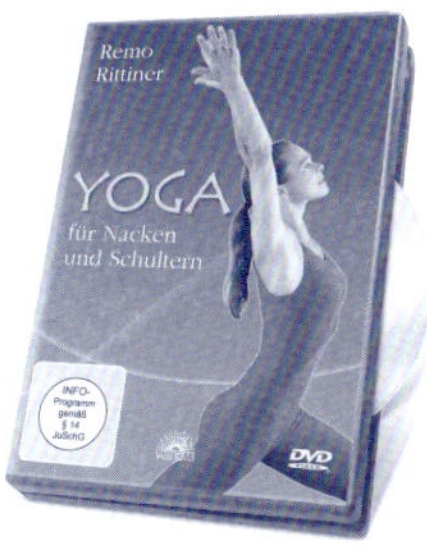

Auf dieser DVD stellen Ihnen der bekannte Yogatherapeut Remo Rittiner und die Yoga-/Spiraldynamik®-Lehrerin Eva Hager-Forstenlechner zwei Yogaprogramme für die Schultern und den Nacken vor. Diese DVD eignet sich hervorragend für alle, die diese Körperregion entspannen und kräftigen möchten. Bewährte Yogaübungen sind für jeden effektiv und leicht nachvollziehbar. Die DVD zeichnet sich durch eine gekonnte Kameraführung und langsame Einstellungen aus. Dadurch werden die Übungen auch zu einem ästhetischen und didaktischen Erlebnis. Diese DVD eignet sich sowohl für AnfängerInnen als auch für fortgeschrittene Yogaübende.

Vorbeugen ist besser als heilen

Der aktive Weg zur optimalen Gesundheit
Dr. med. Jürgen Freiherr von Rosen

Hardcover, 192 Seiten, 22 farbige Fotos, 28 Grafiken,
ISBN 978-3-86616-268-6

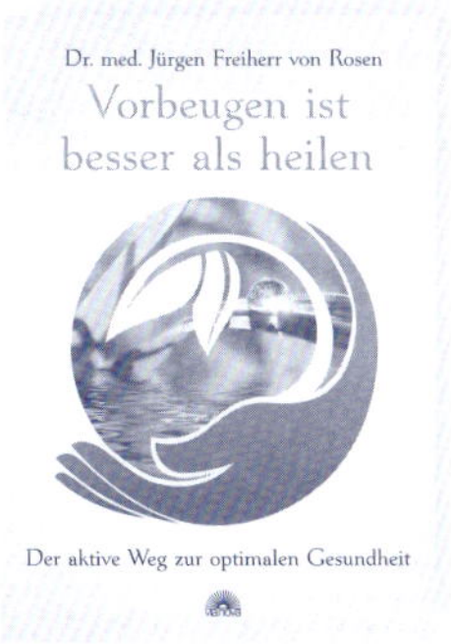

Gesund zu sein und gesund zu bleiben, ist das Bedürfnis eines jeden Menschen. Dass dies mit dem entsprechenden Wissen möglich ist, vermittelt uns dieses Buch, in das Erfahrungen aus 40 Jahren Praxis erprobter Naturheilkunde eingeflossen sind. Fachkundig und zugleich leicht verständlich werden wir angeleitet, die zahlreichen Signale des Körpers zu verstehen und die Anzeichen von Erkrankungen frühzeitig zu erkennen. Die gute Systematik und Übersicht, die zahlreichen leicht anwendbaren Tipps und Hinweise sowie prägnante Fallbeispiele zeigen uns den selbstverantwortlichen Weg zur eigenen Gesundheit - und ermutigen uns, ihn zu gehen! Ein naturheilkundliches Handbuch, das in keinem Bücherschrank fehlen sollte!

Hinter die Symptome schauen

Die seelischen Ursachen der Krankheiten
Ferenc Pósa

Hardcover, 464 Seiten, ISBN 978-3-86616-246-4

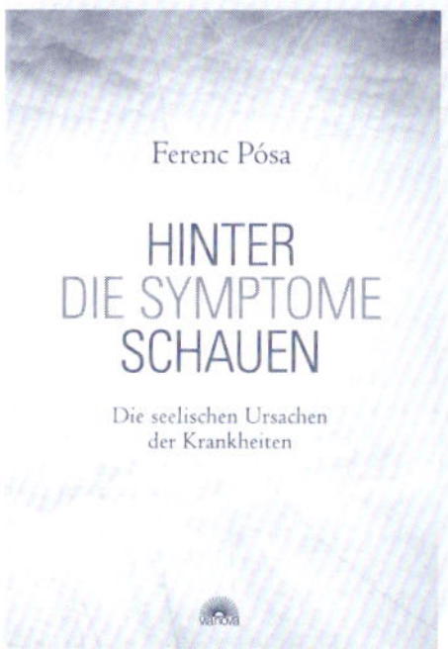

In dieser Ausgabe des in Ungarn erschienenen Bestsellers (15 Auflagen) vermittelt der bekannte Gesundheitsphilosoph, Therapeut und Seminarleiter F. Posa seine Auffassung über Krankheiten und deren Heilung erstmalig auch Lesern in Deutschland. Aus seinem ganzheitlichen Verstehen beschreibt er die seelischen Ursachen der Krankheiten und zeigt Lösungswege auf, wie der Mensch sein körperlich-seelisches Gleichgewicht finden und gesunden kann. Der Autor macht bewusst, dass niemand mit Absicht krank werden möchte, im Unterbewusstsein jedoch vieles tut, was die Krankheit hervorruft. Sie kann zur Ersatzhandlung für ein glückliches und freudvolles Leben stehen. Ferenc Pósa stellt die Zusammenhänge zwischen Leben, Gesundheit und Krankheit dar, die helfenden und behindernden Kräfte sowie die wichtigsten Prinzipien für die geistige Heilung. Es werden über 250 konkrete Krankheiten und Krankheitsbilder behandelt, ihre medizinischen Grundlagen, die Erfahrungen der Naturheilkunde, die seelischen Ursachen und der Weg zur Genesung.

Das große Yoga-Therapiebuch

Yogapraxis für die Gesundheit und einen klaren Geist
Vorwort von Rüdiger Dahlke
Remo Rittiner

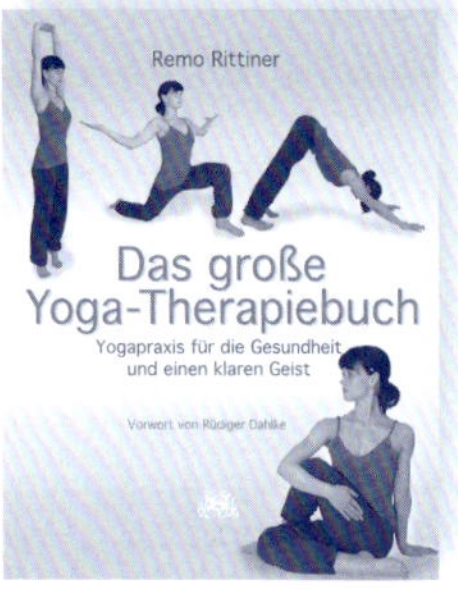

4. Auflage

Paperback, 200 Seiten, 400 Fotos, ISBN 978-3-86616-149-8

Das Buch basiert auf den Grundprinzipien der Yogatradition des Yogameisters T. Krishnamacharya und seines Schülers A.G. Mohan sowie auf den neuesten Erkenntnissen der westlichen Anatomielehre. Es ist klar und verständlich geschrieben und eignet sich sowohl für AnfängerInnen als auch für fortgeschrittene Yogaübende, die sich für das große Heilungspotential der Yogatherapie interessieren. Remo Rittiner hat seine langjährige Erfahrung mit zahlreichen Menschen, die regelmäßig unter seiner Anleitung Yoga praktizieren, in dieses Buch einfließen lassen.

Kraftquelle Yoga

Das Praxisbuch des Viniyoga
Gary Kraftsow

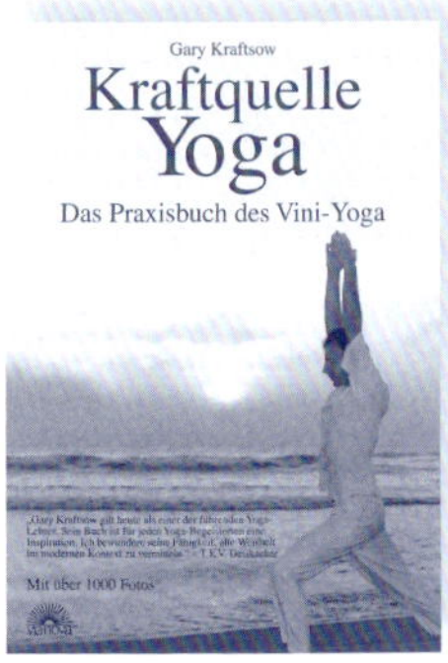

3. Auflage

Paperback, 360 Seiten, Großformat, über 1000 Fotos, ISBN 978-3-86616-027-9

„Der Stern des Yoga geht auf." Mit diesen Worten beginnt ein Buch, dessen Lektüre für alle Yoga-Praktizierenden zu einer Sternstunde des Yoga werden kann. Im ersten Teil des Buches, das auf einzigartige Weise eine Vielzahl von Themen in großer Tiefe behandelt, erläutert der Autor die Grundlagen der Yoga-Praxis, zu denen körperliche Haltungen, der Atem und der richtige Aufbau einer Yoga-Stunde gehören, sowie die Biomechanik der Bewegung anhand einer Reihe praktischer, in sich abgeschlossener Übungsreihen. Der zweite Teil behandelt das enorm große Heilungspotenzial, das der Yoga-Therapie innewohnt. Für eine Vielzahl körperlicher und seelischer Erkrankungen zeigt der Autor – stets wissenschaftlich fundiert – eine Fülle von Übungsreihen und Haltungen, die in hohem Maße zu ihrer Heilung beitragen können. Einzigartig sind auch die exzellenten, über 1000 fotographischen Darstellungen und detaillierten Anleitungen zu den einzelnen Asanas. Dieses Buch ist eine Goldgrube praktischen Wissens, das den Leser immer wieder zu neuen Erkenntnissen führen wird.

Yoga der Befreiung

Das Praxisbuch des JIVAMUKTI YOGA
Mit einem Vorwort von Sting
Sharon Gannon / David Life

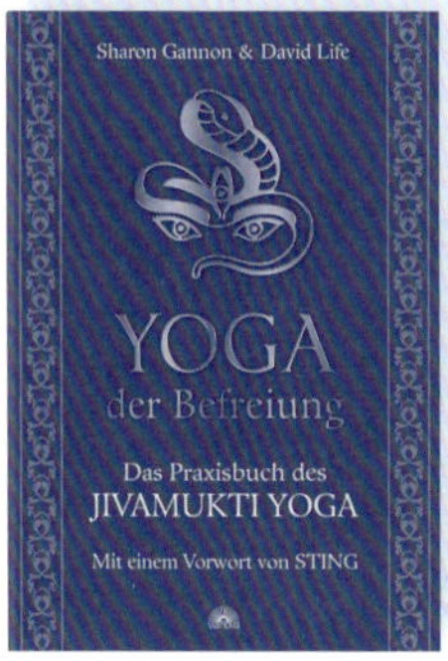

2. Auflage

Paperback, Format: Din A 4, 288 Seiten, über 800 Fotos, ISBN 978-3-86616-161-0

Entdecke die einzigartige Energie und Kraft des Yoga, die dein Leben transformiert. Die Gründer des Jivamukti Yoga Centers in New York erklären in diesem umfassenden Handbuch ihr körperliches und spirituelles Yogasystem, das auf fließenden Bewegungsfolgen basiert. Sie verknüpfen die Weisheit der yogischen Schriften und der Meditation mit der herausfordernden Praxis des Hatha Yoga, beschreiben die körperlichen Haltungen und zeigen auf, wie sie in der jahrtausendealten Tradition entstanden sind, welche psychotherapeutischen Vorteile durch regelmäßige Übung entstehen und wie spirituelle Kräfte freigesetzt werden, wenn die Energie durch Körper und Geist frei fließt. Das Buch gibt in Bild und Text viele sachkundige Anleitungen, wie man durch Übungen physische Stärke, Gesundheit, Gelassenheit, Selbsterkenntnis und spirituelle Freiheit erreichen kann, und erklärt, wie Yoga zum verantwortungsbewussten Handeln führen kann.

Naturheilkunde

Heilmethoden und Therapievorschläge zur Selbstbehandlung für über 200 Krankheiten
Dr. Kirsten Eckhardt

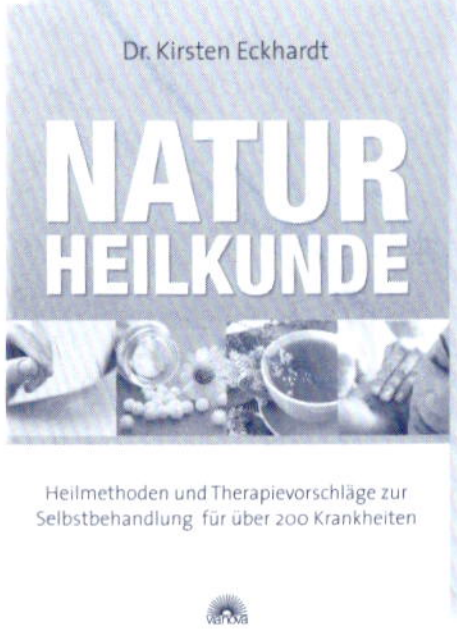

Hardcover, 272 Seiten, ISBN 978-3-86616-233-4

Die Ärztin Dr. Eckhardt bietet allen interessierten Lesern ihre umfassende langjährige Erfahrung aus ihrer naturheilkundlich orientierten Praxis an und damit viele bezahlbare Möglichkeiten, Krankheiten mittels Naturheilverfahren selbst zu behandeln oder eine Therapie zu unterstützen. Hier werden die Grundlagen der wichtigsten naturheilkundlichen Methoden dargestellt, eine Übersicht der wichtigsten Homöopathika und Kräuter, die man in seiner Hausapotheke vorrätig haben sollte und wichtige Patienten-Fragen beantwortet: Wann setzt man welche homöopathische Potenz ein? Wie führt man die verschiedenen Wickel richtig durch? Wie verarbeitet man Kräuter zu Salben und Teemischungen? Dieses Handbuch enthält eine Vielzahl von Therapievorschlägen für über 200 Erkrankungen und sollte in keinem Haushalt fehlen.

Das Buch der Selbstheilung

Mit Imagination die inneren Potentiale stärken und entfalten Heilsame Übungen für die Reise nach innen
Alexandra Kleeberg

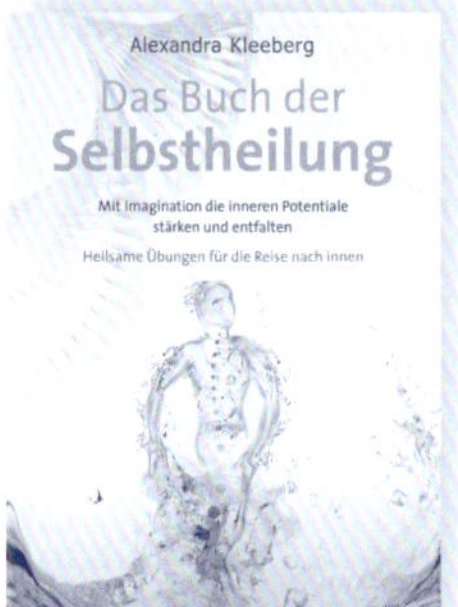

Paperback, 352 Seiten, ISBN 978-3-86616-244-0

Die Autorin komponiert Selbstheilungstechniken aus verschiedenen Kulturen und Zeiten in einen für uns heutige Menschen entwickelten Kanon der Heilung: Wo die Energie den heilenden Vorstellungen, den inneren Bildern folgt, verwirklicht sich Gesundheit im Körper. Auf spielerisch leichten und tiefgründig weisen Pfaden werden die Leser/Innen durch das Kraftfeld der Imagination geführt. Sie können eintauchen in das Meer unendlicher Möglichkeiten und Heilung erlangen. Mit Exkursen in die Welt der Forschung und der Einbeziehung der Archetypen von C.G. Jung, mit einer begeisterten Beschreibung der wichtigsten gesundheitsfördernden Grundeinstellungen, mit bunten Imaginationen und vielen praktischen Übungen werden Verstand, Seele und Körper ganzheitlich aktiviert, damit sich Selbstheilung vollzieht. Schon beim Lesen kann Heilung beginnen.

Yoga-Philosophie-Atlas

Eckard Wolz-Gottwald

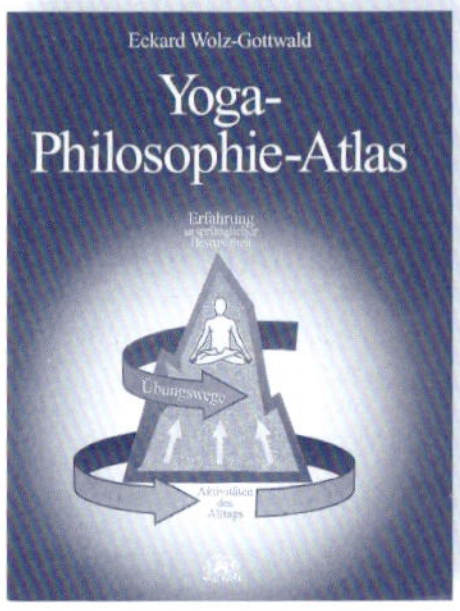

4. Auflage

Hardcover, 228 Seiten, 230 Abb. und Graphiken, ISBN 978-3-936486-04-9

Der „Yoga-Philosophie-Atlas" ist eine Enzyklopädie der Yoga-Philosophie. Er besteht aus Texten zu allen zentralen Themen der Yoga-Philosophie. Die den Text erläuternden Grafiken können die Grundstrukturen eines Gedankens treffend auf den Punkt bringen und ermöglichen so den Zugang zu den oft komplizierten Zusammenhängen der Yoga-Philosophie. Von der allgemein verständlichen Anschaulichkeit ist der Weg zu den Tiefen des yogischen Wissens gewiesen. Der „Yoga-Philosophie-Atlas" erläutert die einzelnen Wege und Schulen und setzt sie in den großen Zusammenhang der Philosophie des Yoga. Die Grundthemen der Yoga-Philosophie, die großen Text-Zeugnisse des religiösen Yoga, des klassisch-philosophischen Yoga und auch des körperorientierten Yoga der Gegenwart bilden besondere Schwerpunkte.